专科护理实操指导丛书

Basic Knowledge of Imaging Specialty and Nursing Practice Manual

影像专业基础知识及护理实操手册

主　审　赵卫东

主　编　张月英　郭锦丽　王朝霞

副主编　张润梅　魏　臻

科学技术文献出版社
SCIENTIFIC AND TECHNICAL DOCUMENTATION PRESS
·北京·

图书在版编目（CIP）数据

影像专业基础知识及护理实操手册 / 张月英，郭锦丽，王朝霞主编. —北京：科学技术文献出版社，2020. 10

ISBN 978-7-5189-7173-2

Ⅰ.①影… Ⅱ.①张… ②郭… ③王… Ⅲ.①影像诊断—手册 ②护理学—手册 Ⅳ.① R445-62 ② R47-62

中国版本图书馆 CIP 数据核字（2020）第 186461 号

影像专业基础知识及护理实操手册

策划编辑：付秋玲 责任编辑：张凤娇 孙洪娇 责任校对：张永霞 责任出版：张志平

出 版 者 科学技术文献出版社
地 址 北京市复兴路15号 邮编 100038
编 务 部 （010）58882938，58882087（传真）
发 行 部 （010）58882868，58882870（传真）
邮 购 部 （010）58882873
官方网址 www.stdp.com.cn
发 行 者 科学技术文献出版社发行 全国各地新华书店经销
印 刷 者 北京虎彩文化传播有限公司
版 次 2020 年 10 月第 1 版 2020 年 10 月第 1 次印刷
开 本 710×1000 1/16
字 数 578千
印 张 35.25
书 号 ISBN 978-7-5189-7173-2
定 价 148.00元

影像专业基础知识及护理实操手册

编委会

名誉主编 张　进（山西医科大学第二医院）

主　　审 赵卫东（山西医科大学第二医院）

主　　编 张月英（山西医科大学第二医院）

郭锦丽（山西医科大学第二医院）

王朝霞（山西医科大学第二医院）

副 主 编 张润梅（山西医科大学第二医院）

魏　臻（山西医科大学第二医院）

编　　委（按姓氏拼音排序）

高向东（太原市中心医院）

华　莉（湖北省肿瘤医院）

刘利霞（山西医科大学第二医院）

罗　彦（山西白求恩医院）

牛金亮（山西医科大学第二医院）

田美云（延安大学西安创新学院）

王凤仙（山西医科大学第二医院）

王俊卿（山西省人民医院）

王新文（山西医科大学第二医院）

杨　倩（湖北省肿瘤医院）

杨江华（山西医科大学第二医院）

张　珊（山西白求恩医院）

张才慧（山西医科大学第二医院）

张记清（山西医科大学第二医院）

张建伟（山西医科大学第二医院）

校　　稿 王朝霞　张记清　王凤仙

编写秘书 罗　彦　刘利霞

扫码学习

序 1

现代医学影像学包括影像诊断（X 线、CT、磁共振、超声、核医学）、影像治疗（介入、放射性核素）。影像设备的发展使图像分辨率和诊断的准确率明显提高，影像诊断已从单一依靠形态变化进行诊断发展成为集形态、功能和代谢改变为一体的综合诊断，而且在诊断的同时也开展治疗，扩大了医学影像的应用范围。数字化、网络技术的普及使医学影像学跨入信息化时代。这些发展使医学影像学科在疾病诊断和治疗中发挥越来越重要的作用。

影像学的发展也促进了影像护理的发展，影像护理工作的范畴不断扩大，包括登记、预约、流程设置、留置针穿刺、增强检查评估、观察、各种副反应的处理及急救、宣教、心理疏导、科室质量管理、院感控制、物品管理等工作。影像护理工作在优质服务中发挥了更多、更专业化的作用。影像护理对检查全过程的参与，可直接影响检查流程、效率、图像质量和患者安全。影像护理工作在保证影像检查的顺利进行、检查效率的提高及影像诊断的准确性等方面起着至关重要的作用。

本书详细介绍了影像专业基础知识和影像护理知识，涉及 CT、MRI、DR、超声、介入、核医学及儿童影像检查的基础知识和护理常规、质量管理等内容，旨在使临床和影像护理工作者能对影像检查有全面了解和掌握，熟悉影像护理工作的特殊要求，增强护士分析问题和解决问题的能力，增进临床护理与影像护理的沟通和融合，提高影像护理工作者的专业化水平。本书对临床和影像护理工作者无疑是一本非常实用的书籍，可作为影像护理工作者基础学习的专用书籍，对从事相关专业的人员也具有较好的参考价值。

我们希望医院护理工作者能够从该书中受益，同时也希望本书能对影像检查过程中的服务质量、护理质量、检查流程的优化和检查过程的安全起到积极的促进作用。

山西医科大学第二医院副院长

张　进

序 2

社会的不断进步、医疗卫生事业的不断发展以及人们对健康保健需求的日益提高，不仅给护理专业提供了发展的机遇，同时也带来了严峻的挑战。为了全面提升我院专科护理服务水平，为患者提供同质化的治疗与护理，我院护理部从 2012 年起分别成立了静疗、糖尿病、高血压、伤口、心理、VTE、营养七个专业护理小组，经过几年的运行，各专业小组为医院专科护理质量的提升起到积极的作用。

《影像专业基础知识及护理实操手册》是张月英主任护师引领我院医技科室护理团队编撰的临床护理书籍，该书分为影像检查篇、介入治疗篇、安全管理篇三部分，以影像专业基础知识和影像护理为主线，涵盖了影像检查、治疗、护理及安全管理的各个环节，旨在为临床护士、影像护士提供影像诊疗、护理实操规范，培养临床护理人员、影像护理人员的综合能力，提高护理服务水平和医疗质量，因此，这本书对临床和影像护理人员是一本非常实用的书籍。此书的编写对我院医技影像护理团队是一次巨大的挑战和突破，表明山西医科大学第二医院医技影像护理团队正在向规范化、精细化的方向发展。

戴高乐曾经说过："眼睛所看到的地方就是你会到达的地方，伟人之所以伟大，是因为他们决心要做出伟大的事。"护士同志们将临床实践与专业标准、行业指南、专家共识结合起来，讨论撰写出《影像专业基础知识及护理实操手册》本身就是一件靠近"伟大"、追求"伟大"的事，作为护理部主任，我非常荣幸！非常欣慰！

这本书在撰写过程中得到了各位专家的鼎力支持，在此深表谢意！由于编委水平的限制，难免有不完善和不足之处，请多多指正！

山西医科大学第二医院护理部主任
山西医科大学护理学院副院长
郭锦丽

前 言

随着医学影像设备、影像技术的快速发展，影像检查在疾病诊断、判断病情进展、预后及治疗效果的观察等方面起着重要的作用，医学影像已经形成了影像诊断、影像技术和影像护理三位一体的格局。全国影像护理队伍不断壮大，中华医学会放射学分会影像护理专业委员会、中华医学会影像技术分会影像护理专业委员会及其亚学组的相继成立，标志着影像专业中影像护理发展和崛起的进程。

随着我国综合实力的迅猛提高、医护一体化进程的推进及人民生活水平的提高，患者对于影像专业护理工作服务的范围、护理服务质量，提出了更多的要求和更高的期望。为使护理工作与诊疗技术水平同步提高，充分发挥影像专业护理人员的技术水平，迫切需要从事影像专业的护理工作者，制作出一本集影像检查基础知识与护理知识于一体的影像护理书籍，使从事影像护理工作的护理人员能系统、全面地掌握影像检查的相关知识和内容，使影像检查更加知识化、规范化、标准化、系统化和流程化，更好地为患者服务。

影像护理工作贯穿于影像技术、影像诊断的各个环节，发挥着重要作用。在影像检查工作中，影像护士承担了患者检查全过程中的评估、准备、健康教育、配合、观察与急救以及安全、环境、感染控制等诸多工作。医学影像科每日患者检查量大、来源复杂（门诊、住院和急诊）、病种多、病情复杂、承担风险大，影像护理工作者每天面对各种各样的患者，这就要求护理人员不仅要有高水准的影像专业护理操作技术和丰富的临床理论知识，还要有足够的耐心和良好的沟通技巧。

编写《影像专业基础知识及护理实操手册》，旨在以现代护理观为指导，结合影像基础知识和最新影像诊断及影像技术的进展，以整体护理、循证护理为基础，以多学科合作为目标，培养影像护理人员综合分析、思考及判断能力，提高影像护理水平和影像检查质量。本书分为三部分，共十五章九十三节，内容涉及 X 线、CT、MRI、彩超、核医学和介入等多个影像学科，以基础知识、正常影像表现、异常影像表现、护理常规为主线，从基本诊断、基本技术、常规护理三位一体进行阐述，为影像检查科室护理工作者提供指南。

本书在编写过程中得到了院领导、护理部、科主任及护理专家的指导和支持，书中医学部分和插图参考了国内各种版本的书籍和临床资料，谨在此深表谢意。

鉴于影像护理队伍中年轻人较多，本书编写以中青年为主，尽管编者们已经做出了最大的努力，但由于知识面、工作经验、地域文化等原因，难免出现疏漏、欠缺及不妥之处，若各位影像护理工作者在应用中发现问题请给予指正，使本书不断完善，期盼大家的宝贵建议，在此表示衷心的感谢！同时还要向参考、引用及借鉴文献资料的作者们致以诚挚的问候和谢意！

编　者

目　录

第一部分　影像检查篇

第二部分　介入治疗篇

第三部分　安全管理篇

第一部分

影像检查篇

第一章

X 线检查基础知识及护理

第一节 概 述

医学影像学是借助于特殊设备或仪器对人体进行检查，获取人体内部器官的形态、组织结构与功能信息图像并以图像为依据对人体进行研究、分析、诊断和治疗疾病的一门综合性学科。医学影像学包括：X 线诊断学、超声、计算机体层摄影（computed tomography，CT）、磁共振（magnetic resonance，MR）、核医学及介入治疗等。1895 年伦琴发现 X 射线及 X 线在医学上的应用，在相当程度上改变了医学尤其是临床医学的进程，并为放射学及现代医学影像学的形成和发展奠定了基础。到 20 世纪 70 年代初，CT 的应用，使放射学进入了一个以体层成像和计算机图像重建为基础的新阶段。随后，磁共振成像（magnetic resonance imaging，MRI）、放射性核素成像包括单光子发射体层摄影（singe photo emission computed tomography，SPECT）和正电子发射体层摄影（positron emission tomography，PET）、超声成像（ultrasonography，USG）、数字减影血管造影（digital subtraction angiography，DSA）、数字 X 线成像等相继应用于临床，其间还有 70 年代中期介入放射学的应用和发展，从而形成了影像诊断学与介入放射学相结合的现代医学影像学。近年来，医学影像应用技术、计算机技术和网络技术的发展，更进一步促进了医学影像学的发展。

【医学影像学的发展历程】

现代医学影像是在以 X 线成像技术为主的放射学的基础上发展起来的。20 世纪 40 年代末期，电子技术迅速发展。50 年代和 60 年代超声和放射性核素相继应用于临床，尤其是 1972 年 CT 的开发和应用，使医学成像技术进入了以体层成像和电子计算机图像重建为基础的新阶段。70 年代中末期和 80 年代中期，超声成像、放射性核素体层成像、磁共振体层成像逐步兴起，并应用于临床。同时 70 年代中期介入放射学开始逐步应用。介入治疗发展迅速，近年来已成为与内科、外科并列的三大诊疗技术。应用多平面成像技术的影像诊断学和介入放射学共同构成了诊断和治疗兼备的现代医学影像学。国外（发达国家）和国内分别于 80 年代和 90 年代中期形成了较完整的现代医学影像学学科体系，开创了本学科的新纪元。

【医学影像学的发展方向】

步入 21 世纪，知识经济的兴起、全球化和可持续发展，将成为人类社会与经济发展的主流。生命科学和信息科学将是跨世纪科学发展的主要学科，自然科学和人文科学交叉融合的发展趋向，将促使医学科学进一步向微观和宏观相结合的方向不断深入发展。一方面，分子生物学将继续推进医学科学的发展，生物技术、基因工程和医学生物工程的结合，将加速预防和诊治技术的更新；另一方面，社会、心理和生态环境对人类卫生保健的影响越来越受到重视，广大人民群众对安全、有效、微创或无创性诊治技术的需求增加，对与心理、社会和环境相协调的医疗服务体系和保健对策的需求将不断提高；微观和宏观因素的结合，将促进医学科学各领域的发展，甚至使其面貌发生根本性变化。

随着生命科学的进展，分子生物学、生物和基因工程等将深入医学影像学的进程并影响其发展。实际上，生理、功能和代谢成像以及基因诊断与治疗已经深入影像学诊治及基础研究，所谓的生物医学成像 – 分子 / 基因成像已提上日程。

随着医学生物工程和计算机、微电子技术的进展，新的影像和介入设备、器具（如多层面螺旋 CT、MR 专用机等）的开发和功能的不断革新，各种影像设备的图像采集和显示新技术（如三维仿真成像、MR 频谱以及各种图像的融合）将不断涌现，精确度将进一步提高。与生物技术相结合，组织和（或）疾病特异性造影剂的开发和应用，使影像诊断和介入治疗不断拓展新领域，向广深发展。另外，MR 显像多种原子核成像（现为氢核）的研究和医学成像多能源化（如以微波、红外线和光等为能源）的研究将越来越受到重视。

随着信息科学的发展，影像学数字化的进程加速，图像存储和通信系统（picture archiving and communication system，PACS）、远程放射学/医学系统、智能型计算机和工作站、计算机辅助诊断与治疗等将进一步实用化，“网络影像学”时代将会到来。人工智能技术（如机器人）将应用于影像诊断和介入治疗的操作中。

总之，影像学诊断将以大体形态学为主，向生理、功能、代谢和（或）基因成像过渡；对比增强由一般性向组织和（或）疾病特异性方向发展；图像分析由“定性”向“定量”发展；诊断模式由胶片采像、阅读向数字采像/电子传输（无胶片放射学）方向发展；介入治疗向实时、立体和少/无射线引导，进而与内镜、微创治疗/外科相融合的方向发展。同时，对疾病及其发生机制的认识，将从器官、细胞向分子、基因水平深入，同时卫生保健也从面向个体到以群体为基础的方向发展，赋予疾病防治新的含义。这些将改变医学影像学的诊治研究和实践方式，使医学影像学在未来的医疗研究和服务体系中占有更大的比例和更重要的地位。

【医学影像护理的形成和发展】

护理学是以基础医学、临床医学、预防医学、康复医学以及相关的社会科学、人文科学等为理论基础的一门综合性应用学科，是研究有关预防保健与疾病防治过程中的护理理论与护理技术的科学，属于医学科学的重要组成部分。护理学的发展经历了以疾病为中心的阶段（19 世纪 60 年代至 20 世纪 40 年代）—以患者为中心的阶段（20 世纪 40 年代至 70 年代）—以健康为中心的阶段（20 世纪 70 年代至今）的三个阶段的发展。

医学影像护理是护理学新的分支学科，是随着医学影像学的发展和需求而逐渐发展起来的新兴专科护理领域。医学影像护理是以护理学为基础，应用护理学的基础知识、基本技能、解剖学的基础知识、影像学基础知识，结合影像诊断和影像技术要求，对患者实施检查前病情评估和检查风险评估、检查前准备和配合训练、检查前宣教和心理指导、检查中配合要点讲解、检查后病情观察、检查后注意事项和健康教育指导等，力争为患者提供系统的护理服务。影像护理对门诊患者来说是医院临床护理服务的窗口，对住院患者来说是医院临床护理服务的延伸。

在西方发达国家，到20世纪70年代，影像护士才较为普遍，目前已发展成为一支完善的护理队伍。影像专科护士参与患者的介入治疗、核医学相关检查、超声检查、CT、磁共振成像及乳腺X线检查等，具有专科特殊性，与临床护士相比对思维能力和临床技能的要求更高，是患者健康的教育工作者和倡导者，也是患者检查和治疗过程中安全的维护者，与患者及时沟通、提供帮助，对患者能起到很重要的精神鼓舞作用。

在我国影像专科护理经历了漫长的发展过程：影像科最初的工作主要是诊断和技术即拍片和扫描两部分，护理工作由医生和技师承担。随着计算机技术、影像设备和影像技术的发展，碘造影剂在影像检查中的广泛使用，以及整体护理水平的提高和患者就医需求的增加，使得影像检查科室存在的问题日益突出，患者检查的质量、安全、品质、效率、服务得不到保障，单凭医生和技师无法满足检查需求，因此国内影像护理开始逐渐发展成熟起来。近年来，由于信息化、数字化、网络化和影像设备技术诊断的突飞猛进，医学影像诊断越来越受到临床治疗科室的依赖，医学影像科室已逐步由辅助科室慢慢转变为支柱科室，在医院科室中占有非常重要的地位。伴随着学科的发展、医院质量管理和优质护理服务的开展，对影像护理工作也提出了新要求，影像护理工作的范畴随之扩大。

医学影像检查是医院服务的窗口，影像科护士是护理行业的特殊分支，其专业特点决定了它专业技术的独立性、仪器使用的个性化、治疗的高风险性。这就要求护理人员必须具备良好的个人素质、渊博的医学知识、熟练的操作技能、娴熟的急救护理技术、敏锐的观察判断能力以及良好的协调沟通能力。患者检查首先接触的是护士，护士的态度、综合素质及业务能力直接影响着医院的形象，因此加强影像护理队伍建设、建立完善的影像护理队伍、提高影像检查科室的服务质量是当前迫切需要解决的问题。

【医学影像护理的工作范畴和要求】

医学影像科由于科室的特殊性，医生、技师实行轮班制，而护士工作比较固定，因此护理工作范围大、内容多。护理人员需要负责除医生和技师工作之外的所有工作，包括：咨询、接待患者检查、划价、登记、安排患者到指定检查室、发放检查报告；增强检查中对比剂的使用、对比剂不良反应的预防和处理、健康宣教、心理护理、检查前准备、检查中护理、检查后的观察；急救物品与药品器械的准备和管理，医用耗材的管理、检查费用的管理、环境管理、感染控制管理等。

医学影像科设备布置分散，护理工作内容多，承担的责任和风险大，因此建立完整的护理单元是影像科合理管理的重要组成部分。护理人员编配应根据设备数量、分布情况、工作量的大小，确定人员配备的总数及不同层次人员的数量。同时应以满足患者检查的需要为原则，体现“以患者为中心，以质量、安全为核心”的整体护理服务宗旨，科学合理地配置影像护理人员。

医学影像科由于工作的特殊性，影像护理工作服务对象包括门诊患者和住院患者，因此对护理人员的素质要求较高。

（1）要有较高和较全面的专业知识。作为影像科护理工作者不仅要掌握护理学知识和操作技能，如静脉穿刺、静脉留置针的使用、监护仪的使用和维护、高压注射器的使用和维护、各种管道的护理等，还要具备影像学、解剖学、心理学、健康教育学等方面的知识。

（2）要有较强的服务意识和沟通能力及较强的急救意识和技能。影像科是医院的窗口部门，每天接待大量形形色色的患者，患者流量大、病种多，常常有急危重患者。需要护理工作人员具有足够的耐心和良好的沟通，并在繁忙的工作中妥善处理好各种突发事件的急救工作，使患者安全和顺利地完成检查，从而树立医院的良好形象。

（3）要有良好的管理知识、管理能力和科研能力。影像科各大型设备分散放置，检查室相对独立，各岗位护理工作者既是护理操作者也是检查室的管理者，因此在严格执行各种规章制度、标准流程的同时还需要具备管理学知识，做好相应的管理工作。医学影像科拥有医院最先进的医疗设备，可为临床提供诊断及治疗的依据，为医院的科研和教学提供资料。作为影像护理工作者，应具备一定的科研能力，推动影像护理工作逐渐走向专业化、程序化、规范化，从而建立完善的影像护理队伍，促进医学影像护理学的发展。

【X 线检查的基础知识】

1. X 线检查基本概念及术语

（1）X 线检查：是利用 X 线穿透人体后，使人体内部结构在荧光屏或胶片上显影，从而直接观察其解剖与生理功能及病理变化，以达到诊断目的的一门科学。

（2）X 线摄影技术：是指 X 线照射到人体时，不同组织、器官对 X 线的吸收程度不同，透过后的 X 线强度就不同，被影像接收器记录、处理，以图像形式反映人体内部结构的一门技术。

（3）X 线特性：X 线属于一种波长很短的电磁波，具有穿透性、荧光作用、感光作用、电离作用以及生物效应等特性。

1）穿透性：X 线对物质有强大的穿透力，能穿透可见光所不能穿透的物质。其穿透能力的强弱与 X 线管电压以及被穿透物质的密度和厚度有关。此特性为 X 线成像的基础。

2）荧光作用：X 线波长很短，肉眼看不见，但照射在某些化合物（如钨酸钙、硫氧化钆等）被其吸收后，就可发生波长较长且肉眼可见的荧光。此特性是透视检查的基础。

3）感光作用：X 线和日光一样，对摄影胶片有感光作用。感光强弱和光片接受的 X 线量成正比。胶片涂有溴化银乳剂，感光后放出银离子（Ag^+），经显影定影后，胶片感光部分因银离子沉着而显黑色，其余未感光部分的溴化银被清除而显出胶片/本色（白色）。由于身体各部位组织密度不同，胶片出现黑-灰-白不同层次的图像。此特性是摄片的基础。

4）电离作用及生物效应：X 线或其他射线（例如 γ 线）通过物质被吸收时，可使组成物质的分子分解成为正负离子，称为电离作用，离子的多少和物质吸收的 X 线量成正比。同样，X 线通过人体被吸收，也产生电离作用，并引起体液和细胞内一系列生物化学作用，使组织细胞的机能形态受到不同程度的影响，这种作用称为生物效应。X 线对人体的生物效应是应用 X 线做放射治疗的基础。另外，在实施 X 线检查时，对检查者与被检查者进行防护措施亦基于此理。

2. X 线成像基本概念和原理

（1）密度对比：X 线和人体各部位的组织结构之间存在着固有的密度和厚度差异，这种密度与厚度之间的差异称为密度对比。

（2）自然对比：人体各种组织、器官的密度不同，厚度也有差异。经 X 线照射，其吸收及透过 X 线量也不一样，因此，在透视荧光屏上有亮暗之分，在照片上有黑白之别，称为自然对比。各个不同密度的组织相邻排列，吸收及透过 X 线量不同，才产生透视或照片上的影像。在人体内，胸部和骨骼的自然密度对比最好，透视和普通照片上应用最多。此外，还应注意厚度，如心脏的投影，形成明显的白色。同样，如器官和组织有病理变化，改变了原有的密度，出现新的密度差异，产生密度高低不等的影像，也属于自然对比的范畴。

按照人体组织密度的高低，依次分为：

1）高密度影像：如骨骼，密度最大，吸收 X 线最多，通过 X 线量很少，照片上显出白色影像。

2）等密度影像：如软组织（包括皮肤、肌肉、内脏、软骨）、液体（血液及体液）等，X 片成灰色。

3）低密度影像：如脂肪和存在人体内的气体，吸收 X 线少，X 片成黑色或黑灰色。

（3）人工对比：对缺乏自然对比的部位，将密度高于或低于该结构或器官的物质引入器官内或周围，人工地造成密度差异而显示影像，即造影检查，引入的物质叫造影剂 / 对比剂。

（4）X 线影像形成的基本原理：

X 线成像必须具备的基本条件如下。

1）X 线具有一定穿透性。

2）被穿透组织须有密度、厚度的差异。

3）经过载体（胶片、荧屏等）显像。

X 线之所以能使人体组织在荧屏上或在胶片上形成影像，是由于 X 线具有的基本性质（X 线穿透性、荧光效应、感光效应）及人体各部位的组织结构之间存在着固有的密度和厚度差异。当 X 线穿透人体时，由于人体组织密度和厚度的差别，会发生不同程度吸收，到达荧屏或胶片的 X 线量，就会出现差异，在荧光效应和感光效应的作用下，这种差异会形成不同明暗或黑白灰度的对比影像。

【X 线检查方式分类】

1. X 线常规检查

（1）荧光透视：简称透视，利用 X 线的穿透性和荧光作用，将被检查者置于荧光屏与 X 线管之间，X 线穿透过人体之后在荧光屏上形成可见影像并进行视读的检查方法。

优点是：

1）经济、操作简便。

2）诊断结果快速。

3）可转动患者，进行多方位观察。

4）可观察到器官的形态和动态变化。

缺点是：

1）影像不够清晰、细微结构不易显示。

2）受器官密度和厚度的影响，检查部位受局限。

3）不能留下永久记录，不利于复查对比。

（2）X线摄影：简称平片，被检者置于X线管和屏片组合之间，X线穿透人体后在胶片上形成潜影，再经显、定影过程获得清晰胶片影像的检查方法，所得照片为平片。

优点是：

1）成像清晰，对比度及清晰度均较好。

2）不难使密度、厚度差异较大或密度、厚度差异较小部位的病变显影。

3）可作为客观记录，便于复查时对照和会诊。

缺点是：

1）每一张照片仅是一个方位和一瞬间的X线影像。

2）对功能方面的观察，不及透视方便和直接。

3）费用比透视稍高。

2. X线特殊检查

（1）体层摄影：过去常用于肺、支气管、脊椎、肾脏等部位的检查。由于CT及MRI的广泛普及，目前应用较少。

（2）软X线摄影：采用能发射软X线的钼靶球管，用以检查软组织，特别是乳腺检查。

3. X线造影检查

X线造影检查：是将对比剂引入器官或其周围组织，通过对比剂的强化形成密度差异，提高病变组织与正常组织间的对比度，从而更清楚地显示病灶结构及范围，进而了解其解剖和功能的方法。常见的有消化道造影、泌尿系统造影等。

第二节 X线检查一般护理常规

【X线透视检查】

1. 适应证

（1）肺部、胸膜、纵隔及心脏、大血管病变。
（2）四肢骨的骨折、脱位。
（3）肢体软组织内或体腔内异物、食管及胃肠道内不透光异物的取出。
（4）胃肠道疾病诊断：胃肠道穿孔、肠梗阻等。
（5）透视导向活组织检查标本取出。
（6）泌尿系统中较大的结石。
（7）不透光避孕环的位置、形态等。

2. 禁忌证

重度心力衰竭、休克、极度衰竭体弱者。

3. 检查流程

（1）门诊患者：检查申请单—交费—登记编号—检查。
（2）住院患者：检查申请单—计费—登记编号—检查。
（3）检查结果1小时后到X线登记室凭票领取。

4. 检查程序

（1）仔细阅读申请单，认真核对患者姓名、性别、年龄等，了解病史及检查要求。

（2）要求患者摘除体外所戴的不透X光的物品，如发卡、金属饰物、膏药和敷料等。

（3）患者站立或者卧位，注意X线防护，使用遮光器控制透视野。

（4）检查全面、系统地进行，可转动患者，进行多轴观察。

（5）透视结束后及时在检查单上做标记，尽可能的做出透视结果或意见。

5. 注意事项

（1）进行 X 线透视检查前，除去检查部位体外金属和不透 X 光的异物，如发卡、金属饰物、膏药和敷料等，以免遮盖病变部位，影响检查结果。

（2）尽量穿戴棉质、无任何金属配饰及宽松或穿脱方便的衣物。

（3）告知患者在进行检查时，要听从检查科室工作人员的吩咐，保持一定的检查姿势，不能自行变动。

（4）告知患者及家属在进行检查等候期间，检查室门上方的红灯亮时，说明室内正在曝光，请不要推门直接进入，防止射线外漏。

（5）告知患者及家属，在非必须情况不要进入检查室等候，防止不必要的电离辐射。

6. 一般护理常规

（1）检查前的准备和护理（临床科室）：

1）责任护士认真核对申请单，包括姓名、性别、年龄、ID（住院号）、检查部位及检查项目、既往病史及相关的病情，并与相关科室联系，进行预约。检查单上应注明检查部位及相关的病情，为影像检查和诊断提供参考。

2）责任护士告知患者检查的预约时间、检查地点、检查的基本流程。

3）告知患者和家属本次检查的注意事项。

4）对于妊娠的妇女，不建议进行 X 线透视检查；已终止妊娠或必须进行放射学检查者须与医师沟通，并由患者和家属签字确认后方可进行预约检查；并在预约检查时和检查前应主动告知检查科室相关工作人员，同时出示患者和家属签字确认单。

5）对带有引流管路的患者，在外出检查时应做好管道的评估并妥善固定好胃管、尿管和其他引流管，防止扭曲、受压、脱落。

6）对带有液路的患者，在外出检查时应暂时夹闭液路或减慢点滴速度，待检查结束，安全转运患者后按正常速度点滴。

（2）检查前的准备和护理（检查科室）：

1）患者的评估：检查科室工作人员接到患者检查申请单，应认真阅读检查申请单，核对患者信息，包括姓名、性别、年龄、ID（检查号）、检查部位及检查项目。

2）环境准备：调节室温至 22 ～ 24 ℃，湿度为 40% ～ 60%，保持环境的清洁、整齐。

3）健康宣教和心理指导：告知患者 X 线透视检查的目的、方法及注意事项，并指导患者检查中需要配合的姿势，以便消除患者的紧张、恐惧心理。

4）去除金属异物：指导或者协助患者除去身体外的金属和其他不透 X 线的物品，以免产生伪影，影响诊断。

5）对带有引流管路的患者，X 线透视检查前应做好管道的评估并妥善固定好胃管、尿管和其他引流管，防止扭曲、受压、脱落。

6）对带有液路的患者，X 线透视检查前应暂时夹闭液路或减慢点滴速度，待检查结束，安全转运患者后按正常速度点滴。

7）对于妊娠的妇女，不建议进行 X 线透视检查；已终止妊娠或必须进行放射学检查者须与医师沟通，并由患者和家属签字确认后方可进行 X 线透视检查。

8）儿童进行 X 线透视检查前，应备好铅防护物品，对性腺进行铅防护保护。

（3）检查中的观察和护理：

1）再次核对患者信息，包括：姓名、性别、年龄和检查部位。

2）协助患者进检查室、上检查床、取合适体位，避免坠床，有引流管者注意妥善安置引流管。

3）X 线透视检查过程中注意保暖，避免患者着凉。

4）X 线透视检查过程中，工作人员应通过观察窗 / 显示屏密切观察患者情况。

5）检查结束后询问患者有无不适，协助其离开检查床。

（4）检查后的宣教和护理（检查科室）：

1）再次核对患者信息，协助患者穿好衣物离开检查床。

2）询问患者有无不适症状。

3）患者离开检查室时，提醒患者或家属带好随身物品。

4）告知患者或家属领取检查结果的时间和地点等。

5）告知患者检查完成后无特殊饮食、饮水要求，按医嘱饮食即可。

6）对带有引流管路的患者，检查结束后，做好管道的评估并妥善固定好胃管、尿管和其他引流管，防止扭曲、受压、脱落。

7）对带有液路的患者，检查结束后，打开输液开关，根据具体情况调整点滴速度。

（5）检查后的宣教和护理（临床科室）：

1）患者检查完毕回到所在科室后，该检查无特殊要求，按照病房护理要求进行护理宣教和护理。

2）对带有引流管路的患者，外出检查回到病房后，责任护士应做好管道的评估，协助患者妥善固定好胃管、尿管和其他引流管，防止扭曲、受压、脱落。

3）对带有液路的患者，外出检查回到病房后，责任护士应根据患者输注液体不同调整输液速度。

【X 线摄片检查】

1. 适应证

（1）凡具有天然对比和能造成人工对比的组织或器官均适用，如胸部疾病、各种心脏病。

（2）急腹症（肠梗阻、胃肠道穿孔）。

（3）误服不透光的异物。

（4）骨骼系统疾病。

（5）泌尿系统的结石。

（6）胆道结石。

（7）五官科疾病。

2. 禁忌证

一般无禁忌证，但危重患者及大出血患者应先抢救，病情稳定后再行 X 线摄片检查。

3. 检查流程

（1）门诊患者：检查申请单—交费—登记编号—检查。

（2）住院患者：检查申请单—计费—登记编号—检查。

（3）X 线摄片取片和报告时间：在检查后 2 小时，凭取片条码，在自助机取片和报告。

4. 检查程序

（1）按照预约顺序，安排患者进行检查

（2）仔细阅读申请单，认真核对患者姓名、性别、年龄等，了解病史及检查要求。

（3）除去患者体部金属和不透 X 光的体外物，如发卡、金属饰物、膏药和敷料等。

（4）协助患者上检查床，按照检查要求、检查部位，安置患者体位。

（5）根据患者体型 / 所投照的部位选择曝光条件参数，进行 X 线摄片检查。

（6）摄片后医生对所摄 X 片进行分析，得出诊断结论。

（7）所有资料均自动保存在 PACS 系统。

5. 注意事项

（1）患者外出进行 X 线摄片检查前，责任护士应告知患者，在检查前应去除体外金属和不透 X 光的异物，如发卡、金属饰物、膏药和敷料等。

（2）尽量穿戴棉质、无任何金属配饰及宽松或穿脱方便的衣物。

（3）责任护士嘱咐患者在进行检查时，要听从检查科室工作人员的吩咐，保持一定的检查姿势，不能自行变动。

（4）告知患者及家属在进行 X 线摄片检查等候期间，检查室门上方的红灯亮时，说明室内正在曝光，请不要推门直接进入，防止射线外漏。

（5）告知患者及家属，在非必须情况下不要进入 X 线摄片检查室等候，防止不必要的电离辐射。

6. 一般护理常规

（1）检查前的准备和护理（临床科室）：

1）责任护士认真核对申请单，包括姓名、性别、年龄、ID（住院号）、检查部位及检查项目，并与相关科室联系，进行预约。检查单上应注明检查部位及相关的病情，为影像检查和诊断提供参考。

2）责任护士告知患者检查的预约时间、检查地点、检查的基本流程。

3）告知患者和家属 X 线摄片检查的注意事项。

4）危重患者、Ⅰ级护理患者 X 线摄片外出检查时，需要医生和护士陪同，并做好陪同检查的相关准备工作（包括备好急救设备、急救药品和物品），确保外出转运中患者的安全。

5）对于妊娠的妇女，不建议进行 X 线摄片检查；已终止妊娠或必须进行摄片检查者须与医师沟通，并由患者和家属签字确认后方可进行预约检查；并在预约检查时和检查前应主动告知检查科室相关工作人员，同时出示患者和家属签字确认单。

6）对新生儿、婴幼儿、多动症及弱智儿童，应遵医嘱在给予镇静及制动的情况下，由医生和护士陪同预约检查；对入睡困难的患儿，必要时需在医生和护士监测麻醉状态下进行预约检查。

7）对带有引流管路的患者，在 X 线摄片外出检查时，应做好管道的评估，妥善固定好胃管、尿管和其他引流管，防止扭曲、受压、脱落。

8）对带有液路的患者，在 X 线摄片外出检查时应暂时夹闭液路或减慢点滴速度，待检查结束，安全转运患者后按正常速度点滴。

9）对带有石膏支架或金属固定支架的患者，护士要嘱咐患者和家属，在检查前应事先告知检查人员，综合考虑病情严重程度，必要时除去石膏、金属固定支架，以免产生伪影，影响图像质量。

（2）检查前的准备和护理（检查科室）：

1）患者的评估：检查科室工作人员接到患者检查申请单，应认真阅读检查申请单，核对患者信息，包括姓名、性别、年龄、ID（检查号）、检查部位及检查项目。

2）环境准备：调节室温至 22 ~ 24 ℃，湿度为 40% ~ 60%，保持环境的清洁、整齐。

3）健康宣教和心理指导：告知患者 X 线透视检查的目的、方法及注意事项，并指导患者检查中需要配合的姿势，以便消除患者的紧张、恐惧心理。

4）去除金属异物：指导或者协助患者除去身体外的金属和其他不透 X 线的物品，以免产生伪影，影响诊断。

5）对带有引流管路的患者，X 线摄片检查前应做好管道的评估并妥善固定好胃管、尿管和其他引流管，防止扭曲、受压、脱落。

6）对带有液路的患者，X 线摄片检查前应暂时夹闭液路或减慢点滴速度，待检查结束，安全转运患者后按正常速度点滴。

7）对于妊娠的妇女，不建议进行 X 线摄片检查；已终止妊娠或必须进行放射学检查者须与医师沟通，并由患者和家属签字确认后方可进行 X 线透视检查。

8）儿童进行 X 线摄片检查前，应备好铅防护物品，对性腺进行铅防护保护。

（3）检查中的观察和护理（检查科室）：

1）再次核对患者信息，包括姓名、性别、年龄和检查部位。

2）协助患者进检查室、上检查床、取合适体位，避免坠床，有引流管者注意妥善安置引流管。

3）X 线摄片检查过程中注意保暖，避免患者着凉。

4）X 线摄片检查过程中，工作人员应通过观察窗 / 显示屏密切观察患者情况。

5）对未检查部位进行铅防护保护。

6）检查结束后询问患者有无不适，协助其下检查床。

（4）检查后的宣教和护理：

1）再次核对患者信息，协助患者穿好衣物离开检查床。询问患者有无不适症状。

2）提醒患者或家属带好随身物品后，离开检查室。

3）告知患者或家属领取检查结果的时间和地点等。

4）告知患者此次 X 线摄片检查完成后，无特殊饮食、饮水要求，按医嘱饮食即可。

5）对带有引流管路的患者，X 线摄片检查结束后，做好管道的评估并妥善固定好胃管、尿管和其他引流管，防止扭曲、受压、脱落。

6）对带有液路的患者，X 线摄片检查结束后，打开输液开关，根据具体情况调整点滴速度。

第三节　X 线造影检查护理常规

X 线造影是一种常用的 X 线检查方法，对于缺乏自然对比的结构和器官，将密度高于或低于该结构或器官的物质引入器官内或组织间隙，使之产生对比显影。

【食管造影检查】

食管造影检查时可以发现食管癌的特征性改变——食管黏膜的中断和破坏，此特征最重要，也是早期食管癌的典型表现。其他的特征还有食管壁充盈缺损、龛影、软组织块影、食管腔狭窄，在透视下还可看到食管壁僵硬蠕动缓慢等。

1. 适应证

（1）吞咽不畅及吞咽困难需要明确诊断者。

（2）门静脉高压症，了解有无食道静脉曲张。

（3）食管憩室、良性狭窄、炎症、贲门失弛缓症、食管裂孔疝、食管异物等。

（4）食管、咽部肿瘤或异物感。

（5）观察食管周围病变与食管的关系。

（6）了解纵隔肿瘤、甲状腺肿块、心血管疾病所致的食管外压性或牵拉性改变。

2. 禁忌证

（1）食管气管瘘。

（2）肠梗阻。

（3）胃肠道穿孔。

（4）急性消化道出血。

（5）腐蚀性食管炎的急性期。

（6）心功能不全、重度衰竭者。

3. 检查流程

（1）门诊患者：检查申请单—交费—登记编号—检查。

（2）住院患者：检查申请单—计费—登记编号—检查。

（3）X 线摄片取片和报告时间：在检查后 4 小时，凭取片条码，在自助机取片和报告。

4. 检查程序

（1）仔细阅读申请单，认真核对患者姓名、性别、年龄等，了解病史及检查要求。

（2）除去体部金属和不透X光的体外物，如发卡、金属饰物、膏药和敷料等。

（3）按病情及检查要求调成不同黏稠度，根据患者吞咽困难程度，给予不同黏稠度及剂量的钡剂（或者服用碘水）。

（4）以透视为主，辅以适当的摄片。

（5）站立位，服一口钡剂，观察吞咽动作是否正常，双侧梨状窝是否对称。

（6）右前斜位，跟随钡剂行走，逐段观察食管充盈扩张及收缩排空情况。

（7）左前斜位及正位观察，边做边观察各段食管是否正常，并点出食管钡剂充盈像及黏膜像，发现病变部位或可以在病变处局部点片。

5. 注意事项

（1）进行X线透视检查前，除去检查部位体外金属和不透X光的异物，如发卡、金属饰物、膏药和敷料等，以免遮盖病变部位，影响检查结果。

（2）尽量穿戴棉质、无任何金属配饰及宽松或穿脱方便的衣物。

（3）告知患者在进行检查时，要听从检查科室工作人员的吩咐，保持一定的检查姿势，不能自行变动。

（4）告知患者及家属在进行检查等候期间，检查室门上方的红灯亮时，说明室内正在曝光，请不要推门直接进入，防止射线外漏。

（5）告知患者及家属，在非必须情况下不要进入检查室等候，防止不必要的电离辐射。

6. 护理常规

（1）检查前的准备和护理（临床科室）：

1）责任护士认真核对申请单，包括姓名、性别、年龄、ID（住院号）、检查部位及检查项目，检查单上应注明检查部位及相关的病情，为影像检查和诊断提供参考。

2）责任护士应了解患者是否还有其他检查项目，应将造影检查安排在其他（B超、CT）检查之后，并与相关科室联系，进行预约。

3）责任护士告知患者检查的预约时间、检查地点、检查的基本流程。

4）告知患者和家属本次检查的注意事项。

5）对于妊娠的妇女，不建议进行 X 线食管造影检查；已终止妊娠或必须进行放射学检查者须与医师沟通，并由患者和家属签字确认后方可进行预约检查；并在预约检查时和检查前应主动告知检查科室相关工作人员，同时出示患者和家属签字确认单。

6）对带有引流管路的患者，在外出 X 线食管造影检查时应做好管道的评估并妥善固定好胃管、尿管和其他引流管，防止扭曲、受压、脱落。

7）对带有液路的患者，在外出 X 线食管造影检查时应暂时夹闭液路或减慢点滴速度，待检查结束，安全转运患者后按正常速度点滴。

8）消化道准备：责任护士告知患者及家属，检查前需要空腹，检查前 1 天晚上 8 点以后不要进食，可饮水，检查当天早晨不吃不喝，便于检查准确。

（2）检查前的准备和护理（检查科室）：

1）患者的评估：仔细阅读检查申请单，核对患者信息，查看检查部位、检查方式；询问患者病史，评估患者病情，根据患者的吞咽困难程度，配置不同剂量和黏稠度的钡剂。对怀疑脊柱骨折的患者（尤其是颈椎骨折）搬动时应特别注意防止脱位。

2）消化道准备：询问患者是否遵守检查要求，即检查前 1 天晚上 8 点以后不要进食，可饮水，检查当天早晨不吃不喝。食管内食物潴留较多时检查前尽量抽出；做低张双对比造影，要备好平滑肌松弛剂，如山莨菪碱 10 ~ 20 mg 或 0.5 ~ 1 mg 的阿托品等。

3）环境准备：调节室温至 22 ~ 24 ℃，湿度为 40% ~ 60%，保持环境的清洁、整齐，冬季注意保暖。

4）心理准备及健康教育：加强沟通，告知患者检查的目的、过程、注意事项及配合技巧，听医师的指令。向患者介绍造影剂：钡剂为白色、略带香味、无味；碘剂无色透明、略带甜味，检查时先嘱咐患者口含一口钡剂，在医生的指令下嘱咐患者一口咽下，同时进行摄片；口腔内的钡剂量不宜过多，以免吞咽时呛咳；也不宜过少，以免不能充分充盈食管黏膜；吞咽钡剂时，尽量保持头后仰，且保持头部不动，以保证检查质量。摄片并观察吞咽动作、双侧梨状窝和食管上段扩张是否正常；继而随着造影剂的走行，观察钡剂通过食管全长是否通畅，食管壁扩张及收缩情况，钡剂通过后的黏膜情况。

5）急救用物的准备：准备急救车、急救药品、氧气筒、血压计、心电监护仪等，定期检查，保证用物处于完好状态。

6）衣物准备：患者检查前，去除衣物上的金属物件及高密度伪影衣物或更换检查衣物，以防止伪影产生。

7）对比剂准备：医用硫酸钡。调制钡剂，钡水比（3 ~ 4）：1，调成糊状，约 40 mL；碘剂 40 ~ 50 mL。若疑似气管食管瘘者宜用碘水或碘油作造影剂。

8）碘水造影的患者，检查前评估患者有无碘对比剂使用的禁忌证，签署知情同意书。

（3）检查中的观察和护理（检查科室）：

1）信息核对：再次核对患者姓名、性别、年龄和 ID 号，以及检查申请单信息。

2）协助患者进入机房，嘱其取站立位，后背紧贴检查床，必要时用约束带固定患者，以免检查床转动时患者跌倒，有引流管的患者注意妥善固定引流管，以免管路脱出。

3）将准备好的钡剂放置于固定架上，方便患者取用。告知患者检查中听医生指令。

4）先胸腹常规透视，排除胃肠道穿孔及肠梗阻等并发症。

5）再次告知患者检查中的注意事项。

6）再根据病情采用不同体位，嘱咐患者在医生的指令下吞服钡剂（碘水）。

7）检查中工作人员通过观察窗口，注意观察患者的反应。

（4）检查后的宣教和护理（检查科室）：

1）信息核对：检查完毕，再次核对患者姓名、性别、年龄和 ID 号，以及检查申请单信息。

2）检查完毕，协助患者清洁口腔，嘱咐患者多饮水，多食用富含高纤维的食物，以加速钡剂的排泄。

3）告知患者次日大便颜色为白色，以免引起患者紧张，如出现排便困难可使用缓泻剂或灌肠促进排便。

4）碘水造影者观察有无不良反应。

5）协助患者穿好衣物离开检查床，询问患者有无不适症状。

6）提醒患者或家属带好随身物品，离开检查室。

7）告知患者或家属领取检查结果的时间和地点等。

（5）检查后的宣教和护理（临床科室）：

1）患者外出检查回到所在科室后，责任护士应嘱咐患者多食高纤维食物，促进钡剂排泄。

2）告知患者该检查后近几日大便颜色为白色，为正常现象。

3）对带引流管外出检查完毕回到病房的患者，责任护士要对引流管进行评估，并协助患者妥善固定引流管。

4）其他按病房患者护理常规进行。

【胃及十二指肠造影检查】

胃及十二指肠造影检查即口服一定量的硫酸钡混悬液，自吞咽动作开始对食管、胃及十二指肠、空肠上端逐一进行检查。可显示消化管的位置、形态、黏膜皱襞、运动、排空等形态与功能状况及与邻近器官的关系。

1. 适应证

（1）胃肠道起源于黏膜的病变：胃、十二指肠方面的病变，如炎症、溃疡、肿瘤等。

（2）源于黏膜下的病变，主要是间质性良、恶性肿瘤。

（3）先天性胃肠道异常者。

（4）腹膜的病变，如腹膜结核、肠粘连。

（5）腹部肿块需确定与胃肠道的关系。

2. 禁忌证

（1）急性胃肠道穿孔、急性胃肠炎。

（2）急性消化道大出血（呕血、黑便），应在大出血停止后 2 周（最早不少于 1 周），才能进行此项检查。

（3）急性肠梗阻。

（4）一般情况极差的患者，宜慎重考虑。

3. 检查流程

（1）门诊患者：检查申请单—交费—登记编号—检查。

（2）住院患者：检查申请单—计费—登记编号—检查。

（3）X 线取片和 X 报告时间：在检查后 4 小时，凭取片条码，在自助机取片和报告。

4. 检查程序

（1）信息查对：仔细阅读申请单，认真核对患者姓名、性别、年龄等，了解病史及检查要求。

（2）除去体部金属和不透 X 光的体外物，如发卡、金属饰物、膏药和敷料等。

（3）服用产气片（产气粉），使胃部有适当的充胀。

（4）胸腹部常规透视，排除胃肠道穿孔及肠梗阻等并发症。

（5）口服钡剂，透视观察钡剂通过食管及贲门，注意贲门扩张是否正常及有无钡剂分流。

（6）俯卧位显示胃窦和胃体部黏膜。

（7）摄片后，服钡剂 100 ~ 150 mL，俯卧位下观察胃和窦部充盈相、十二指肠球部降部充盈和收缩时的形态，仰卧位下观察十二指肠圈。

（8）恢复立位检查，再服 200 mL 钡剂，观察钡剂通过贲门的情况、胃底胃泡形态，胃体、胃窦充盈情况，胃壁、十二指肠球、十二指肠圈等。

5. 注意事项

（1）检查前 2 ~ 3 天不应服重金属类药物，如钙、铁剂等。

（2）胃酸过多者给予中和剂。胃内潴留液多时应抽去胃液，为清除胃黏液，可服蛋白分解酶，亦可用 1% 碳酸氢钠液进行冲洗。

（3）检查前 1 天要特别注意饮食，以清淡为主，晚饭后禁水禁食 8 小时以上。

（4）检查前要放松心情，吞食的钡剂在体内不会被吸收，也不会对健康造成影响，检查后 1 ~ 2 天会随大便排出，为白色粪便，不必紧张。

（5）有消化道出血者，等到出血症状停止后，再做此检查。

6. 护理常规

（1）检查前的准备和护理（临床科室）：

1）责任护士认真核对申请单，包括姓名、性别、年龄、ID（住院号）、检查部位及检查项目，检查单上应注明患者相关的病情，为影像医生诊断提供参考。

2）责任护士应了解患者是否还有其他检查项目，应将造影检查安排在其他（B 超、CT）检查之后，并与相关科室联系，进行预约。

3）责任护士告知患者检查的预约时间、检查地点、检查的基本流程。

4）告知患者和家属本次检查的注意事项。

5）对于妊娠的妇女，不建议进行 X 线胃、十二指肠造影检查；已终止妊娠或必须进行该检查者须与医师沟通，并由患者和家属签字确认后方可进行预约检查；并在预约检查时和检查前应主动告知检查科室相关工作人员，同时出示患者和家属签字确认单。

6）对带有引流管路的患者，在外出 X 线胃、十二指肠造影检查时应做好管道的评估并妥善固定好胃管、尿管和其他引流管，防止扭曲、受压、脱落。

7）对带有液路的患者，在外出 X 线胃、十二指肠造影检查时应暂时夹闭液路或减慢点滴速度，待检查结束，安全转运患者后按正常速度点滴。

8）消化道准备：责任护士告知患者及家属检查前 1 天不宜多吃纤维类和不易消化的食物；检查前 3 天，禁止服用含铁、碘、钠、铋、银等影响胃肠道功能和不透 X 线的药物；检查前 1 天晚餐食用少渣、不易产气的食物。空腹潴留物较多的患者禁食期还需延长或者检查前将潴留物抽出；胃内潴留物较多的幽门梗阻患者应洗胃抽尽胃内容物，检查前禁饮食 6 ~ 12 小时。

（2）检查前的准备和护理（检查科室）：

1）信息查对：仔细阅读申请单，认真核对患者姓名、性别、年龄等，了解病史及检查要求。

2）患者的评估：认真阅读申请单，询问患者病史，评估患者病情，根据患者的吞咽困难程度，配置不同剂量和黏稠度的钡剂。对怀疑脊柱骨折的患者（尤其是颈椎骨折）搬动时应特别注意防止脱位。

3）协助患者上下检查床，让患者处于适宜检查的舒适位置。

4）环境准备：调节室温至 22 ~ 24 ℃，湿度为 40% ~ 60%，保持环境的清洁、整齐，冬季注意保暖。

5）心理准备及健康教育：加强沟通，告知患者检查的目的、过程、注意事项及配合技巧。向患者介绍造影剂：钡剂为白色、略带香味、无味；碘剂无色透明、略带甜味。检查时在医生的指令下吞服钡剂，可能会出现恶心、呕吐，在检查过程中，会出现体位改变，如有不适及时告诉医务人员。

6）急救用物的准备：准备急救车、急救药品、氧气筒、血压计、心电监护仪等，定期检查，保证用物处于完好状态。

7）衣物准备：患者检查前，去除衣物上的金属物件及高密度伪影衣物或更换检查衣物，以防止伪影产生。

8）对比剂准备：医用硫酸钡。调制钡剂，钡水比 1∶5，调成糊状，总量 60 ~ 100 mL。

9）健康宣教：告知患者检查过程及配合注意事项，听医生口令。患者立位，口含钡剂，分次咽下，分别于左右前斜位透视观察食管充盈像及双对比像，并摄片将检查床转至水平位，患者在床上由左向右翻滚 2 ~ 3 圈，然后正位仰卧。使钡剂在胃表面形成良好涂抹。

10）碘水造影的患者，检查前评估患者有无碘对比剂使用的禁忌证，签署知情同意书。

（3）检查中的观察和护理：

1）信息查对：再次仔细阅读申请单，认真核对患者姓名、性别、年龄等，了解患者病史及检查要求。

2）体位准备：协助患者进入检查间，让患者背靠于检查床，双手交叉上举拉住固定环，用约束带固定患者，有引流管的应妥善固定，防止牵拉、脱落等。

3）告知患者为了能清晰显示病灶，检查中可能需要多次变换体位。

4）将钡剂放置在固定架上，便于患者使用，告知患者检查中听医师指令进行检查。

5）常规先行胸腹部透视，如发现胃内有大量潴留液时，造影前用胃管抽出或口服甲氧氯普胺 20 mg，右侧卧位 1 小时排出潴留液后再行检查。

6）检查中，通过观察口密切观察患者反应，防止体位改变引起不适或者坠床的发生。

（4）检查后的宣教及护理：

1）检查完毕后协助患者清洁口腔，漱口。

2）嘱患者适当多饮水，促进钡剂的排泄。

3）告知患者大便颜色为白色。碘水造影者观察有无不良反应。

【下消化道造影检查】

下消化道是由小肠（空肠、回肠）、结肠和直肠组成。下消化道造影检查就是钡剂灌肠检查，是 X 线造影检查中常见的一种检查方法。其操作简便、安全。在当今影像设备与诊断手段迅速发展的过程中，仍不失为一种具有较高诊断意义的检查方法。具体方法是从肛门注入稀释钡剂然后再打入少量气体，使得直肠、全部结肠及盲肠显影，可以用于检查大肠的各种病变。

1. 适应证

（1）胃肠道出血怀疑来自小肠。

（2）不明原因的腹痛、腹胀和腹泻。

（3）怀疑有小肠炎症和肿瘤。

2. 禁忌证

（1）胃肠道穿孔。

（2）急性胃肠道出血。

（3）小肠完全梗阻。

3. 检查流程

（1）门诊患者：检查申请单—交费—登记编号—检查。

（2）住院患者：检查申请单—计费—登记编号—检查。

（3）X线取片和X报告时间：在检查后4小时，凭取片条码，在自助机取片和报告。

4. 检查程序

（1）仔细阅读申请单，认真核对患者姓名、性别、年龄等，了解病史及检查要求。

（2）要求患者摘除体外所戴的不透X光的物品，如发卡、金属饰物、膏药和敷料等。

（3）患者站立或者卧位，注意X线防护。

（4）检查全面、系统地进行，可转动患者，点片、进行多轴位观察。

（5）造影结束后及时在申请单上做标记，尽可能做出造影结果或意见。

（6）钡剂采用40%～50%浓度的硫酸钡悬浊液。

5. 注意事项

（1）进行小肠造影检查前，除去检查部位体外金属和不透X光的异物，如发卡、金属饰物、膏药和敷料等，以免遮盖病变部位，影响检查结果。

（2）尽量穿戴棉质、无任何金属配饰及宽松或穿脱方便的衣物。

（3）告知患者在进行检查时，要听从检查科室工作人员的吩咐，保持一定的检查姿势，不能自行变动。

（4）告知患者及家属在进行检查等候期间，检查室门上方的红灯亮时，说明室内正在曝光，请不要推门直接进入，防止射线外漏。

（5）告知患者及家属，在非必须情况下不要进入检查室等候，防止不必要的电离辐射。

6. 护理常规

（1）检查前的准备和护理（临床科室）：

1）责任护士认真核对申请单，包括姓名、性别、年龄、ID（住院号）、检查部位及检查项目、既往病史及相关的病情，并与相关科室联系，进行预约。检查单上应注明检查部位及相关的病情，为影像检查和诊断提供参考。

2）责任护士告知患者检查的预约时间、检查地点、检查的基本流程。

3）告知患者和家属本次检查的注意事项。

4）对于妊娠的妇女，不建议进行小肠造影检查；已终止妊娠或必须进行小肠造影检查者须与医师沟通，并由患者和家属签字确认后方可进行预约检查；并在预约检查时和检查前应主动告知检查科室相关工作人员，同时出示患者和家属签字确认单。

5）消化道准备：检查前禁饮食 6 ~ 12 小时。检查前 1 晚根据临床医师医嘱使用肠道清洁药物，清洁肠道或清洁灌肠。

（2）检查前的准备和护理（检查科室）：

1）信息查对：仔细阅读申请单，认真核对患者姓名、性别、年龄等，了解病史及检查要求。

2）患者的评估：认真阅读申请单，询问患者病史，评估患者病情，根据患者的检查部位，配置不同剂量和黏稠度的钡剂。对怀疑脊柱骨折的患者（尤其是颈椎骨折）搬动时应特别注意防止脱位。

3）衣物准备：患者检查前去除衣服上的金属物件及高密度伪影的衣物或更换检查衣物，防止伪影的产生。

4）对比剂准备：40% ~ 50%浓度稀钡 300 ~ 600 mL。

5）健康宣教：口服钡剂小肠造影检查通常在上消化道造影后，立即让患者口服 300 mL 左右稀释钡剂，使小肠完全充盈。单纯口服钡剂小肠造影则需口服 600 mL 稀释钡剂。

6）环境准备：调节室温至 22 ~ 24 ℃，湿度为 40% ~ 60%，保持环境的清洁、整齐，冬季注意保暖。

7）心理准备及健康教育：加强沟通，告知患者检查的目的、过程、注意事项及配合技巧。向患者介绍造影剂：钡剂为白色、略带香味、无味；碘剂无色透明、略带甜味。检查时在医生的指令下吞服钡剂，可能会出现恶心、呕吐，在检查过程中，会出现体位改变，如有不适及时告诉医务人员。

8）急救用物的准备：准备急救车、急救药品、氧气筒、血压计、心电监护仪等，定期检查，保证用物处于完好状态。

9）碘水造影的患者，检查前评估患者有无碘对比剂使用的禁忌证，签署知情同意书。

（3）检查中的观察和护理（检查科室）：

1）信息查对：再次仔细阅读申请单，认真核对患者姓名、性别、年龄等，了解患者病史及检查要求。

2）体位准备：协助患者进入检查间，让患者背靠于检查床，双手交叉上举拉住固定环，用约束带固定患者，有引流管的应妥善固定，防止牵拉、脱落等。

3）将钡剂放置在固定架上，便于患者使用，告知患者检查中听医师指令进行检查。

4）常规先行胸腹部透视，排除胃肠道穿孔及肠梗阻等并发症。

5）检查中通过观察窗口密切观察患者反应，防止体位改变引起不适或者坠床的发生。

（4）检查后的宣教和护理（检查科室）：

1）再次核对患者信息，协助患者穿好衣物离开检查床。询问患者有无不适症状。

2）检查完毕后协助患者清洁口腔，嘱患者适当多饮水，促进钡剂的排泄，告知患者大便颜色为白色。碘水造影者观察有无不良反应。

3）提醒患者或家属带好随身物品，离开检查室。

4）告知患者或家属领取检查结果的时间和地点等。

（5）小肠造影检查后的宣教和护理（临床科室）：

1）该检查无特殊告知事项。

2）按照患者日常护理执行。

【小肠气钡双对比造影检查】

小肠气钡双对比造影检查是利用插入十二指肠内的导管，直接将大量的钡剂混悬液和空气连续注入，使小肠充分扩张、肠蠕动减弱或消失，有利于小肠器质性病变的检查，但不适宜观察肠功能性改变。

1. 适应证

（1）小肠肿瘤的诊断。

（2）临床怀疑小肠不完全性梗阻性病变。

（3）出血性病变。

（4）炎性病变（结核或局限性肠炎）。

（5）梅克尔憩室等。

2. 禁忌证

（1）胃肠道穿孔。

（2）急性胃肠出血。

（3）小肠坏死和十二指肠活动性溃疡。

（4）小肠不完全梗阻等。

3. 检查流程

（1）门诊患者：检查申请单—交费—登记编号—检查。

（2）住院患者：检查申请单—计费—登记编号—检查。

（3）小肠造影取片和报告时间：在检查后 4 小时，凭取片条码，在自助机取片和报告。

4. 检查程序

（1）仔细阅读申请单，认真核对患者姓名、性别、年龄等，了解病史及检查要求。

（2）要求患者摘除体外所戴的不透 X 光的物品，如发卡、金属饰物、膏药和敷料等。

（3）患者站立或者卧位，注意 X 线防护。

（4）检查全面有系统地进行，可转动患者，进行多轴位观察。

（5）造影结束后及时在病历上做标记，尽可能地做出造影结果或意见。

（6）钡剂采用 40% ~ 50%浓度的硫酸钡悬浊液。

5. 注意事项

（1）进行小肠造影检查前，除去检查部位体外金属和不透 X 光的异物，如发卡、金属饰物、膏药和敷料等。以免遮盖病变部位，影响检查结果。

（2）尽量穿戴棉质、无任何金属配饰及宽松或穿脱方便的衣物。

（3）告知患者在进行检查时，要听从检查科室工作人员的吩咐，保持一定的检查姿势，不能自行变动。

（4）告知患者及家属在进行检查等候期间，检查室门上方的红灯亮时，说明室内正在曝光，请不要推门直接进入，防止射线外漏。

（5）告知患者及家属，在非必须情况下不要进入检查室等候，防止不必要的电离辐射。

（6）临床医生必须陪同检查，检查结束后，与患者一起离开，护送患者回到病房。

6. 护理常规

（1）检查前的准备和护理（临床科室）：

1）责任护士认真核对申请单，包括姓名、性别、年龄、ID（住院号）、检查部位、检查项目、既往病史及相关的病情，并与相关科室联系，进行预约。检查单上应注明检查部位及相关的病情，为影像检查和诊断提供参考。

2）责任护士告知患者检查的预约时间、检查地点、检查的基本流程。

3）告知患者和家属本次检查的注意事项。

4）对于妊娠的妇女或育龄期妇女，责任护士应告知患者和家属，不建议进行小肠气钡双对比造影检查；已决定终止妊娠或必须进行该放射学检查者须与医师沟通，并由患者和家属签字确认后方可进行预约检查；并在预约检查时和检查前应主动告知检查科室相关工作人员，同时出示患者和家属签字确认单。

5）消化道准备：检查前 1 ~ 2 日进食少渣半流质饮食，晚餐进流质食物。检查前 1 天多饮水；一般禁饮食 6 ~ 12 小时，检查前 1 晚根据临床医师医嘱使用肠道清洁药物，清洁肠道或肥皂水清洁灌肠。

（2）检查前的准备和护理（检查科室）：

1）信息查对：仔细阅读申请单，认真核对患者姓名、性别、年龄等，了解病史及检查要求。

2）患者的评估：认真阅读申请单，询问患者病史，评估患者病情，根据患者的检查部位，配置不同剂量和黏稠度的钡剂。对怀疑脊柱骨折的患者（尤其是颈椎骨折）搬动时应特别注意防止脱位。

3）衣物准备：患者检查前去除衣服上的金属物件及高密度伪影的衣物或更换检查衣物，防止伪影的产生。

4）对比剂准备：双对比剂造影硫酸钡混悬液。

5）环境准备：调节室温至 22 ~ 24 ℃，湿度为 40% ~ 60%，保持环境的清洁、整齐，冬季注意保暖。

6）心理准备及健康教育：加强沟通，告知患者检查的目的、过程、注意事项及配合技巧。告知患者在检查过程中，会出现体位改变，如有不适及时告诉医务人员。

7）急救用物的准备：准备急救车、急救药品、氧气筒、血压计、心电监护仪等，定期检查，保证用物处于完好状态。

8）碘水造影的患者，检查前评估患者有无碘对比剂使用的禁忌证，签署知情同意书。

（3）检查中的观察和护理：

1）信息查对：再次仔细阅读申请单，认真核对患者姓名、性别、年龄等，了解患者病史及检查要求。

2）体位准备：协助患者进入检查间，让患者背靠于检查床，双手交叉上举拉住固定环，用约束带固定患者，有引流管的应妥善固定，防止牵拉、脱落等。

3）将钡剂放置在固定架上，便于患者使用，告知患者检查中听医师指令进行检查。

4）常规先行胸腹部透视，排除消化道穿孔及梗阻。协助患者取坐位或立位，口含开口器，经开口器把小肠造影专用导管顺咽喉部缓慢送入食管和胃内，再取仰卧右后斜位，在透视下用不同手法和变换体位将导管末端插入十二指肠空肠区，用胶布将导管固定于面颊部。将钡混悬液加温至 37 ℃装入吊桶内，将吊桶挂在输液架上，高度距床面 70 ~ 80 cm。再将橡胶管与已插好的十二指肠导管连接。在透视下缓慢灌注钡剂，速度为100 mL/min，通常在5 ~ 10分钟内给予400 ~ 1000 mL钡剂。当钡剂到达回肠末端时即停止注入钡剂。然后用气囊缓慢注气，注气量可根据小肠充盈情况及患者的耐受程度而定，一般需800 mL左右。

5）在灌钡注气过程中随时观察患者情况，查看患者面色，有无恶心、呕吐等反应，告知患者不要用手触碰十二指肠导管，如有不适及时处理。

6）检查中密切观察患者反应，防止体位改变引起不适或者坠床的发生。

（4）检查后的宣教和护理：

1）再次核对患者信息，协助患者穿好衣物离开检查床。询问患者有无不适症状。

2）检查完毕后拔出导管，协助患者清洁口腔，嘱患者适当多饮水，促进钡剂的排泄，告知患者大便颜色为白色，为钡剂的排泄。碘水造影者观察有无不良反应。

3）提醒患者或家属带好随身物品，离开检查室。

4）告知患者或家属领取检查结果的时间和地点等。

【结肠钡剂常规灌肠造影检查】

结肠常规钡剂灌肠造影检查是通过肛门将稀钡自直肠逆行灌入结肠，以了解诊断结肠器质性疾病的检查方法。

1. 适应证

（1）结肠良恶性肿瘤、炎症及结核。

（2）肠扭转、肠套叠的诊断以及早期肠套叠的灌肠整复。

（3）观察盆腔病变与结肠的关系。结肠的先天性疾病，如巨结肠等。

2. 禁忌证

（1）结肠穿孔或出血、坏死。

（2）急性阑尾炎。

（3）中毒性巨结肠。

（4）肛裂疼痛不能插管者。

（5）刚做乙状结肠镜取过活组织检查者，24小时内不宜立即做钡剂灌肠检查。

（6）心力衰竭等全身情况差的患者。

3. 检查流程

（1）门诊患者：检查申请单—交费—登记编号—检查。

（2）住院患者：检查申请单—计费—登记编号—检查。

（3）造影取片和报告时间：在检查后 4 小时，凭取片条码，在自助机取片和报告。

4. 检查程序

（1）仔细阅读申请单，认真核对患者姓名、性别、年龄等，了解病史及检查要求。

（2）除去体部金属和不透 X 光的体外物，如发卡、金属饰物、膏药和敷料等。

（3）常规法：透视下从肛门缓慢注入钡剂，显示盲肠及回肠末端充盈像；排出钡剂后再观察黏膜皱襞情况并拍黏膜像；再注气观察空气钡双重造影像。

（4)双重对比法：视需要注入钡剂前 10 分钟肌内注射山莨菪碱 10 ～ 20 mg。插入肛管，取俯卧或左侧卧位注入钡剂 200 ～ 250 mL。摄乙状结肠局部片，取左后斜位或左侧位。转动体位，使钡剂沿降结肠、脾曲进入横结肠，取俯卧位或右侧卧位注入空气 80 ～ 1000 mL。转滚体位数圈，使钡剂到达盲肠及分布均匀后摄片。取仰卧位、右侧卧水平、左侧卧水平投照，必要时加摄立位片或局部片。

5. 注意事项

（1）进行结肠钡剂造影检查前，除去检查部位体外金属和不透 X 光的异物，如发卡、金属饰物、膏药和敷料等。以免遮盖病变部位，影响检查结果。

（2）尽量穿戴棉质、无任何金属配饰及宽松或穿脱方便的衣物。

（3）告知患者在进行检查时，要听从检查科室工作人员的吩咐，保持一定的检查姿势，不能自行变动。

（4）告知患者及家属在进行结肠钡剂造影检查等候期间，检查室门上方的红灯亮时，说明室内正在曝光，请不要推门直接进入，防止射线外漏。

（5）告知患者及家属，在非必须情况下不要进入结肠钡剂造影检查室等候，防止不必要的电离辐射。

6. 护理常规

（1）检查前的准备和护理（临床科室）：

1）责任护士认真核对申请单，包括姓名、性别、年龄、ID（住院号）、检查部位、检查项目、既往病史及相关的病情，并与相关科室联系，进行预约。检查单上应注明检查部位及相关的病情，为影像检查和诊断提供参考。

2）责任护士告知患者检查的预约时间、检查地点、检查的基本流程。

3）告知患者和家属本次检查的注意事项。

4）对于妊娠和育龄妇女，责任护士要告知患者和家属，不建议进行小肠气钡双对比造影检查的原因；对已决定终止妊娠或必须进行该检查者须与医师沟通，并由患者和家属签字确认后，方可进行预约检查；并在预约检查时和检查前应主动告知检查科室相关工作人员，同时出示患者和家属签字确认单。

5）消化道准备：检查前3日进食少渣食物，如豆浆、面条等，造影前2天不要服用含铁、碘、钠、银等药物。检查前1晚遵医嘱服用肠道清洁剂或清洁灌肠。

（2）检查前的准备和护理（检查科室）：

1）信息查对：仔细阅读申请单，认真核对患者姓名、性别、年龄等，了解病史及检查要求。

2）患者的评估：认真阅读申请单，询问患者病史，评估患者病情，根据患者的检查部位，配置不同剂量和黏稠度的钡剂。对怀疑脊柱骨折的患者（尤其是颈椎骨折）搬动时应特别注意防止脱位。

3）对比剂准备：硫酸钡制剂，配成钡水重量比为1 ∶ 4的溶液，成人用量800 ~ 1000 mL，小儿用量200 ~ 500 mL，温度39 ~ 41 ℃。

4）衣物准备：患者检查前去除衣服上的金属物件及高密度伪影的衣物或更换检查衣物，防止伪影的产生。

5）环境准备：调节室温至22 ~ 24 ℃，湿度为40% ~ 60%，保持环境的清洁、整齐，冬季注意保暖。

6）用物准备：灌肠机、肛管、血管钳、液状石蜡、棉签、卫生纸、纱布、手套、一次性中单、治疗巾、便盆、水温计。

7）心理准备及健康教育：加强沟通，告知患者检查的目的、过程、注意事项及配合技巧。告知患者在灌肠过程中感到腹胀有便意时可深呼吸缓解，如不能忍受要及时通知医务人员。

8）急救用物的准备：准备急救车、急救药品、氧气筒、血压计、心电监护仪等，定期检查，保证用物处于完好状态。

9）碘水造影的患者，检查前评估患者有无碘对比剂使用的禁忌证，签署知情同意书。

（3）检查中的观察和护理：

1）信息查对：再次仔细阅读申请单，认真核对患者姓名、性别、年龄等，了解患者病史及检查要求。

2）携用物至患者检查床旁，核对患者身份后，解释操作目的、配合注意事项，给予患者心理疏导，沟通交流可以有效减轻患者焦虑、紧张情绪，戴手套将灌肠液充分搅拌后倒入灌肠机水瓶内，连接好管路。

3）戴口罩，关闭门窗，遮挡屏风，协助患者上检查床，患者取左侧卧位，臀下垫一次性中单，脱裤至膝部，双膝屈曲，注意保护好患者隐私，注意保暖。

4）连接肛管，涂抹石蜡油，右手持肛管缓慢插入直肠 7 ~ 10 cm，嘱患者张口呼吸。

5）先行胸腹透视，再灌入钡剂并适当充气。正确使用灌肠机遥控器，设置灌肠压力为 7 ~ 8 kPa，结肠、盲肠全部充盈时停止灌钡。灌肠过程中严密观察患者面色、呼吸，询问患者有无腹痛、腹胀等感觉，发现异常及时处理。

6）检查中密切观察患者反应，防止体位改变引起不适或者坠床的发生。

（4）检查后的宣教和护理：

1）再次核对患者信息，询问患者有无不适症状。

2）检查结束后，用止血钳夹住橡胶管，纱布包住肛管拔出，用纸巾擦净肛门，协助患者穿好衣裤。

3）告知患者多饮水、食用粗纤维的食物，2 ~ 7 天排出大便为白色属于正常现象，嘱患者自行排便，便秘者可使用缓泻剂协助排便。

4）提醒患者或家属带好随身物品，离开检查室。

5）告知患者或家属领取检查结果的时间和地点等。

（5）检查后的宣教及护理（临床科室）：

1）该检查后无特殊护理要求。

2）按照患者疾病给予常规护理。

【结肠低张双对比造影检查】

结肠低张双对比造影检查是注入低张药后结肠内灌入钡剂并注入定量的气体，使肠腔充气扩张形成双重对比的改良方法。

1. 适应证

（1）怀疑有结肠息肉或肿瘤者。
（2）慢性结肠溃疡性结肠炎或肉芽肿性结肠炎者。
（3）鉴别肠管局限性狭窄的性质。
（4）结肠高度过敏或肛门失禁的患者等。

2. 禁忌证

（1）结肠穿孔或坏死。
（2）急性溃疡性结肠炎。
（3）中毒性巨结肠。
（4）危重或虚弱的患者。

3. 检查流程

（1）门诊患者：检查申请单—交费—登记编号—检查。
（2）住院患者：检查申请单—计费—登记编号—检查。
（3）造影取片和报告时间：在检查后 4 小时，凭取片条码，在自助机取片和报告。

4. 检查程序

（1）仔细阅读申请单，认真核对患者姓名、性别、年龄等，了解病史及检查要求。
（2）除去体部金属和不透 X 光的体外物，如发卡、金属饰物、膏药和敷料等。
（3）常规法：患者躺在检查床上，取侧卧位，插入灌肠管，在透视下从肛门缓慢注入钡剂，显示盲肠及回肠末端充盈像；排出钡剂后再观察黏膜皱襞情况并拍黏膜像；再注气观察空气钡双重造影像。

（4）双重对比法：视需要注入钡剂前10分钟肌内注射山莨菪碱10 ~ 20 mg；患者取俯卧或左侧卧躺在检查床上，缓慢插入肛管，注入钡剂200 ~ 250 mL。摄乙状结肠局部片，取左后斜位或左侧位。转动体位，使钡剂沿降结肠、脾曲进入横结肠，取俯卧位或右侧卧位注入空气800 ~ 1000 mL。转滚体位数圈，使钡剂到达盲肠及分布均匀后摄片。取仰卧位、右侧卧水平、左侧卧水平投照，必要时加摄立位片或局部片。

5. 注意事项

（1）进行结肠低张双对比造影检查前，除去检查部位体外金属和不透X光的异物，如发卡、金属饰物、膏药和敷料等。以免遮盖病变部位，影响检查结果。

（2）尽量穿戴棉质、无任何金属配饰及宽松或穿脱方便的衣物。

（3）告知患者在进行检查时，要听从检查科室工作人员的吩咐，保持一定的检查姿势，不能自行变动。

（4）告知患者及家属在进行结肠低张双对比造影检查等候期间，检查室门上方的红灯亮时，说明室内正在曝光，请不要推门直接进入，防止射线外漏。

（5）告知患者及家属，在非必须情况下不要进入结肠低张双对比造影检查室等候，防止不必要的电离辐射。

6. 结肠低张双对比造影检查护理常规

（1）检查前的准备和护理（临床科室）：

1）责任护士认真核对申请单，包括：姓名、性别、年龄、ID（住院号）、检查部位、检查项目、既往病史及相关的病情，并与相关科室联系，进行预约。检查单上应注明检查部位及相关的病情，为影像检查和诊断提供参考。

2）责任护士告知患者检查的预约时间、检查地点、检查的基本流程。

3）告知患者和家属本次检查的注意事项。

4）责任护士告知妊娠和育龄妇女，进行小肠气钡双对比造影检查的危害；对已终止妊娠或必须进行该检查者需与医师沟通，并由患者和家属签字确认后方可进行预约检查；并在预约检查时和检查前应主动告知检查科室相关工作人员，同时出示患者和家属签字确认单。

5）消化道准备：检查前3日进食少渣食物，如豆浆、面条等，造影前

2 天不要服用含铁、碘、钠、银等药物。检查前 1 晚遵医嘱服用肠道清洁剂或清洁灌肠。

（2）检查前的准备和护理（检查科室）：

1）信息查对：仔细阅读申请单，认真核对患者姓名、性别、年龄等，了解病史及检查要求。

2）患者的评估：认真阅读申请单，询问患者病史，评估患者病情，根据患者的检查部位，配置不同剂量和黏稠度的钡剂。对怀疑脊柱骨折的患者（尤其是颈椎骨折）搬动时应特别注意防止脱位。

4）对比剂准备：硫酸钡制剂，浓度 70% ~ 80%，温度 40 ℃。

5）衣物准备：患者检查前去除衣服上的金属物件及高密度伪影的衣物或更换检查衣物，防止伪影的产生。

6）环境准备：调节室温至 22 ~ 24 ℃，湿度为 40% ~ 60%，保持环境的清洁、整齐，冬季注意保暖。

7）用物准备：灌肠机、肛管、血管钳、液状石蜡、棉签、卫生纸、纱布、手套、一次性中单治疗巾、便盆、水温计，以及山莨菪碱 10 ~ 20 mg。

8）心理准备及健康教育：加强沟通，告知患者检查的目的、过程、注意事项及配合技巧。告知患者在灌肠过程中感到腹胀有便意时可深呼吸缓解，如不能忍受要及时通知医务人员。

9）急救用物的准备：准备急救车、急救药品、氧气筒、血压计、心电监护仪等，定期检查，保证用物处于完好状态。

（3）检查中的观察和护理：

1）信息查对：再次仔细阅读申请单，认真核对患者姓名、性别、年龄等，了解患者病史及检查要求。

2）携用物至患者检查床旁，核对患者身份后，解释操作目的、配合注意事项，给予患者心理疏导，减轻患者焦虑、紧张情绪，戴手套将灌肠液充分搅拌后倒入灌肠机水瓶内，连接好管路。遵医嘱肌内注射山莨菪碱。

3）戴口罩，关闭门窗，遮挡屏风，协助患者上检查床，患者取左侧卧位，臀下垫一次性中单，脱裤至膝部，双膝屈曲，注意保护好患者隐私，注意保暖。

4）戴手套，将灌肠液搅拌均匀后倒入灌肠机水封瓶中，连接好管道和肛管，涂抹石蜡油，润滑肛管前段 8 ~ 10 cm，左手暴露肛门，右手持肛管轻轻插入肛门 7 ~ 10 cm，嘱患者张口呼吸。协助患者转为平卧位，注意保护管道，防止脱落，约束固定好患者，以防坠床。

5）先行胸腹透视，再行钡剂灌肠及适当充气。正确使用灌肠机遥控器，设置灌肠压力 7 ~ 8 kPa。结肠、盲肠全部充盈时停止灌钡。灌肠过程中严密观察患者面色、呼吸，询问患者有无腹痛、腹胀等感觉，发现异常及时处理。

6）检查中密切观察患者反应，防止体位改变引起不适或者坠床的发生。

（4）检查后的宣教和护理：

1）再次核对患者信息，询问患者有无不适症状。

2）检查结束后，用止血钳夹住橡胶管，纱布包住肛管拔出，用纸巾擦净肛门，协助患者穿好衣裤。整理用物。

3）告知患者多饮水、食用粗纤维的食物，2 ~ 7 天排出大便为白色属于正常现象，嘱患者自行排便，便秘者可使用缓泻剂协助排便。

4）提醒患者或家属带好随身物品，离开检查室。

5）告知患者或家属领取检查结果的时间和地点等。

【全消化道造影检查】

全消化道造影检查是指食道、胃及小肠、结肠至直肠进行的钡餐造影。消化道包括食管、胃、小肠及大肠，均由软组织构成，缺乏自然对比，故普通 X 线检查效果不佳。造影检查能够显示消化道病变的形态及功能改变，同时也可反映消化道外某些病变的范围与性质，临床应用广泛。常用于诊断各种消化道疾病，如先天畸形炎症、肿瘤等。消化道造影分为普通硫酸钡造影、双重气钡造影及气钡造影三种。临床上把食道、胃及小肠、结肠至直肠的钡餐造影称为全消化道造影。

1. 适应证

（1）同上、下消化道造影检查。

（2）不明原因的腹痛、腹胀、腹泻等。

（3）小肠部位的病变，如炎症、肿瘤、结核或憩室等。

（4）怀疑胃肠道出血部位在小肠者。

2. 禁忌证

同上、下消化道造影检查。

3. 检查流程

（1）门诊患者：检查申请单—交费—登记编号—检查。

（2）住院患者：检查申请单—计费—登记编号—检查。

（3）造影取片和报告时间：在检查后 4 小时，凭取片条码，在自助机取片和报告。

4. 检查程序

（1）仔细阅读申请单，认真核对患者姓名、性别、年龄等，了解病史及检查要求。

（2）除去体部金属和不透 X 光的体外物，如发卡、金属饰物、膏药和敷料等。

（3）检查前一个半小时服用造影剂 300 mL 后右侧卧位半小时，开始进行间隔半小时至一小时的透视检查，顺序观察小肠各段，直至造影剂充盈回肠末端，到达盲肠、升结肠、降结肠、乙状结肠、直肠为止。

5. 注意事项

（1）进行 X 线摄片检查前，除去检查部位体外金属和不透 X 光的异物，如发卡、金属饰物、膏药和敷料等。以免遮盖病变部位，影响检查结果。

（2）尽量穿戴棉质、无任何金属配饰及宽松或穿脱方便的衣物。

（3）告知患者在进行检查时，要听从检查科室工作人员的吩咐，保持一定的检查姿势，不能自行变动。

（4）告知患者及家属在进行 X 线摄片检查等候期间，检查室门上方的红灯亮时，说明室内正在曝光，请不要推门直接进入，防止射线外漏。

（5）告知患者及家属，在非必须情况下不要进入 X 线摄片检查室等候，防止不必要的电离辐射。

6. 护理常规

（1）检查前的准备和护理（临床科室）：

1）责任护士认真核对申请单，包括姓名、性别、年龄、ID（住院号）、检查部位、检查项目、既往病史及相关的病情，并与相关科室联系，进行预约。检查单上应注明检查部位及相关的病情，为影像检查和诊断提供参考。

2）责任护士告知患者检查的预约时间、检查地点、检查的基本流程。

3）告知患者和家属本次检查的注意事项。

4）育龄妇女和妊娠的妇女，不建议进行全消化道造影检查；已决定终止妊娠或必须进行放射学检查者须与医师沟通，并由患者和家属签字确认后方可进行预约检查；并在预约检查时和检查前应主动告知检查科室相关工作人员，同时出示患者和家属签字确认单。

（2）检查前的准备和护理（检查科室）：

1）造影剂准备。钡剂 1000 mL，钡水比为 1：1.2，加甲氧氯普胺粉剂 20 ~ 30 mg；碘剂 100 ~ 120 mL。

2）其他同上消化道造影检查。

（3）检查中的观察和护理：

1）再次核对患者信息。

2）告知患者全消化道造影检查的时间及配合要点。

3）其他同上、下消化道造影检查。

（4）检查后的宣教和护理：

同食管造影检查。

【静脉肾盂造影检查】

静脉肾盂造影检查又称为分泌性或排泄性肾盂造影检查，是将对比剂经静脉注入人体后，经肾脏排泄至肾盂和肾盏内，从而使肾盂、肾盏、输尿管及膀胱显影的一种检查方法。

1. 适应证

（1）肾及输尿管结石。

（2）不明原因的血尿或脓尿。

（3）肾脏及输尿管先天畸形：如异位肾、双肾盂双输尿管畸形。

（4）泌尿系肿瘤：如肾癌、膀胱癌。

（5）结核：如肾结核、输尿管结核。

（6）尿路损伤。

（7）腹膜后肿瘤的鉴别，了解腹膜后肿块与泌尿系统的关系。

（8）肾性高血压的筛选检查。

2. 禁忌证

（1）肝、肾功能严重受损。

（2）全身情况严重衰竭，包括高热、严重心血管疾病。

（3）对碘过敏及甲状腺功能亢进。

（4）严重血尿和肾绞痛发作者。

（5）急性尿路感染。

（6）妊娠。

（7）严重的心血管疾病及肝功能不良。

3. 检查流程

（1）门诊患者：检查申请单—交费—登记编号—检查。

（2）住院患者：检查申请单—计费—登记编号—检查。

（3）静脉肾盂造影取片和报告时间：在检查后4小时，凭取片条码，在自助机取片和报告。

4. 检查程序

（1）检查前1天晚上做好肠道准备。

（2）仔细阅读申请单，认真核对患者姓名、性别、年龄等，了解病史及检查要求。

（3）询问患者有无碘对比剂使用的禁忌证，签署知情同意书。

（4）除去体部金属和不透X光的体外物，如发卡、金属饰物、膏药和敷料等。

（5）常规拍腹部仰卧位平片。

（6）准备好腹部压迫带，静脉注射造影剂，同时腹部加压。

（7）注射完后保留静脉通道并开始计时，分别于15分钟、25分钟、35分钟拍片，尤其注意拍肾区。

（8）解压后马上再拍腹部仰卧位平片。

5. 注意事项

（1）进行静脉肾盂造影检查前，除去检查部位体外金属和不透 X 光的异物，如发卡、金属饰物、膏药和敷料等，以免遮盖病变部位，影响检查结果。

（2）尽量穿戴棉质、无任何金属配饰及宽松或穿脱方便的衣物。

（3）告知患者在进行检查时，要听从检查科室工作人员的吩咐，保持一定的检查姿势，不能自行变动。

（4）告知患者及家属在进行检查等候期间，检查室门上方的红灯亮时，说明室内正在曝光，请不要推门直接进入，防止射线外漏。

（5）告知患者及家属，在非必须情况下不要进入检查室等候，防止不必要的电离辐射。

6. 静脉肾盂造影护理常规

（1）检查前的准备和护理（临床科室）：

1）责任护士认真核对申请单，包括姓名、性别、年龄、ID（住院号）、检查部位、检查项目、既往病史及相关的病情，并与相关科室联系，进行预约。检查单上应注明检查部位及相关的病情，为影像检查和诊断提供参考。

2）责任护士告知患者检查的预约时间、检查地点、检查的基本流程。

3）告知患者和家属本次检查的注意事项。

4）妊娠和育龄妇女，责任护士告知进行静脉肾盂造影检查对胎儿的影响；已决定终止妊娠或必须进行该检查者须与医师沟通，并由患者和家属签字确认后方可进行预约检查；并在预约检查时和检查前应主动告知检查科室相关工作人员，同时出示患者和家属签字确认单。

（2）检查前的准备和护理（检查科室）：

1）信息查对：仔细阅读申请单，认真核对患者姓名、性别、年龄等，了解病史及检查要求。

2）患者的评估：认真阅读申请单，询问患者病史，评估患者病情，了解患者有无碘对比剂使用的禁忌证，签署知情同意书。

3）消化道准备：检查前 3 天禁止食用易产气的食物，如牛奶、豆制品、面食、糖类等；禁服钡剂、碘剂含钙或重金属的药物。检查前 1 晚口服甘露醇 500 mL，将肠道内的残渣排出，清洁肠道；造影前 12 小时内禁食和控制饮水，以防碘过敏时发生呕吐导致窒息；检查当日早晨禁饮食，多走动，少讲话，利于气体的排出；造影前需排空膀胱。

4）环境准备：调节室温至 22 ～ 24 ℃，湿度为 40% ～ 60%，保持环境的清洁、整齐，冬季注意保暖。

5）心理准备及健康教育：加强沟通，告知患者检查的目的、过程、注意事项及配合技巧。

6）对比剂准备：非离子型对比剂，成人用量一般为 20 mL，少数肥胖者可用 40 mL。儿童剂量以 0.5 ～ 1.0 mL/kg 体重计算。6 岁以上即可用成人量。

7）急救用物的准备：准备急救车、急救药品、氧气筒、血压计、心电监护仪等，定期检查，保证用物处于完好状态。

8）衣物准备：患者应在检查前去除衣服上的金属物件及高密度伪影的衣物或更换检查衣物，防止伪影的产生。

9）先行腹部透视，如发现肠腔内产物较多，应做清洁灌肠或遵医嘱皮下注射垂体加压素 0.5 mL，促进肠内粪便或气体排出。

（3）检查中的观察和护理：

1）信息查对：再次核对患者信息，包括姓名、性别、年龄、ID 号、检查部位和要求。

2）协助患者进入机房，取仰卧位，暴露腹部，造影前先摄取尿路平片来进行对比。

3）向患者介绍检查过程，以取得患者配合。选择肘静脉，常规消毒右侧肘部，留置静脉留置针。

4）在相当于两侧腹直肌外缘加压迫带，压迫脊柱两侧的输尿管，使造影不会很快进入膀胱，自肘静脉注射碘对比剂，对比剂在 2 ～ 3 分钟内注射完毕，注射过程中严密观察患者，如有不适，立即停止注射。

5）注射造影剂之后 5 ～ 7 分钟、15 分钟、30 分钟、45 分钟分别摄片，前两张为肾盂肾盏影像，第三张将压迫带取下，摄取全尿路影像，最后摄取膀胱充盈像。

（4）检查后的宣教和护理：

1）信息查对：再次核对患者信息，包括姓名、性别、年龄、ID 号、检查部位和要求。

2）观察有无荨麻疹、腹痛、皮疹等迟发碘过敏反应。

3）检查完毕，观察患者 30 分钟且无异常反应方可离开。

4）嘱患者多喝水，加快造影剂的排泄。

【膀胱造影检查】

膀胱造影检查是通过导尿管注入对比剂进入膀胱，以显示膀胱位置、形态、大小及周围组织器官关系。主要用于排尿困难或尿失禁的患者查找病因。

1. 适应证

（1）膀胱器质性病变：肿瘤、结石、炎症、憩室及先天性畸形。

（2）膀胱功能性病变：神经性膀胱、尿失禁及输尿管反流。

（3）膀胱外在性压迫：前置胎盘、盆腔内肿瘤、前列腺疾病、输尿管囊肿等。

2. 禁忌证

（1）尿道严重狭窄。

（2）膀胱大出血。

（3）膀胱及尿道急性感染等。

3. 检查流程

（1）门诊患者：检查申请单—交费—登记编号—检查。

（2）住院患者：检查申请单—计费—登记编号—检查。

（3）膀胱造影取片和报告时间：在检查后 4 小时，凭取片条码，在自助机取片和报告。

（4）自助机设在检查科室同层电梯口附近。

4. 检查程序

（1）仔细阅读申请单，认真核对患者姓名、性别、年龄等，了解病史及检查要求。

（2）询问患者有无碘对比剂使用的禁忌证，签署知情同意书。

（3）除去体部金属和不透 X 光的体外物，如发卡、金属饰物、膏药和敷料等。

（4）将造影导管插入膀胱，注入 3% ~ 6% 碘对比剂溶液 100 ~ 200 mL，使膀胱显影。

5. 注意事项

（1）进行膀胱造影检查前，除去检查部位体外金属和不透 X 光的异物，如发卡、金属饰物、膏药和敷料等，以免产生伪影，影响检查结果的准确性。

（2）尽量穿戴棉质、无任何金属配饰及宽松或穿脱方便的衣物。

（3）告知患者在进行检查时，要听从检查科室工作人员的吩咐，保持一定的检查姿势，不能自行变动。

（4）告知患者及家属在进行检查等候期间，检查室门上方的红灯亮时，说明室内正在曝光，请不要推门直接进入，防止射线外漏。

（5）告知患者及家属，在非必须情况下不要进入检查室等候，防止不必要的电离辐射。

（6）检查前主动防护检查部位之外的敏感部位。

6. 护理常规

（1）检查前的准备和护理（临床科室）：

1）责任护士认真核对申请单，包括姓名、性别、年龄、ID（住院号）、检查部位、检查项目、既往病史及相关的病情，并与相关科室联系，进行预约。检查单上应注明检查部位及相关的病情，为影像检查和诊断提供参考。

2）责任护士告知患者检查的预约时间、检查地点、检查的基本流程。

3）告知患者和家属本次检查的注意事项。

4）妊娠和育龄妇女，不建议进行膀胱造影检查；已决定终止妊娠者，必须进行该放射学检查时须与医师沟通，并由患者和家属签字确认后方可进行预约检查；并在预约检查时和检查前应主动告知检查科室相关工作人员，同时出示患者和家属签字确认单。

（2）检查前的准备和护理（检查科室）：

1）信息查对：仔细阅读申请单，认真核对患者姓名、性别、年龄等，了解病史及检查要求。

2）患者的评估：认真阅读申请单，查看检查部位、检查方式，详细询问患者病史，评估患者病情。

3）环境准备：调节室温至 22 ~ 24 ℃，湿度为 40% ~ 60%，保持环境的清洁、整齐，冬季注意保暖。

4）心理准备及健康教育：加强沟通，告知患者检查的目的、过程、注意事项及配合技巧。了解患者有无碘对比剂使用的禁忌证，签署知情同意书。

5）对比剂准备：碘浓度 1∶1，成人 250 ~ 300 mL，小儿视年龄而定，2 ~ 5 岁 20 ~ 70 mL；6 ~ 12 岁 70 ~ 150 mL。

6）用物准备：一次性导尿包、消毒棉签、碘伏，纱布、手套、一次性中单治疗巾、便盆、卫生纸、

7）急救用物的准备：准备急救车、急救药品、氧气筒、血压计、心电监护仪等，定期检查，保证用物处于完好状态。

8）衣物准备：患者检查前去除衣服上的金属物件及高密度伪影的衣物或更换检查衣物，防止伪影的产生。

（3）检查中的观察和护理：

1）信息查对：再次核对患者信息，包括姓名、性别、年龄、ID 号，检查部位和要求。

2）协助患者进入机房，取仰卧位，暴露腹部，造影前先摄取尿路平片来进行对比。

3）携用物至检查床旁，再次核对患者身份后，解释检查目的、过程及注意事项。

4）给予心理疏导：与患者沟通交流，向患者介绍检查过程，以取得患者配合。检查中注意保护患者隐私。

5）协助患者取平卧位，双腿分开，插管时严格遵守无菌原则，动作轻柔，尿管插入成功后，排空膀胱内尿液，避免尿液稀释对比剂浓度影响膀胱及尿路显影清晰度，掩盖病变。

6）严密观察患者，注意观察和询问患者有无不适，如有不良反应及时启动抢救应急预案。

（4）检查后的宣教和护理：

1）信息查对：再次核对患者信息，包括姓名、性别、年龄、ID 号，检查部位和要求。

2）观察有无荨麻疹、腹痛、皮疹等迟发碘过敏反应。

3）检查完毕，观察患者 30 分钟且无异常反应方可离开。

4）嘱患者多喝水，加快对比剂的排泄。

【子宫输卵管造影检查】

子宫输卵管造影检查是通过导管，经子宫颈口向宫腔内及输卵管注入对比剂，利用X线观察记录对比剂流动的过程，显示子宫、输卵管内腔的形态，以及对比剂流入腹腔后的弥散情况，进行透视及摄片，根据对比剂在输卵管及盆腔内的显影情况，以显示子宫颈管、子宫腔及两侧输卵管，有助于观察子宫的位置、形态、大小及输卵管是否通畅、阻塞部位等病变的一种检查方法。其能对输卵管堵塞做出准确诊断，准确率达98%，具有一定的治疗作用。

1. 适应证

（1）子宫病变，如炎症、结核以及肿瘤。

（2）子宫输卵管畸形，子宫位置或形态异常。

（3）确定输卵管有无阻塞及阻塞原因和位置。

（4）各种绝育措施后观察输卵管情况。

2. 禁忌证

（1）生殖器官急性炎症。

（2）子宫出血经前期和月经期。

（3）妊娠期、分娩后6个月内和刮宫术后1个月之内。

（4）子宫恶性肿瘤。

（5）碘过敏者。

3. 检查流程

（1）门诊患者：检查申请单—交费—登记编号—检查。

（2）住院患者：检查申请单—计费—登记编号—检查。

（3）子宫输卵管造影取片和报告时间：在检查后2小时，凭取片条码，在自助机取片和报告。

4. 检查程序

（1）造影前完成各项术前准备。

（2）患者躺在检查床上。

（3）医生将对比剂注入宫腔内。

（4）拍摄充盈相X线照片。

（5）曝光完成后患者在机房外等候 15 分钟左右。
（6）拍摄第二张即弥散相 X 线照片。
（7）造影结束，按照规定时间取报告。

5. 注意事项

（1）造影前排除造影禁忌证。
（2）按照消毒隔离要求安排检查。
（3）一般在月经期后 3 ～ 7 天进行检查，禁止性生活。
（4）检查过程中无特殊注意，放松心情配合检查。
（5）检查后应常规应用抗生素预防感染。
（6）禁止坐浴，禁止性生活 1 ～ 2 周。
（7）注意卫生，避免劳累，适当休息。
（8）病房患者造影后可能有腹胀、腹痛等不适，一般会在数小时后缓解。
（9）如有其他不适，及时就诊。

6. 护理常规

（1）检查前的准备和护理（临床科室）：

1）责任护士认真核对申请单，包括姓名、性别、年龄、ID（住院号）、检查部位、检查项目、既往病史及相关的病情，并与相关科室联系，进行预约。检查单上应注明检查部位及相关的病情，为影像检查和诊断提供参考。

2）责任护士告知患者检查的预约时间、检查地点、检查的基本流程。

3）告知患者和家属本次检查的注意事项。

4）嘱咐患者该检查必须有家属陪同检查，不能独自前往。

（2）检查前的准备和护理（检查科室）：

1）信息查对：仔细阅读申请单，认真核对患者姓名、性别、年龄等，了解病史及检查要求。

2）患者的评估：认真阅读申请单，查看检查部位、检查方式，详细询问患者病史，评估患者病情，筛查检查禁忌证。

3）环境准备：调节室温至 22 ～ 24 ℃，湿度为 40% ～ 60%，保持环境的清洁、整齐，冬季注意保暖。

4）心理准备及健康教育：加强沟通，告知患者检查的目的、过程、注意事项及配合技巧。了解患者有无碘对比剂使用的禁忌证，签署知情同意书。

5）对比剂准备：非离子型对比剂 20 ～ 50 mL。

6）询问患者是否了解检查前注意事项。

7）用物准备：无菌输卵管造影包、消毒棉签、碘伏、纱布、手套、一次性中单治疗巾、便盆、卫生纸。

8）急救用物的准备：准备急救车、急救药品、氧气筒、血压计、心电监护仪等，定期检查，保证用物处于完好状态。

9）衣物准备：患者检查前去除衣服上的金属物件及高密度伪影的衣物或更换检查衣物，防止伪影的产生。

（3）检查中的观察和护理：

1）信息查对：再次核对患者信息，包括姓名、性别、年龄、ID 号，检查部位和要求。

2）携用物至检查床旁，再次核对患者身份后，解释检查目的、过程及注意事项。

3）给予心理疏导：与患者沟通交流，向患者介绍检查过程，以取得患者配合。检查中注意保护患者隐私。

4）向患者说明检查目的及注意事项，缓解患者紧张情绪，协助患者进入机房，患者仰卧在检查床，取截石位，双腿分开，插管时严格遵守无菌原则，动作轻柔（插管由妇科医生完成）。

5）在透视下先缓慢分段注入对比剂 3 mL，然后再注入至子宫输卵管使之全部充盈，注射中切忌压力过高，并在监视下密切观察是否有宫旁静脉对比剂逆流。

6）严密观察：操作中注意观察和询问患者有无不适，如有不适及时处理。

（4）检查后的宣教和护理：

1）检查完毕，拔出导管，嘱咐患者休息一会儿，协助离开检查床。

2）观察有无荨麻疹、腹痛、皮疹等迟发碘过敏反应。

3）检查完毕后观察患者 30 分钟且无异常反应方可离开。

4）嘱患者造影后 1 周内禁止性生活，适当多饮水，加快对比剂的排泄。

【T 管胆道造影检查】

T 管胆道造影检查是手术后检查胆道的一种常用的 X 线检查方法。这种检查方法操作简便、安全，造影效果优良，经“T”形管胆道造影一般在手术后2周左右施行，拔出T管前需要做常规造影检查。

经T管胆道造影是胆道手术后将造影剂注入T管内，以显像胆道的一种影像学检查方法，具有操作简单，可以随时了解胆管吻合口的通畅情况、肝内外胆管的变化情况、诊断胆管并发症、排出结石残留、胆总管下端狭窄、了解胆总管通畅情况、确定拔管时间等作用。

检查通常在放射科进行，患者应平卧，在严格消毒的情况下，将造影剂通过T管慢慢注入胆道。在X线荧光屏下可以看到胆道的充盈情况、有无病变，以及造影剂是否进入十二指肠等。

1. 适应证和目的

（1）胆道系统手术后，经T管胆道造影可了解胆管内是否有残留结石、蛔虫、胆管狭窄以及胆总管与十二指肠之间是否通畅及胆管吻合口的通畅情况，有无其他异常，从而决定是否终止引流，确定拔管时间等。

（2）凡是有T形引流管的患者都适宜做此检查。

2. 禁忌证

（1）胆系感染及出血。

（2）严重心、肝、肾功能不良。

（3）甲状腺功能亢进。

（4）碘对比剂过敏者。

3. 检查流程

（1）门诊患者：检查申请单—交费—登记编号—检查。

（2）住院患者：检查申请单—计费—登记编号—检查。

（3）T管胆道造影取片和报告时间：在检查后4小时，凭取片条码，在自助机取片和报告。

（4）自助机设在检查科室同层电梯口附近。

4. 检查程序

（1）评估患者碘对比剂使用的风险和禁忌证，签署知情同意书。

（2）造影前最好放开T管一段时间，使胆道内压力下降，T管内胆汁流出。

（3）由临床医生全程陪同检查，一般由临床医生缓慢注射对比剂，透视下观察造影剂分布及流出，在不同时间拍片。

（4）结果满意后抽出造影剂，开放引流。

5. 注意事项

（1）检查完成，患者回病房后，继续开放 T 管 1 天后，根据造影报告情况，决定是否闭管。

（2）观察 1 ～ 2 天无不适症状，可根据患者病情做进一步决定。

（3）告知患者及家属，保持引流管周围皮肤干燥、清洁。

（4）造影前去掉检查部位衣物外的金属异物等。

6. 护理常规

（1）检查前的准备和护理（临床科室）：

1）责任护士认真核对申请单，包括姓名、性别、年龄、ID（住院号）、检查部位、检查项目、既往病史及相关的病情，并与相关科室联系，进行预约。检查单上应注明检查部位及相关的病情，为影像检查和诊断提供参考。

2）完成预约后，通知临床医生预约时间。

3）责任护士告知患者检查的预约时间、检查地点、检查的基本流程。

4）告知患者和家属本次检查的注意事项。

（2）检查前的准备和护理（检查科室）：

1）信息查对：仔细阅读申请单，认真核对患者姓名、性别、年龄等，了解病史及检查要求。

2）患者的评估：认真阅读申请单，查看检查部位、检查方式，详细询问患者病史，评估患者病情，筛查检查禁忌证。检查 T 管是否固定妥善，防止滑脱。

3）环境准备：调节室温至 22 ～ 24 ℃，湿度为 40% ～ 60%，保持环境的清洁、整齐，冬季注意保暖。

4）心理准备及健康教育：加强沟通，告知患者检查的目的、过程、注意事项及配合技巧。了解患者有无碘对比剂使用的禁忌证，签署知情同意书。

5）物品准备：无菌注射器 20 mL、输液器、一次性中单、消毒棉签、碘伏、纱布、手套

6）对比剂准备：配制对比剂 20 ～ 30 mL（碘剂：生理盐水 = 1：1）。

7）急救用物的准备：准备急救车、急救药品、氧气筒、血压计、心电监

护仪等，定期检查，保证用物处于完好状态。

8）衣物准备：患者检查前去除衣服上的金属物件及高密度伪影的衣物或更换检查衣物，防止伪影的产生。

（3）检查中的观察和护理：

1）信息查对：再次核对患者信息，包括姓名、性别、年龄、ID号，检查部位和要求。

2）携用物至检查床旁，再次核对患者身份后，解释检查目的、过程及注意事项。

3）给予心理疏导：与患者沟通交流，向患者介绍检查过程，以取得患者配合。检查中注意保护患者隐私。

4）向患者说明检查目的及注意事项，缓解患者紧张情绪，协助患者进入机房，患者取平卧位，妥善固定引流管、引流袋，避免在检查床转动时导致T管脱落。

5）严格执行无菌操作规程，先夹闭引流管，消毒引流管接口，再将配制好的对比剂注入胆管，避免胆总管内炎性胆汁逆流入肝内胆管引起严重肝内感染，造影过程中由于胆心反射，患者可能会出现大汗、心悸等应急反应。

6）严密观察：推注对比剂过程中密切观察患者面色、神志、脉搏变化，告诉患者在注射对比剂时会感觉右上腹胀痛，对比剂放出后症状将减轻，如患者出现大汗淋漓、恶心、呕吐、寒战、发热、心慌、面色苍白、呼吸困难等情况，立即停止推药，指导患者进行深吸气以抬高膈肌、保持呼吸通畅，快速建立静脉通道，给予氧气吸入，遵医嘱给予患者抗感染、抗过敏、抗休克等对症处理。

7）检查中密切观察造影效果，了解是否达到造影目的。

（4）检查后的宣教和护理：

1）保持有效引流：开放引流管2 ~ 3天，使对比剂充分排出，患者平卧时引流袋不能高于腋中线，站立或活动时应低于腰部切口，以防止引流液逆流。

2）病情观察：监测生命体征，协助患者取半卧位，保持引流管通畅，观察引流液的颜色、性质、量，并做好护理记录

3）饮食指导：造影后禁食4 ~ 6小时，嘱患者适当多饮水，可进食清淡易消化的半流质饮食。

4）观察并发症：注意管造口皮肤有无渗漏，观察患者腹部情况及迟发性不良反应情况，如患者出现腹痛、腹胀、血压下降，提示有胆汁性腹膜炎可能，应及时告知医生，协助做好抢救工作。

【窦道造影检查】

窦道是指机体组织发生感染和坏死，经体表排出体外后的一个开口于体表的、不与体内空腔脏器相通的潜在盲管，是临床的常见病。

窦道造影检查是应用碘对比剂，常规瘘口及其皮肤消毒后，经瘘口插入造影导管，用纱布及胶布将导管固定，从导管注射碘对比剂，在透视监视下检查窦道的走行，了解各种窦道的深度、宽度、走向，有无其他开口及其与周围器官的关系等的检查方法。

1. 适应证

（1）先天性窦道或瘘管，如甲状腺舌管瘘、颈部窦道及瘘管。

（2）感染性窦道或瘘管，如慢性骨髓炎、软组织脓肿。

（3）创伤或手术后并发的窦道或瘘管。

2. 禁忌证

窦道或瘘管有急性炎症。

3. 检查流程

（1）门诊患者：检查申请单—交费—登记编号—检查。

（2）住院患者：检查申请单—计费—登记编号—检查。

（3）窦道造影检查取片和报告时间：在检查后 2 小时，凭取片条码，在自助机取片和报告。

4. 检查程序

（1）评估患者碘对比剂使用的风险和禁忌证，签署知情同意书。

（2）由临床医生全程陪同检查，一般由临床医生缓慢注射对比剂，透视下观察造影剂分布及流出，在不同时间拍片。

5. 注意事项

（1）造影前去掉检查部位衣物外的金属异物等。

（2）评估患者有无碘对比剂使用的禁忌证，并签署知情同意书。

（3）有临床医生全程陪同进行检查，一般有临床医生经导管缓慢注入对比剂，至对比剂略有溢出为止。

（4）告知患者，检查中基本没有痛苦，不必紧张，放松心情。

6. 护理常规

（1）检查前的准备和护理（临床科室）：

1）责任护士认真核对申请单，包括姓名、性别、年龄、ID（住院号）、检查部位、检查项目、既往病史及相关的病情，并与相关科室联系，进行预约。检查单上应注明检查部位及相关的病情，为影像检查和诊断提供参考。

2）责任护士告知患者检查的预约时间、检查地点、检查的基本流程。

3）告知患者和家属本次检查的注意事项。

4）对于妊娠和育龄的妇女，尽量不要做窦道造影检查，以免影像胎儿发育；已终止妊娠或必须进行放射学检查者须与医师沟通，并由患者和家属签字确认后方可进行预约检查；并在预约检查时和检查前应主动告知检查科室相关工作人员，同时出示患者和家属签字确认单。

（2）检查前的准备和护理（检查科室）：

1）信息查对：仔细阅读申请单，认真核对患者姓名、性别、年龄等，了解病史及检查要求。

2）患者的评估：认真阅读申请单，查看检查部位、检查方式，详细询问患者病史，评估患者病情，筛查检查禁忌证。

3）环境准备：调节室温至 22 ～ 24 ℃，湿度为 40% ～ 60%，保持环境的清洁、整齐，冬季注意保暖。

4）心理准备及健康教育：加强沟通，告知患者检查的目的、过程、注意事项及配合技巧。了解患者有无碘对比剂使用的禁忌证，签署知情同意书。

5）物品准备：无菌注射器 20 mL、造影导管、一次性中单、消毒棉签、碘伏、纱布、手套。

6）对比剂准备：碘对比剂，配制对比剂比例（碘剂：生理盐水 = 1：1）。

7）急救用物的准备：准备急救车、急救药品、氧气筒、血压计、心电监护仪等，定期检查，保证用物处于完好状态。

8）衣物准备：患者检查前去除衣服上的金属物件及高密度伪影的衣物或更换检查衣物，防止伪影的产生。

（3）检查中的观察和护理：

1）信息查对：再次核对患者信息，包括姓名、性别、年龄、ID 号，检查部位和要求。

2）携用物至检查床旁，再次核对患者身份后，解释检查目的、过程及注意事项。

3）给予心理疏导：与患者沟通交流，向患者介绍检查过程，以取得患者配合。检查中注意保护患者隐私。

4）健康宣教：向患者说明检查目的及注意事项，缓解患者紧张情绪，协助患者进入机房。告知患者，不要太紧张，此检查无痛苦。

5）根据窦道的部位，协助患者摆放体位，窦道口向上，垫一次性中单。

6）根据窦道的大小和部位选择碘对比剂。

7）严格按照无菌技术原则进行窦道口及周围皮肤的消毒，根据窦道大小选择动脉穿刺扩张器或造影，在透视下，经导丝引导下，将扩张器插入窦道内 2 ~ 3 cm，用纱布及胶布固定后，将导丝捻转深入，当前进明显受阻时停止并撤出导丝，经扩张器推注碘对比剂，无外溢即停止前进，有一定推注压力时停止注射，防止溢出，进行多角度观察。然后透视下选择显示瘘管及病灶最清楚的位置与角度点片。

8）严密观察：密切观察患者面色、神志、脉搏变化。如有不适，及时处理。

9）检查中密切观察造影效果，了解是否达到造影目的。

（4）检查后的宣教和护理：

1）检查结束后抽出对比剂，观察 30 分钟后，患者无不适方可离开。

2）告知患者多饮水，促进对比剂排泄。

【乳腺导管造影检查】

正常的乳腺导管影像是在乳晕处逐渐变粗呈窦状，窦状后呈逐渐变细的分支，每支主导管有 3 ~ 4 支分支导管和若干小分支导管和末支导管，管径由 2 ~ 3 mm 逐渐变细，各支导管通畅、舒展，直至末支盲管和小叶。

乳腺导管造影检查是目前临床上乳腺导管病变的首选检查方法，乳腺导管造影术是将对比剂注入乳腺导管后进行钼靶摄片，根据对比剂分布形态，来显示病变性质和部位的检查方法。乳腺导管萎缩后可能只显示分支导管或只显示主导管。如果乳腺导管系统出现病变，造影可见不同程度的导管受压、管腔受阻、狭窄、中断或见不规则的分支导管、导管腔扩张、导管移位等变化。

1. 适应证

（1）非妊娠期、非哺乳期的乳头溢液或乳头溢液超过正常哺乳期时间，钼靶 X 线平片不能显示其病变者。

（2）非妊娠期和哺乳期的两侧乳头溢液，排除垂体肿瘤者。

（3）单侧乳头溢液者。

（4）早期乳腺癌乳头溢液查找溢液原因。

2. 禁忌证

（1）乳腺炎。

（2）哺乳期。

（3）乳头严重回缩。

3. 检查流程

（1）门诊患者：检查申请单—交费—登记编号—检查。

（2）住院患者：检查申请单—计费—登记编号—检查。

（3）乳腺导管造影取片和报告时间：在检查后 4 小时，凭取片条码，在自助机取片和报告。

4. 检查程序

（1）对乳头常规消毒。

（2）挤压乳头找到溢液导管口。

（3）清除导管口分泌物。

（4）由临床医生将对比剂缓慢注入乳管内。

（5）由检查医生摄片。

5. **注意事项**

（1）检查时应光线充足，避免微小病变引起的体征被忽略。

（2）检查时应放松心情，积极配合检查。

（3）最佳体检时间为月经周期第 10 天左右，以避免月经周期中乳腺生理性变化造成的干扰。

（4）检查时需要漏出双乳，责任护士应嘱咐患者外出检查时上身要穿容易穿脱的衣服。

6. **护理常规**

（1）检查前的准备和护理（临床科室）：

1）责任护士认真核对申请单，包括：姓名、性别、年龄、ID（住院号）、检查部位、检查项目、既往病史及相关的病情，并与相关科室联系，进行预约。检查单上应注明检查部位及相关的病情，为影像检查和诊断提供参考。

2）责任护士告知患者检查的预约时间、检查地点、检查的基本流程。

3）告知患者和家属本次检查的注意事项。

4）对于妊娠的妇女，不建议进行乳腺导管造影检查；已终止妊娠或必须进行放射学检查者须与医师沟通，并由患者和家属签字确认后方可进行预约检查；并在预约检查时和检查前应主动告知检查科室相关工作人员，同时出示患者和家属签字确认单。

（2）检查前的准备和护理（检查科室）：

1）信息查对：仔细阅读申请单，认真核对患者姓名、性别、年龄等，了解病史及检查要求。

2）患者的评估：认真阅读申请单，查看检查部位、检查方式，详细询问患者病史，评估患者病情，筛查检查禁忌证。

3）环境准备：调节室温至 22 ~ 24 ℃，湿度为 40% ~ 60%，保持环境的清洁、整齐，冬季注意保暖。

4）心理准备及健康教育：加强沟通，告知患者检查的目的、过程、注意事项及配合技巧。了解患者有无碘对比剂使用的禁忌证，签署知情同意书。

5）物品准备：无菌注射器、乳腺导管穿刺导管、一次性中单、消毒棉签、碘伏、纱布、手套。

6）对比剂准备：非离子碘对比剂，配制对比剂 2 mL，碘剂：生理盐水

=1∶1。

7）急救用物的准备：准备急救车、急救药品、氧气筒、血压计、心电监护仪等，定期检查，保证用物处于完好状态。

8）衣物准备：患者检查前去除衣服上的金属物件及高密度伪影的衣物或更换检查衣物，防止伪影的产生。

（3）检查中的观察和护理：

1）信息查对：再次核对患者信息，包括姓名、性别、年龄、ID 号，检查部位和要求。

2）携用物至检查床旁，再次核对患者身份后，解释检查目的、过程及注意事项。

3）给予心理疏导：与患者沟通交流，向患者介绍检查过程，以取得患者配合。

4）健康宣教：向患者说明检查目的及注意事项，缓解患者紧张情绪，协助患者进入机房，取坐位或卧位，告知患者，不要太紧张。

5）保护患者隐私：屏风遮挡，观察患者乳头是否凹陷、周围是否有橘皮样外观，皮肤是否红肿、溃烂及局部凸起。

6）严格按照无菌技术原则，进针前排尽空气，动作轻柔，对准溢液乳孔，进针深度 0.4 ～ 1.0 cm，平均 0.5 cm，缓慢推入对比剂 0.5 ～ 1.5 mL 后拔出针头，以推注稍有压力感或是患者感到胀痛时停止，通常为 0.2 ～ 0.5 mL，注药完毕后，用透明贴膜封好，侧位摄片各 1 张。

7）注意观察患者疼痛情况，对比剂注射过程中若有明显胀感或胀痛，胀感消失，则可能为导管破裂、对比剂进入间质。应避免推注过快，增加压力，如注射对比剂时发现有阻力，患者发生剧烈疼痛，则表示插管不当，人为造成一假道，此时应立即停止注射，拔出针头。

8）严密观察：密切观察患者面色、神志、脉搏变化，如有不适，及时处理。

9）检查中密切观察造影效果，了解是否达到造影目的。

（4）检查后的宣教和护理：

1）检查结束后嘱患者挤压乳房使对比剂尽量挤出。

2）观察 30 分钟后询问患者有无不适，方可离开。

第四节 乳腺X线检查（钼靶）护理常规

乳腺钼靶是一种低剂量乳腺X线拍摄技术，利用软X线穿透乳腺软组织，能清晰显示乳腺各层组织，可以发现乳腺各种良、恶性肿瘤及乳腺的其他疾病，可观察到小于0.1 mm的微小钙化点和钙化簇，达到对乳腺内组织进行诊断的目的，是早期发现乳腺癌的最有效和可靠的检查方法之一，尤其对于临床不可能触及或以微小钙化簇为唯一表现的早期乳腺癌具有特征性的诊断意义，是乳腺癌早期检出的重要手段。

乳腺钼靶检查方法是患者通常取站立位，从各个不同方向对被夹持的乳腺进行摄片，以期发现其中异常。乳腺钼靶检查对于发现乳腺的钙化灶相对敏感，是乳腺彩超检查的重要补充。

1. 适应证

（1）40岁以上正常人群普查。

（2）35岁以上乳腺肿块性病变。

（3）乳腺肿块定位、穿刺。

2. 禁忌证

（1）25岁以前非高度怀疑乳腺癌。

（2）乳腺外伤、皮肤破溃。

（3）孕期及哺乳期妇女。

3. 检查流程

（1）门诊患者：检查申请单—交费—登记编号—检查。

（2）住院患者：检查申请单—计费—登记编号—检查。

（3）乳腺钼靶取片和报告时间：在检查后4小时，凭取片条码，在自助机取片和报告。

4. 检查程序

（1）患者要站在乳腺检查仪之前脱去上衣，暴露乳房。

（2）检查人员要将患者乳房放在检查的托板上

（3）要使用压迫板缓慢地对乳房进行压迫，使乳房展平。

（4）摄片，完成检查。

5. 注意事项

（1）检查前选择穿戴合适的衣物。

（2）检查时必须完全脱掉上衣和装饰物。

（3）消除紧张情绪，选择让自己感到相对舒适的姿态。

（4）完全放松身体，可以缓解压迫乳腺组织带来的不适感。

（5）请尽量避开月经期前后 3 ～ 5 天，一般最佳检查时间在月经期后 3 ～ 7 天内行钼靶 X 线摄影。其他时间段患者根据不同病情必须在临床医生的要求下随时进行检查。

6. 护理常规

（1）检查前的准备和护理（临床科室）：

1）责任护士认真核对申请单，包括姓名、性别、年龄、ID（住院号）、检查部位、检查项目、既往病史及相关的病情，并与相关科室联系，进行预约。检查单上应注明检查部位及相关的病情，为影像检查和诊断提供参考。

2）责任护士告知患者检查的预约时间、检查地点、检查的基本流程。

3）告知患者和家属本次检查的注意事项。

4）责任护士应明白钼靶检查有年龄限制，建议 40 岁以上，尤其是 50 岁以上的人。

5）责任护士要详细告知患者检查时间的重要性。因女性在月经周期的不同时段，女性乳腺腺体及其间质会发生一系列变化，月经期后的 3 ～ 7 天是月经周期的增殖期，这一时期增生的乳腺导管上皮退化，小叶内间质开始变得疏松适合进行钼靶检查，而其他时间，特别是月经前 3 ～ 4 天，乳腺小叶上皮细胞增生，间质充血水肿，如在此时进行钼靶 X 线检查，乳腺组织密度较高，可遮盖乳腺内较小的病变或将密度较高的乳腺组织影误认为病变，如乳腺内有较大而明显的病变或急性感染性疾病可不受时间限制。

（2）检查前的准备和护理（检查科室）：

1）患者的评估：护士认真阅读检查申请单，核对信息，询问病史，确定检查方式、检查部位的准确，根据患者的年龄、生理周期、乳房大小及软硬程度来决定摄影条件的大小（应选择月经干净后 3 ～ 7 天进行检查，避开生理性增生时期）。

2）环境准备：调节室温至 22 ~ 24 ℃，湿度为 40% ~ 60%，保持环境的清洁、整齐，冬季注意保暖。

3）心理准备及健康教育：加强沟通，告知患者检查的目的、过程、注意事项及配合技巧。

4）急救用物的准备：准备急救车、急救药品、氧气筒、血压计、心电监护仪等，定期检查，保证用物处于完好状态。

5）衣物准备：患者检查前去除衣服上的金属物件及高密度伪影的衣物或更换检查衣物，防止伪影的产生。

（3）检查中的观察和护理：

1）信息查对：再次核对患者信息，包括姓名、性别、年龄、ID 号，检查部位和要求。

2）给予心理疏导：与患者沟通交流，向患者介绍检查过程，以取得患者配合。

3）协助患者进入机房，告知患者注意事项及配合要点。注意保护患者隐私。

4）变换体位的过程中防止患者跌倒。

（4）检查后的宣教和护理：

1）信息查对：再次核对患者信息，包括姓名、ID 号。

2）检查完毕协助患者离开检查室，带好随身物品。

3）健康教育：告知患者合理饮食、保持心情舒畅、正确穿戴内衣及保持良好的坐姿、定期自检或体检。

4）告知患者取结果的时间、地点。

第五节　骨密度检查护理常规

【概述】

骨密度（bone mineral density，BMD）检查是通过骨质对 X 线的吸收量计算数值，间接反映骨质密度的一种方法。临床上常用的是双能 X 线骨密度测量（dual energy X-ray absorptiometry，DEXA）。骨密度测量在医学上具有重要意义，对骨质疏松、骨质软化、纤维性骨炎及其他影响钙磷代谢疾病的发生、诊断、治疗、判断预后及随访观察等有重要意义。

骨密度也就是骨骼的矿物质密度，它反映了骨骼的强度，进行骨密度的检测一般测腰椎第 2 到第 4 椎体，也有的检查髋部的骨骼密度。正常的范围是 –1 ～ 1，当低于 –2.5 时是不正常。

1. 正常值

（1）正常：测量值与峰值骨量相比较，≥ –1.0 SD。

（2）骨量减少：测量值与峰值骨量相比较，–1.0 SD ～ –2.5 SD。

（3）骨质疏松：测量值与峰值骨量相比较，< –2.5 SD。

（4）严重骨质疏松：测量值与峰值骨量相比较 < –2.5 SD，且伴一处或多处骨折发生。

2. 异常分析

骨密度异常常见于：

（1）原发性骨质疏松症。

（2）继发性骨质疏松症。

1）内分泌疾病，如甲状腺功能亢进症、库欣综合征、肢端肥大症、糖尿病、性功能减退症等。

2）恶性肿瘤疾病，如多发性骨髓瘤、白血病、肿瘤骨转移等。

3）其他，如肾性骨病、医源性骨病等。

（3）佝偻病、生长激素缺乏症等。

【适应证】

（1）确诊骨质疏松症：主要用于骨质疏松症高危人士，如妇女、绝经后、无外伤的骨折、少活动、嗜烟酗酒或喜饮咖啡，以及有骨质疏松家族史等。

（2）测量骨峰值，有助于中青年人士预计自己发生骨质疏松症的危险性。

（3）评估女性绝经后早期（如 5 年以内）的骨量及其丢失的速度，以免错过最佳的有效治疗时机。

（4）观察骨质疏松人士的治疗效果。

（5）因患内分泌、代谢、消化、血液等疾病所引起的继发性骨质疏松症。

（6）在常规 X 线片上发现骨量减少，骨密度测量可以证实。

【禁忌证】

（1）妊娠期。

（2）2 ~ 6 天内口服了一些影响图像显影的药物。

（3）最近进行了一些反射性核素检查。

（4）不能平卧于检查床上或不能坚持 5 分钟者。

（5）脊柱上有严重畸形或有金属内置物。

【检查流程】

（1）门诊患者：检查申请单—交费—登记编号—检查。

（2）住院患者：检查申请单—计费—登记编号—检查。

（3）骨密度检查后取片和报告时间：在检查后 4 小时，凭取片条码，在自助机取片和报告。

【检查程序】

（1）核对患者信息。

（2）患者要站在骨密度检查仪之前去除检查部位金属异物。

（3）检查人员安排患者进行适当体位检查。

（4）摄片，完成检查。

【注意事项】

（1）检查前要求除掉身上的金属饰物，如手表、手机、磁卡、腰带、硬币等。

（2）避免近期服用肠道不宜消化吸收的药物，如钡剂、钙剂及椎管造影剂等。

（3）一般饮食不影响测量，但最好在餐后 2 ~ 4 小时进行。

（4）检查是无痛性的，且暴露在 X 线下的时间很短，应消除顾虑。

（5）妊娠者禁止检查。

（6）本检查过程中无须特殊注意，放松心情，配合检查。

（7）获得检查结果后，及时找就诊医生，以免延误病情。

【护理常规】

1. 检查前的准备和护理（临床科室）

（1）责任护士认真核对申请单，包括姓名、性别、年龄、ID（住院号）、检查部位、检查项目、既往病史及相关的病情，并与相关科室联系，进行预约。检查单上应注明检查部位及相关的病情，为影像检查和诊断提供参考。

（2）责任护士告知患者检查的预约时间、检查地点、检查的基本流程。

（3）告知患者和家属本次检查的注意事项。

（4）对于妊娠的妇女，不建议进行骨密度检查；已终止妊娠或必须进行放射学检查者须与医师沟通，并由患者和家属签字确认后方可进行预约检查；并在预约检查时和检查前应主动告知检查科室相关工作人员，同时出示患者和家属签字确认单。

（5）告知患者尽量穿戴棉质、无任何金属配饰及宽松或穿脱方便的衣物。

（6）告知患者及家属在进行检查等候期间，检查室门上方的红灯亮时，说明室内正在曝光，请不要推门直接进入，防止射线外漏。

（7）告知患者及家属，在非必须情况下不要进入检查室等候，防止不必要的电离辐射。

（8）危重患者、Ⅰ级护理患者外出检查时，需要医生和护士陪同，并做好陪同检查的相关准备工作（包括备好急救设备、急救药品和物品），确保外出转运中患者的安全。

2. 检查前的准备和护理（检查科室）

（1）信息核对：护士认真查对申请单，包括姓名、性别、年龄、ID（检查号）、检查部位及检查项目。

（2）评估检查风险：充分了解患者既往病史及相关的病情。

（3）告知患者去除检查部位金属异物，以免遮盖病变部位，影响检查结果。

（4）主动告知患者该检查没有特殊不适，无痛、无损伤，放松心情。

（5）告知患者和家属本次检查的注意事项。

（6）告知患者在进行检查时，要听从检查科室工作人员的吩咐，保持一定的检查姿势，不能自行变动。

（7）对带有引流管路的患者，在外出检查时应做好管道的评估并妥善固定好胃管、尿管和其他引流管，防止扭曲、受压、脱落。

（8）对带有液路的患者，在外出检查时应暂时夹闭液路或减慢点滴速度，待检查结束，安全转运患者后按正常速度点滴。

（9）对带有石膏支架或金属固定支架的患者，护士要嘱咐患者和家属，在检查前应事先告知检查人员，综合考虑病情严重程度，必要时除去石膏、金属固定支架，以免产生伪影，影响图像质量。

3. 检查后注意事项

（1）再次核对患者信息并安全转运患者离开检查床。询问患者是否有不适症状。

（2）对在镇静及制动的情况下进行检查的患者，检查后应密切观察，待生命体征平稳后，方可安全转运。

（3）检查完成后告知患者或家属领取检查结果的时间和地点等。

（4）妥善固定骨折部位，协助家属搬运患者等，防止骨折发生扭转、移位。

（5）检查结束后，要观察患者的各引流管是否有滑脱，引流装置的位置、高度是否合适，胸腔闭式引流的密闭性是否良好，确认无误后，方可打开引流管。

参考文献

［1］徐昌璞，袁丽芳．影像科护理安全管理与安全隐患防范［J］．郧阳医学院学报，2010，29（3）：290-290.

［2］吴恩惠．医学影像学［M］．6版．北京：人民卫生出版社，1984.

［3］李雪，陈金华，曾登芬，等．护理与影像技术一体化管理在提高放射科护理质量中的作用［J］．中华护理杂志，2014，49（1）：49-52.

［4］韩萍，于春水．医学影像诊断学［M］．4版．北京：人民卫生出版社，2016.

［5］中华医学会放射学分会造影剂安全使用工作组．碘造影剂使用指南（第2版）［J］．中华医学杂志，2014，94（43）：3363-3369.

[6] MALIBORSKI A，ZUKOWSKI P I，NOWICKI G，et al. Contrast-induced nephropathy—a review of current literature and guidelines [J] . Med Sci Monit. 2011，17 (9)：199-204.

[7] 金征宇 . 医学影像学 [M] . 3 版 . 北京：人民卫生出版社，2015.

[8] 白人驹，徐克 . 医学影像学 [M] . 7 版 . 北京：人民卫生出版社，2013.

[9] 杨如平 . CT 小肠造影病人的精细护理 [J] . 护理研究，2014，(12)：1490-1492.

[10] 李锦萍，梁莉珊，阮凯丽 . 风险管理联合流程优化护理在静脉肾盂造影患者中的应用 [J] . 齐鲁护理杂志，2019，25 (10)：104-107.

[11] 楼金霞，朱晓玲 . 造影剂肾病研究进展 [J] . 浙江临床医学，2017，19 (1)：178-179.

[12] 黄权荣 . 医学影像成像原理 [M] . 北京：高等教育出版社，2005.

[13] 李雪，曾登芬 . 医学影像科护理工作手册 [M] . 北京：人民军医出版社，2014.

[14] 陈静，李梅 . CT 增强检查中碘对比剂外渗的原因及对策 [J] . 实用临床医药杂志，2016，20 (22)：194-195，197.

[15] 黎建，田放 . 上消化道 X 线餐造影与光学内镜检查对比研究 [J] . 现代医药影像学，2008，17 (3)：103-104.

[16] GIORGIO L COLOMBO，IVO A BERGAMO ANDREIS，SERGIO DI MATTEO，et al. Syringeless power injector versus dual-syringe power injector：economic evaluation of user performance，the impact on contrast enhanced computed tomography (CECT) workflow exams，and hospital costs [J] . Medical Devices：Evidence and Research，2013，6：169-174.

[17] 张艳慧，李雪莲，赵瑞溪，等 . 老年患者钡剂检查致便秘 2 例护理体会 [J] . 齐鲁护理杂志，2006，12 (10)：1920.

[18] WILDBERGER JE，MAHNKEN AH，SEIDENSTICKER PR，Aorto-Peripheral MDCT Angiography：Implications for Contrast Medium Delivery [J] . Imaging Decisions，2007，4：8-12

[19] 周林青 . 高压注射器在 CT 增强扫描中的应用与护理 [J] . 护理研究，2015，9 (1)：194-195.

[20] 李萌，樊先茂，医学影像学检查技术 [M] . 3 版，北京：人民卫生出版社，2014.

[21] 马飞虹，曹峰，朱英丽，乳腺导管造影术操作体会 [J] . 黑龙江医药科学，2014，37 (2)：92.

[22] 成翼，黄丹莉，李继平 . 以能力为基础的护士人力资源管理一体化模式的构建 [J] . 中国护理管理，2010，10 (11)：73-75.

[23] 王引侠，冯小菊，张亚军 . 医护一体化分层级责任制整体护理模式临床应用研

究［J］. 护理研究，2012，26（8）：2181-2182.

［24］淦伟，李鼎寰，赵建农，等. 直肠钡剂排放技术在结肠双对比钡灌肠检查中的应用效果［J］. 重庆医学，2007，36（11）：1058-1061.

［25］石明国，王鸣鹏，余建明. 放射科临床工作指南［M］. 北京：人民卫生出版社，2013.

［26］陈烟霞，田明. 静脉肾盂造影 600 例临床护理［J］. 齐鲁护理杂志，2008，14（8）：13-14.

［27］朱琳，马洪宇，郭文伟，等，静脉肾盂造影检查的护理体会［J］. 医药论坛杂志，2008，29（7）：121-122.

［28］李祖斌，韩秋玲. 规范化上消化道气钡双对比造影检查及临床应用［J］. 中国社区医师：医学专业，2008，24（10）：165.

［29］余建明. 医学影像技术学［M］. 北京：人民军医出版社，2006，143-149.

［30］王鸣鹏. 医学影像设备与检查技术学［M］. 北京：科学技术文献出版社，2006.

［31］刘健，赵桂娟，金丽. 数字 X 线透视摄影系统下气钡双对比灌肠造影的应用价值［J］. 实用医技杂志，2009，16（4）：279-280.

第二章

CT 检查基础知识及护理

第一节　CT 检查基本概述

【概念】

CT 是用 X 射线照射人体，由于人体内不同的组织或器官拥有不同的密度与厚度，故其对 X 射线产生不同程度的衰减作用，从而形成不同组织或器官的灰阶影像对比分布图，进而以病灶的相对位置、形状和大小等改变来判断病情。CT 由于有电脑的辅助运算，所以其所呈现为断层切面且分辨率高的影像。

通俗地讲 CT 是用 X 线束围绕人体具有一定厚度的检查部位旋转，进行层面扫描，经探测器、光电转换器及计算机处理后，以黑白不同的灰度显示在监视器上，即形成 CT 图像。其可观察解剖关系较复杂部位的结构，显影效果优于 X 线平片，易于区分松质骨和皮质骨的破坏。CT 机形状见图 2-1-1。

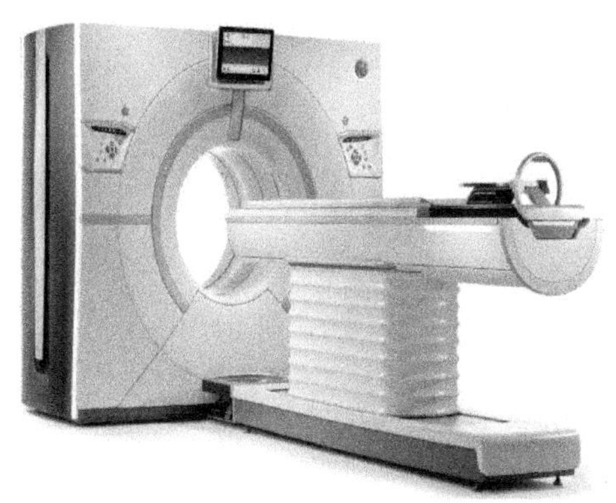

图 2-1-1　CT 机形状

【结构】

一部完整的CT系统主要包括扫描部分(包括线阵排列的电子辐射探测器、高热容量调线球管、旋转机架)、快速计算机硬件和先进的图像重建、显示、记录与图像处理系统及操作控制部分。CT设备主要有以下3个部分。

(1)扫描部分：由X线管、探测器和扫描架组成。

(2)计算机系统：将扫描收集到的信息数据进行贮存运算。

(3)图像显示和存储系统：将经计算机处理、重建的图像显示在电视屏上或用多幅照相机或激光照相机将图像摄下。CT装置成像流程示意见图2-1-2。

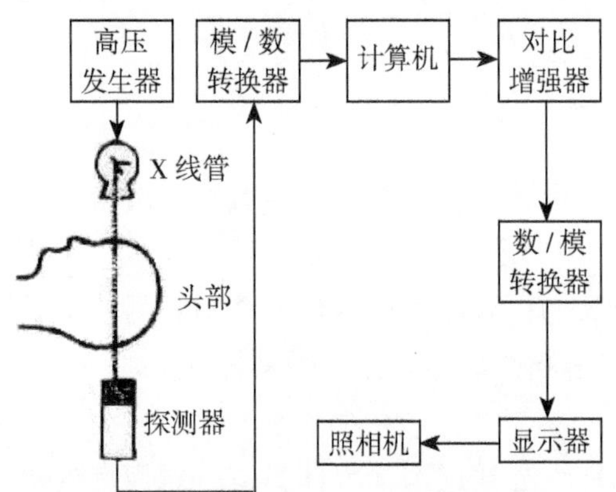

图2-1-2　CT装置成像流程示意图

【成像原理】

CT是用X线束对人体某部一定厚度的层面进行扫描，由探测器接收透过该层面的X线，转变为可见光后，由光电转换为电信号，再经模拟/数字转换器转为数字，输入计算机处理。图像形成的处理有如对选定层面分成若干个体积相同的长方体，称为体素，见图2-1-3。扫描所得信息经计算而获得每个体素的X线衰减系数或吸收系数，再排列成矩阵，即数字矩阵，数字矩阵可存贮于磁盘或光盘中。经数字/模拟转换器把数字矩阵中的每个数字转为由黑到白不等灰度的小方块，即像素，并按矩阵排列，构成CT图像。所以，CT图像是重建图像。每个体素的X线吸收系数可以通过不同的数学方法算出。

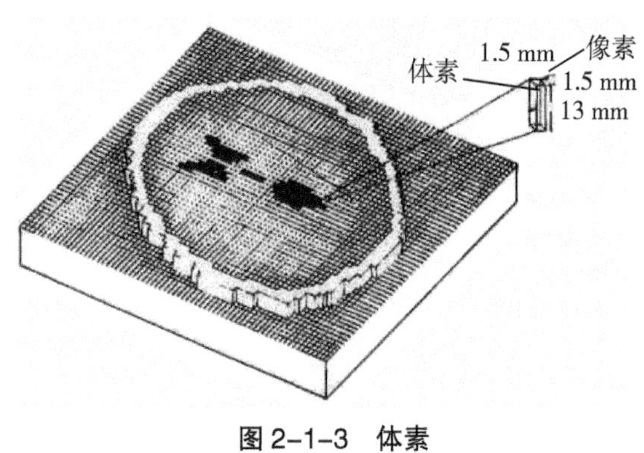

图 2-1-3　体素

【常用术语】

1. 分辨率

是图像对客观的分辨能力，它包括空间分辨率、密度分辨率、时间分辨率。

2. 密度分辨力

又称为低对比分辨力，指在低对比度的情况下图像对两种组织之间最小密度差别的分辨能力，常以百分单位毫米数（%/mm）或毫米百分单位（mm/%）表示。

3. 空间分辨力

又称高对比分辨力，指在高对比度的情况下，密度分辨力大于 10% 时图像对组织结构空间大小的鉴别能力，常以每厘米内的线对数（Lp/cm）或每毫米的线对数（Lp/mm）表示。

4. CT 值

在 CT 的实际应用中，我们将各种组织包括空气的吸收衰减值都与水比较，并将密度固定为上限 +1000。将空气定为下限 -1000，其他数值均表示为中间灰度，从而产生了一个相对的吸收系数标尺。

5. 窗宽和窗位

CT 能识别人体内 2000 个不同灰阶的密度差别。而人的眼睛却只能分辨

16 个灰阶度。因此，人眼在 CT 图像上能分辨的 CT 值应为 125 HU（2000/16）。换句话说，人体内不同组织 CT 值只有相差 125 HU 以上，才能被人眼所识别。人体软组织 CT 值多变化在 20 ～ 50 HU，人眼无法识别。为此，必须进行分段观察，才能使 CT 的优点反映出来。观察的 CT 值范围，人们称为窗宽；观察的中心 CT 值即为窗位或窗中心。

1）窗宽：指 CT 图像所显示的 CT 值范围。在此 CT 值范围内的组织结构按其密度高低从白到黑分为 16 个灰阶以供观察对比。例如，窗宽选定为 100 HU，则人眼可分辨的 CT 值为 6.25 HU（100/16），即 2 种组织 CT 值相差在 6.25 HU 以上者即可被人眼所识别。因此，窗宽的宽窄直接影响图像的清晰度与对比度。如果使用窄的窗宽，则显示的 CT 值范围小，每一灰阶代表的 CT 值幅度小，对比度强，适于观察密度接近的组织结构（如脑组织）。反之，如果使用宽的窗宽，则显示的 CT 值范围大，每一灰阶代表的 CT 值幅度大，则图像对比度差，但密度均匀，适于观察密度差别大的结构（如骨与软组织）。

2）窗位（窗中心）：指窗宽范围内均值或中心值。比如一幅 CT 图像，窗宽为 100 HU，窗位选在 0 HU；则以窗位为中心（0 HU），向上包括 +50 HU，向下包括 –50 HU，凡是在这个 100 HU 范围内的组织均可显示出来并被人眼所识别。凡是大于 +50 HU 的组织均为白色；凡是小于 –50 HU 的组织均为黑色，其密度差异无法显示。人眼只能识别 ± 50 HU 范围内的 CT 值，每一个灰阶的 CT 值范围是 6.25 HU（100/16）。原则上说窗位应该等于或接近需要观察的 CT 值，窗宽应能反映该组织或病变的 CT 值变化范围。

6. 部分容积效应

在 CT 中，部分容积效应主要有两种现象，即部分容积均化和部分容积伪影。

1）部分容积均化：CT 成像时 CT 值的形成和计算，是根据被成像组织体素的线性衰减系数计算的，如果某一体素内只包含一种物质，CT 值只对该单一物质进行计算。但是，如果一个体素内包含有 3 个相近组织，如血液（CT 值为 40 HU）、灰质（CT 值为 43 HU）和白质（CT 值为 46 HU），那么该体素 CT 值的计算是将这 3 种组织的 CT 值平均，最后上述测量的 CT 值被计算为 43 HU。CT 中的这种现象被称为“部分容积均化”。

2）部分容积伪影：部分容积现象由于被成像部位组织构成的不同可产

生部分容积伪影，如射线束只通过一种组织，得到的CT值就是该物质真实的CT值；射线束如同时通过衰减差较大的骨骼和软组织，CT值就要根据这两种物质平均计算，由于该两种组织的衰减差别过大，导致CT图像重建时计算产生误差，部分投影于扫描平面并产生伪影被称为部分容积伪影。

部分容积伪影的形状可因物体的不同而有所不同，一般在重建后横断面图像上可见条形、环形或大片干扰的伪像，部分容积伪影最常见和典型的现象是在头颅横断面扫描时颞部出现的条纹状伪影，又被称为Hounsfield伪影，这种现象也与射线硬化作用有关。

7. 伪影

在扫描或信息处理过程中，由于某一种或几种原因而出现的人体本身并不存在而图像中却显示出来的各种不同类型的影像，主要包括运动伪影、高密度伪影和机器故障伪影等。

【扫描特点】

1. 空间分辨力

CT图像是由一定数目由黑到白不同灰度的像素按矩阵排列所构成。这些像素反映的是相应体素的X线吸收系数。不同CT装置所得图像的像素大小及数目不同。大小可以是1.0 mm×1.0 mm、0.5 mm×0.5mm不等；数目可以是256×256，即65 536个，或512×512，即262 144个不等。显然，像素越小，数目越多，构成图像越细致，即空间分辨力高。CT图像的空间分辨力不如X线图像高。

2. 密度分辨力

CT图像是以不同的灰度来表示，反映器官和组织对X线的吸收程度。因此，与X线图像所示的黑白影像一样，黑影表示低吸收区，即低密度区，如含气体多的肺部；白影表示高吸收区，即高密度区，如骨骼。但是CT与X线图像相比，CT的密度分辨力高，即有高的密度分辨力。

因此，人体软组织的密度差别虽小，吸收系数虽多接近于水，也能形成对比而成像，这是CT的突出优点。所以，CT可以更好地显示由软组织构成的器官，如脑、脊髓、纵隔、肺、肝、胆、胰以及盆部器官等，并在良好的解剖图像背景上显示出病变的影像。

3. CT 值

X 线图像可反映正常与病变组织的密度，如高密度和低密度，但没有量的概念。CT 图像不仅以不同灰度显示其密度的高低，还可用组织对 X 线的吸收系数说明其密度高低的程度，具有一个量的概念。实际工作中，不用吸收系数，而换算成 CT 值，用 CT 值说明密度，单位为 HU（水的吸收系数为 10，CT 值定为 0 HU，人体中密度最高的骨皮质吸收系数最高，CT 值定为 +1000 HU，而空气密度最低，定为 –1000 HU。人体中密度不同和各种组织的 CT 值则居于 –1000 HU ~ +1000 HU 的 2000 个分度之间）。

4. 扫描层面多样

CT 图像是层面图像，常用的是横断面。为了显示整个器官，需要多个连续的层面图像。通过 CT 设备上图像重建程序的使用，还可重建冠状面和矢状面的层面图像，可以多角度查看器官和病变的关系。

【检查方式】

（1）定位扫描：即定位片，根据会诊单上的病史及体征，根据检查部位，选择适当的定位片，有目的、有步骤地选择扫描范围。

（2）平扫：又称非增强扫描或普通扫描，是指不使用造影剂增强或造影的 CT 扫描，扫描方位多采用横断层面。

（3）薄层扫描：是指扫描层厚小于 5 mm 的扫描，优点是减少了部分容积效应，能更好地显示病变细节，一般用于检查较小的病灶或组织器官，如需进行三维重建等后处理，亦需用薄层扫描。

（4）增强扫描：经血管内注入造影剂后再行扫描的方法，目的是提高病变组织同正常组织的密度差，以显示平扫上未被显示或显示不清的病变。

（5）延迟扫描：指注射造影剂后，等待数分钟后再行 CT 扫描的方法。

【检查程序】

（1）输入患者的信息 /PACS 系统调取患者信息。

（2）患者在检查床上保持合适的检查体位。

（3）根据检查部位进行扫描前定位。

（4）选择合适的扫描方式进行扫描。

（5）根据患者病史和检查要求对扫描图像进行处理、拍片和存储。

第二节　CT 检查适应证和禁忌证

【CT 平扫检查适应证】

（1）头部：脑外伤、脑出血、脑梗死、血管畸形、脑肿瘤、脑发育异常等，是急性脑梗死、脑出血及颅脑外伤的首选检查方法。

（2）颌面部、颈部：颌面部肿瘤、骨折、炎症等，如眼球内及眶内肿瘤、鼻及鼻窦外伤、肿瘤、鼻咽癌、中耳乳突病变及甲状腺疾病、颈部肿块等。

（3）胸部：肺、胸膜及纵隔的各种肿瘤、结核、炎症、支气管扩张、肺脓肿、肺不张、气胸、骨折、食道异物及各种变异等。

（4）腹、盆腔：主要用于肝、胆、胰、脾、腹膜腔、腹膜后间隙、泌尿和生殖系统的疾病诊断，肠梗阻部位及原因的显示，对胃癌、结肠癌及其对腔外结构的侵犯程度和远处转移灶的显示具有重要价值。

（5）骨骼系统：颅骨及脊柱细微骨折、椎间盘病变、椎管狭窄、骨肿瘤、骨结核及炎症等，并能对病变部位进行三维成像及多平面成像。

（6）脉管系统：通过 CT 血管成像，可显示动脉病变，如血管闭塞、动脉瘤及夹层动脉瘤、血管畸形、血管损伤、心脏冠状动脉病变等。

【CT 平扫检查禁忌证】

（1）昏迷、烦躁不安。

（2）休克、大出血等危重病。

（3）妊娠（胎儿）。

（4）青少年生殖器（敏感）部位检查。

【CT 增强检查适应证】

（1）区分正常或异常血管结构和明确病理性血管，更好地判断病变的性质。

（2）显示肿块与有关血管的关系。

（3）提高病灶的检出率。

（4）提高解剖细节，确定病灶的范围和临床分期，提高肿瘤分期的准确性。

（5）发现平扫时未发现的病变。

【CT 增强检查禁忌证及高危人群】

（1）造影剂过敏。

（2）严重肝、肾功能损害。

（3）重症甲状腺疾患（甲亢）。

（4）存在以下高危因素：

1）肾功能不全。

2）糖尿病、多发性骨髓瘤、失水状态、重度脑动脉硬化及脑血管痉挛、急性胰腺炎、急性血栓性静脉炎、严重的恶病质以及其他严重病变。

3）哮喘、花粉症、荨麻疹、湿疹及其他过敏性病变。

4）心脏病变，如充血性心力衰竭、冠心病、心律失常等。

5）既往有碘过敏及其他药物过敏的患者。

6）1 岁以下的小儿及 75 岁以上的老人。

【CT 检查注意事项】

（1）由于 CT 检查有 X 线辐射，孕妇及短期准备怀孕的女性，不适宜做 CT 检查。

（2）病情特别危重不能配合检查的患者，不适宜做 CT 检查。

（3）检查前应除去检查部位金属异物。

（4）胸腹部检查患者需要配合屏气。

（5）1 周内做过消化道造影检查的患者，不宜立即进行腹部、盆腔 CT 检查，待钡剂大部分从消化道排出后方可进行 CT 检查。

（6）进行腹部 CT 检查的患者，要告知患者和家属在外出检查前需要自带饮用水约 500 mL，听候检查科室工作人员安排时饮用。

（7）进行盆腔检查的患者，要告知患者和家属在外出检查前需要提前饮水憋尿。

（8）碘对比剂重度过敏者禁止做 CT 增强检查。

（9）CT 增强检查前，患者和家属认真阅读 CT 检查知情同意书。

第三节 CT 检查一般护理常规

【CT 普通检查护理常规】

1. 检查前的准备和护理（临床科室）

（1）责任护士认真核对申请单，包括姓名、性别、年龄、ID（住院号）、检查部位、检查项目、既往病史及相关的病情，并与相关科室联系，进行预约。检查单上应注明检查部位及相关的病情，为影像检查和诊断提供参考。

（2）责任护士告知患者检查的预约时间、检查地点、检查的基本流程。

（3）告知患者和家属 CT 检查的注意事项；告知患者和家属认真阅读增强检查知情同意书，并在检查前如实告知检查人员。

（4）危重患者、Ⅰ级护理患者 CT 外出检查时，需要医生和护士陪同，并做好陪同检查的相关准备工作（包括备好急救设备、急救药品和物品），确保外出转运中患者的安全。

（5）对于妊娠的妇女，责任护士要告知孕期进行 CT 检查对胎儿的危害；对已决定终止妊娠或必须进行放射学检查者须与医师沟通，并由患者和家属签字确认后方可进行预约检查；并在预约检查时和检查前应主动告知检查科室相关工作人员，同时出示患者和家属签字确认单。

（6）对新生儿、婴幼儿、多动症及弱智儿童，应遵医嘱在给予镇静及制动的情况下，由医生和护士陪同预约检查；对入睡困难的患儿，必要时需在医生和护士监测麻醉状态下进行预约检查。

（7）对带有引流管路的患者，在 CT 外出检查时应做好管道的评估并妥善固定好胃管、尿管和其他引流管，防止扭曲、受压、脱落。

（8）对带有液路的患者，在 CT 外出检查时应暂时夹闭液路或减慢点滴速度，待检查结束，安全转运患者后按正常速度点滴。

（9）对带有石膏支架或金属固定支架的患者，护士要嘱咐患者和家属，在检查前应事先告知检查人员，综合考虑病情严重程度，必要时除去石膏、金属固定支架，以免产生伪影，影响图像质量。

2. 检查前的准备和护理（检查科室）

（1）核对信息：查对患者的姓名、年龄、性别，住院患者查对患者腕带信息。

（2）预检分诊：护士根据患者的检查申请单，指导患者到相应的地点等待检查。

（3）评估核对：CT 检查室护士再次核对患者的姓名、年龄、性别、检查部位。询问患者病史，评估患者检查部位情况，根据检查目的做好患者信息登记。对检查目的与检查申请单要求不符的申请单，应与患者主治医生核对确认。

（4）呼吸指导：对于有屏气要求的 CT 扫描，应由专人示范并由专人反复训练患者的屏气能力。吸气后屏住呼吸保持鼻子、嘴巴不漏气，腹部没有呼吸引起的波动，屏气时间为 15 ～ 20 秒。对于多次训练后仍不能掌握者，指导其吸气后用手捏鼻进行屏气训练。

（5）去除金属异物：协助患者去除身上的金属物件，以防扫描过程中产生的金属伪影，对扫描结果造成影响。

（6）健康教育：告知患者检查的目的与意义，讲解检查所需的时间及检查过程中的相关注意事项和配合要点。对于交流有障碍的患者应由其家属向其解释相关过程。

3. 检查中的观察和护理

（1）核对患者信息和检查部位，协助患者上检查床，有固定架、引流管、引流袋等的患者，应帮助其妥善放置。注意患者安全，防止患者坠床。

（2）根据患者的检查部位协助患者摆好体位，安抚患者不要紧张、害怕、积极配合医技人员检查。

（3）告知患者根据仪器的提示进行呼气和屏气。

（4）检查过程中注意患者的保暖和隐私，避免不必要部位的暴露。

（5）对于检查部位以外的部位，予以遮挡，以防医源性射线伤害。

（6）检查过程中严密观察患者病情变化。

4. 检查后的宣教和护理

（1）患者检查结束后，协助患者下检查床。

（2）嘱患者休息片刻后再离开。

（3）告知患者和家属取检查报告的时间及地点。

【CT 增强检查护理常规】

1. 检查前的准备和护理（临床科室）

（1）责任护士认真核对申请单，包括姓名、性别、年龄、ID（住院号）、检查部位、检查项目、既往病史及相关的病情，并与相关科室联系，进行预约。检查单上应注明检查部位及相关的病情，为影像检查和诊断提供参考。

（2）责任护士告知患者检查的预约时间、检查地点、检查的基本流程。

（3）告知患者和家属 CT 检查的注意事项。

（4）危重患者、Ⅰ级护理患者 CT 外出检查时，需要医生和护士陪同，并做好陪同检查的相关准备工作（包括备好急救设备、急救药品和物品），确保外出转运中患者的安全。

（5）对于妊娠的妇女，不建议进行 X 摄片检查，责任护士应给患者讲明原因和可能替代的其他检查。对已决定终止妊娠或必须进行 CT 检查者须与医师沟通，并由患者和家属签字确认后方可进行预约检查；并在预约检查时和检查前应主动告知检查科室相关工作人员，同时出示患者和家属签字确认单。

（6）对新生儿、婴幼儿、多动症及弱智儿童，应遵医嘱在病房给予镇静及制动的情况下，由医生和护士陪同预约检查；对入睡困难的患儿，必要时需在医生和护士监测麻醉状态下进行预约检查。

（7）对带有引流管路的患者，在 CT 外出检查时应做好管道的评估，并妥善固定好胃管、尿管和其他引流管，防止扭曲、受压、脱落。

（8）对带有液路的患者，在 CT 外出检查时应暂时夹闭液路或减慢点滴速度，待检查结束，安全转运患者后按正常速度点滴。

（9）对带有石膏支架或金属固定支架的患者，护士要嘱咐患者和家属，在检查前应事先告知检查人员，综合考虑病情严重程度，必要时需除去石膏、金属固定支架。

（10）责任护士应提醒主管医生为患者备好增强检查的对比剂。

（11）责任护士应询问患者有无食物、药物过敏史等，并督促患者仔细阅读增强检查知情同意书，签字时如实告知检查室工作人员。

2. 检查前准备和护理常规（检查科室）

（1）核对信息：查对患者的姓名、年龄、性别，住院患者查对患者腕带信息。

（2）评估患者：

1）仔细询问患者有无碘过敏史及药物的禁忌证。

2）询问患者是否患有高血压、心脏病、哮喘、糖尿病、肝肾功能及甲状腺功能异常，对病情不稳定的患者要求临床医生将病情控制稳定后再行增强扫描。

3）对有明显甲状腺功能亢进者、哮喘正在治疗者及对含碘造影剂过敏史者、肾功能不全者不予做增强扫描。

4）服用二甲双胍的糖尿病患者注意事项：关于二甲双胍与碘对比剂关系的理念在不断更新。初期建议使用碘对比剂前后各 48 小时应停用二甲双胍治疗；中期如果患者血清肌酐水平正常，建议从对比剂给药开始停止服用二甲双胍，48 小时后可以重新开始服用二甲双胍治疗；如果血清肌酐水平升高，建议从对比剂给药开始前后各 48 小时应停用二甲双胍治疗，只有在血清肌酐水平恢复正常时才可以重新服用二甲双胍治疗。但 2018 年 3 月，在欧洲泌尿生殖放射学会对比剂安全委员会关于二甲双胍的用法中建议肾功能正常的患者即 eGFR $> 30\ mL \cdot min^{-1} \cdot 1.73\ m^{-2}$，可以继续正常服用二甲双胍；对肾功能异常的患者即 eGFR $< 30\ mL \cdot min^{-1} \cdot 1.73\ m^{-2}$，从对比剂给药开始停止服用二甲双胍，并在 48 小时内测定 eGFR，如肾功能无显著变化，可重新开始服用二甲双胍治疗。

5）评估患者病情，筛选出高危人群。对检查目的与检查申请单要求不符的申请单，应与患者主治医生核对确认。

（3）选择合适的静脉，穿刺留置针，连接高压注射器，注入少量生理盐水，以确保留置针位于血管内，防止使用高压注射器快速大量推注造影剂时引起渗漏。检查过程中注意患者的保暖和隐私，避免不必要部位的暴露。

（4）呼吸指导：参照 CT 普通检查护理常规。

（5）健康教育：告知患者检查的目的与意义及碘造影剂注入人体后可能的不良反应，讲解检查所需的时间及检查过程中的相关注意事项和配合要点。碘造影剂注入体内后喉咙有金属感、有便意、身体发热均属于正常现象，告知患者不必紧张。指导患者在检查知情同意书上签字。

3. 检查中的观察和护理

（1）核对患者信息及检查部位。

（2）根据患者的检查部位协助患者摆好体位。

（3）再次告知患者检查中根据仪器提示正确呼吸及检查中可能出现的身体感觉，以缓解患者的紧张情绪，告知患者如有不适可举手示意。

（4）检查过程中严密观察患者病情变化及高压注射器注射时压力曲线的变化。

4. 检查后的宣教和护理

（1）患者检查结束后，询问患者有无不适，如无不适则协助患者下检查床。

（2）安排患者在候诊区内等待 15 ~ 30 分钟，无任何不良反应后方可拔掉留置针。

（3）拔除留置针后，嘱咐患者按压至少 5 分钟以上，防止出血。

（4）健康宣教：对于病情允许者，鼓励患者于检查结束后 1 小时、2 小时、3 小时各饮水 500 mL，24 小时饮水量不少于 2000 mL，从而促进对比剂排泄，减轻造影剂肾损伤。

（5）告知患者和家属取检查报告的时间及地点。

第四节　头颈部 CT 检查基础知识及护理常规

一、头颈部 CT 检查基础知识

头颈部 CT 检查主要包括头颈部 CT 平扫、头颈部 CT 增强扫描及头颈部血管成像。

（1）头部平扫、增强 CT：主要包括头面部的 CT 扫描。①颅脑 CT 平扫：

适用于颅脑外伤、脑梗死、脑积水及脑血管等的诊断；②眼及眼眶的 CT 平扫：适用于眼球和眼眶的良、恶性肿瘤，眼部外伤、炎症等的诊断；③耳部 CT 检查：适用于先天性耳畸形、肿瘤炎性病变等；鼻及鼻窦 CT 检查适用于其肿瘤、炎症、外伤等疾病的检查。

（2）颈部平扫、增强 CT ：主要适用于颈部肿瘤、甲状腺肿大、颈椎损伤等的检查。颈部结构复杂，包括颈椎、椎管、食管和气管、甲状腺及颈部血管等。

【颅脑 CT 平扫】

1. 正常颅脑影像学表现

（1）颅骨及含气空腔：用骨窗观察，在颅底层面可以观察到颈静脉孔、卵圆孔、破裂孔、枕骨大孔以及乳突气房和鼻窦等（图 2–4–1）。在枕大孔上方层面可见颈静脉结节、岩骨、蝶骨小翼、蝶鞍和视神经管等主要结构，岩骨的内侧可见内耳道。在高位层面可显示颅盖各骨的内外板和颅缝。

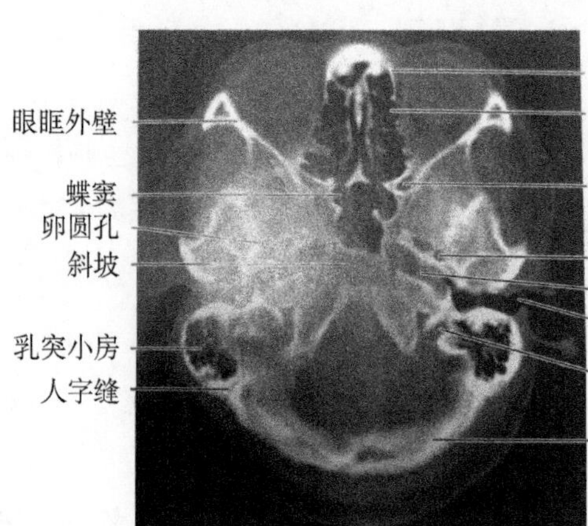

图 2–4–1　正常颅底 CT 骨窗像

（2）脑实质：

1）皮质的 CT 值为 32 ～ 40 HU，髓质的 CT 值为 28 ～ 32 HU，两者平均相差 7.0 HU ± 1.3 HU，易于分辨。

2）基底核：尾状核、豆状核（壳核、苍白球）构成基底核的主要部分，其内侧是侧脑室，外侧紧靠外囊，丘脑位于其后内方，内囊在豆状核与尾状核、丘脑之间走行，这些神经核团的密度类似于皮质并略高于内囊。

3）脑干：延髓、脑桥和中脑组成脑干，在环池和桥池的衬托下可清楚显示，但其内部的神经核团难以分辨。

（3）含脑脊液的间隙：在脑室系统、脑池、脑沟、脑裂内均含有脑脊液呈低密度区，具体包括侧脑室、第三脑室、第四脑室、枕大池、桥池、桥小脑角池、鞍上池、环池、侧裂池、四叠体池以及大脑纵裂等。

（4）非病理性钙化：CT 扫描对非病理性钙化的检出率较 X 线平片高。75% ~ 80% 的成人在第三脑室后部可显示松果体与缰联合钙化，缰联合钙化居前，范围不超过 1 cm，松果体钙化偏后，但一般不过 5 mm；侧脑室脉络丛钙化的出现率约 75%，有 1/3 左右两侧不对称；大脑镰钙化多见于 40 岁以上的成人；基底核钙化常见于高龄人群，若年轻人出现，要考虑是否有甲状旁腺功能低下的可能性；老年人中偶见对称性齿状核钙化，无明确临床意义。

2. 颅内基本病变的影像学表现

（1）水肿：是指脑细胞和（或）脑组织内含水量的增加，包括细胞毒性水肿、血管源性水肿和间质性水肿。CT 上呈低密度。

（2）出血：是指血液自血管内溢出至血管外，根据其进入的部位不同，分为脑内血肿、蛛网膜下腔出血、硬膜下血肿和硬膜外血肿（图 2-4-2）。CT 上急性出血呈高密度，亚急性期呈等密度，慢性期呈低密度。

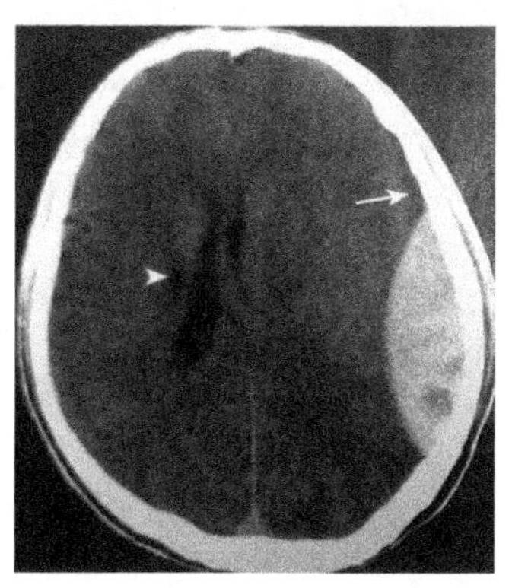

CT 平扫示左顶部颅骨内板下梭形高密度区，边缘光滑，其前方有少量硬膜下积液（↑）右侧脑室体部外方见一小梗死灶（▲）

图 2-4-2　左顶部颅骨急性硬膜外血肿

（3）钙化：见于脑膜瘤、少突胶质细胞瘤、颅咽管瘤、脑囊虫、Sturge-Weber综合征等。钙化在CT上呈高密度，CT值> 80 HU。

（4）髓鞘形成不良和脱髓鞘：髓鞘形成不良是指髓鞘形成、保持和分解代谢异常。在CT上呈低密度，T_1WI低信号、T_2WI和T_2-FLAIR呈高信号。脱髓鞘是指髓鞘形成后发生的髓鞘破坏，而神经元和轴突相对保持完整。在CT上呈低密度，T_1WI低信号、T_2WI和T_2-FLAIR呈高信号，增强后活动性病灶强化。

（5）结节和肿块：单发或多发。单发者多见于原发性脑肿瘤、表皮样囊肿、脱髓鞘性假瘤等；多发者常见于脑转移瘤、脑结核瘤、脑囊虫等。影像学表现取决于病灶内的成分，CT上可为低密度、等密度、高密度或混杂密度，MRI上多数病灶T_1WI低信号、T_2WI高信号。

（6）脑积水：是由于脑脊液分泌过多和（或）循环、吸收障碍而致颅内脑脊液量增加，脑室系统扩大和（或）蛛网膜下腔扩大，分为梗阻性脑积水和交通性脑积水。梗阻性脑积水：最为常见，为第四脑室出口以上部位发生梗阻导致的脑积水，多为占位性病变所致，亦可为先天性导水管粘连或第四脑室出口阻塞。交通性脑积水：常见于蛛网膜下腔出血或感染导致脑脊液循环和（或）吸收障碍。脉络丛乳头状瘤分泌过多时亦可产生交通性脑积水。

（7）脑膜增厚：炎症或转移瘤可导致脑膜增厚、强化，CT价值有限。诊断主要依赖于MRI增强扫描。

3. 常用成像技术的临床应用

（1）X线的应用价值和限度：X线平片方法简单、经济、无创，对发现骨质改变有较高的应用价值：对颅骨和脊椎骨折多能够明确诊断；对颅骨和脊柱结核、炎症、肿瘤、先天性发育异常等的诊断价值亦很高；然而，X线平片检查在中枢神经系统的应用价值有很大限度，对颅内和椎管内病变，需选用CT或MRI检查。目前，X线脑和脊髓血管造影仍是显示和诊断脑动脉瘤、脑和脊髓血管畸形的可靠方法，也是介入治疗所应用的方法。

（2）CT的应用价值和限度：CT检查对中枢神经系统疾病的诊断具有较高的价值，应用相当普遍。对颅内肿瘤、脓肿和肉芽肿、寄生虫病、颅脑外伤、颅内血肿、蛛网膜下腔出血、脑梗死、脑先天性畸形或发育不良以及椎管内肿瘤、椎间盘突出和椎管狭窄等能够很好地做出定位和定性诊断。CT血管造影（computed tomography angiography，CTA）对动脉瘤和血管畸形有很好的诊断作用，但“金标准”仍是血管造影术。

（3）MRI 的应用价值和限度：MRI 在中枢神经系统的应用较为成熟。多方位和三维成像的应用使病变定位诊断更为准确，即使不使用造影剂也可借助血管流空效应观察病变与邻近血管的关系。对脑干、幕下区、枕骨大孔区、脊髓与椎间盘病变的显示要优于 CT。对脑脱髓鞘疾病（如多发性硬化）、脑梗死、脑与脊髓的肿瘤、血肿、脊髓先天异常与脊髓空洞症的诊断也有很高价值。磁共振血管成像（magnetic resonance angiography，MRA）对脑血管的主干及主要分支的疾病具有重要的筛选作用。MR 功能成像提供的信息对疾病的诊断也有较大帮助，如扩散加权成像、灌注成像、波谱成像等。

（4）成像技术的优选和综合应用：各种影像学检查技术有其各自的优点和不足，对中枢神经系统不同疾病的诊断价值各不相同。在熟练掌握各种影像检查技术特点的基础上，应针对不同的疾病，制订合理、有序的影像学检查方案，以获得最佳效价比。

1）外伤：对于颅脑外伤，虽然 X 线平片能显示颅骨骨折、移位，但大部分患者仍需行 CT 检查，了解颅内有无出血等详细情况，因此，近年的观点更倾向于颅脑外伤直接行 CT 检查。对于脊柱外伤，通常首先行脊柱 X 线平片检查，明确有无脊椎骨折、椎体移位等。一旦发现异常，应对外伤节段的脊柱行 CT 检查，以进一步明确骨折块数目和移位等情况；对于脊髓压迫和椎管内出血等改变则需行 MRI 检查，一般情况下，X 线平片和 CT 能满足脊柱外伤的诊断。当脊柱严重外伤，需了解脊椎及椎管内的情况，可行 MRI 检查。

2）肿瘤：对于颅内和椎管内肿瘤，MRI 具有明显优势，尤其是结合增强扫描、多功能成像的检查手段，可以显示肿瘤的形态、内部结构、侵犯范围、血供等多方面信息，目前已经成为肿瘤病变的主要检查方法。但是 CT 对于颅脑病变、钙化的显示仍具有独特优势。

3）炎症和脱髓鞘性疾病：虽然 CT 平扫和增强扫描可以解决部分颅内炎性病变诊断。但是 MRI 能更敏感显示炎症的范围、炎症内部改变和周围组织的改变，并且可以清晰显示脱髓鞘疾病的范围及病变的发展阶段。附以增强扫描和功能成像，能提供更多的诊断和鉴别诊断信息。

4）血管性疾病：急性出血，CT 检查敏感，可做出明确诊断，无须行 MRI 检查。亚急性期和慢性期，MRI 检查更敏感，能提供更多的诊断和鉴别诊断信息。脑梗死时首先行 CT 检查，多可明确，并排除脑出血，但在超急性期需行 MRI 检查。对于动脉瘤、血管畸形等，除 CT、MRI 提供常规的断层影像学改变外，CTA、MRA 可以显示大部分病变的血管改变。血管造影只在上述检查不能明确诊断或需介入治疗时进行。

5）先天畸形：对于颅脑和脊髓的先天畸形，应首选 MRI 检查。CT 的横断面显示畸形的形态往往不完全。MRI 的多方位成像可更清晰显示畸形的形态学改变，为畸形的诊断和分类提供有价值的证据。

【眼部 CT 平扫】

眼眶由额骨、筛骨、泪骨、蝶骨、颧骨、腭骨和上颌骨构成，与鼻窦、颅前窝、颅中窝毗邻。眼眶呈四棱锥形，眶前缘朝向前外，眶尖指向后内方。眼眶内有眼球及眼外肌、视神经等附属结构。

1. 正常影像学 CT 表现

常规采用容积扫描，横断面和冠状面重建，层厚 2 ~ 3 mm，无间隔，范围包括全部眼眶，用软组织窗观察。外伤时采用骨算法重建成像，层厚 2 ~ 3 mm，无间隔，骨窗观察。怀疑占位时可行 CT 增强扫描。眼眶多排螺旋 CT 检查已经成为常规的影像检查技术，由于采集的数据是容积数据，可以利用计算机多平面重组的后处理技术实现一次采集数据后，进行横断面、冠状面和斜矢状面重组及三维重建。

眶内结构的密度不同，从而产生自然对比。CT 图像上，眶壁骨质呈高密度。球壁、泪腺、眼外肌及视神经呈等密度。晶状体呈均匀高密度，酷似钙化，CT 值达 +120 ~ 140 HU。玻璃体密度略低，眶内脂肪呈低密度。眼外肌的厚度因部位不同而有变化。

2. 基本病变影像学表现

（1）大小与形态异常：眼眶增大主要见于占位性病变；眼眶变形见于先天发育畸形或骨纤维异常增殖症；眼球增大见于眼球占位、青光眼晚期、高度近视眼等；眼球缩小见于先天发育畸形、眼球肿瘤放疗后等。

（2）密度与信号异常：CT 显示眼眶内密度增加是内占位性病变的表现。密度减低见于外伤后眶内积气、表皮样囊肿等。

（3）位置异常：眼球突出见于球后占位性病变、外伤后出血等；眼球内陷多见于爆裂性骨折或眶内静脉曲张。

（4）眶壁骨质异常：骨质破坏见于眶内、眶周恶性病变或眶转移瘤。眶骨增生可见于骨纤维异常增殖症、脑膜瘤以及眶骨骨髓炎。

（5）眼眶通道异常：视神经管扩大见于视神经胶质瘤、视神经脑膜瘤或神经纤维瘤病；视神经管窄小少见，可见于骨纤维异常增殖症、骨峤脑膜瘤等。

（6）肿块：密度中等、均匀、边界清楚光整的软组织肿块多为良性肿瘤；密度不均匀，边界不规则，提示炎性病变，如伴有骨质破坏多为恶性肿瘤。病变增强程度可以反映病变血供状态：血供丰富的病变强化明显，见于炎性病变、血管瘤等；而黏液囊肿、（表）皮样囊肿等病变缺乏血供，一般无明显强化。

3. 常用成像技术的临床应用

眼部影像学检查方法是显示诊断病变的基础，必须采用规范、恰当的检查方法才能全面地显示眼眶解剖及病理改变。

（1）CT 的应用拓宽了眼部病变的诊断范围，能显示眼球和眼眶病变的大小、位置和结构，尤其是骨质的变化，也能准确显示眼眶骨质的直接、间接征象和异物定位，泪道 CT 在注射泪囊造影剂后扫描可以显示鼻泪管梗阻情况。

（2）MRI 可多参数、多方位成像，对软组织病变显示优于 CT，适合诊断眼球及眼眶肿瘤和肿瘤样病变、视网膜脱落、眼肌病变及视神经病变等。

（3）临床应用影像学检查时需注意：

1）横断位和冠状位同时观察，MRI 检查还需再行斜矢状位观察（与视神经走行一致）。

2）CT 的薄层扫描，层厚最好为 2 mm。采用软组织窗及骨窗同时观察病变情况。

3）MRI 检查应使用脂肪抑制技术，更有利于显示病变，特别是增强后 T_1WI 联合脂肪抑制。

4）眼眶病变一般需要增强检查特别是动态扫描，可以显示病变的强化模式，有利于病变的定性诊断。

5）根据临床拟诊情况，合理选择影像学检查方法。

【鼻部 CT 平扫】

鼻腔是顶窄底宽的不规则腔，通常分为鼻前庭和固有鼻腔。鼻前庭位于鼻腔前下、鼻尖和鼻翼的内面。固有鼻腔具有内、外、顶、底壁及不完整的后壁。

鼻窦是鼻腔周围颅骨内一些开口于鼻腔的含气空腔，共 4 对，左右排列。分别是额窦、筛窦、上颌窦、蝶窦。

1. 正常影像学 CT 表现

（1）一般采用高分辨率 CT（high resolution CT，HRCT）检查（层厚 1 mm 或 2 mm 扫描，采用骨算法重建），强调横断面及冠状面同时观察。

（2）肿瘤性病变进行软组织重建成像。对某些血供丰富的病变或肿瘤及疑有眼眶或颅内侵犯时，需行增强扫描。

（3）脑脊液鼻漏必要时采用 CT 脑池造影确诊。螺旋 CT 仿真内镜可清楚显示鼻腔和鼻窦的开口以及鼻腔的黏膜面。

（4）HRCT 清楚地显示正常解剖及其变异，是鼻内镜手术的“路径图”，每例患者术前均应仔细观察鼻窦的正常结构及变异，以减少手术并发症。

2. 基本病变影像学表现

（1）黏膜增厚：正常情况下黏膜呈细线状或不能显示。黏膜增厚时在 HRCT 上为中等密度条影。常见于各种鼻窦炎性病变。

（2）肿块：软组织肿块，密度中等、均匀，边界清楚光整，轻至中度强化多为良性肿瘤；无强化或周边强化提示黏膜或黏液囊肿；密度不均匀，边界不规则，明显强化的病变多为恶性肿瘤；密度高而近似于骨密度，提示骨瘤或骨化性纤维瘤。

（3）窦腔积液：表现为窦腔内液体密度或信号影，可见气 - 液平面。常见于急性炎症、外伤性出血等。窦腔内充满液体时，CT 不易与肿瘤或囊肿相区别，此时可行增强检查，液体不强化而肿瘤强化或行 MRI 检查，两者信号强度有所不同。

（4）骨质异常：骨质破坏见于各种恶性肿瘤、急性炎症、真菌感染及部分良性肿瘤。骨质增生见于长期慢性炎症、骨纤维异常增殖症、成骨性转移瘤。骨质中断、移位、粉碎见于外伤骨折、手术等。

3. 常用成像技术的临床应用

近年来鼻内镜检查和活检能早期诊断出各种鼻部病变，但不能清楚地观察病变范围和周围的继发改变，而影像学能准确地显示病变的范围及周围结构累及情况。不仅在术前评估病变时发挥重要作用，而且还能评价治疗效果和作为随访的依据。因此凡是怀疑鼻腔和鼻窦病变均应该行影像学检查。

（1）HRCT 为鼻腔、鼻窦病变的常规首选检查技术，能清晰显示鼻腔、鼻窦解剖及变异，在鼻窦尤为重要。还可以确切显示病变的密度、大小、形态、部位及范围，增强扫描则可增加软组织病变的诊断信息。肿瘤性病变时需行软组织重建。

（2）MRI 分辨率较高，是 CT 的补充检查。扫描采用多方位扫描，怀疑炎症、肿瘤一般同时行增强检查，如病变累及脂肪较多的部位（如翼腭窝、眼眶等），同时采用脂肪抑制技术，可更好地显示病变范围。MRI 检查有助于鉴别肿瘤与炎症、黏液肿瘤或潴留的分泌物；增强 MRI 能清楚地显示病变侵犯范围。MRI 水成像技术有助于脑脊液鼻漏的诊断，并能显示漏口位置及大小。MRI 检查作为 CT 检查的补充手段，两者联合应用，有利于提高鼻腔、鼻窦病变诊断的准确性。

【耳部 CT 平扫】

耳部颞骨分为 5 个部分。以骨性外耳道为参照点，鳞部位于外耳道上方，乳突部位于外耳道后方，鼓部和茎突部位于外耳道下方，岩部位于外耳道内侧。

1. 正常影像学 CT 表现

常规应用 HRCT 层厚 1 mm、间距 1 mm，连续扫描，并联合应用横断面和冠状面 CT 扫描（图 2-4-3）。

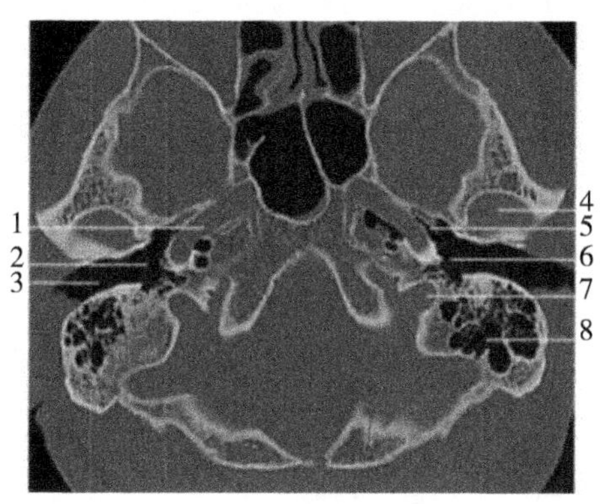

1—颈动脉管；2—鼓膜；3—外耳道；4—颞颌关节；5—咽鼓管；6—鼓室；7—颈静脉孔血管部；8—乳突蜂房。

图 2-4-3 颞骨横断位 HRCT

2. 基本病变影像学 CT 表现

（1）颞骨结构与形态异常：外耳道与中耳的先天性畸形，可表现为颞骨正常结构和形态的改变，如外耳道狭窄、闭锁，听小骨畸形、融合，鼓室腔狭窄等。内耳的先天性畸形，可表现为前庭半规管及耳蜗的结构异常、内耳道狭窄等。内耳道单侧或双侧扩大提示内耳道占位性病变，常见于听神经瘤。

（2）颞骨骨质异常：CT 可以清晰地显示有无骨质破坏及其骨质破坏的部位、范围及分界，以及骨破坏区内有无软组织密度的肿物。

（3）乳突窦与乳突气房异常：乳突窦与乳突气房的发育与密度，是急性和慢性中耳与乳突炎症和胆脂瘤所造成的改变之一。

（4）骨质连续性异常：颞骨骨折时可表现为平行（纵行）或垂直于（横行）岩骨的骨折线，有时合并听骨链脱位及面神经管骨折。

3. 常用成像技术的临床应用

（1）HRCT 是最理想的检查方法，横断面与冠状面结合能提供丰富的信息。采用曲面重建、三维成像或仿真内镜技术可更加直观准确地观察解剖结构及与病变的关系。目前是耳部病变的常规检查技术。

（2）MRI 对于内耳道肿瘤有重要诊断价值，尤其是局限在内耳道的微小听神经瘤。目前常应用海层重 T_2WI 序列，行内耳水成像以显示内耳道内神经及膜迷路形态，明确有无内耳畸形及微小听神经。

（3）炎性病变及肿瘤性病变首选 CT 检查，疑有内侵犯或血管受侵时进一步行 MRI 检查。传导性耳的重点检查部位是外中耳，应首选 CT；混合性耳聋的检查部位是中耳与内耳迷路，仍首选 CT；感音性耳聋病因复杂，先天性者以内耳为重点，可首选 CT，精确诊断需 CT 结合 MRI，此外，还应重点观察脑干和颞上回；怀疑听神经瘤者应首选 MRI，重点观察桥小脑角及内耳道。

【咽部 CT 平扫】

咽是上宽下窄、前后扁平略呈漏斗状的纤维肌性管道结构。上起自颅底，下达第 6 颈椎平面，在环状软骨下缘续接食管。咽的前壁不完整，自上而下分别通入鼻腔、口腔和喉腔，后方借疏松结缔组织连于椎前筋膜，两侧有颈部的血管和神经。咽以软腭和会厌游离缘为界分为鼻咽、口咽、喉咽三部分，它是呼吸道和消化道的共同通道。

1. 正常影像学 CT 表现

CT 扫描为咽部有价值和常用的影像学检查方法，螺旋 CT 可采用横断面 1 ~ 2 mm 层厚扫描，同时摄软组织窗及骨窗进行观察，重建间隔小于或等于扫描层厚的 50%。对肿瘤病变患者应行增强 CT 检查提高诊断准确性，并利用多平面重组（multiplanar reformation，MPR）技术观察病变范围及与周围重要组织结构的关系。

（1）鼻咽：在不同层面中形态各异，咽鼓管圆枕层面是较典型的横断面，两侧壁半圆形隆起为咽鼓管圆枕，其前方含气凹陷为咽鼓管咽口，后方较宽的斜行裂隙为咽隐窝。鼻咽腔后壁由双侧头长肌构成，其正中为咽缝，为 3 对咽缩肌附着处，头长肌前方黏膜下为咽后间隙所在。

（2）口咽：横断面前界为软腭与舌根部，两侧壁由扁桃体及咽缩肌构成，CT 上两者密度相仿，无法区分，侧壁外侧为咽旁间隙。后壁为头长肌和颈椎体，其后方为咽后间隙。由于咽旁与咽后间隙内均含脂肪组织，CT 表现为低密度。

（3）喉咽：环绕在喉腔外，包括梨状窝、环后隙和咽后壁。在会厌谷底横断面，双侧杓会厌襞将喉腔与梨状窝分隔开，正常梨状窝为类圆形，大小和形态基本对称。在相当于真声带横断面，环后隙的厚度不超过 1 cm，其后方有一含气腔隙，腔隙的后方为咽后壁，咽后壁的后方为咽后间隙。

2. 基本病变影像学表现

（1）咽腔狭窄或闭塞：常见于肿瘤、外伤等，X 线、CT、MR 均可观察咽腔形态改变。

（2）咽壁增厚或不对称：见于炎症、肿瘤。咽后壁脓肿、肿瘤可见软组织增厚。脓肿形成时可见液平，肿瘤表面可见凹凸不平。炎症常表现为弥漫性软组织增厚，肿瘤表现为局限性软组织增厚。

（3）增强改变：增强扫描脓肿壁强化而中心液化区不强化，肿瘤可呈现不同程度强化。

（4）颅底骨质改变：鼻咽部恶性肿瘤可引起颅底骨质的溶骨性破坏，轻者孔道增大，重者整个骨块消失。少数可见颅底骨质增生。

（5）颈椎骨质改变：咽后壁脓肿可由颈椎结核引起，由此可见颈椎骨质、椎间隙及椎旁软组织的改变。

（6）咽旁间隙受累：咽旁间隙两侧对称，其位置和形态改变有助于肿瘤定位。来源于鼻咽部肿瘤，咽旁间隙向外移位；咀嚼肌间隙或腮腺深叶的占位病变，咽旁间隙向内或前内移位。颈动脉间隙内血管的移位方向，对鉴别肿瘤的部位和性质有帮助。

【喉部 CT 平扫】

喉部是呼吸道的一部分，具有发音功能。位于颈前正中部，第 3 至第 6 颈椎水平。喉以软骨为支架，并由肌肉、韧带、纤维组织膜连接而成，表面覆有黏膜及皱襞，借助喉软骨关节及肌肉的活动完成其生理功能。

1. 正常影像学 CT 表现

喉部 CT 平扫：应包括会厌 – 声门下区，采用横断面 3 ～ 5 mm 层厚连续扫描，选择软组织窗观察，必要时加大窗宽，有利于显示声带及喉室情况，CT 冠状重建及仿真喉镜对显示声带及喉室更直观，应合理应用。

不同层面和不同窗技术可观察不同的解剖位置、形态及其与周围组织的关系。

2. 基本病变影像学表现

（1）形态学改变：声门区结构可出现肿胀，也可出现破坏、消失或有真假声带分辨不清、软组织增厚或肿块，气道狭窄。局限性正常结构消失、紊乱而边界清楚者常为良性病变。广泛性结构消失、紊乱而边界不清者多为恶性病变。软组织增厚或肿块表面不光滑而伴有黏膜破坏者为恶性病变。

（2）密度和信号改变：囊性病变表现为低密度或长 T_1、长 T_2 信号，实性病变表现为软组织密度或等 T_1、长或稍长 T_2 信号。

（3）对称性与位置变化：喉部左右不对称，真声带、假声带、喉室及声门下间隙的任何不对称、歪曲、变形均为病理征象。喉内或喉外病变可引起整个喉部移位。

（4）喉软骨的破坏：软骨破坏是诊断肿瘤的一个重要征象，表示肿瘤已广泛浸润。CT 表现为骨质破坏或增生硬化；MRI 表现为 T_1WI 上喉软骨中出现高信号或高信号骨髓中出现中、低信号。

（5）功能改变：可以扩张、活动的正常部位变僵硬或不同呼吸相检查均不显示活动，表明肿瘤浸润、固定，是区别肿瘤性与非肿瘤性病变的重要征象。

（6）喉部周围脂肪间隙的改变：恶性肿瘤可侵犯喉旁间隙，CT 表现为低密度的脂肪消失，代之以等或略高密度的软组织影，MRI 表现为正常脂肪高信号中出现等信号软组织影。

3. 常用成像技术的临床应用

喉镜为临床主要检查方法，借助喉镜几乎能观察喉内所有结构的表面改变及活动状况，能诊断大部分的喉内肿瘤，喉镜下活检能明确病变的性质。喉镜难以观察肿瘤在黏膜下蔓延、软骨侵犯及病变与周围结构的关系，需要影像学检查来评价。

（1）X 线：颈侧位平片仅能显示喉部病变大体外观和范围、喉软骨情况、声门下区的改变、颈前软组织、椎软组织和颈椎的大致情况，对喉部疾病显示及诊断能力有限。

（2）CT：具有无创、快速、准确的特点，已作为喉部疾病的一种基本检查手段，特别是多层螺旋 CT（multi-slice spiral CT，MSCT）的出现，由于扫描速度的提高，能在数秒内完成对整个喉部的扫描，而避免了呼吸运动产生的伪影，并能获得较高质量的重组图像，能对病变进行整体的观察，较直观地观察到病变的部位、深部浸润及其周围毗邻情况，因而越来越受到放射科和耳鼻喉科医师的重视。多层螺旋 CT 提供的多种图像后处理方法，包括 MPR、表面遮盖法（surface shaded display，SSD）、CT 仿真内镜（CT virtual endoscopy，CTVE），在喉部的诊断中有其独到的优点。不仅对喉部正常解剖的显示要较常规轴位像更加清晰全面，对于喉部的病变增加诊断信心的同时也可以为临床医师提供更加直观的图像，可看到病变在喉腔内的立体位置，病变与喉部各结构之间的关系也清晰可见，有助于病变定位定性和临床治疗方案的选择，是轴位像的有益补充。

（3）MRI：对软组织病变显示具有无法比拟的优越性，可清楚显示病变大小、范围及其向周围侵犯的情况，并了解相邻血管、神经是否被包绕、推移或侵犯，并可以在一定程度上判断肿瘤组织的成分，有助于病变诊断和分期，帮助临床确定治疗方案；MRI 对病变术后随访和评估有无复发也有重要价值，应作为常规检查方法，但对钙化及骨化病变显示较差，且扫描时间长，受吞咽运动的影响。

（4）PET/CT：集形态学与功能学成像于一体，可在形态学改变前发现肿瘤的代谢异常，有助于早期诊断肿瘤及良恶性肿瘤的鉴别。同时其具有全身检查的优势，可同时发现淋巴结及全身转移性病灶。另外，在临床分期、帮助临床制订治疗方案、放化疗疗效评价以及临床随访等多个方面具有重要价值。

【颈部 CT 平扫】

颈部 CT 检查适用于颈部肿瘤、甲状腺肿大、颈椎损伤等的检查。颈部结构复杂，包括颈椎、椎管、食管和气管、甲状腺等。

1. 正常影像学 CT 表现

CT 可以显示颈部的骨性结构，在筋膜和组织间脂肪组织的衬托下，可以区分肌肉及其他软组织结构。颈部不同层面，CT 表现各异。

（1）舌骨平面：舌骨呈半圆形，颌下腺位于舌骨前外侧，若颈部过伸，颌下腺也有可能不显影。

（2）甲状软骨板平面：甲状软骨呈弓形或三角形。

（3）环状软骨平面：是颈部唯一完整环状结构的软骨，后方为软骨板，软骨弓在前。

（4）甲状腺体部平面：气管两侧可见甲状腺，因含碘，密度较高。

（5）甲状腺下平面：颈静脉两侧常不对称，是正常现象，一侧可以显著增粗。颈部淋巴结呈软组织密度，类圆形或卵圆形，正常时短径小于 5 mm。

2. 基本病变影像学 CT 表现

病变部位对于确定病变性质非常重要，病变的密度有利于区分囊性与实性肿物。

（1）发生于颈前区的病变：多为甲状腺的病变，如甲状囊肿、甲状舌管囊肿、弥漫性甲状腺肿、甲状腺癌及甲状旁腺瘤等。来源于颈外侧区的病变，如鳃裂囊肿、淋巴管瘤、颈动脉瘤、颈动脉体瘤、颈静脉球瘤、神经鞘瘤或神经纤维瘤、淋巴结转移等。

（2）颈后区的病变较少见，可为颈椎骨质的病变，如结核及其颈后区形成的脓肿、动脉瘤样骨囊肿、骨巨细胞瘤及成骨细胞瘤等神经源性肿瘤，常呈哑铃状，部分位于椎管内，部分位于椎管外，伴有椎间孔扩大。

（3）病变的密度：对于区分囊性与实性肿物有重要价值。增强扫描对于区分病变为血管病变与非血管病变、富血管病变与乏血管病变也有重要价值。

3. 常见影像成像技术的临床应用

（1）X线检查：对于部分病变，可显示骨质的变化及软组织有无增厚和异常的钙化、骨化和气体，还可观察气管有无受压移位或变窄。对于甲状旁腺腺瘤，X线检查虽然不能发现瘤体本身，但可发现甲状旁腺激素分泌过度造成的骨改变和尿路结石。

（2）CT对于头颈部疾病的诊断有很高的价值。可以发现和诊断颈部血管性病变、甲状腺和甲状旁腺病变。此外，对于显示颈部淋巴结的转移，确定肿瘤的侵犯范围与分期等也有重要价值。

（3）MRI具有分辨解剖结构和显示组织学特性的能力，因而对显示较小的甲状旁腺肿瘤较为敏感，并可区分甲状腺的实性肿瘤与囊肿，胶样囊肿与出血囊肿。甲状腺肿瘤手术后改变是水肿、纤维化或肿瘤复发。在脂肪信号的衬托下，能够显示颈部软组织的轮廓和界限，以及臂丛神经的走行，这对于诊断臂丛神经的病变有重要价值。

（4）超声检查对甲状腺疾病诊断有重要意义。超声对甲状腺结节性病灶检测非常敏感，可发现小至2 mm的病变，并对结节病灶是囊性、实性或混合性做出鉴别。通过超声检查可了解甲状腺病变的边界、形态，内部回声、对周围组织的浸润及淋巴结转移情况，有助于鉴别病变性质。

【头颈部CT增强扫描】

1. 适应证

（1）头颈部肿块。

（2）头颈部结构异常。

（3）头颈部占位性病变及良、恶性肿瘤鉴别等。

2. 禁忌证

（1）碘对比剂过敏者。

（2）检查中不能配合者。

（3）心肝肾功能不全者。

（4）甲状腺功能亢进、哮喘等。

3. 目的

主要观察颈部、鼻咽部、口咽部、喉部、甲状腺等有没有肿大、异常肿块、异常肿大的淋巴结及其他占位性病变，以及增强扫描以后区别是血管性还是非血管病变，是良性还是恶性组织；占位病变，比如喉部占位性病变，CT检查的目的是区别肿瘤与周边组织情况，以及和血管关系，为手术做准备。

4. 方法

是指通过静脉留置针经肘部静脉以 2 ~ 3 mL/s 的速率注入非离子型对比剂 70 ~ 90 mL，同时进行颈部扫描的检查方法。通过观察病变有无强化及其强化类型，对病变进行定性诊断。临床上最常见的是颅脑 CT、颈部 CT 增强扫描，适用于颅内、占位性疾病、血管性病变，良、恶性肿瘤等的诊断。

正常的组织在对比增强检查后，密度均有增高，但增高的程度不尽相同，与各种组织发生增强的机制、血供不同有关。正常脑实质轻度强化，脑血管、颈部血管明显强化，硬脑膜有丰富的血供且无血 – 脑脊液屏障而发生显著强化。蛛网膜正常时不强化，侧脑室内的脉络丛强化后呈不规则的带状致密影，松果体和垂体因无血 – 脑脊液屏障而呈明显强化。病变组织根据强化程度不同，鉴别良、恶性肿瘤。

【头颈部 CT 血管成像】

1. 适应证

脑血管疾病、颈部血管疾病及肿块与血管的关系。

2. 禁忌证

碘对比剂过敏者、检查中不能配合者、心肝肾功能不全者、甲状腺功能亢进、哮喘等。

3. 目的

要观察脑血管、颈血管有无狭窄、堵塞及异常管腔等病变。

4. 方法

是指通过静脉留置针经肘部静脉以 4 ~ 5 mL/s 的速率注入非离子型对比剂 70 ~ 90 mL，同时进行头和颈部扫描的检查方法。通过对图像进行后处理，形成清晰的脑血管和颈血管的图像。适用于脑血管疾病、颈部血管疾病的诊断（图 2-4-4）。

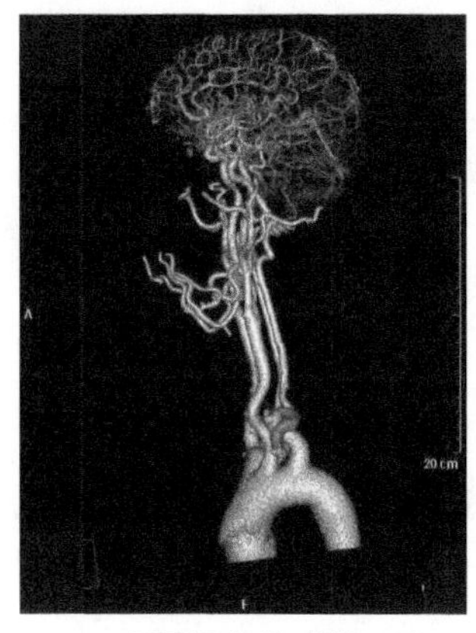

图 2-4-4　头颈部血管成像 CT VR 图像

【头颈部 CT 检查护理常规】

1. 检查前的准备和护理（临床科室）

（1）责任护士认真核对申请单，包括姓名、性别、年龄、ID（住院号）、检查部位、检查项目、既往病史及相关的病情，并与相关科室联系，进行预约。检查单上应注明检查部位及相关的病情，为影像检查和诊断提供参考。

（2）责任护士告知患者检查的预约时间、检查地点、检查的基本流程。

（3）告知患者和家属头颈部 CT 检查的注意事项。

（4）危重患者、Ⅰ级护理患者外出 CT 检查时，需要医生和护士陪同，并做好陪同检查的相关准备工作（包括备好急救设备、急救药品和物品），确保外出转运中患者的安全。

（5）对于妊娠的妇女，不建议进行 CT 检查，责任护士应告知患者 CT 检查可能会对胎儿产生影响；对已确定终止妊娠或必须进行该检查者须与医师沟通，并由患者和家属签字确认后方可进行预约检查；并在预约检查时和检查前应主动告知检查科室相关工作人员，同时出示患者和家属签字确认单。

（6）对新生儿、婴幼儿、多动症及弱智儿童，应遵医嘱在给予镇静及制动的情况下，由医生和护士陪同检查；对入睡困难的患儿，必要时需在医生和护士监测麻醉状态下进行检查。

（7）对带有引流管路的患者，在X线摄片外出检查时应做好管道的评估并妥善固定好胃管、尿管和其他引流管，防止扭曲、受压、脱落。

（8）对带有液路的患者，在外出CT检查时应暂时夹闭液路或减慢点滴速度，待检查结束，安全转运患者后按正常速度点滴。

（9）对带有石膏支架或金属固定支架的患者，护士要嘱咐患者和家属，在检查前应事先告知检查人员，综合考虑病情严重程度，必要时除去石膏、金属固定支架，防止伪影产生。

2.检查前的准备护理（检查科室）

（1）核对信息：查对患者的姓名、年龄、性别，住院患者查对患者腕带信息。根据检查目的做好患者信息登记，确定检查方式。

（2）告知患者平扫可适当进食、饮水，以防空腹引起扫描不适。

（3）须将发卡、耳环、假牙等头部异物取出。

（4）鼻咽部及颈部检查者，应提前告知患者根据仪器指示屏气的重要性，以防呼吸伪影的产生；指导患者检查过程中不能做吞咽动作。

（5）健康教育：如为增强扫描者，提前告知患者造影剂注入人体后可能出现的反应，减缓患者的紧张情绪。

3.检查中的观察和护理

（1）体位摆放：协助患者仰卧于检查床上，双手置于身体两侧。头先进，固定于头架内，告知患者检查过程中保持不动，不要咳嗽、不要吞咽。

（2）眼部扫描时，指导患者闭眼，并保持眼球固定不动，因故不能闭眼者可指导患者将视线固定于一处。

（3）检查过程中严密观察患者病情变化，告知患者如有异常及时举手示意。

4.检查后的宣教和护理

参照CT普通检查和增强检查后的宣教和护理。

第五节 胸部 CT 检查基础知识及护理常规

一、胸部 CT 检查基础知识

胸部 CT 检查主要包括胸部 CT 平扫、胸部 CT 增强扫描及肺动脉血管成像。

【胸部基本概念和结构概述】

1. 胸廓

包括骨骼和软组织，正常胸廓两侧对称。

（1）骨骼：

1）肋骨：人体肋骨 12 对，左右对称，后端与胸椎相关节，前端仅第 1 ~第 7 肋借软骨与胸骨相连接，称为真肋；第 8 ~第 12 肋称为假肋，其中第 8 ~第 10 肋借肋软骨与上一肋的软骨相连，形成肋弓，第 11、第 12 肋前端游离，又称浮肋。第 6 肋骨的前端相当于第 10 肋骨后端水平。

2）锁骨：锁骨在正位胸片上两侧胸锁关节与胸部中线距离相等。在人体，锁骨为 S 状弯曲的细长骨，位于皮下，为颈与胸两部的分界，是上肢与躯干间唯一的骨性联系，维持肩关节在正常位置。

3）肩胛骨：左右基本对称，位于胸廓的后面，是倒置的三角形扁骨，介于第 2 ~第 7 肋之间。

4）胸骨：位于胸前壁的正中，是块上宽下窄、前凸后凹的扁骨，分胸骨柄、胸骨体和剑突 3 部分。

5）胸椎：在胸腔后，分 12 块，形成脊椎中间部分，具有承受重力、缓解冲力、支持脊神经及血管等作用。

（2）软组织：

1）胸锁乳突肌：为两肺尖内侧形成外缘锐利的均匀致密影，与颈部软组织影相连；当颈部向一侧偏斜时，两侧影像可不对称。

2）胸大肌：对于肌肉发达的男性，胸大肌于两肺中部的外侧形成扇形密度增高影，右侧常较明显。

3）女性乳房及乳头。

2. 气管与支气管

气管起于喉部环状软骨下缘，相当于第 6 ~ 第 7 颈椎平面、向下走行位于上纵隔中部，在第 5 ~ 第 6 胸椎平面分为左、右主支气管。气管的宽度一般为 1.5 ~ 2 cm。

3. 肺

（1）肺叶与肺段：肺叶由叶间胸膜分隔而成，右肺分为上、中、下三个肺叶，左肺分为上、下两肺叶。

（2）肺门：肺门影是肺动脉、肺静脉、支气管及淋巴组织的总和投影，其中肺动脉和肺静脉的大分支为主要组成部分。通常左侧肺门比右侧肺门高 1 ~ 2 cm，左右肺门均可分为上、下两部。右肺门上部由上肺静脉干、上肺动脉及下肺动脉干后回归支构成，下部由右下肺动脉干构成。正常成人右下肺动脉干宽度不超过 15 mm。

（3）肺纹理：自肺门向外呈放射分布的树枝状影，称为肺纹理。肺纹理主要由肺动脉、肺静脉组成，支气管、淋巴管及少量间质组织也参与形成。正常下肺野肺纹理比上肺野多且粗，右下肺野肺纹理比左下肺野多且粗。

4. 纵隔

主要有心脏、大血管、气管、主支气管、食管、淋巴组织、神经、脂肪及胸腺等结构和组织。纵隔分区在纵隔病变的 X 线诊断中具有重要意义。目前多采用三分区法，即在侧位胸片上，将纵隔纵向划分为前、中、后三部分。

前纵隔系位于胸骨后，心脏、升主动脉和气管前的狭长三角形区域。中纵隔相当于心脏、主动脉弓、气管和肺门所占据的区域。食管前壁为中、后纵隔的分界线，食管及胸椎旁的区域为后纵隔。

5. 胸膜

分为两层，包裹肺和叶间的部分为脏胸膜，与胸壁、纵隔及横膈相贴的为壁胸膜，由于正常胸膜菲薄，一般不显影。

【胸部 CT 平扫】

胸部平扫是为了明确胸部病变而做的 CT 的基本检查方法，对于病变的定位、判断病变的性质均较可靠，是胸部疾病的常用检查方法，亦是目前纵隔病变的首选检查方法。

1. 适应证

（1）肺、胸膜及纵隔的各种肿瘤。
（2）肺结核、炎症、支气管扩张。
（3）肺脓肿、肺不张。
（4）气胸、骨折。
（5）食道异物及各种变异等。

2. 禁忌证

（1）平扫一般无禁忌证。
（2）有金属异物时，可因金属异物的伪影影响图像质量，而无法做出诊断。

3. 胸部正常影像学 CT 表现

（1）胸壁：胸壁的软组织和骨需在纵隔窗显示，使用骨窗可观察骨骼病变。

1）软组织：胸壁最前方有女性乳房影，可显示胸壁的各组肌肉，肌间可见薄层脂肪影。腋窝内充满脂肪，其内可见血管影，有时也可见小淋巴结影。

2）骨骼：胸骨与锁骨形成胸锁关节。通常一个 CT 横断面同时可见多根肋骨的部分断面，位于前面的肋骨段高于后面的肋骨段。第 1 肋软骨钙化往往突向肺野内。肩胛骨于胸廓背侧，呈长形斜条状结构。螺旋 CT 三维重组可立体显示胸部骨骼。

（2）气管与支气管：胸段气管在 CT 上位于中线位置，多呈圆形或椭圆形，在儿童中为圆形。在纵隔窗上，气管与周围大血管结构分界多较清楚。右主支气管较左侧短且粗，多平面重组或三维重组可显示主支气管的长轴形态。常规 CT 检查的层厚能显示肺叶支气管和肺段支气管，薄层扫描可显示亚段支气管（图 2-5-1）。

（3）肺叶和肺段：肺叶和肺段依据相应支气管及伴随血管的分布及一般解剖位置来进行判断。支气管及其伴随的肺段动脉位于肺叶及肺段中心，而叶间裂和肺段静脉主支构成肺叶、肺段的边缘。

（4）肺门：

1）右肺门：在右肺门上部，右上肺动脉的分支分别与右上叶的尖、后、前段支气管伴行。下肺动脉分出回归动脉参与供应右上叶后段。右肺门下部有叶间动脉、右中叶动脉、右下叶背段动脉及 2 ~ 4 支基底动脉。右肺静脉为两支静脉干，即引流右上叶及右中叶的右上肺静脉干和引流右下叶的右下肺静脉。

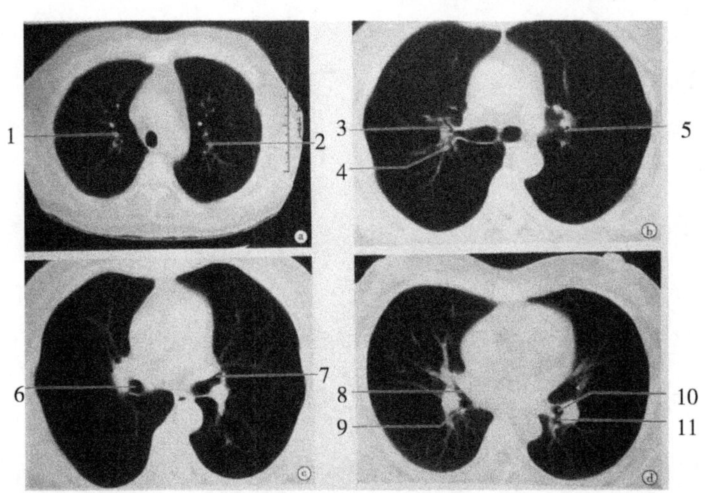

1—右上尖段支气管；2—左上叶尖后段支气管；3—右上叶前段支气管；4—右上叶后段支气管；5—左上叶尖后段支气管；6—中间段支气管；7—左舌叶支气管；8—右中叶支气管；9—右下叶支气管；10—左下叶支气管；11—左下叶背段支气管。

图 2-5-1　正常胸部 CT 所见（肺窗）

2）左肺门：左上肺动脉通常分为尖后动脉和前动脉。左肺动脉跨过左主支气管后即延续为左下肺动脉，左下肺动脉先分出左下叶背段动脉和舌叶动脉，然后分出多支基底动脉。左肺静脉有左上肺静脉干和左下肺静脉干。

（5）纵隔：纵隔主要结构通过纵隔窗观察（图 2-5-2）。

1）心脏：心脏由心肌构成，可分为左心房、左心室、右心房、右心室四个腔室，其中左心室内壁是最厚的，这四个腔分别是体循环、肺循环的必经之路。正常情况下，心脏内血液与心肌密度相等。在左右心膈角部可见心包外脂肪垫为三角形脂肪密度影，右侧者多大于左侧。

2）胸腺：是人体的重要淋巴器官，位于胸骨柄后方、上纵隔血管前间隙，见于主动脉弓与主肺动脉之间的层面，分左右两叶，形状似箭头，尖端指向胸骨，箭头正中常见脂肪组织形成的间隙。

3）纵隔淋巴结：正常的纵隔淋巴结直径多小于10 mm，前纵隔淋巴结较多，气管旁较少，心包旁最少。隆嵴下淋巴结较大，下部气管右旁淋巴结次之，上部气管旁淋巴结最小。

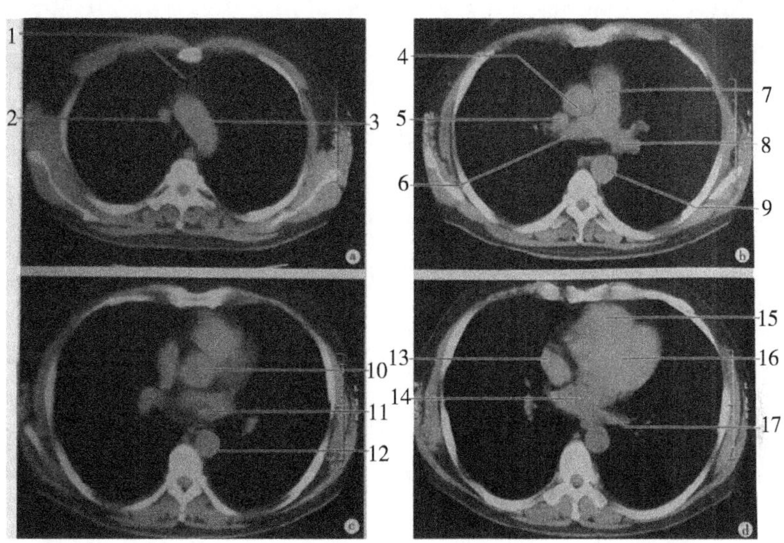

1—胸腺；2—上腔静脉；3—主动脉弓；4—升主动脉；5—上腔静脉；6—右肺动脉；7—主肺动脉；8—左肺动脉；9—降主动脉；10—升主动脉；11—左心房；12—降主动脉；13—右心房；14—左心房；15—右心室；16—左心室；17—肺静脉。

图 2-5-2　正常胸部 CT 所见（纵隔窗）

4）胸膜：叶间裂平面与CT扫描层面平行和（或）用较厚层面（10 mm）显示时，表现为无肺纹理的区域；而其与扫描层面近于垂直或用较薄层面（1 ~ 2 mm）检查时，特别是HRCT冠、矢状面重组时，则显示为高密度线状影。

5）横膈：CT上大部分横膈与相邻脏器，如心脏、肝、脾等重叠而不能清楚显示。横膈后下部形成两侧膈肌角为膈肌与脊柱前纵韧带相连续而形成，简称膈角。

4. 胸部基本病变影像学CT表现

CT具有很高的密度分辨力，不仅横轴位图像清晰，而且可以通过后处理功能，较X线更加直观准确地显示呼吸系统病变。

（1）气管、主支气管病变：CT可显示气管、支气管腔内病变的形态、管腔狭窄和梗阻、管壁增厚及软骨钙化等改变，以气管、支气管管腔狭窄和梗阻最常见，可引起阻塞性肺气肿、阻塞性肺不张及阻塞性肺炎。

（2）肺部病变：

1）肺泡实变：肺泡腔内的气体被炎症、水肿、出血等病理组织取代，可产生片状阴影。磨玻璃样密度影（ground-glass opacity，GGO）：实变病灶密度较高而均匀，有的病灶密度较淡，病灶中可见走行其内的血管影。空气支气管征：病变形态不规则，其大小差异较大，大片状的肺泡实变病灶常可见含气的支气管影，称为空气支气管征。病灶边缘不清楚，但靠近叶间胸膜的边缘可清楚。

2）增殖性病变：呈结节、肿块或大片状高密度影，边缘清楚，动态变化缓慢。小结节状影多为肉芽肿所致。较大结节及肿块可为炎性假瘤。肿块、肺段或肺叶实变影可为慢性肺炎。

3）纤维化病变：以索条状影最为常见。较大范围的纤维化常形成斑片状、条片状或块状高密度影，形态不规则，周围可见局限性肺气肿。广泛的肺纤维化引起胸廓塌陷，纵隔向患侧移位，肺门被牵拉移位。

慢性肺间质纤维化的 HRCT 表现：A. 小叶核心增大；B. 小叶内间质增粗；C. 小叶间隔增厚（图 2-5-3）；D. 支气管血管束异常；E. 胸膜下弧线影；F. 蜂窝状影（图 2-5-4）；G. 牵拉性支气管扩张；H. 磨玻璃样密度影多为小片状且呈多发性。

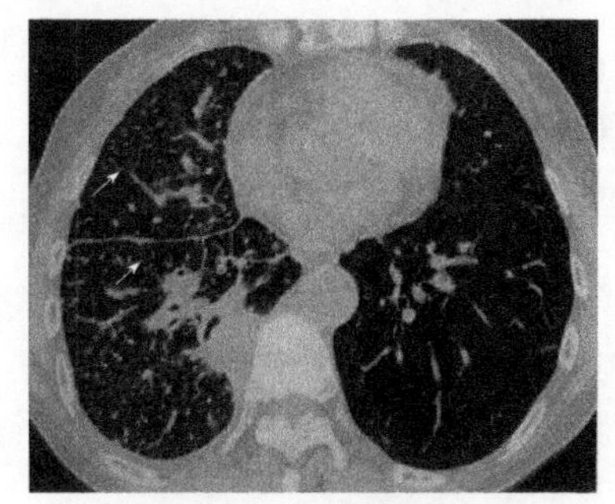

小叶间隔不规则增厚（↑）

图 2-5-3 癌性淋巴管炎

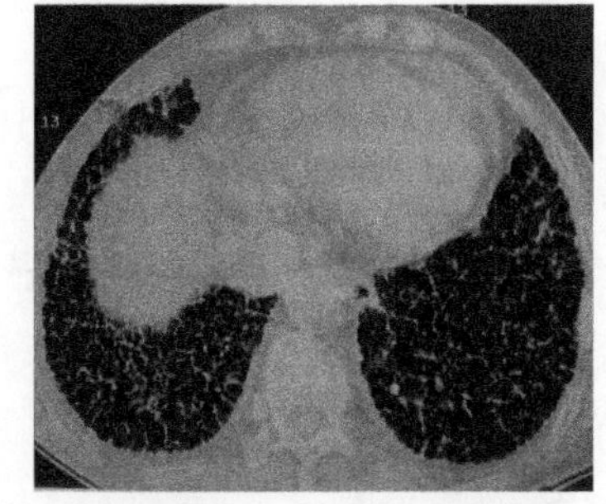

肺间质纤维化引起的肺蜂窝状影像

图 2-5-4 肺间质纤维化

4）结节与肿块：

①密度：根据密度不同可分为实性结节（密度高于血管）、磨玻璃样密度结节（密度低于血管）和混合密度的结节。

磨玻璃结节（ground glass nodule，GGN）：是指肺内稍高密度，且不掩盖其中肺血管影的结节灶。GGN 是 GGO 的特殊表现类型，在 X 线平面上多不能显示，而在薄层 CT 上易于显示，可为单发或多发。根据其密度是否均匀又可分为单纯性 GGN（图 2-5-5）和混合性 GGN（图 2-5-6）。

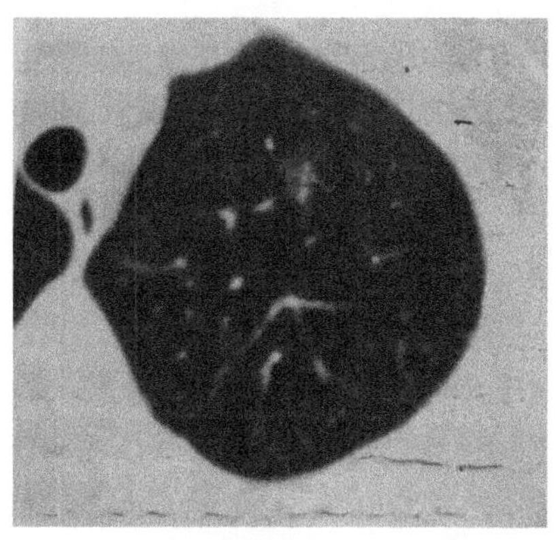

左上肺叶可见分叶状单纯性 GGN，其内可见血管分支影

图 2-5-5　单纯性 GGN

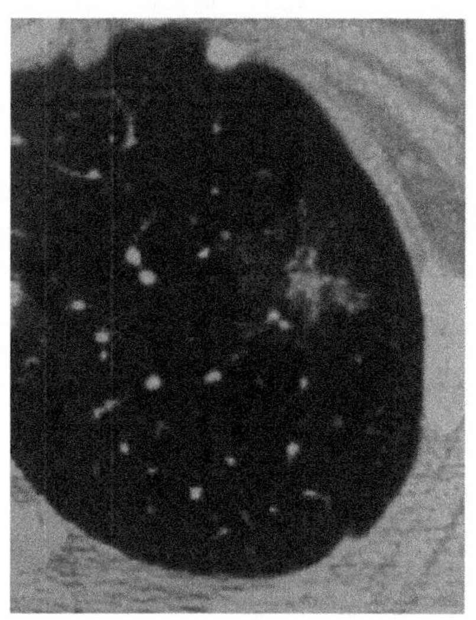

左上肺叶可见分叶状混合型 GGN，其内可见高密度实变影

图 2-5-6　混合型 GGN

肺内小结节：是指 1 cm 以下的结节病灶，常为多发。其中 3 mm 以下者

称为粟粒病灶。

②边缘：肺良性病变边缘光滑。周围性肺癌结节或肿块边缘可有毛刺，轮廓可呈多个弧形凸起，称“分叶征”。

③邻近：结核病变周围常有小结节和条状病灶，称为卫星灶，可见引流支气管。肺炎性肿块邻近可合并片状影。邻近胸膜的结节牵拉胸膜形成“胸膜凹陷征”多见于周围型肺癌，但肺结核球及炎性结节也可有类似表现。

5）空洞与空腔：

空洞：CT 上观察空洞病变应当注意以下内容。①洞壁：薄壁空洞多见于肺结核，偶见于肺癌。厚壁空洞多为癌性空洞。②内部：空洞内有气液面多见于急性肺脓肿。空洞内有球状物多见于曲菌球，曲菌球与洞壁之间形成半月形空气影，称为“空气半月征”。③周围：结核性空洞周围多可见卫星灶以及与肺门相连的支气管壁增厚；癌性空洞有时可见支气管狭窄或阻塞，可见阻塞性肺炎征象。

空腔：壁厚多在 1 mm 以内，均匀内外缘光滑，可有气 – 液平面。

6）钙化：CT 值多在 100 HU 以上，边缘清楚。在纵隔窗上钙化的密度类似于骨骼密度。肺结核钙化为病变愈合的表现，肿瘤也可发生钙化，但少见。

（3）肺门改变：

1）肺门增大：CT 可以显示肺门轻度增大、密度增高、形态异常。CT 增强扫描可以确定肺门增大是血管疾病、肿瘤或是肿大淋巴结。

2）肺门移位：肺不张及肺内严重纤维化病变可牵拉肺门移位。

（4）胸膜病变：

1）胸腔积液：可分为游离性积液、包裹性积液及叶间积液。

2）气胸与液气胸：气胸在 CT 肺窗上表现为肺外侧带状无肺纹理的高度透亮区，其内侧可见弧形的脏胸膜呈细线样软组织密度影，与胸壁平行。液气胸可见明确的气 – 液平面及萎陷的肺边缘。

3）胸膜增厚、粘连与钙化：胸膜增厚表现为沿胸壁的带状软组织影，厚薄不均匀，表面不光滑，与肺的交界面多可见小粘连影。胸膜钙化多呈点状、带状或块状的高密度影，其 CT 值接近骨骼。

4）胸膜肿瘤：为结节状及肿块状，单发或多发，与胸膜相连。

（5）纵隔改变：

1）位置：肺或胸膜的巨大占位病变、气胸、大量胸腔积液等可压迫纵隔变形并向对侧移位，也可因肺不张、广泛肺纤维化、肺叶切除术后、胸膜肥厚、粘连等导致纵隔向患侧移位。

2）形态：心脏大血管的异常扩张或纵隔内有较大的占位病变时均可导致纵隔变形，纵隔病变多以肿块的形式表现。通常形态规则的肿块为良性，形态不规则的多为恶性。边缘清楚的为良性，边缘不清的多为恶性。纵隔变形常致纵隔增宽。

3）密度：CT 值可较敏感反映纵隔病变的密度，根据其 CT 值大致分为四类，即脂肪密度、软组织密度、囊性密度和血管密度。

4）邻近结构：良性病变邻近结构无侵犯，恶性病变多受侵犯。

5. 常用成像技术的临床应用

（1）X 线的应用价值和限度：

1）应用价值：检查简单、方便，平片多能较清楚显示病变。其应用价值主要是健康普查、疾病初诊及病例随访。对于肺的健康普查，可发现症状不明显的某些疾病，如较大的肺癌、肺结核、硅沉着病等。呼吸系统疾病种类繁多，X 线检查多能指明病变的部位，做出初步诊断，对较多的气胸和明显的肋骨骨折可做出明确诊断。X 线检查还可以进行动态观察，通过随访、复查了解疾病的变化，以及判断疗效或了解术后改变。

2）应用限度：胸部 X 线检查是胸部三维物体的二维平面投影，前后或左右结构互相重叠，一些隐蔽部位的病变易漏诊，如心影后的小病灶或后肋膈角区的病灶等。同时 X 线的密度分辨力低，肺内较小的 GGN 易漏诊；对于纵隔内的病变，除了纵隔内积气或有大的钙化灶的病灶外，X 线检查不能直接显示纵隔内病变。

（2）CT 的应用价值和限度：

1）应用价值：CT 是胸部疾病重要和理想的检查方法。其价值体现在①可用于鉴别肿块是实性、液性、脂肪性还是血管性；②了解肿块的内部结构及边缘的微细变化以及鉴别肿块的性质；③了解粟粒型病灶的分布与数目；④显示肺大疱、局限性轻度肺气肿等轻微改变；⑤显示网状影、线样影、蜂窝状影，鉴别间质性病变；⑥显示支气管扩张、气管与支气管腔内狭窄或梗阻、支气管阻塞征象；⑦鉴别纵隔内外病变、胸膜内外病变、膈上下病变，显示肺内病变对纵隔或胸膜的侵犯；⑧显示纵隔内及肺门区淋巴结肿大，了解淋巴结钙化。

2）应用限度：虽然 CT 对胸部疾病诊断明显优于 X 线胸片，但有时一些病变，如肺癌、肺结核、肺炎的表现相似，弥漫性间质性病变表现亦相似，缺乏特异性，亦可引起诊断与鉴别诊断发生困难。此外，CT 检查的辐射量明显高于胸片，通过低剂量 CT 检查可有效降低剂量。

（3）MRI 的应用价值和限度：

1）应用价值：MRI 可多方位成像，对于鉴别肺内外病变、纵隔内外病变、膈上下病变，了解病变的起源有很大帮助。在鉴别纵隔肿块为血管性与非血管性、实性与囊性、侵袭性与非侵袭性方面亦很有价值。MRI 通常能区别肺部肿瘤与其阻塞远侧的实变；对神经源性肿瘤的诊断起着重要作用，能显示肿瘤与周围组织的关系及肿瘤侵犯范围。近年来，肺 MRI 快速成像、肺血管成像、肺实质灌注成像、应用对比剂氟化气体检查等新技术不同程度地改善了肺的图像质量，将扩大 MRI 在胸部的应用范围。

2）应用限度：由于肺信号弱，加上呼吸运动和心脏大血管搏动所致伪影的干扰，MRI 对肺部微细结构的显示效果不佳，不适用于慢性支气管炎、肺气肿、肺大疱、肺间质性炎症、支气管扩张等以间质改变为主的疾病检查。MRI 对钙化灶的显示不敏感，也难以显示肋骨或胸骨的骨折，故很少用于胸部外伤。

（4）成像技术的优选和综合应用：各种成像技术均可用于胸部疾病的诊断。由于成像原理不同，以及病变的不同阶段、不同部位及不同性质等，各种成像技术的优势也不同。胸部某些疾病往往仅凭一种成像技术难以诊断，需要多种成像技术综合应用，从而相互补充、相互印证。掌握各种成像技术在胸部疾病诊断的价值与限度，是进行成像技术优选和综合应用的前提，优选的原则如下。

1）经济的原则：多种成像可用于胸部病变的检查，其检查费用差别较大，在选择影像学检查技术时，应充分考虑患者的经济承受能力，先使用费用较低的成像技术。

2）简便的原则：根据临床上病情的轻重缓急进行选择，如危重患者、急诊患者，时间性很强，要求尽快有一个影像学诊断的结果，可先选择最简便的检查。

3）实用的原则：某种成像技术在胸部某些疾病的诊断中有其优势与限度，应扬长避短，如肺间质性病变、肺内粟粒性病变、支气管扩张等，应选用 CT 检查。

4）安全的原则：X 线和 CT 检查是利用 X 线成像，具有一定的辐射作用，而 MRI 检查为电磁波，不存在 X 线辐射。多次重复检查或对婴幼儿或孕妇（不包括早孕者）的检查，应尽可能应用 MRI 检查，必须应用 X 线和 CT 检查时，也应注意检查时的剂量。

【胸部 CT 增强扫描】

1. 适应证

主要适应证有肺门及纵隔淋巴结与血管的鉴别、肺门及纵隔淋巴结肿大的定性诊断、肺内结节病灶的鉴别诊断等。

2. 禁忌证

对比剂过敏；严重肝肾功能损害；甲状腺功能亢进及哮喘治疗期。

3. 目的

胸部增强目的是为了增加病灶与周围正常组织的密度对比、鉴别病变与血管断面，观察病变血供情况及血管本身有无病变。

4. 临床意义

提高等密度病灶和小肿瘤的检出率；提高良恶性病变的定性诊断能力；提高肿瘤分期的准确性。

5. 方法

通过静脉留置针，经肘静脉以 3 ~ 3.5 mL/s 注入非离子型造影剂 70 ~ 80 mL 后，对整个胸部进行连续扫描的 CT 检查成像技术。

【CT 肺动脉血管成像】

1. 适应证

主要适用于肺动脉栓塞、肺动脉狭窄及畸形、肺动脉高压的检查。

2. 禁忌证

碘对比剂过敏者、检查中不能配合者、心肝肾功能不全者、甲状腺功能亢进、哮喘等。

3. 目的

观察肺动脉血管有无异常。

4. 方法

多层螺旋CT肺动脉血管成像是对于急性肺动脉栓塞的一种无创、安全有效的检查方法，是指经肘静脉以团注的方式注入对比剂，采用对比剂智能追踪技术，自动触发，对胸部进行快速扫描的检查方法。肺动脉栓塞是由脱落的栓子或其他物质阻塞肺动脉及其分支的心血管疾病，可引起肺循环障碍，导致呼吸循环衰竭。

5. 肺栓塞基础知识概述

（1）肺栓塞：是肺动脉分支被外源性血栓或栓子堵塞后引起的相应肺组织供血障碍。大多数肺栓塞患者的栓子源自下肢深静脉的血栓，久病卧床、妊娠、外科手术后、心肌梗死、心功能不全和抗血栓因子Ⅲ缺乏，可发生深静脉血栓，是发生肺栓塞的主要病因。

（2）临床与病理：

1）临床：肺栓塞患者可无明显临床症状或仅有轻微的不适。急性肺栓塞典型的临床表现为呼吸困难、胸痛，少见咯血。较大的栓子堵塞肺动脉大分支或主干可引起急性右心衰竭而死亡。

2）实验室检查：肺栓塞患者血浆D-二聚体明显增高，敏感性达90%以上，但并非特异性，心肌梗死、脓毒血症或术后等也可增高。

3）心电图：典型表现为V_1 ~ V_4 T波倒置。

4）动脉血气：血氧饱和度减低出现低氧血症和低碳酸血症。

（3）肺梗死：是指肺动脉栓塞后引起相应肺组织的缺血坏死。

6. 肺栓塞影像学CT表现

肺栓塞可经CT肺血管成像（CT pulmonary angiography，CTPA）检查而确诊，如图2-5-7。

（1）急性肺栓塞：直接征象是血管内部分附壁的充盈缺损，肺动脉管腔狭窄，严重时肺动脉完全阻塞，管腔截断。间接征象包括肺血减少或韦斯特马克征等。

（2）慢性肺栓塞：直接征象是血管腔内完全附壁的充盈缺损。间接征象包括肺血分布极不均匀、肺动脉呈残根状，即中心肺动脉增宽与外围动脉不相称。

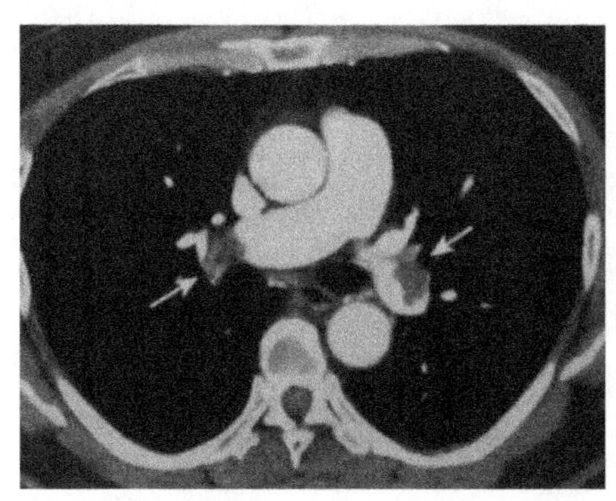

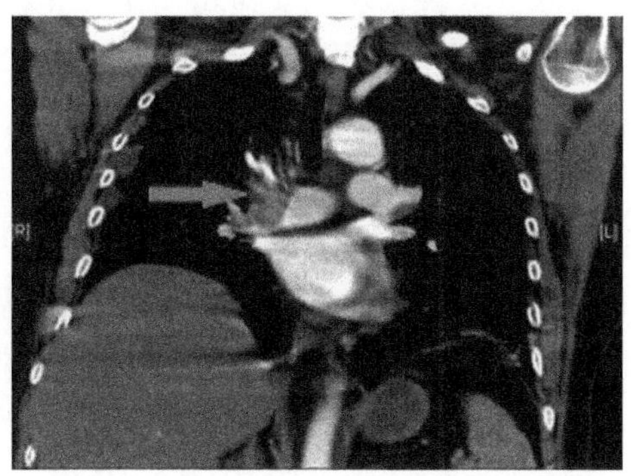

CT 增强检查，横断面、冠状面可见右肺动脉主干远端和左肺动脉主干腔内的不规则充盈缺损（↑），提示肺动脉多发血栓栓塞

图 2-5-7　肺动脉血栓栓塞

（3）发生肺梗死时，表现为与受累肺动脉供血区相匹配的肺内实变影，边界不清；约半数患者的病灶在 3 周内可完全消散。病变吸收后梗死部位残留条索状纤维化，并局限性胸膜增厚及粘连，同 X 线表现。

二、胸部 CT 检查护理常规

1. 检查前的准备和护理（临床科室）

（1）责任护士认真核对申请单，包括姓名、性别、年龄、ID（住院号）、检查部位、检查项目、既往病史及相关的病情，并与相关科室联系，进行预约。检查单上应注明检查部位及相关的病情，为影像检查和诊断提供参考。

（2）责任护士告知患者检查的预约时间、检查地点、检查的基本流程。

（3）告知患者和家属胸部 CT 检查的注意事项。

（4）危重患者、Ⅰ级护理患者外出进行 CT 检查时，需要医生和护士陪同，并做好陪同检查的相关准备工作（包括备好急救设备、急救药品和物品），确保外出转运中患者的安全。

（5）对于妊娠的妇女，不建议进行 CT 检查；已决定终止妊娠或必须进行放射学检查者须与医师沟通，并由患者和家属签字确认后方可进行预约检查；并在预约检查时和检查前应主动告知检查科室相关工作人员，同时出示患者和家属签字确认单。

（6）对新生儿、婴幼儿、多动症及弱智儿童，应遵医嘱在给予镇静及制动的情况下，由医生和护士陪同预约检查；对入睡困难的患儿，必要时需在医生和护士监测麻醉状态下进行预约检查。

（7）对带有引流管路的患者，在需外出CT检查时应做好管道的评估并妥善固定好胃管、尿管和其他引流管，防止扭曲、受压、脱落。

（8）对带有液路的患者，在X线摄片外出检查时应暂时夹闭液路或减慢点滴速度，待检查结束，安全转运患者后按正常速度点滴。

（9）对带有石膏支架或金属固定支架的患者，护士要嘱咐患者和家属，在检查前应事先告知检查人员，综合考虑病情严重程度，必要时除去石膏、金属固定支架，以免产生伪影，影响图像质量。

2. 检查前的准备和护理（检查科室）

（1）核对信息：查对患者的姓名、年龄、性别，住院患者查对患者腕带信息。根据检查目的做好患者信息登记，确定检查方式，如为肺栓塞患者，应在排除患者无检查禁忌证的条件下，尽早安排患者检查。

（2）呼吸干预：指导患者正确的呼吸方式。

（3）心理指导：如为增强扫描者，提前告知患者造影剂注入人体后可能出现的反应，减缓患者的紧张情绪，给予心理疏导，缓解患者的心理压力。

（4）高压注射器和对比剂的准备：将对比剂连接在高压注射器管路系统上，保持注射仪器设备运行完好。

（5）去掉检查部位所有金属物品，防止产生伪影，影像图像质量。

3. 检查中的观察和护理

（1）信息核查：再次核对患者信息、检查项目、药物等。

（2）体位摆放：协助搬运患者仰卧于检查床上，动作要轻柔，嘱咐患者双手举过头顶置于头顶两侧。脚先进，告知患者检查过程中保持不动。

（3）注射前应再次检查注射系统及导管内有无气泡，观察有无渗漏，确认无误后迅速离开扫描室。

（4）检查过程中严密观察患者病情变化，如有异常则立即停止检查。

（5）检查结束后分离管路，询问患者反应，观察留置针穿刺处，嘱咐患者多饮水，促进造影剂排泄。

4. 检查后的宣教和护理

（1）患者检查结束后，询问患者有无不适，如无不适则协助患者下检查床。

（2）安排患者在候诊区内等待 15 ～ 30 分钟，无任何不良反应后方可拔掉留置针。对于肺栓塞的患者，检查结束后，有专人陪同回病房，回病房 30 分钟后方可拔掉留置针。

（3）健康宣教：对于病情允许者，鼓励患者于检查结束后 1 小时、2 小时、3 小时各饮水 500 mL，24 小时饮水量不少于 2000 mL，从而促进造影剂排泄，减轻造影剂肾损伤。

（4）告知患者和家属取检查报告的时间及地点。

第六节　心脏冠状动脉 CT 血管成像检查基础知识及护理常规

心脏冠状动脉 CT 血管成像检查主要是观察冠状动脉血管有无狭窄、堵塞等病变，同时也可以观察心脏各个腔室的病变。

【适应证】

各种心脏及血管病变、心脏血管支架后复查。

【禁忌证】

碘对比剂过敏者、检查中不能配合者、心肝肾功能不全者、甲状腺功能亢进、哮喘等。

【目的】

显示冠状动脉血管有无狭窄、堵塞及异常管腔等病变。

【方法】

是指经肘静脉以团注的方式注入对比剂，采用对比剂智能追踪技术，自动触发，对心脏及心脏血管进行快速扫描的检查方法。

【心脏 CT 成像基础知识概述】

心脏位于胸腔中部偏左下方，心脏由心肌构成，有左心房、左心室、右心房、右心室四个腔。心脏的作用是推动血液流动，供应氧和各种营养物质给各部位组织和器官，并带走代谢废物，使细胞维持正常功能。而心脏作为一个泵血的肌性动力器官，本身也需要足够的营养和能源，供给心脏营养的血管系统，就是冠状动脉和静脉，也称为冠状动脉循环。

冠状动脉是供给心脏供血的动脉，起于主动脉根部主动脉窦内，分左右两支，行于心脏表面。

【心脏 CT 成像正常影像学表现】

1. 心脏 CT 成像概述

心脏 CT 扫描要求时间和空间分辨力均较高的 CT 设备，CT 平扫通常不能分辨出心壁和心腔的轮廓，需要使用对比剂和心电门控技术，即 CTA 检查。横断面从上至下可观察到主动脉弓层面、主－肺动脉窗层面、左心房层面、四腔心层面等（图 2–6–1）。

2. 冠状动脉和冠状静脉 CT 成像

（1）冠状动脉：容积再现（volume rendering，VR）图像可清晰显示冠状动脉树的解剖。左冠状动脉主干自主动脉左窦发出后，走行于肺动脉下方和左心房之间，后分为前降支和回旋支，前降支是左主干的延续，沿前室间沟到达心尖部，同时分出间隔支供应室间隔，分出对角支供应左室前侧壁。回旋支沿左房室沟走行，发出钝缘支，供应左室侧壁心肌。右冠状动脉自主动脉右窦发出后，沿右房室沟走行至心底部，通常发出后降支和左室后支，供应室间隔下后部和左室后壁心肌（图 2–6–2）。

（2）冠状静脉：冠状静脉有心大静脉、心中静脉、心小静脉、左室后静脉、左房斜静脉等。心大静脉起自心尖，沿前室间沟上行，再沿左房室沟到膈面汇入冠状静脉窦。心中静脉起源于心尖，沿后室间沟进入冠状静脉窦。心小静脉走行于右房室沟内，汇入冠状静脉窦。左室后静脉起自左室膈面，汇入冠状静脉窦。左房斜静脉是左房后壁的一支小静脉，沿左房背面斜行汇入冠状静脉窦。

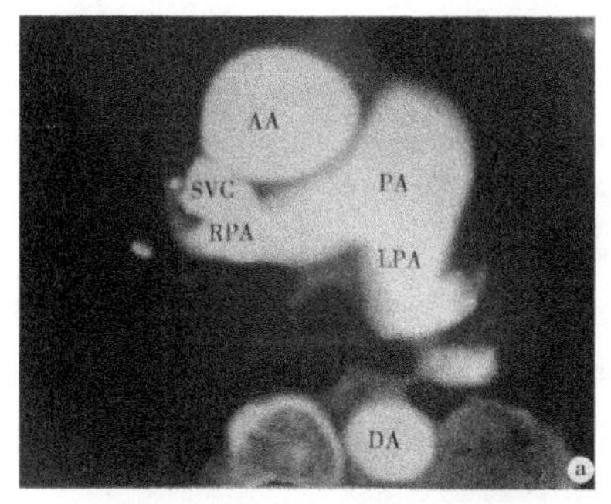

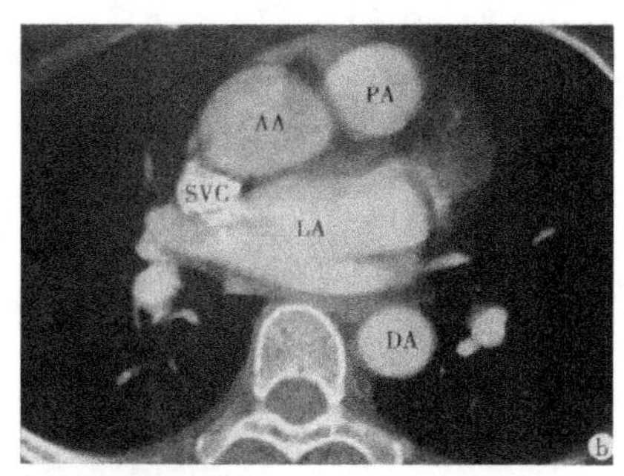

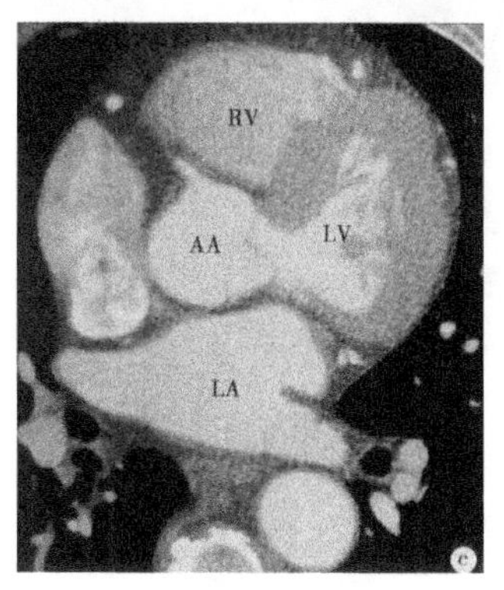

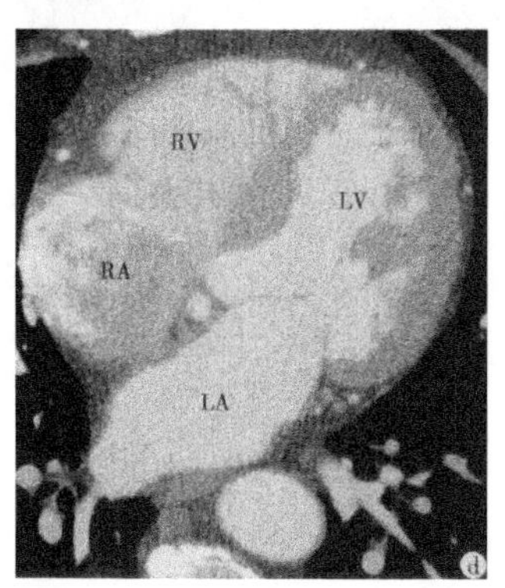

a. 主－肺动脉窗层面；b. 左心房层面；c. 左室流出道层面；d. 左室流入道层面（四腔心层面）。可见升主脉（AA）、降主动脉（DA）、主肺动脉（PA）、左肺动脉（LPA）、右肺动脉（RPA）、上腔静脉（SVC）、左心房（LA）、左心室（LV）、右心房（RA）、右心室（RV）

图 2-6-1　正常心脏横轴位 CTA 表现

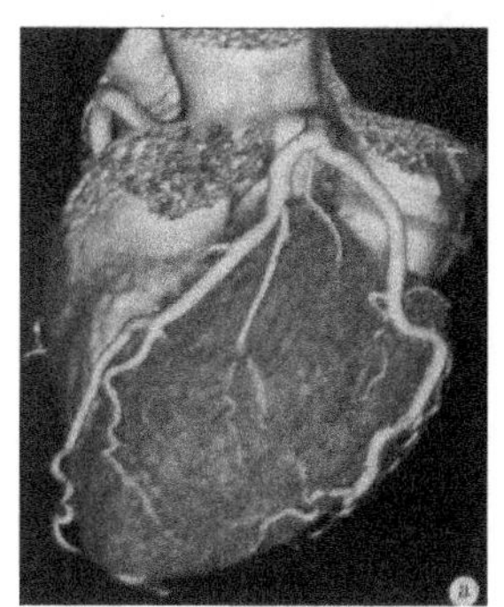

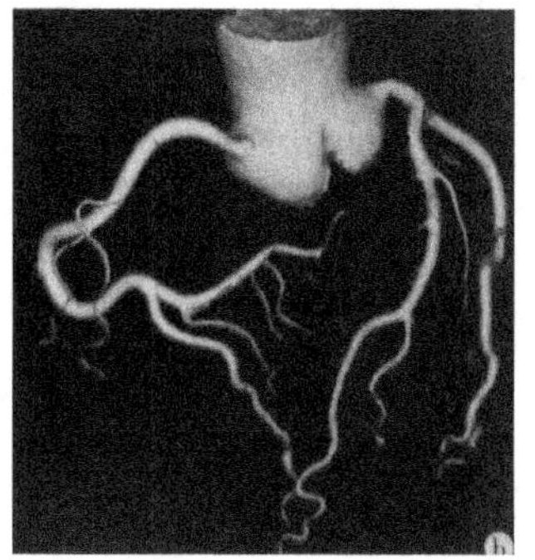

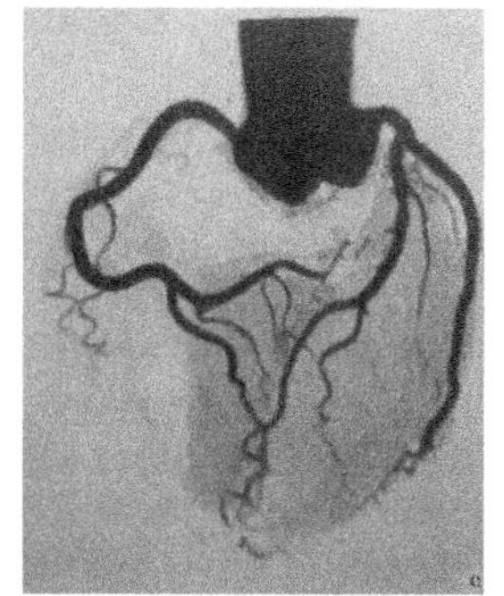

a. 心脏 VR 图像；b. 冠状动脉 VR 图像；c. 冠状动脉 MIP（负相）图像

图 2-6-2　冠状动脉正常 CTA 图像

3. 体肺循环大血管 CT 成像

（1）主动脉及其大分支：主动脉是体循环的动脉主干，由左心室发出，全程共分为主动脉根部、升主动脉、主动脉弓、降主动脉（图 2–6–3）。

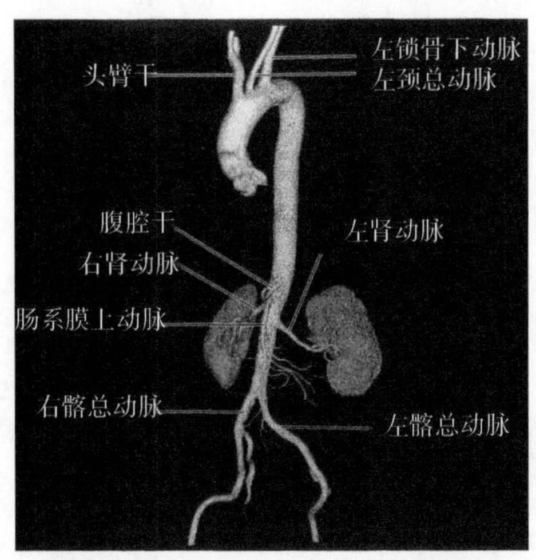

图 2–6–3　主动脉正常 CTA VR 图像

（2）肺动脉和肺静脉：

1）肺动脉：肺动脉是短而粗的动脉干，起自右室漏斗部，经主动脉根部前方向左上后方，至主动脉弓凹侧，相当于第 4 胸椎水平分为左、右肺动脉入肺（图 2–6–4a）。

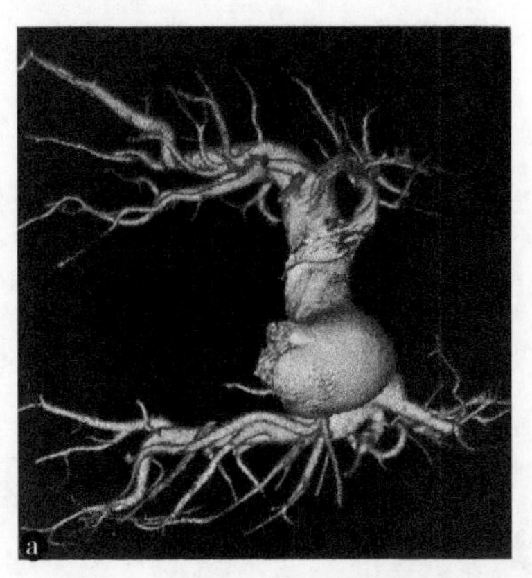

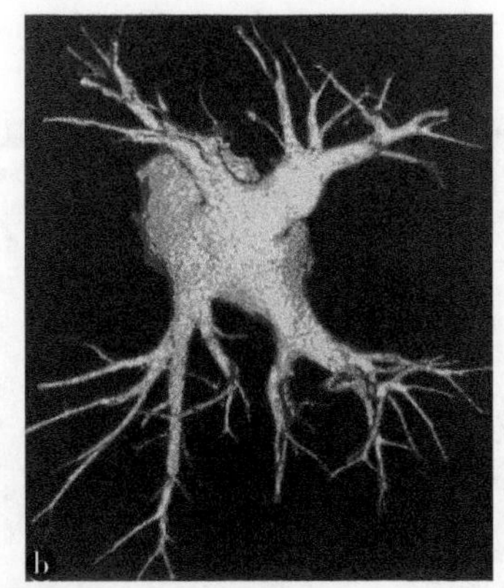

a. 肺动脉 CT VR 图像；b. 肺静脉 CT VR 图像

图 2–6–4　肺动脉和肺静脉正常 VR 图像

2）肺静脉：肺静脉变异较多，通常左右各有2支肺静脉，有时右侧有3支肺静脉，双侧肺静脉最终均汇入左心房（图2-6-4b）。

4. 心包正常CT表现

（1）心包：心包是一个包裹心脏和大血管根部的纤维浆膜囊，其外层为纤维心包，顶端与大血管根部外面延续，底部部分与膈肌的中心腱延续，周围借韧带与气管、胸骨相连。纤维心包的内表面有浆膜被覆，在大血管根部从上方和后方反折到心脏表面，延续为心外膜，又称为脏层心包。正常心包腔内含有少量液体，起到润滑心包的作用。

（2）心包窦：脏层和壁层心包的移行部将大血管根部分隔包裹为两组。一组包裹了主动脉和肺动脉，另一组包裹了上、下腔静脉和肺静脉。两组间的心包间隙称为心包横窦，下腔静脉和肺静脉与左心房后壁间的间隙称为心包斜窦。

【心脏基本病变影像学CT表现】

1. 心脏异常

（1）心腔大小改变：多种病因均可导致心腔扩大。陈旧性心肌梗死、室壁瘤形成以左心室增大为主；扩张型心肌病常以左心室增大为主。

（2）心肌异常：

1）心肌肥厚：最常见于肥厚型心肌病，可表现为以室间隔肥厚为主的非对称性肥厚及以心尖为主的心尖肥厚，还可为室间隔和左室游离壁弥漫增厚的对称性肥厚。长期高血压病由于左心室后负荷的加重，也可引起左心室心肌增厚。

2）心肌变薄和密度异常：多见于冠心病的陈旧性心肌梗死，梗死心肌通常变薄，心肌密度减低，有时左心室腔内还可见血栓形成。

（3）瓣膜异常：超声心动图是评价瓣膜病变的首选方法。CT由于受到时间分辨率的限制，无法明确血流动力学情况，主要观察瓣膜的增厚、钙化。

2. 冠状动脉异常

（1）冠状动脉粥样硬化斑块及狭窄：冠状动脉CT血管成像（coronary computed tomography angiography，CCTA）是无创影像学技术中能够对冠状动脉粥样硬化斑块进行显示的最佳手段。但是，并不能将纤维组织和脂质、血栓或出血等组织明确地进行分辨，仅能根据 CT 密度值，将斑块划分为钙化斑块、非钙化斑块和混合斑块（图 2–6–5）。

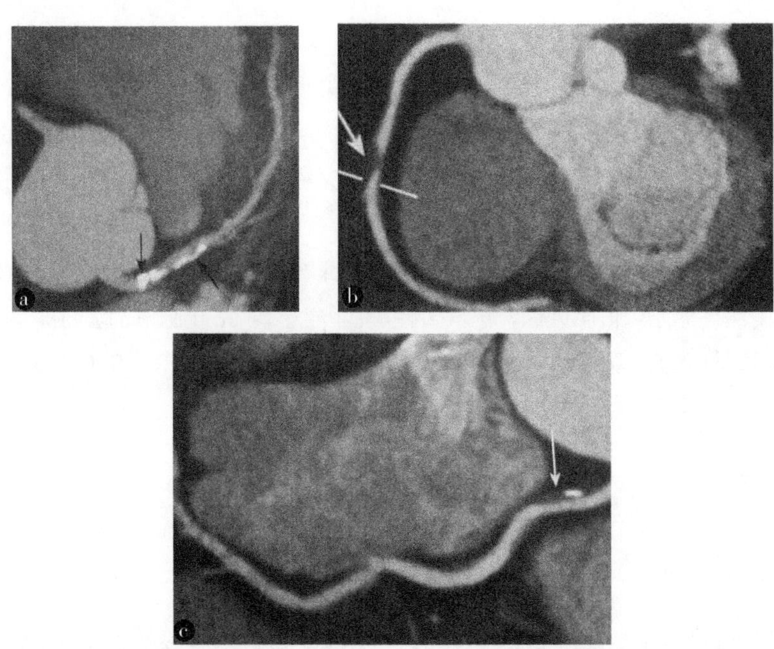

a. 前降支近段钙化斑块（↑）；b. 右冠状动脉中段非钙化斑块（↑）；
c. 回旋支近段的混合斑块（以非钙化斑块为主）（↓）

图 2–6–5 冠状动脉斑块 CT 表现

1）钙化斑块：CT 值 > 130 HU 的斑块定义为钙化斑块，冠状动脉钙化是粥样硬化病变的标志。

2）非钙化斑块：CT 值 < 130 HU 的斑块属于非钙化斑块，其中 CT 值在 20 ~ 60 HU 的斑块以脂质成分为主，CT 值在 70 ~ 120 HU 的斑块以纤维成分为主。

3）混合斑块：通常情况下斑块内部既有钙化成分，又有非钙化成分，此时称为混合斑块。

CT 是目前能够判断冠状动脉狭窄的最常用的非侵袭性检查。参照冠状动脉造影对狭窄的分级，CT 将冠状动脉狭窄分为：正常（狭窄 0）、轻度狭窄（ < 50%）、中度狭窄（50% ~ 69%）、重度狭窄（70% ~ 99%）、完全闭塞（100%）。

（2）先天性冠状动脉起源异常：指冠状动脉开口位置异常。部分变异对供血无明显影响，多无症状；部分变异可被周围组织挤压而出现狭窄或闭塞，引起心肌缺血，甚至猝死，称为恶性冠状动脉起源异常。

3. 体肺循环大血管异常

（1）主动脉异常：

1）管径扩张与狭窄：主动脉扩张最常见于主动脉粥样硬化导致的主动脉瘤，马方综合征多引起主动脉根部瘤样扩张。主动脉狭窄的病因有先天性和后天获得性（如大动脉炎）。

2）管壁钙化、增厚和溃疡形成：钙化是动脉粥样硬化最常见的表现。主动脉管壁增厚是动脉粥样硬化最早的表现，随着粥样硬化程度的加重，管壁增厚更为弥漫，可见多发溃疡和钙化。

（2）肺动脉异常：

1）管径扩张与狭窄：主肺动脉横径超过同一层面升主动脉横径，则为肺动脉扩张，常见病因有肺动脉高压、肺血增多的先天性心脏病等。肺动脉狭窄可发生于肺动脉瓣、主肺动脉、左右肺动脉及肺内分支的任何部位，最常见的病因为先天性，后天获得性病因常见于肺血管炎。

2）肺动脉血栓与占位：肺动脉血栓栓塞表现为管腔内充盈缺损，单发或多发，可发生于主干至肺内各级分支，严重者肺动脉可完全闭塞。肺动脉内占位病变非常罕见，可见于主肺动脉及肺内分支，病变一般呈膨胀性生长，密度不均，形态不规则。

4. 心包异常

（1）心包增厚、钙化：是缩窄性心包炎的典型表现，心包明显增厚，局限性或弥漫性心包钙化，可伴有心脏变形。

（2）心包积液：表现为心脏周围脏壁心包间隙内水样密度影，多见于渗出性心包炎，积液量较大时可压迫心脏出现心包压塞症状。

【常用成像技术的临床应用】

1. X 线的应用价值和限度

（1）X 线平片的应用价值和限度：X 线平片用于观察心脏整体轮廓、形态、位置有无异常改变，间接判断各心腔有无增大；观察肺循环的变化，判断肺淤血、肺水肿的程度，对于瓣膜病、心功能不全的诊断有一定价值；观察肺血的多少，对先天性心脏病作出初步诊断。明确肺内有无渗出实变、占位病变，明确纵隔及胸骨、肋骨等有无异常，明确有无胸腔积液。其最大不足是无法显示心内结构，不能获得直观的血流动力学信息。通常作为心血管病的初步筛查。

（2）心血管造影的应用价值和限度：心血管造影中的冠状动脉造影，用于明确冠状动脉狭窄程度，是冠心病诊断的“金标准”；左右心导管检查，直接测量心腔和血管内压力，计算全肺阻力等血流动力学信息，用于明确复杂先天性心脏病的诊断。其限度是有创性检查，需要住院检查，有一定的并发症，适应证和操作要求严格。

2. CT 的应用价值和限度

CT 在心血管系统中的应用最为广泛，优势集中体现在对心脏和血管的解剖诊断，如心腔和心肌结构、冠状动脉、主动脉、肺动脉、肺静脉，以及复杂先天性心脏病等方面。对于瓣膜病的血流动力学改变，以及心肌内的水肿或者纤维化等诊断受限，不及超声心动图和 MRI。CT 由于操作简便，优势还表现在对急诊患者的检查。但是，CT 存在 X 射线辐射，剂量控制非常重要。

3. MRI 的应用价值和限度

MRI 心脏检查可获得心动周期内多幅图像，如用电影方式进行显示，可评价心脏的收缩和舒张功能，对瓣膜病和心肌病有较大价值。特别是对于各种病因导致的心肌损害，如心肌梗死、室壁瘤、原发性心肌病和心肌炎等，具有独特的优势。MRI 有最好的软组织分辨能力，对各类肿瘤等占位病变有很大价值。另外，MRI 没有辐射，对患者有利。但是，安装心脏起搏器的患者不能进行 MRI 检查；少数有精神异常，如幽闭恐惧症的患者也不宜进行 MRI 检查。MRI 能够对大血管病变，如主动脉夹层等进行诊断但是由于检查耗时较长，设备间内磁场对金属物的要求较高，MRI 一般不用于急诊患者的检查。目前对冠状动脉的显示还不如 CT。

4. 成像技术的优选和综合应用

循环系统的影像学检查方法较多，并各具特点和优势，但是对任一患者进行所有影像学检查是不适宜的，应遵循简单、有效、经济、少创的原则合理选择检查方法，如冠心病的诊断，可以选择 CT 观察血管斑块和狭窄情况，应用 MRI 或者核医学检查，评价心肌缺血等，最后阳性患者可以根据情况，选择住院进行冠状动脉造影检查。再如先天性心脏病，常以 X 线平片检查为基础，常规进行彩色多普勒超声检查，绝大多数患者均可获得明确诊断。如果是复杂畸形，则需选择 MRI 或 CT 等，仅少数需要测量压力，或者必要的患者再行心血管造影检查。

【冠状动脉粥样硬化性心脏病】

冠状动脉粥样硬化性心脏病（coronary artery disease，CAD）：简称冠心病，其定义是冠状动脉血管的任何一处发现由动脉粥样硬化病变导致的 > 50% 的管腔狭窄。因此该定义含有两层含义，一是冠心病是动脉粥样硬化病变导致的；二是存在≥ 50% 的狭窄病变。

1. 临床与病理

（1）病理改变：冠状动脉粥样硬化的病理改变可分为四个阶段（图 2-6-6）：

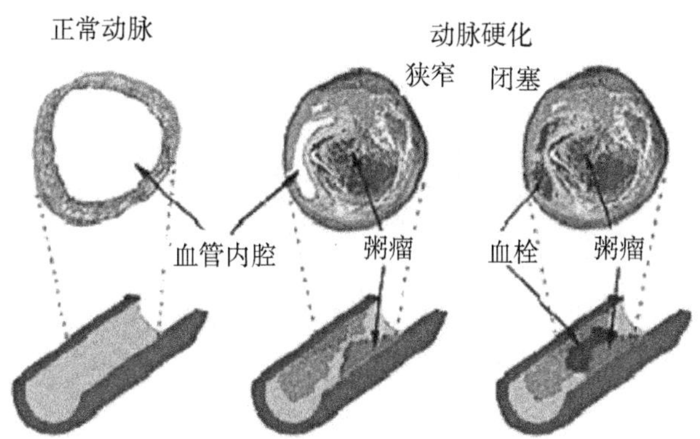

图 2-6-6　动脉粥样硬化

1）脂质浸润前期血管内膜改变，常有内皮细胞损伤。

2）脂点、脂纹和粥样斑块形成，由于脂质浸润，血管内膜上有点片状黄色隆起。

3）由粥样斑块发展成纤维斑块，此时有钙化发生。

4）复合性斑块，斑块中央脂质坏死，内膜破溃形成粥样溃疡，血小板聚集，可形成血栓。

（2）主要临床表现包括：

1）心绞痛：主要由于心肌供血减少和缺氧所致，可由体力负荷增加、情绪激动或其他增加心肌需氧量的情况诱发，也可在无明显诱发因素下发生。①典型的稳定型心绞痛：表现为心前区、胸骨体上段或胸骨后压迫、发闷、紧缩感或烧灼感，伴濒死、恐惧感，常由体力劳动或情绪激动、饱食、寒冷等诱发，疼痛可放射至左肩、左上肢内侧或颈咽、下颌部，通常停止活动后或舌下含服硝酸甘油 3 ～ 5 分钟内逐新消失。②不稳定型心绞痛：表现为胸痛无明显规律或诱因，发作时间、持续时间和程度等也不稳定。

2）心肌梗死及其并发症：急性心肌梗死最常见的表现是剧烈胸痛，可向胸部其他部位和肩部、颈部放射，胸闷和呼吸困难，以及出冷汗、脸色苍白等，随着病情的加重，患者会出现呼吸困难、端坐呼吸、咳粉红色泡沫痰等急性左心功能不全的表现。并发症是心律失常、心力衰竭、心源性休克，严重者出现心脏破裂、猝死等。

2. 主要检查手段

（1）CT 冠脉血管成像（冠状动脉 CTA）：是一种无创性检查，是将碘对比剂经外周静脉（常采用肘静脉），应用静脉留置针和特定的高压注射器装置快速注入体内，利用碘对比剂的高密度增加冠脉血管与周围组织的影像对比度，应用高端 CT 机的自动触发示踪技术和心电门控技术，对心脏进行快速扫描，经过工作站后处理才能得到冠脉血管的图像，通过对比剂在 CT 下所显示的影像来诊断冠状动脉血流的情况。主要适用于冠状动脉各种先天性变异的诊断、冠状动脉狭窄、闭塞的诊断、冠状动脉支架术后或搭桥术后随访复查等（图 2-6-7、图 2-6-8）。

（2）冠状动脉造影：心血管造影中的冠状动脉造影，用于明确冠状动脉狭窄程度，是冠心病诊断的“金标准”；左右心导管检查，直接测量心腔和血管内压力，计算全肺阻力等血流动力学信息，用于明确复杂先天性心脏病的诊断。其限度是有创性检查，需要住院检查，有一定的并发症，适应证和操作要求严格。

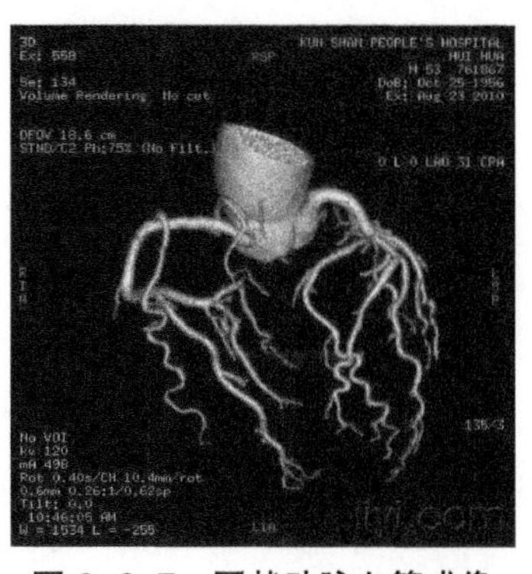

图 2-6-7　冠状动脉血管成像

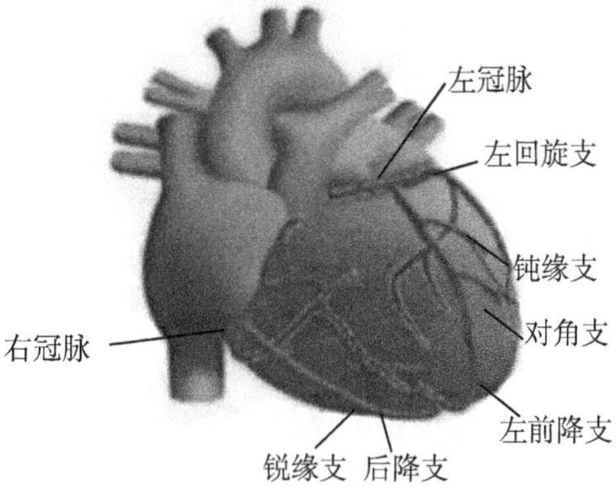

心脏的冠状动脉
左冠脉
左回旋支
钝缘支
对角支
右冠脉
左前降支
锐缘支
后降支

图 2-6-8　冠脉血管图

【冠脉 CT 血管成像检查的护理常规】

1. 检查前的准备和护理（临床科室）

（1）责任护士认真核对申请单，包括姓名、性别、年龄、ID（住院号）、检查部位、检查项目、既往病史及相关的病情，并与相关科室联系，进行预约。检查单上应注明检查部位及相关的病情，为影像检查和诊断提供参考。

（2）责任护士告知患者检查的预约时间、检查地点、检查的基本流程。

（3）告知患者和家属冠脉成像检查的注意事项。

（4）危重患者、Ⅰ级护理患者冠状动脉成像外出检查时，需要医生和护士陪同，并做好陪同检查的相关准备工作（包括备好急救设备、急救药品和物品），确保外出转运中患者的安全。

（5）对于妊娠的妇女，不建议进行冠脉成像检查，并告知患者原因；对于已决定终止妊娠或必须进行放射学检查者须与医师沟通，并由患者和家属签字确认后方可进行预约检查；并在预约检查时和检查前应主动告知检查科室相关工作人员，同时出示患者和家属签字确认单。

（6）对新生儿、婴幼儿、多动症及弱智儿童，应遵医嘱在给予镇静及制动的情况下，由医生和护士陪同预约检查；对入睡困难的患儿，必要时需在医生和护士监测麻醉状态下进行预约检查。

（7）对带有引流管路的患者，在需进出 CT 室及外出检查时应做好管道的评估并妥善固定好胃管、尿管和其他引流管，防止扭曲、受压、脱落。

（8）对带有液路的患者，在冠脉成像外出检查时应暂时夹闭液路或减慢点滴速度，待检查结束，安全转运患者后按正常速度点滴。

（9）对带有石膏支架或金属固定支架的患者，责任护士要嘱咐患者和家属，在检查前应事先告知检查人员，综合考虑病情严重程度，必要时除去石膏、金属固定支架，以免产生伪影，影响图像质量。

2. 检查前的准备和护理（检查科室）

（1）核对信息：查对患者的姓名、年龄、性别，住院患者查对患者腕带信息。根据检查目的做好患者信息登记，确定检查方式。

（2）去除金属物质：协助患者去掉随身携带的金属物质，以免检查时产生干扰。

（3）心率控制：为保证图像质量和效果，64 排 128 层 CT 检查要求心率控制在 70 次 / 分钟以下，律齐无频繁期前收缩。双源 CT 心率要求可以适当放宽。首先监测患者心率，心率 > 75 次 / 分钟者，遵医嘱指导患者口服美托洛尔，嘱患者静坐 30 ~ 90 分钟，并及时测量患者心率。对于心率在 85 次 / 分钟以上者或有心律不齐者，Revolution CT 心脏扫描时不受心率、心律限制即可完成检查。

（4）呼吸干预：告知患者整个检查过程需屏气的次数及患者正确呼吸的重要性。指导患者吸气屏气，屏气时保持胸腹部不动，每次屏气幅度保持一致，如不能配合屏气，指导患者屏气时用手捏鼻子。观察在屏气状态下患者心率变化，每次屏气的时间大概是 10 ~ 15 秒，检查时请注意听从指令。

（5）心理指导：评估患者心理状态，对于焦虑、紧张的患者进行心理疏导，避免由于紧张情绪导致心率加快，对于有疑问的患者及家属，护士耐心地向患者及家属讲解，消除患者和家属的顾虑。并告知患者检查过程中勿动，造影剂注入体内会引起发热，属于正常现象。

（6）建立静脉通路：选择 20 G 静脉留置针，评估患者血管，选择粗、直、不易滑动的大静脉（最好选择右肘正中静脉）进行穿刺，并妥善固定，嘱患者穿刺部位尽量少做弯曲动作。将恒温箱中的对比剂与高压注射器管路系统相连接，准备就绪后，连接静脉留置针，建立对比剂注射静脉通路。

3. 检查中的观察和护理

（1）体位摆放：协助患者平卧于检查床上，解开胸前衣扣，粘贴电极片

（分别放置在右锁骨中线锁骨下第 2 肋间隙、左锁骨中线锁骨下第 2 肋间隙、右侧腋前线第 5、第 6 肋间，左侧腋前线第 5、第 6 肋间），连接心电门控导联与电极片。

（2）健康宣教：再次与患者沟通交流，减少患者紧张、焦虑情绪，告知患者检查中配合的重要性。同时注意患者保暖，减少不必要部位的暴露。

（3）心电监测：密切观察患者心率变化，对 64 排或 128 层 CT 检查，若患者心率波动太大，可先暂停检查，给予患者心理指导或遵医嘱指导患者口服美托洛尔，以控制和稳定心率。

（4）密切观察：检查过程中严密观察患者反应，告知患者若出现不适，可及时举手示意。同时注意观察图像质量。

（5）检查完成：分离管路，询问患者有无不适，观察留置针穿刺处有无渗出，嘱咐患者适当多饮水，留观 30 分钟。

4. 检查后的宣教和护理

（1）协助患者除去电极片，穿好衣物。

（2）告知患者取片和结果的时间和地点。

（3）观察和询问患者有无不适，如无不适，在候诊区等候 15 ~ 30 分钟后及时拔除留置针，嘱患者按压穿刺处 5 分钟以上；如有不适及时通知医生给予对症处理。

（4）健康宣教：指导患者进行水化，以促进对比剂排泄，减少对比剂不良反应。

（5）其他参照 CT 普通检查和增强检查后的宣教和护理。

第七节　主动脉夹层 CT 检查基本知识及护理常规

主动脉夹层 CT 检查包括胸主动脉、腹主动脉、髂动脉三部分。

【适应证】

适用于突发的胸背部撕裂样疼痛伴高血压。

【禁忌证】

碘对比剂过敏者、检查中不能配合者、心肝肾功能不全者、甲状腺功能亢进、哮喘等。

【主动脉夹层基础知识概述】

1. 概念

主动脉夹层（aortic dissection，AD）：指各种病因导致主动脉内膜出现破口，血液由内膜破口进入主动脉壁中层，造成主动脉内膜与中层分离的一种病理状态。该病较为凶险，特别是累及主动脉根部的夹层，死亡率较高，是心血管疾病中较少见并且是最危险的疾病之一。

2. 临床与病理

（1）主动脉夹层的 Debakey 分型：

1）Ⅰ型：破口位于升主动脉，夹层累及范围广泛，向近端扩展可引起主动脉瓣关闭不全及冠状动脉阻塞，向远端扩展可累及主动脉弓头臂血管、胸主动脉、腹主动脉及其分支，远端可达髂动脉。

2）Ⅱ型：破口位于升主动脉，累及范围仅局限于升主动脉。

3）Ⅲ型：破口位置 - 左锁骨下动脉开口以远的降主动脉，累及范围 - 仅局限于膈上胸主动脉，称为Ⅲ a 型；沿胸主动脉向远端扩展到腹主动脉及髂动脉，称为Ⅲ b 型。若病变少数情况下逆行扩展至主动脉弓和升主动脉，则称为Ⅰ型。

（2）主动脉夹层的临床症状：急性主动脉夹层最主要的症状是剧烈疼痛，多突然发生，呈撕裂样或刀割样，疼痛的部位随着主动脉内膜撕裂的范围或其他血管及器官的受累而不同。

【主动脉夹层的影像学 CT 表现】

主动脉 CTA 是确诊夹层的首选检查方法，可明确夹层累及的范围和程度，并进行分型；可逐一显示分支血管受累情况，确定真假腔，可以鉴别典型夹层与不典型夹层（图 2–7–1、图 2–7–2）。

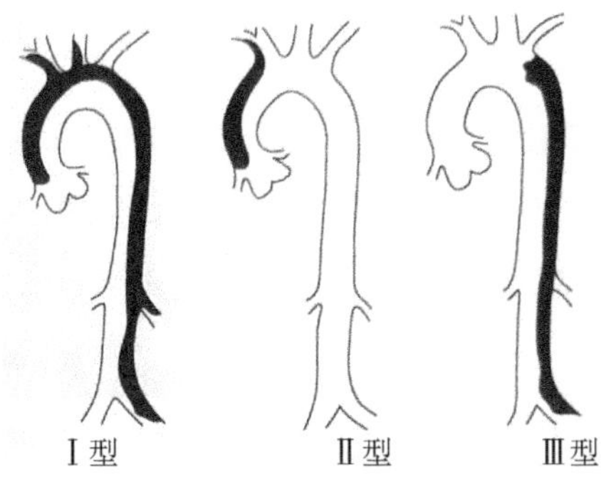

图 2-7-1 主动脉夹层 Debakey 分型示意图

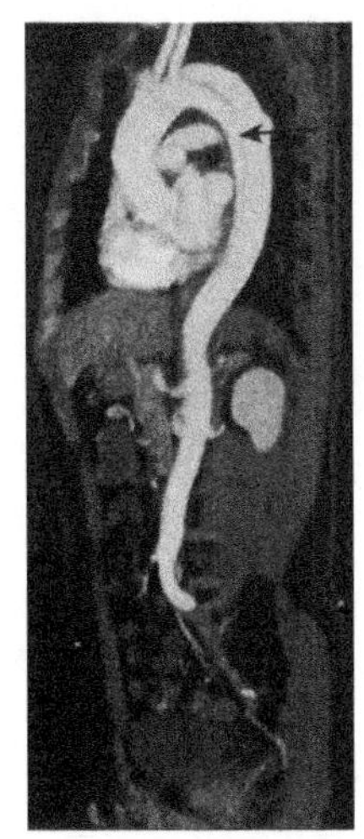

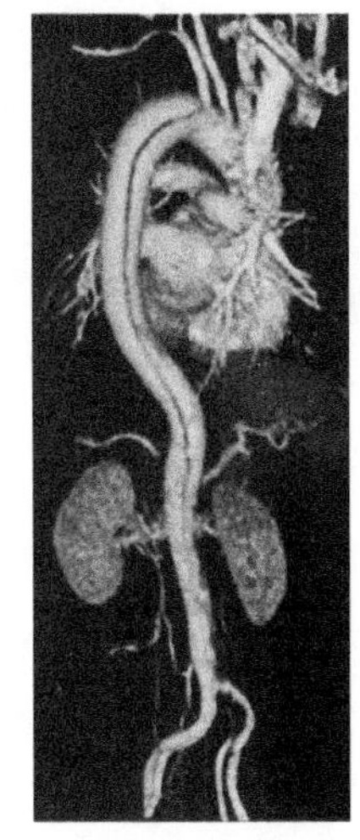

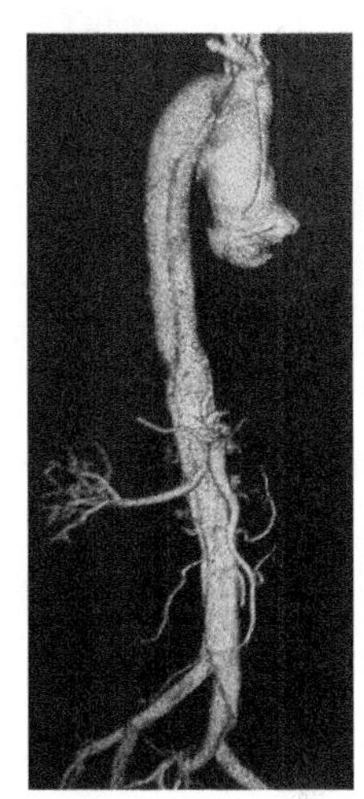

图 2-7-2 主动脉夹层 CT 表现

CTA 诊断主动脉夹层的内容和征象主要包括：

（1）内膜破口的定位：在 CTA 上，破口表现为内膜连续性中断，破口可有一个或多个。

（2）内膜片：内膜片是诊断主动脉夹层的直接征象。内膜片将主动脉管腔分为真腔和假腔，形成“双腔主动脉”，并可追踪内膜撕裂延伸的范围和程度。

（3）鉴别真腔和假腔：明确真假腔是主动脉夹层治疗方法选择的关键。真腔一般较小，与未受累的正常主动脉管腔相连续，可见内膜钙化内移，有内膜撕裂口。而假腔一般较大，包绕真腔，不与正常主动脉管腔相连续，假腔内可有血栓形成。

（4）主要分支血管受累情况，特别是主动脉瓣、冠状动脉、升主动脉扩张程度，以及头臂动脉等的受累程度，该信息有助于决定外科术式。

（5）主动脉破裂：主动脉破裂是主动脉夹层最严重的并发症，预后差，病死率高。CT 发现主动脉破裂的征象主要有对比剂外溢到主动脉管腔外、心包积血、胸腔积血、腹膜后血肿等。

【主动脉夹层 CT 检查方式】

应用留置针经外周静脉将对比剂注入体内，利用高端 CT 机的自动触发技术进行扫描，通过对比剂显影来判断主动脉壁中膜是否发生血肿或出血的 CT 检查。增强状态下可见撕裂的内膜瓣显示、真假腔显示，部分病例可见内膜瓣破口。主动脉夹层是最危险的急症之一。

【主动脉夹层 CT 检查护理常规】

1. 检查前的准备和护理（临床科室）

（1）责任护士认真核对申请单，包括姓名、性别、年龄、ID（住院号）、检查部位、检查项目、既往病史及相关的病情，并与相关科室联系，进行预约。检查单上应注明检查部位及相关的病情，为影像检查和诊断提供参考。

（2）责任护士告知患者检查的预约时间、检查地点、检查的基本流程。

（3）告知患者和家属 CT 检查的注意事项。

（4）危重患者、Ⅰ级护理患者 CT 检查外出时，需要医生和护士陪同，并做好陪同检查的相关准备工作（包括备好急救设备、急救药品和物品），确保外出转运中患者的安全。

（5）对于妊娠的妇女，不建议进行 CT 检查并给患者讲明原因；已决定终止妊娠或必须进行 CT 检查者须与医师沟通，并由患者和家属签字确认后方可进行预约检查；并在预约检查时和检查前应主动告知检查科室相关工作人员，同时出示患者和家属签字确认单。

（6）对新生儿、婴幼儿、多动症及弱智儿童，应遵医嘱在给予镇静及制动的情况下，由医生和护士陪同预约检查；对入睡困难的患儿，必要时需在医生和护士监测麻醉状态下进行预约检查。

（7）对带有引流管路的患者，在 CT 外出检查时应做好管道的评估并妥善固定好胃管、尿管和其他引流管，防止扭曲、受压、脱落。

（8）对带有液路的患者，在 CT 外出检查时应暂时夹闭液路或减慢点滴速度，待检查结束，安全转运患者后按正常速度点滴。

（9）对带有石膏支架或金属固定支架的患者，护士要嘱咐患者和家属，在检查前应事先告知检查人员，综合考虑病情严重程度，必要时除去石膏、金属固定支架，以免产生伪影，影响图像质量。

2. 检查前的准备和护理（检查科室）

（1）核对信息：与送检的护士核对患者信息，询问患者的检查史、用药史、家族史、过敏史，以筛查患者有无增强检查的禁忌证。

（2）生命体征监测：监测患者的血压、脉搏、呼吸等生命体征。

（3）用药护理：对携带药物的患者，应注意在运输移动过程中保持静脉通畅。

（4）疼痛护理：疼痛是主动脉夹层的主要特点，因此在搬动患者时应注意动作轻柔缓慢，避免震动，防止血肿破裂。

（5）呼吸干预：提前教会患者正确屏气，对于疼痛明显及需长段落扫描的患者，可嘱患者平静状态下呼吸。

3. 检查中的观察和护理

（1）体位摆放：协助患者仰卧于床上，双上肢举过头顶，嘱患者检查过程中勿动。

（2）静脉留置针穿刺（20 G），给患者建立静脉通路，连接对比剂注射系统，并进行预注射。

（3）注意患者保暖，减少不必要部位的暴露。

（4）密切观察检查过程中患者生命体征及病情变化。

（5）检查结束后分离管路，询问患者反应，观察留置针穿刺处有无渗漏。

4. 检查后的宣教和护理

（1）检查结束后评估患者生命体征是否平稳，询问患者有无不适，无不适时可将患者搬离扫描床，搬运过程中动作宜轻柔缓慢。

（2）主动脉夹层属于急症，如发现患者有主动脉夹层，应及时告知临床医生，由医生护送患者回病房，在病房观察 30 分钟后拔除留置针。

（3）其他参照 CT 普通检查和增强检查后的宣教和护理。

第八节 全腹部 CT 检查基础知识及护理常规

一、全腹部 CT 检查基础知识

全腹部 CT 检查包括腹部和盆腔。主要包括腹部、盆腔 CT 平扫，腹部、盆腔 CT 增强扫描，腹部、盆腔 CT 造影扫描（包括胃部造影、小肠造影、大肠造影、盆腔造影）及腹部盆腔 CT 血管成像。

【概述】

1. 全腹部 CT 平扫

腹部平扫起自胸底的横膈膜止于骨盆底部。

（1）适应证：主要适用于肝、胆、脾、肾、肾上腺、输尿管、膀胱、睾丸、子宫及附件、腹腔及腹膜后病变的诊断。

（2）禁忌证：平扫一般无禁忌证，但体内有金属异物时，可因金属异物伪影影响图像质量，无法作出诊断。

2. 全腹部 CT 增强扫描

通过肘静脉以 3 ~ 3.5 mL/s 注入非离子型造影剂 80 ~ 90 mL 后，对上腹部进行三期扫描，盆腔进行二期扫描。

（1）适应证：主要适应于显示全腹部平扫不能显示或可疑病灶的诊断；肝血管瘤与肝癌的鉴别；腹腔及腹膜后病变的诊断。

（2）禁忌证：碘对比剂过敏者、检查中不能配合者、心肝肾功能不全者、甲状腺功能亢进、哮喘等。

3. 全腹部空腔脏器 CT 造影扫描

通过口服水或碘对比剂配置液的人工方法充盈胃肠道或盆腔，使扫描部位形成良好的密度对比，从而清晰地显示胃肠道病变大小、区域范围、形态变化、肠壁的增厚、肿块生长方式、内腔的狭窄程度及向周围组织侵袭状况与远处的转移等。

4. 全腹部 CT 血管成像

腹部血管成像适用于腹主动脉、髂动脉及下腔静脉等大血管疾病的诊断，还可显示腹部脏器的血管异常及肿瘤对血管的侵犯。

【全腹部解剖基础知识】

1. 胃肠道

（1）咽部：咽部是胃肠道的开始部分，是含气空腔。

（2）食管：食管是一个连接下咽部与胃的肌肉管道，起于第 6 颈椎水平与下咽相连。

（3）胃：一般分为胃体、胃底、胃窦三部分及胃小弯和胃大弯（图 2-8-1）。

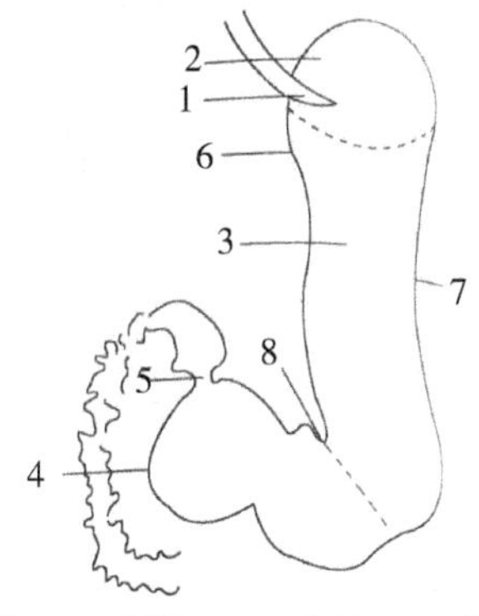

1—贲门；2—胃底；3—胃体；4—胃窦；5—幽门；6—胃小弯；7—胃大弯；8—胃切迹。

图 2-8-1　胃各部名称

（4）十二指肠：十二指肠全程呈“C”型，称十二指肠曲。上与幽门连接，下与空肠连接，一般分为球部、降部、水平部（横部）和升部。

（5）空肠与回肠：空肠与回肠之间没有明确的分界，但上段空肠与下段回肠的表现大不相同。空肠大部分位于左上中腹，多为环状皱襞，蠕动活跃。回肠肠腔略小，皱襞少而浅，蠕动不活跃。末端回肠自盆腔向右上行与盲肠相接。小肠的蠕动是推进性运动，空肠蠕动迅速有力，回肠慢而弱。

（6）大肠：大肠分盲肠（附有阑尾）、升结肠、横结肠、降结肠、乙状结肠和直肠，绕行于腹腔四周。

2. 肝脏、胆系、胰腺和脾脏

肝、胆、胰腺是重要的消化器官，影像学检查对于显示其解剖结构和诊断相关疾病都十分重要。脾虽然不属于消化器官，但因为解剖位置毗邻，不少疾病与肝胆有关。

3. 泌尿系统

泌尿系统由肾脏、输尿管、膀胱及尿道组成。其主要功能为排泄，是人体代谢产物的重要排泄途径，还能调节水盐代谢和酸碱平衡，并产生多种具有生物活性的物质，对维持机体内环境的稳定有重要作用（图 2-8-2）。

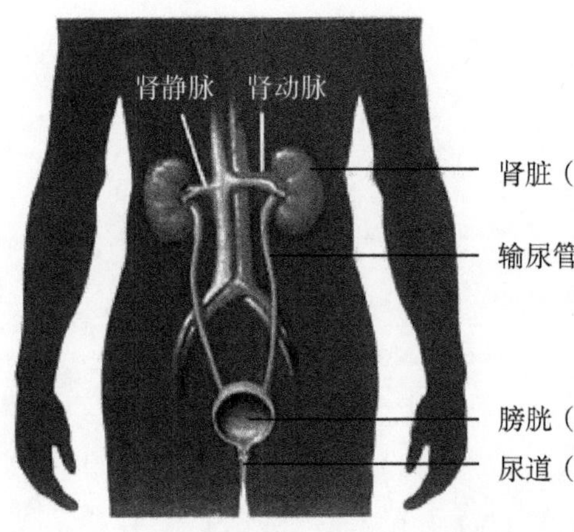

图 2-8-2　泌尿系统结构示意

【正常影像学 CT 表现】

1. 消化道

（1）食管：食管壁呈软组织密度，因其周围有一层脂肪组织包绕，因而 CT 能清晰显示食管断面的形态及与其邻近结构的关系。食管壁的厚薄不同，一般壁厚度为 3 mm。食管穿过横膈后，向左水平走行于胃底，因食管的水平走行，致使约 1/3 的人与食管贲门区显示类似胃底内壁增厚或团块，应注意鉴别（图 2–8–3a）。

（2）胃：胃适度扩张后，胃壁的厚度正常为 2 ~ 5 mm，虽有个体差异，但均在 10 mm 以下。胃底左后方是脾，右前方是肝左叶。胃体垂直部分断面呈圆形，与肝左叶、空肠、胰尾及脾的关系密切。连续层面观察，见胃体从左向右与胃窦部相连，胰体在其背侧。胃窦与十二指肠共同包绕胰头（图 2–8–3b）。

（3）十二指肠：十二指肠上接胃窦，向下绕过胰头及钩突，水平段横过中线，走行于腹主动脉、下腔静脉与肠系膜上动脉、静脉之间。其肠壁厚度与小肠相同。

（4）小肠：充盈良好正常的小肠壁厚约 3 mm，回肠末端肠壁厚度可达 5 mm。通常空肠位于左上腹，回肠位于右下腹（图 2–8–3c）。

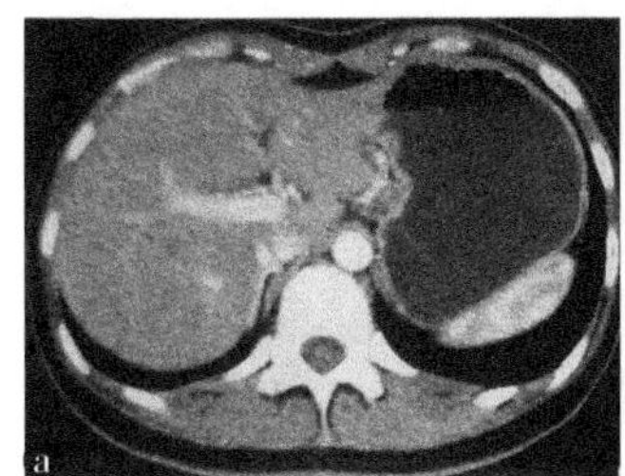

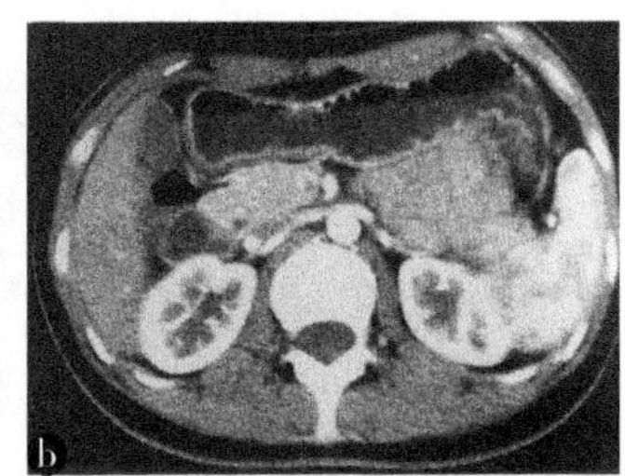

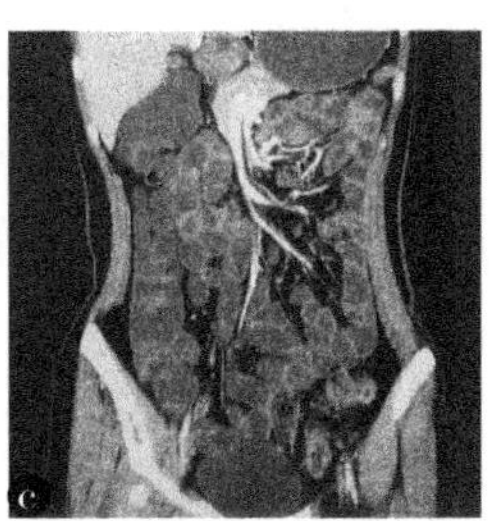

正常胃腔轴位 CT 图像；正常小肠和结肠冠状位 CT 图像

图 2–8–3　正常消化道 CT 表现

（5）大肠：大肠壁外脂肪层较厚，CT 图像显示清晰，轮廓光滑，边缘锐利。正常结肠壁厚 3 ~ 5 mm。肠内常含有气体及粪便。

2. 肝脏、胆系、胰腺和脾脏

（1）肝脏：CT 上肝脏的分叶是以胆囊后壁与下腔静脉左后缘的连线为界分为肝左、右叶，以肝纵裂或者肝圆韧带将肝左叶分为内、外侧段，门静脉与下腔静脉之间向内突出的肝组织为尾叶。肝脏为肝动脉和门静脉双重供血器官，前者血供约占 25%，后者血供约占 75%。肝动脉与门静脉由肝门进入肝内并分支到肝内各段。肝左、中、右 3 支静脉收集血液在肝顶部第 2 肝门处汇入下腔静脉。肝脏 CT 表现轮廓光滑整齐，其形状和显示的结构依扫描层面不同而有差异（图 2–8–4）。

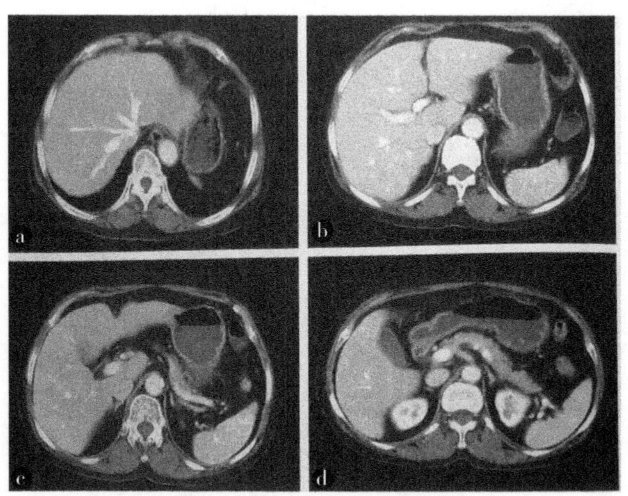

图 2-8-4　肝正常增强 CT

肝实质平扫：显示为均匀一致的软组织密度影，CT 值为 40 ~ 70 HU，密度高于同层脾脏和胰腺，肝内血管显示为管状或者圆形低密度影。

肝脏增强：肝实质和肝内血管在扫描的不同时相表现不同。

1）动脉期：肝实质密度与 CT 平扫相似，肝动脉密度明显增高，门静脉密度可轻度增高，肝静脉无强化。

2）门静脉期：肝实质和门静脉明显强化，肝内门静脉密度高于肝实质，肝静脉也可强化。

3）平衡期：肝实质仍然明显强化。

（2）胆系：胆囊的位置、大小和形态变异很大，一般位于肝左叶内侧段（左内叶）下外侧的胆囊窝内。胆囊边界清楚，壁菲薄，厚度 1 ~ 2 mm，内部胆汁密度接近水。

（3）胰腺：胰腺呈弓状条带形软组织密度，在周围脂肪的衬托下其轮廓清楚显示。胰腺头部膨大，被包绕于十二指肠环内，胰腺主导管直径≤ 2 mm，一般情况下不显示，但增强检查薄层面上多可显示。平扫胰腺实质密度与脾脏相近，胰腺边缘呈锯齿状，在周围脂肪间隙的衬托下边缘清楚。增强后动脉期胰腺实质明显强化，此时更容易检出胰腺内病灶；门静脉期胰腺实质强化幅度降低，胰管一般不显示（图 2-8-5）。

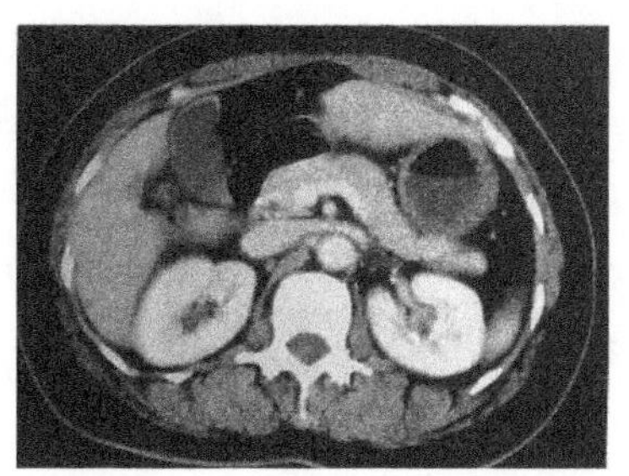

图 2-8-5 胰腺正常增强 CT

（4）脾脏：位于左上的后部，上方为膈肌，内侧为胃底，外邻胸壁。平扫脾密度均匀一致并低于肝脏。增强后动脉期不均匀明显强化而呈花斑状，门静脉期后密度渐趋向均匀。脾脏大小个体差异较大，脾外缘通常不超过 5 个对应的肋单元。

3. **泌尿系统**

泌尿系统包括肾脏、输尿管和膀胱，是人体重要的排泄系统，影像学检查对于显示其解剖结构和诊断相关疾病都十分重要。

（1）肾脏平扫：横断层面上肾脏位于脊柱两侧。在肾周低密度脂肪组织的对比下肾脏表现为圆形或椭圆形软组织密度影，边缘光滑锐利（图 2-8-6a）。

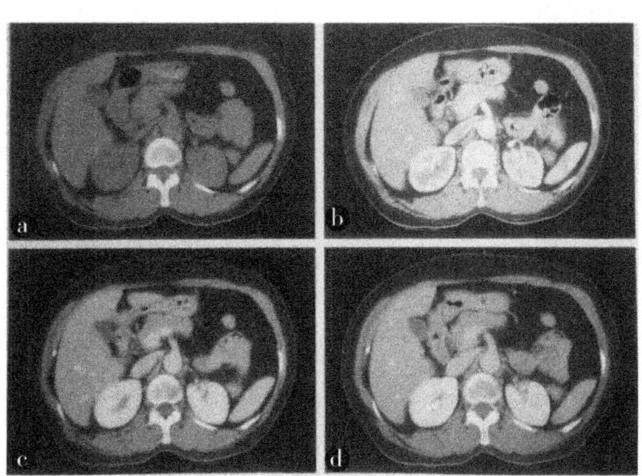

图 2-8-6 肾脏正常增强 CT

（2）肾脏增强检查：肾脏的强化表现分为三个期相：①皮质期（开始注药后 30 秒至 90 秒），肾血管和肾皮质明显强化，而髓质仍维持较低的密度；

②实质期（开始注药后 90 至 120 秒），髓质强化程度类似或略高于皮质，皮、髓质分界不再清晰；③排泄期（开始注药后 5 至 10 分钟），肾实质强化程度下降，而肾盏和肾盂发生明显强化（图 2-8-6b ~ d）。

（3）输尿管平扫：自肾盂向下连续层面追踪，多能识别正常输尿管腹段的上、中部分，是小圆形软组织密度影，中心可呈低密度，位于腰大肌前缘处，而盆段输尿管通常难以识别。

（4）输尿管增强检查：注入对比剂 10 分钟之后的延迟扫描，输尿管管腔内充盈对比剂而呈点状致密影。自肾盂向下连续追踪，常能观察输尿管全程，直至输尿管的膀胱入口处。

（5）膀胱平扫检查：膀胱易于识别，其大小和形态与充盈程度相关。膀胱腔内尿液为均匀水样低密度。膀胱壁在周围低密度脂肪组织及腔内尿液的对比下，显示为厚度一致的薄壁软组织影，内外缘均光滑。

（6）膀胱增强检查：膀胱强化表现依检查时间而异。注入对比剂后的早期，显示膀胱壁强化；稍迟扫描，可见含对比剂的尿液自输尿管膀胱入口处喷入；10 ~ 30 分钟后检查，膀胱腔呈均匀高密度，若对比剂与尿液混合不均，则出现液 - 液平面。

（7）肾动脉 CTA：于开始团注对比剂后 20 ~ 30 秒行肾区薄层扫描，并应用 MIP、SSD 或 VR 后处理技术行 3D 重组，可显示肾动脉及主要分支。正常表现类似 X 线肾动脉造影。

（8）CT 尿路成像（CT urography，CTU）：于团注对比剂后 10 ~ 30 分钟行腹盆部扫描，并行 MIP 3D 重组，可整体观察肾盏肾盂输尿管和膀胱（图 2-8-7）。正常表现类似 X 线静脉性尿路造影。

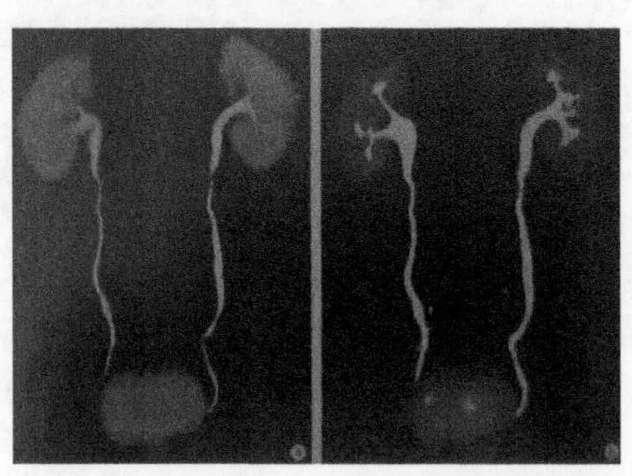

图 2-8-7　正常 CTU（CT 尿路成像 3D 重组图像）

【基本病变影像学 CT 表现】

1. 消化道

（1）胃肠道管壁增厚：CT 断面图像，能清晰地显示出胃肠道管壁增厚征象（图 2–8–8a）。一般认为食管壁超过 5 mm、胃壁超过 10 mm、小肠壁超过 5 mm 为管壁增厚。大肠壁超过 5 mm 为可疑壁增厚，超过 10 mm 可确诊为异常增厚。

（2）肿块：不同疾病可显示腔内肿块或腔内腔外肿块。良性肿块，如食管平滑肌瘤常呈半椭圆形偏心性，表面光滑；而恶性肿块多为不规则形状（图 2–8–8b）。

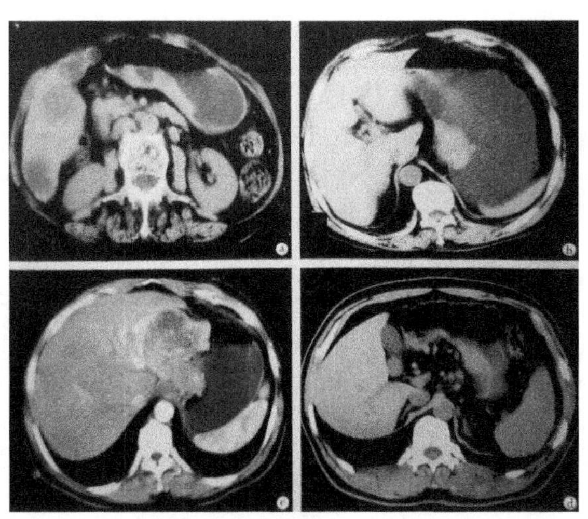

图 2–8–8　胃异常 CT 表现

（3）周围脂肪层改变：周围脂肪层存在与否是判断肿瘤有无向浆膜外浸润和是否与周围脏器粘连的重要指标。一般认为脂肪层清晰是良性病变征象。恶性肿瘤浸润可致周围脂肪层显示模糊、消失，但这种改变也见于炎性病变。

（4）邻近脏器浸润：胃肠道恶性肿瘤侵及邻近组织及脏器时，CT 可显示异常征象（图 2–8–8 c），如胃体上部肿瘤多向腹主动脉周围及脾门浸润；胃角及幽门部肿瘤易浸润肝门及胰腺。

（5）淋巴结转移：CT 可显示胃肠道恶性肿瘤淋巴结转移，表现为淋巴结肿大（图 2–8–8 d）。因肿瘤部位不同可表现不同部位淋巴结转移征象。

（6）远隔脏器转移：CT 检查可显示胃肠道恶性肿瘤远隔脏器转移征象，如胃癌、结肠癌的肝转移等。因此，据 CT 影像检查所见，可对胃肠道肿瘤进行分期。

2. 肝脏、胆系、胰腺和脾脏

（1）肝脏平扫：

1）大小形态的异常：肝脏增大表现为肝缘变钝，肝叶形态饱满；萎缩则相反，可见肝叶缩小变形，肝裂及胆囊窝增宽。肝硬化等病变时常表现为肝叶比例失调。

2）边缘与轮廓异常：肝硬化再生结节或占位性病变可使肝脏轮廓凹凸不平，肝缘角变钝，失去正常的棱角而变圆，边缘呈锯齿状或波浪状改变（图 2–8–9）。

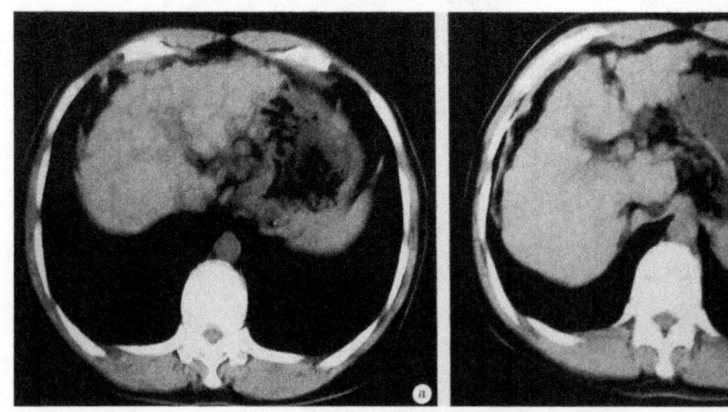
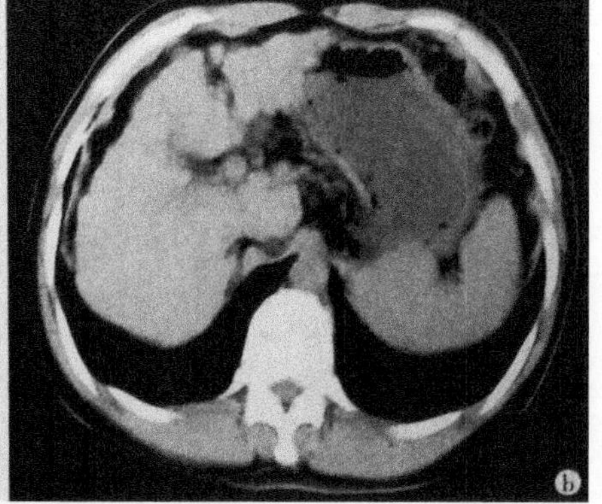

图 2–8–9　结节性肝硬化 CT 检查

3）密度异常：局灶性病变多表现为单发或多发的圆形、类圆形或不规则形低密度肿块，少数表现为高密度，常见为肝囊肿、脓肿、寄生虫和各种良恶性肿瘤等病变。弥漫性病变多表现为全肝或某一肝叶、肝段密度减低、增高或呈混杂密度，常见于肝硬化、脂肪肝、血友病和布加综合征等病变。

（2）肝脏增强扫描：

1）病灶强化方式与程度：囊肿或乏血供病变表现不强化或轻度强化；脓肿表现肿块边缘环状强化；海绵状血管瘤动脉期表现为边缘结节样强化，静脉期及延迟扫描对比剂逐渐向病灶中央扩展；肝细胞癌大部分在动脉期表现为明显的不均匀性强化，门静脉期强化程度迅速减低。

2）肝血管异常：肝内血管可发生血管解剖学上的变异和病理性异常。CTA 具有类似 DSA 的诊断效果，能很好地显示肝脏血管的解剖变异，显示肿瘤的供血动脉。

（3）胆系：胆囊横断面直径超过 5 mm 时可考虑胆增大；胆囊壁增厚分为均匀、不均匀或结节状增厚，增强扫描后增厚的胆囊壁可呈明显强化，肝总管和胆总管在 CT 横断面图像上表现为连续的管状低密度影，胆总管直径超过 1 cm 则考虑扩张；扩张的胆管变细的层面，即为胆管狭窄段。

（4）胰腺：

1）胰腺大小和外形异常：胰腺弥漫性增大多为急性胰腺炎表现；胰腺肿瘤则常表现为胰腺局部增大，胰头癌往往还伴有胰腺体尾部萎缩；胰腺萎缩及脂肪浸润则使胰腺轮廓呈羽毛状改变。

2）胰腺密度异常：胰腺炎由于胰腺组织的液化坏死则表现为胰腺实质密度不均匀；胰腺肿瘤多为乏血供肿瘤，增强扫描后往往强化低于正常胰腺实质而表现为低密度肿块。

3）主胰管的异常：扩张的胰管在 CT 上多表现为腺中央带状低密度影，增强扫描后显示更为清晰；慢性胰腺炎可致胰管串珠状或囊状扩张。

4）胰腺边缘及周围异常：炎症渗出及肿瘤浸润常常使胰腺周围脂肪间隙密度增高，胰腺边界模糊不清；渗出较多时胰腺周围可见条片状低密度积液影。

（5）脾脏：

1）脾脏的大小异常：脾脏大小个体间差异较大，轻度增大常难以确定。通常 CT 横断面上脾脏外缘超过 5 个肋单元应考虑脾脏增大。

2）脾脏的密度异常：脾脏的密度高于肝脏密度常提示脂肪肝，脾原发或继发性肿瘤多表现为局限性低密度病灶；脾钙化在 CT 上表现为高密度，多见于结核及寄生虫感染。

3. 泌尿系统

（1）肾脏：CT 检查除显示肾脏数目、位置、大小和形态改变以外，还包括肾实质异常、肾盏肾盂异常和肾周异常。

1）肾实质异常：主要是密度不同的肾实质肿块。依肿块密度可分为：①水样密度囊性肿块，边缘通常光滑，无强化，见于各种类型肾囊肿；②低密度、软组织密度或混杂密度肿块，增强检查有不同形式和程度强化，多为各种类型良恶性肾肿瘤，也可为炎性病变；③高密度肿块，见于囊肿出血和部分肾细胞癌，也可见于肾实质血肿。

2）肾盏肾盂异常：包括肾盏肾盂积水、肾盏肾盂壁增厚和肾盏肾盂内肿块。

3）肾周异常：主要表现为肾周脂肪密度增高，筋膜增厚或出现积液（积血）、肿块，多为炎症、外伤所致，也可见于肿瘤，其中多为肾肿瘤的周围侵犯。

（2）输尿管：主要异常表现是输尿管扩张积水、输尿管腔内肿块和输尿管管壁增厚，腹膜后肿块还可造成输尿管移位。

1）输尿管扩张积水：显示输尿管明显增粗，呈水样低密度，多为梗阻所致，病因常为结石、肿瘤或血块。

2）输尿管腔内肿块：包括血块或软组织密度肿块，后者多为输尿管肿瘤。此外，还可见高密度的结石。

3）输尿管管壁增厚：较广泛的均匀弥漫性增厚多见于炎症浸润；串珠状增厚及僵硬短缩多由输尿管结核引起；局灶性偏心性增厚并形成肿块，多见于输尿管肿瘤。

（3）膀胱：主要异常 CT 表现是膀胱肿块和膀胱壁增厚。

1）膀胱大小、形态异常：大膀胱常由于各种原因的尿道梗阻所致，而小膀胱主要见于慢性炎症或结核病所造成的膀胱挛缩。膀胱形态不规则，呈囊袋状突出，是膀胱憩室表现。

2）膀胱壁增厚：弥漫性增厚，见于炎症或慢性尿道梗阻；局限性增厚，常为膀胱肿瘤。

3）膀胱肿块：与膀胱壁相连的软组织密度肿块，为肿瘤和血块，偶为炎症。

4）膀胱移位：由盆腔内异常肿块压迫所致。

（4）肾动脉 CTA：异常表现类似 X 线肾动脉造影检查。

（5）CT 尿路成像：异常表现类似 X 线排泄性尿路造影检查。

【常用成像技术的临床应用】

目前对胃肠道疾病的诊断，X 检查仍是首选的影像检查技术。尽管其他一些先进的影像检查技术，如 CT 和 MRI、超声等对一部分疾病的诊断，显示出了很大的优越性，但它们还不能完全取代 X 线检查。

胃肠道的 X 线检查具有成像清晰的特点，并可灵活的利用多体位、多轴位和动态等观察方法，显示脏器的局部和全貌，并以此揭示胃肠道疾病的形态与功能性改变。另外，它还具有简便、经济的特点。因此，到目前为止，在国内外对胃肠道影像学诊断中，X 线仍是应用最广泛和最基本的方法。

另外，对某些疾病，如胃肠道的恶性肿瘤，在 X 线诊断基础上，再配合 CT 或超声检查，对于恶性肿瘤的临床分期、治疗方案的制订和预后的估计，更具有特殊的临床价值。

1. 肝胆胰脾疾病的诊断

（1）X 线检查：

1）肝脏：X 线平片仅可大致观察肝脏的轮廓和显示肝内的异常钙化，临床应用价值有限。血管造影为有创性检查，通过观察血管充盈情况，依据血管狭窄、扩张、血供异常等改变对肝内病变进行分析，多用于同时进行介入治疗的患者。

2）胆系：X 线平片仅可显示阳性结石，但定位有时困难，因此诊断价值有限。经皮经肝胆管造影（percutaneous transhepatic cholangiography，PTC）及内镜进行胰胆管造影（endoscopic retrograde cholangiopancre atography，ERCP）对胆管梗阻性疾病的诊断价值很高，但两者均为有创性检查方法，多用于同时进行治疗时；ERCP 操作较为复杂，患者痛苦大，不易接受，目前多被无创的磁共振胰胆管成像（magnetic resonance cholangiopancre atography，MRCP）检查所取代，仅有少数同时需胆总管取石引流的病例行此项检查。

3）胰腺和脾脏：常规 X 线检查不能显示胰腺、脾实质，仅可显示钙化灶，因此对胰腺及脾的检查价值非常有限。

（2）CT 检查：

1）肝脏：CT 是临床常用及较主要的影像检查手段，可观察分析肝脏的大小、形态、边缘及密度，是否有占位性病变及周围组织血管情况等。由于 CT 具有很高的密度分辨率，常用于分析评价肝脏的弥漫性病变，如脂肪肝。对于肝内占位性病变，CT 定位诊断较明确，多期增强扫描可分别获得肝脏动脉期、门静脉期及平衡期的图像，能够了解病变血供情况，有助于病变的诊断及鉴别诊断；CT 扫描同时还可了解病变周围及邻近腹腔脏器的情况，为临床医师制订治疗方案及判断预后提供依据；CT 血管成像可显示血管解剖变异及病灶与血管的关系，为介入治疗及临床医师制订手术路线图提供依据。

2）胆系：CT 检查不是胆道结石的首选检查方法；但 CT 对胆道梗阻性病变定位及定性诊断仍具有较高的应用价值。对于肿瘤邻近脏器的侵犯、远处转移亦能很好地显示。

3）胰腺和脾脏：CT 检查方法可靠，通过多期增强扫描常可对病变进行定性诊断，CT 血管成像还可判断胰腺肿瘤对血管的侵犯情况，为临床医师选择治疗方法提供依据。

（3）MRI 检查：

1）肝脏：MRI 为多参数、多方位及多模态成像技术，是肝脏疾病的主要影像检查方法；常规的 T_1WI、T_2WI、化学位移成像、DWI，以及 3D 动态增强扫描和肝脏特殊对比剂的应用，在肝脏疾病的诊断中起着重要作用；MRI 多模态技术信息量要比 CT 多，对病变的检出也较 CT 高，特别是对肝脏小病灶的检出及鉴别诊断有很高的临床应用价值，且 MRI 无辐射，因此，在临床上成为主要的检查方法；但 MRI 成像时间较长，检查时需要患者很好的配合，有体内金属植入物患者不宜行此检查，上述因素影响了 MRI 的应用。

2）胆系：MRI 对胆系病变的检出有较高的敏感性，MRCP 能够很好地显示胆系的结构及解剖变异，基本取代了有创的 ERCP 检查；对于胆道梗阻性疾病，多方位成像及 3D 动态增强扫描更能直观显示出梗阻的部位和累及范围。

3）胰腺和脾脏：胰腺 MRI 检查对病变的检出较 CT 检查更敏感，对胰岛细胞瘤的诊断要优于 CT 检查。由于脾脏在 T_2WI 上呈高信号，因此对于脾脏的占位病变MRI的检查效果不如CT，MRI对胰腺、脾脏钙化病灶的显示也不够敏感。

2. 泌尿系统

泌尿系统疾病种类繁多，其中常见病变包括泌尿系统先天性发育异常、结石、炎症、肿瘤、外伤及肾血管病变等。影像学检查对泌尿系系统疾病诊断具有重要价值，不但有助于确定病变的位置、大小及性质，且能指明病变与邻近结构的关系和累及的范围，从而有助于临床制订合理的治疗方案。

（1）X 线的应用价值和限度：

腹部平片仅用于检查泌尿系统阳性结石。排泄性尿路造影既可显示肾盂、输尿管和膀胱的解剖学形态，又可大致评估肾功能，故仍是泌尿系统疾病常用的检查方法，其价值主要在于发现造成尿路形态改变的病变，如肾结核造成的肾盏肾盂破坏，以及尿路上皮肿瘤产生的充盈缺损和发育异常所致的肾盂输尿管畸形等。然而，对于局限于肾实质内病变的发现及定性存在很大限度。X 线肾动脉造影是诊断肾血管病变的可靠标准，但属于有创性检查，目前正在逐步被 CTA 和 MRA 检查所替代。

（2）CT 的应用价值和限度：

CT 检查是泌尿系统影像学检查最主要的方法之一，亦是继超声检查后常应用的方法，已广泛应用于泌尿系统疾病诊断。对多数泌尿系统病变，包括肿瘤、结石、炎症、外伤和先天性畸形，CT 检查均有很高价值，不但能做出准确诊断，且能指明病变范围，因而有助于临床治疗，如对肾细胞癌和膀胱癌的诊断和分期、结石的确定、肾脓肿的诊断、肾外伤类型的确定及一些泌尿系统先天性畸形（如马蹄肾）的诊断等，均有很高价值。MPR 还能清楚显示病变与邻近结构的关系。此外，肾动脉 CTA 检查也已成为肾性高血压的主要筛查方法。

然而，应当明确某些泌尿系统病变，如早期肾结核和急性肾盂肾炎的诊断，CT 检查的价值有限；此外，对肿块性病变的定性诊断也有一定的限度。

（3）MRI 的应用价值和限度：

MRI 检查泌尿系统病变已日趋广泛。其主要优势在于具有较高的分辨力，能够清楚显示病变的内部结构和组成成分，因此常用于泌尿系统其他影像检查难以确定病变的诊断和鉴别诊断，如对复杂性肾囊肿的诊断。MRI 检查也常用于泌尿系统先天性畸形、肿瘤、炎症和外伤等病变的诊断，尤其是对恶性肿瘤肾细胞癌，不但可通过 DWI 检查进一步明确诊断，还可以较为准确显示病变范围、血管有无侵犯和瘤栓，有助于肿瘤的分期和治疗。MRI 在显示泌尿系统梗阻性疾病方面也具有独特优势。

泌尿系统 MRI 检查时应注意，在肾功能受损患者，Gd-DTPA 对比剂有引起肾源性系统性纤维化的危险；此外，MRI 不能可靠地发现钙化，因而较少用于泌尿系统结石的检查。

（4）成像技术的优选和综合应用：

泌尿系统影像学检查有多种方法，包括 X 线平片、排泄性和逆行性尿路造影、肾血管造影、超声、CT 和 MRI 检查等。不同影像检查方法对同一病变的显示能力各异，因此要根据临床拟诊病变及其症状、体征和实验室检查，合理选用适当的影像学检查技术和方法，如此不但能降低检查费用，更重要的是有利于发现病变，显示其特征，从而做出正确诊断。

二、全腹部 CT 检查护理常规

【腹部增强 CT 检查护理常规】

1. 检查前的准备和护理（临床科室）

（1）责任护士认真核对申请单，包括姓名、性别、年龄、ID（住院号）、检查部位、检查项目、既往病史及相关的病情，并与相关科室联系，进行预约。检查单上应注明检查部位及相关的病情，为影像检查和诊断提供参考。

（2）责任护士告知患者检查的预约时间、检查地点、检查的基本流程。

（3）告知患者和家属 CT 增强检查的注意事项。

（4）危重患者、Ⅰ级护理患者 CT 检查外出时，需要医生和护士陪同，并做好陪同检查的相关准备工作（包括备好急救设备、急救药品和物品），确保外出转运中患者的安全。

（5）对于妊娠的妇女，不建议进行 CT 检查；已终止妊娠或必须进行 CT 检查者须与医师沟通，并由患者和家属签字确认后方可进行预约检查；并在预约检查时和检查前应主动告知检查科室相关工作人员，同时出示患者和家属签字确认单。

（6）对新生儿、婴幼儿、多动症及弱智儿童，应遵医嘱在给予镇静及制动的情况下，由医生和护士陪同预约检查；对入睡困难的患儿，必要时需在医生和护士监测麻醉状态下进行预约检查。

（7）对带有引流管路的患者，在 CT 检查外出时应做好管道的评估并妥善固定好胃管、尿管和其他引流管，防止扭曲、受压、脱落。

（8）对带有液路的患者，在 CT 检查外出时应暂时夹闭液路或减慢点滴速度，待检查结束，安全转运患者后按正常速度点滴。

（9）对带有石膏支架或金属固定支架的患者，护士要嘱咐患者和家属，在检查前应事先告知检查人员，综合考虑病情严重程度，必要时除去石膏、金属固定支架，以免产生伪影，影响图像质量。

2. 检查前的准备和护理（检查科室）

（1）核对信息：核对患者信息，询问患者的检查史、用药史、家族史、过敏史，以确定患者无增强扫描的禁忌证。

（2）观察患者一般情况，向患者解释增强扫描的目的、步骤和注意事项。

（3）对行腹部增强 CT 扫描的患者需询问在 1 周前是否做过钡餐检查，若做过钡餐检查需待大便颜色正常或服用导泻药（如番泻叶等）将钡剂排净再行增强 CT 扫描。

（4）腹部增强 CT 检查的特殊准备：行胃部占位增强 CT 检查的患者检查前需禁食 4 ~ 6 小时；其他脏器增强扫描均需空腹，但可适量饮水；为避免伪影出现，应告知患者在检查前 30 分钟饮水至少 1000 mL 使胃充盈；对膀胱有病变的患者应告知在检查前 1 小时饮水 1000 ~ 1500 mL 并停止排尿使膀胱充盈，有利于诊断。

（5）协助患者去除被检部位范围内的金属异物。

3. 检查中的观察和护理

（1）体位摆放：指导患者保持正确体位，确保检查安全和顺利完成。一般患者取仰卧位，双臂上举于头上方交叉。

（2）再次向患者说明注射造影剂后可能会出现周身发热发麻、口中有药味或轻度恶心等不适。

（3）告知患者如果检查过程中出现注射部位剧烈疼痛、心慌、气紧、心悸等不良反应，应立即举手示意。

4. 检查后的宣教和护理

（1）检查结束后，协助患者下床，要求患者休息 15 ~ 30 分钟，无不适方可离开。

（2）告知患者在做完检查后多饮水，以促进造影剂的排泄。

（3）其他参照 CT 普通检查或增强检查后的宣教和护理。

【腹部 CT 检查胃肠道准备护理常规】

1. 胃肠道准备的目的

（1）口服对比剂是人工方法充盈胃肠道，使扫描部位形成良好的密度对比，从而清晰地显示胃肠道病变大小、范围、形态变化，肠壁的增厚、肿块生长方式、内腔的狭窄程度及向周围组织侵袭状况与远处的转移等。随着口服对比剂在胃肠道疾病 CT 扫描中的正确应用，CT 检查扫描作为诊断胃肠道疾病已是越来越受到重视。胃肠道 CT 检查特别要强调检查前准备。否则 CT 检查极难取得理想效果。为了提高诊断的准确性，做好胃肠道准备和护理配合非常重要。

（2）理想胃肠道对比剂应具备以下几点：

1）易被人接受，无特殊异味。

2）密度均匀稳定，不被胃肠道吸收，无毒副作用。

3）能使胃肠道良好充盈，并能很好显示胃肠道壁和软组织块影，不易因密度差异过大而产生伪影。

4）如何选用对比剂：原则是平扫使用阳性对比剂，增强扫描选用中性对比剂。

2. 胃肠道准备使用的对比剂种类及注意事项

（1）胃肠道准备使用的对比剂种类：

1）阳性对比剂：常使用碘水对比剂或含碘及甘露醇水溶液，即碘对比剂（如碘海醇）加水 / 碘对比剂（如碘海醇）加水加甘露醇配制而成，碘浓度一般为 2% ~ 3%；优点是胃肠道吸收少，对比良好。

2）中性对比剂：中性对比剂为水或甘露醇水溶液（甘露醇 250 mL+5%GS 500 mL+0.9%NS 500 mL+ 温开水 750 mL 所配成）。优点是简单、方便、安全，与胃肠道壁有一定的对比度，显示效果好。由于水吸收速度快，容易排空，采取检查前 15 ~ 30 分钟口服 300 ~ 500 mL。

3）阴性对比剂：主要为脂肪密度对比剂或气体。气体对比剂较为常用，主要为空气和二氧化碳，多用于肠道 CT 仿真内镜、透视显示重组等。

（2）对比剂饮用注意事项：检查前 15 ~ 120 分钟口服阳性对比剂 500 mL，检查前即刻再口服 300 ~ 500 mL。

1）肝脏、胰腺、脾脏检查时，扫描前 15 分钟口服对比剂。

2）肾脏、肾上腺检查时，提前 20 ~ 30 分钟口服对比剂。

3）腹膜后及肠道检查时，提前 60 ~ 120 分钟口服对比剂。

4）重症胰腺炎、急性消化道出血、穿孔、肠梗阻等患者禁食禁水，体质较弱、心肺功能不全的患者适量饮水。

（3）检查前用药：必要时扫描前肌内注射山莨菪碱注射液 20 mg，因山莨菪碱的作用时间会持续 1 ~ 3 小时，因此，需要肌内注射山莨菪碱者，临床医生和责任护士要根据患者病情在病房完成注射后，检查科室尽可能在规定时间内做完检查，以保证药物的作用效果。山莨菪碱为胆碱能神经阻滞药，能对抗乙酰胆碱所致的平滑肌痉挛，使消化道平滑肌松弛，使胃和肠管充分扩张，以减少胃肠蠕动。但青光眼、前列腺肥大、尿潴留等患者禁用。

3. 腹部 CT 检查肠道对比剂的选择和使用方法

（1）腹部平扫选择阳性对比剂：碘水，即碘对比剂 + 水配置成含碘 2% ~ 3%的碘水溶液。

1）喝含碘 2% ~ 2% 的对比剂水溶液，其一在于让对比剂充盈腹部空腔脏器，以减少肠腔积气所产生的伪影，避免因伪影而影响诊断效果；其二是碘水对比剂将肠道充盈后与周围组织形成密度差异，便于对肠道疾病进行鉴别诊断，以提高诊断的正确率。

2）主要检查肝脏、胆囊、胰腺、脾脏的患者，检查前 15 分钟先喝 500 mL 含碘对比剂 2% ~ 3%水溶液，检查前 5 分钟再喝 300 mL 便可进行 CT 检查。

3）主要检查肾脏，甚至是膀胱、前列腺、子宫等全腹部 CT 检查的患者，因喝完碘水对比剂后需要有个过程，需要在一定时间，待所喝对比剂到达需要检查部位的肠腔后便可进行腹部 CT 检查，因此通常要在喝完碘水对比剂后 2 个小时左右。注意在第 1 次喝对比剂前最好上一趟洗手间，把尿排尽，而后每隔 30 分钟喝 500 mL 碘水对比剂，检查前 5 分钟再喝 400 ~ 500 mL，口服碘水对比剂总量大约 2000 mL，期间最好不要再上洗手间，保持膀胱充盈。

4）然而并非所有腹部平扫 CT 检查都需要喝碘水对比剂。当考虑是结石，如胆囊结石、肾脏结石等，通常禁止口服碘水对比剂，需要口服饮用水，以防止碘水对比剂掩盖病情，影响诊断。而急性胰腺炎、肠梗阻、肠穿孔者 CT 检查仍保持禁止饮食。

（2）腹部增强选择饮用水即可。饮水方法同腹部平扫。腹部增强肠道准备通常只需喝饮用水即可，其一是饮用水充盈腹部空腔脏器，以减少肠腔积气所产生的伪影，避免因伪影而影响诊断效果；其二是增强检查时消化道黏膜壁会强化，口服饮用水将肠道充盈后与周围组织形成密度差异，有利于对肠道疾病进行鉴别诊断，以提高诊断的正确率。如果口服碘水对比剂，胃肠道黏膜与肠腔就没有了密度差异，不利于对肠道疾病的鉴别诊断，影响诊断的准确率。

4. **胃部检查患者检查前的准备和护理**

（1）核对信息：核对患者信息，询问患者的检查史、用药史、家族史、过敏史。

（2）观察患者一般情况，向患者解释扫描前胃肠道准备的目的、步骤和注意事项。

（3）询问在1周前是否做过钡餐检查，若做过钡餐检查需待大便颜色正常或服用导泻药（如番泻叶等）将钡剂排净再行造影CT扫描。

（4）行腹部CT平扫检查的患者，如需要同时观察胃部病变，需要患者禁食4～6小时，检查前15～20分钟口服阳性对比剂，即碘水对比剂500 mL，检查前5分钟再口服300～500 mL。

（5）行腹部CT增强检查的患者，如需要同时观察胃部病变，需要患者禁食4～6小时，检查前15～20分钟口服中性对比剂，即水500 mL，检查前5分钟再口服水300～500 mL。主要是由于增强检查时，胃壁会强化，中性对比剂显示对比效果好。

（6）检查前除去检查部位的高密度物品和金属等。

（7）呼吸训练：检查前指导患者吸气、屏气，屏气时保持腹部不动，不能漏气，呼吸时保持均匀平稳，不能配合屏气的患者可以用手捏鼻子辅助屏气。

（8）健康宣教：检查前与患者沟通交流，减少患者紧张、焦虑情绪，告知患者在检查中配合好吸气屏气，避免剧烈咳嗽。

5. **小肠、大肠检查患者检查前的准备和护理**

（1）核对信息：核对患者信息，询问患者的检查史、用药史、家族史、过敏史。

（2）观察患者一般情况，向患者解释造影扫描的目的、步骤和注意事项。详细讲解检查的过程及喝水的方法、目的，以得到患者积极的配合。

（3）检查前1天晚上进无渣饮食，且检查前禁食6～8小时；检查前1天晚上给予肠道清洁。

（4）询问在1周前是否做过钡餐检查，若做过钡餐检查需待大便颜色正常或服用导泻药（如番泻叶等）将钡剂排净再行造影CT扫描。

（5）腹部盆腔CT增强检查的患者，检查前60分钟开始口服阴性对比剂 2000 mL 的混合液（根据患者身体状况而定），由甘露醇 250 mL+5%GS 500 mL+0.9%NS 500 mL+ 开水 750 mL 所配成，60 分钟内每 10 分钟喝 250 mL 混合液，喝水过程中要多走动最后留 500 mL 混合液，进机房检查前 5 分钟一次性喝完。

（6）腹部盆腔 CT 平扫检查的患者，检查前 60 分钟开始口服阳性对比剂 2000 mL 的混合液（根据患者身体状况而定），由碘对比剂 + 甘露醇 250 mL+5%GS 500 mL+0.9%NS 500 mL+ 开水 750 mL，配成含碘 2% ~ 3% 的溶液，60 分钟内每 10 分钟喝 250 mL 混合液，喝水过程中要多走动最后留 500 mL 混合液，进机房检查前 5 分钟一次性喝完。

（7）增强检查前留置静脉留针，必要时肌肉注射 654-2 注射液 20 mg（有青光眼、前列腺肥大、尿失禁者禁用），以减小肠道蠕动对检查的影响。

（8）检查前除去检查部位的高密度物品和金属等。

【盆腔 CT 检查护理常规】

1. 检查前的准备和护理

（1）核对信息：核对患者信息，询问患者的检查史、用药史、家族史、过敏史。

（2）观察患者一般情况，向患者解释造影扫描的目的、步骤和注意事项。详细讲解检查的过程及喝水的方法、目的，以得到患者积极的配合。

（3）检查前一天晚上进无渣饮食，且检查前禁食 6 ~ 8 小时；检查前一天晚上给予肠道清洁。

（4）询问在 1 周前是否做过钡餐检查，若做过钡餐检查需待大便颜色正常或服用导泻药（如番泻叶等）将钡剂排净再行造影 CT 扫描。

（5）盆腔 CT 平扫：检查前 2 小时开始口服阳性对比剂 2000 mL 的混合液（根据患者身体状况而定），由碘对比剂 + 甘露醇 250 mL+5%GS 500 mL+0.9%NS 500 mL+ 开水 750 mL，配成含碘 2% ~ 3% 的溶液，喝水过程中要多走动，待所喝阳性对比剂到达所要检查部位后便可以进行检查。告知患者开始口服前或口服后立即排尿一次，以后禁止排尿，充盈膀胱，直到检查结束。

（6）盆腔 CT 增强检查的患者，检查前 2 小时开始口服中性对比剂

2000 mL 的混合液（根据患者身体状况而定），由甘露醇 250 mL+5%GS 500 mL+0.9%NS 500 mL+ 开水 750 mL 配成的溶液，喝水过程中要多走动，待所喝中性对比剂到达所要检查部位后便可以进行检查。告知患者开始口服前或口服后立即排尿一次，以后禁止排尿，充盈膀胱，直到检查结束。

（7）申请单有灌肠要求的检查项目，如使盆腔内的小肠、乙状结肠、直肠显影，可给予 2% ~ 3% 的碘水 300 ~ 600 mL 保留灌肠；女性盆腔可以在矢状面清晰显示宫体、宫颈、阴道的关系。下腹、盆腔、输尿管膀胱检查需要膀胱充盈，留置尿管、膀胱造瘘者应夹闭尿管及引流管，待膀胱充盈后再做检查。

（8）检查前除去检查部位的高密度物品和金属等。

2. 检查中的观察和护理

（1）体位摆放：指导患者保持正确体位，确保检查安全和顺利完成。一般患者取仰卧位，双臂上举于头上方交叉。

（2）小肠、大肠造影检查时患者进机房后，躺在检查床上，左侧卧位，暴露肛门，将肛管插入肛门内 5 ~ 8 cm，快速注入 0.9%NS 500 ~ 1000 mL（根据患者耐受情况而定），患者保留灌肠。灌完肠后辅助患者在检查床上向左侧翻转 1 ~ 2 圈以使肠道充盈得更好。

（3）对于增强检查的患者，高压注射器管路连接：护士确认管路排气后连接于留置针，给予生理盐水试针并观察穿刺部位及管路通畅情况，嘱患者对比剂注射过程中会有发热的感觉，避免患者焦虑情绪。

（4）告知患者如果检查过程中出现注射部位剧烈疼痛、心慌、气紧、心悸等不良反应，应立即举手示意。

（5）病情观察：检查过程中严密观察图像及患者反应，如出现动态图像扫描不亮及不良反应发生，及时处理并报告医生。严密观察心电监护，观察心率、心律、血氧饱和度、呼吸频率等。

3. 检查后的宣教和护理

（1）检查结束后，协助患者下床，要求患者休息 15 ~ 30 分钟，无不适方可离开。

（2）告知患者在做完检查后多饮水，以促进造影剂的排泄。

（3）其他参照 CT 普通检查或增强检查后的宣教和护理。

第九节　CT 仿真内窥镜检查基础知识及护理常规

【CT 仿真胃镜检查】

1. 概述

（1）CT 仿真胃镜检查：是一种完全无痛、无创、无需麻醉的非侵入式检查方式，因此也特别适合老年人和体质较差者。CT 仿真胃镜检查既不需要承受普通胃镜插管的痛苦，也不需要使用无痛胃镜检查时使用的镇静麻醉剂，避免了麻醉药物对人体的伤害。对任何原因造成的胃镜检查失败，CTVE 都是一项有效的补充方法。它将二维和三维图像结合起来，可以同时观察腔内病灶和周围脏器，有良好的兼容性，对早期胃癌的诊断可以达到相当于胃镜的水平。

（2）CT 仿真胃镜检查原理与优点：CT 仿真胃镜是利用计算机软件功能，将螺旋 CT 扫描获得的图像进行三维立体重建，以模拟光学纤维内镜效果的方式来显示其腔内结构，达到与纤维内镜相似的效果。该检查主要优点是无创伤性，可重复观察，不受时间限制，并可到达真实内镜无法到达的部位。螺旋 CT 三维成像技术的应用，能从多方位、多角度观察病变，对病变的发现、定位、定性做出比较精确的判断，对临床医师选择手术方案具有重要的指导作用。

（3）CT 仿真胃镜检查方法：仿真胃镜检查前，口服发泡剂（产气粉）后即可进行 CT 扫描成像（需要 20 分钟）。

2. 适应证

年龄大不能忍受胃镜检查者，可通过仿真胃镜了解胃内情况。

3. 禁忌证

无特殊禁忌证

4. 护理常规

（1）检查前的准备和护理：

1）核对信息：核对患者信息，询问患者的检查史、用药史、家族史、过敏史。

2）观察患者一般情况，向患者解释 CT 仿真胃镜检查的目的、步骤和注意事项，以得到患者积极的配合。

3）饮食准备：检查前 2 天少渣饮食，前 1 天进流质，晚 8 点后禁食。

4）消化道准备：如为幽门梗阻的患者应该在检查前 1 天晚上洗胃，彻底洗净胃内容物，直到冲洗液清晰为止。如没有梗阻性病变，检查前 1 天午餐少渣、半流质清淡饮食，避免油腻及含纤维素较高的蔬菜，如芹菜、油菜、韭菜、木耳等；避免进食西瓜、西红柿、菜瓜、猕猴桃、枣、橙子、巧克力、咖啡等。检查当日早晨 5 点将复方聚乙二醇电解质散 2 袋，用凉开水 2000 mL 冲服。2000 mL 溶液以 10 分钟 200 mL 的速度缓慢服用，再紧接着喝二甲硅油散，以排成清水样便作为衡量胃肠道准备成功的指标，如糊状便应加大饮水量。服药过程中适当配合走动，可增加肠蠕动，减轻腹胀。高血压患者要按时服用降压药。

5）患者评估：排除仿真胃镜检查的禁忌证（胃出血、穿孔等）。评估患者消化道准备情况，判断是否可以进行检查。

6）用药护理：临床医生根据患者病情及责任护士依据医嘱在检查前肌内注射山莨菪碱注射液 10 ~ 20 mg，以抑制肠道痉挛，降低管壁张力，充分扩张肠管，减少胃肠道蠕动造成的伪影，注射前询问患者有无前列腺疾病、青光眼等禁忌证。

检查科室工作人员尽快为患者安排检查，确保在山莨菪碱注射的有效时间内做完检查。

7）呼吸训练：正确指导患者吸气屏气，扫描时屏气，腹部保持不动，呼气时腹部波动幅度不要过大，防止产生呼吸运动伪影，影响图像质量，告知患者家属检查方法和注意事项，以取得检查中的配合。

8）其他参照普通 CT 检查前的护理。

（2）检查中的观察和护理：

1）信息核对：再次确认患者姓名和 ID 号，协助患者上检查床，让患者仰卧于检查床上。

2）口服产气剂：患者位于检查床上后，嘱患者口服产气剂 2 包后快速仰卧位扫描，发现液平面时，根据技师的提示再采取俯卧位扫描。

3）密切观察患者扫描过程中的反应。

（3）检查后的宣教和护理：

1）检查结束后询问患者有无不适，嘱患者休息 15 ~ 30 分钟，无不适方可离开。

2）肌内注射山莨菪碱注射液的患者检查后待肠蠕动恢复、肛门排气后方可进食。

3）其他参照普通 CT 检查后的宣教和护理。

【CT 仿真肠镜检查】

1. 概述

（1）CT 仿真肠镜检查：是一种非侵入性、患者容易接受的、检查时间短、并发症较少的检查方法，它避免了部分患者对肠镜检查的恐惧感，不存在因耐受性较差、肠梗阻等使肠镜无法通过狭窄部位进而导致肠镜检查无法完成。CT 仿真肠镜检查是对任何原因造成的肠镜检查失败的有效补充方法。它将二维和三维图像结合起来，可以同时观察腔内病灶和周围脏器，有良好的兼容性，对早期肠道病变的诊断可以达到相当于肠镜的水平。CT 仿真肠镜检查以在二维和三维影像间任意方向显示病变，解剖定位准确。并且对绝大多数结肠肿瘤性病变可做出定性诊断。

CT 仿真肠镜检查过程安全、迅速，20 ~ 30 分钟就能完成，无须承受插管的痛苦；三维立体扫描图像清晰、准确性高，与无痛胃肠镜起到同样的效果，能发现 5 mm 大小的息肉，成功率达到 95% 以上。

（2）CT 仿真肠镜检查方法：CT 仿真肠镜检查前从肛门注入空气或二氧化碳，使大肠膨胀后方可进行检查（需要 30 分钟）。

2. 适应证

年龄大不能耐受肠镜检查者；能配合肠道准备且能耐受肠道注气的患者。

3. 禁忌证

月经期、妊娠期、肠道出血及其他不能耐受该检查者。

4. 护理常规

（1）检查前的准备和护理：

1）核对信息：核对患者信息，询问患者的检查史、用药史、家族史、过敏史。

2）观察患者一般情况，向患者解释 CT 仿真肠镜检查的目的、步骤和注意事项，以得到患者积极的配合。

3）饮食准备：检查前 2 天少渣饮食，前 1 天进流质。

4）肠道准备：检查前 1 天午餐少渣、半流质清淡饮食，避免油腻及含纤维素较高的蔬菜，如芹菜、油菜、韭菜、木耳等；避免进食西瓜、西红柿、菜瓜、猕猴桃、枣、橙子、巧克力、咖啡等。

检查前 1 天晚餐最好禁食或流食。当晚 7 点将复方聚乙二醇电解质散 1 袋，用凉开水 1000 mL 冲服。

检查当日早晨 5 点将复方聚乙二醇电解质散 2 袋，用凉开水 2000 mL 冲服。2000 mL 溶液以 10 分钟 200 mL 的速度缓慢服用，再紧接着喝二甲硅油散，以排成清水样便作为衡量胃肠道准备成功的指标，如糊状便应加大饮水量。服药过程中适当配合走动，可增加肠蠕动，减轻腹胀。高血压患者要按时服用降压药。

5）患者评估：排除检查禁忌证（月经期、妊娠期、肠道出血等）。检查前 1 周是否做钡剂检查，评估患者肠道准备及排泄状况，判断是否可以进行检查。

6）用药护理：临床医生根据患者病情下达医嘱责任护士依据医嘱在检查前肌内注射山莨菪碱注射液 10 ～ 20 mg，以抑制肠道痉挛，降低管壁张力，充分扩张肠管，减少胃肠道蠕动造成的伪影，注射前询问患者有无前列腺疾病、青光眼等禁忌证。

检查科室工作人员尽快为患者安排检查，确保在山莨菪碱注射的有效时间内做完检查。

7）心理护理和健康宣教：检查前耐心细致地给患者及家属讲解 CT 仿真肠镜检查的必要性、可行性和检查过程；告知患者此检查无痛苦、无创伤，从而消除患者的紧张心理，取得患者配合，以保障顺利完成检查。

8）呼吸训练：正确指导患者吸气屏气，扫描时屏气，腹部保持不动，呼气时腹部波动幅度不要过大，防止产生呼吸运动伪影，影响图像质量，告知患者家属检查方法和注意事项，以取得检查中的配合。

（2）检查中的观察和护理：

1）摆放体位：仔细核对患者信息、申请单及扫描部位。注意保护患者的隐私；患者仰卧位，覆盖床单，脱掉带金属的裤子，避免造成伪影。

2）肠道注气指导护理：向患者说明注气的重要性和注意事项，取得患者配合，注气过程中注意节奏。注气方法：协助患者取左侧卧位，双下肢弯曲，臀部垫治疗巾，选择双腔止血导尿管（18 ~ 20 号），充分润滑导管前端及肛门口，插入肛门 6 ~ 10 cm，气囊内注入 10 mL 气体。嘱患者注气过程中深呼吸，用手捏法注入适量空气，依次取左侧卧位、右侧卧位、俯卧位分别注入空气 700 mL、300 ~ 400 mL、300 ~ 400mL，结肠充气均匀，总注气量因人而异，注气同时轻轻地进行腹部逆时针环形按摩，使各段结肠均匀充分扩张；询问有无轻微腹胀，并告诉患者过一会会自行缓解，不要紧张。

3）注气过程中要密切观察患者的生命体征及面色的变化，如有明显不适立即停止操作，通知医生及时处理，防止发生肠穿孔，确保安全。

4）扫描完毕，通过双腔止血导尿管抽出肠腔内的气体、气囊内的气体，拔出双腔止血导尿管，清洁肛门，嘱咐患者排气。

（3）检查后的宣教和护理：

1）扫描结束后留观 30 分钟，密切观察腹部体征。

2）饮食护理指导：嘱患者及家属肛门排气后方可进食，进清淡易消化饮食。密切观察患者情况，避免引起低血糖反应。

3）健康教育指导：腹部胀气时，可按顺时针方向按摩，加速气体排出、减轻腹胀。交代患者及家属，如腹部异常不适立即就诊。

【CT 仿真气管镜检查】

1. 概述

（1）CT 仿真气管镜检查：是一种气道三维（3D）成像新技术，其方法是用薄层螺旋 CT 扫描数据重建成模拟气道影像，能连续观察管腔内表面，将观察点置于气管、支气管内，任意在管腔内探查和漫游，并能深入到较大的亚段支气管内，能观察到酷似支气管镜内见到的影像。主要用于气管内肿瘤的鉴别诊断、中央型肺癌的诊断、支气管异物的诊断等。

（2）CT 仿真气管镜检查的优势和特点：CT 仿真气管镜检查是一种新的气道成像方法。其可进行气管内表面观察，结合三维成像技术还可全面显示邻近组织与气道关系，是安全、无创的气道病变诊断方法，当严重狭窄或梗阻内镜无法通过时，更是体现仿真内镜的优越性。CT 三维气道重建技术可精确地显示气道内部和外部形态结构，医务人员通过此重建技术形成的气道图像可辅助诊断气道疾病和预测困难气道。

2. 适应证

声门狭窄、气管软化、气管狭窄。

3. 禁忌证

怀孕妇女。

4. 护理常规

（1）检查前的准备和护理：

1）核对信息：查对患者的姓名、年龄、性别，住院患者查对患者腕带信息。根据检查目的做好患者信息登记，确定检查方式。

2）心理护理：检查前耐心细致地向患者讲解 CT 仿真气管镜检查的相关知识，告诉患者此检查无痛苦、无创伤，消除患者的紧张心理。

3）呼吸干预：指导患者根据仪器的提示进行正确的呼吸，以免患者在扫描过程中屏不住气而出现呼吸伪影，导致仿真气管镜检查失败。

4）若患者为小儿，不配合检查者，可适当使用镇静剂安抚小儿配合检查。

（2）检查中的观察和护理：

1）核对患者信息和检查部位。

2）摆放体位：协助患者仰卧于扫描床上，保持身体中线位于扫描床的中央。

3）再次告知患者配合屏气的重要性。

（3）检查后的宣教和护理：

参照普通 CT 检查后的宣教和护理。

第十节　四肢、骨、关节 CT 检查基础知识及护理常规

【概述】

四肢 CT 检查主要包括四肢 CT 平扫、四肢 CT 增强扫描及四肢 CT 血管成像。

1. 四肢、骨、关节 CT 平扫

四肢、骨、关节 CT 平扫包括：上下肢体及其关节，适用于骨折检查，它可以显示碎片及移位情况，同时还能显示出血、血肿、异物以及相邻气管的有关情况。

（1）适应证：上下肢体的骨折、移位、血肿等异常情况。

（2）禁忌证：上下肢体 CT 平扫一般无禁忌证，如果有内置金属异物，可因金属异物伪影影响图像质量，无法做出诊断。

2. 四肢、骨、关节 CT 增强扫描

四肢、骨、关节 CT 增强扫描可观察和显示肿瘤病变的部位、形态、大小、范围及血供等情况，有助于对肿瘤进行定性诊断。

（1）适应证：骨、关节肿瘤、出血、血肿等占位性病变及良恶性肿瘤鉴别，病变血供情况。

（2）禁忌证：碘对比剂过敏者、检查中不能配合者、心肝肾功能不全者、甲状腺功能亢进、哮喘等。

3. 四肢、骨、关节 CT 血管成像

四肢 CT 血管成像分为动脉成像和静脉成像。动脉、静脉成像是利用计算机处理数字化影像信息的减影技术及三维重建技术，可消除骨骼和软组织的影像，使血管清晰显示。静脉成像是下肢深静脉疾病最可靠的诊断方法。

（1）适应证：肱动脉、桡尺动脉、股动脉、胫腓动脉血管疾病及上下肢体肿块与血管的关系。

（2）禁忌证：碘对比剂过敏者、检查中不能配合者、心肝肾功能不全者、甲状腺功能亢进、哮喘病正在接受治疗者等。

【四肢、骨、关节正常 CT 影像学表现】

1. 骨骼

（1）骨质按其结构分为密质骨和松质骨两种（图 2-10-1）。

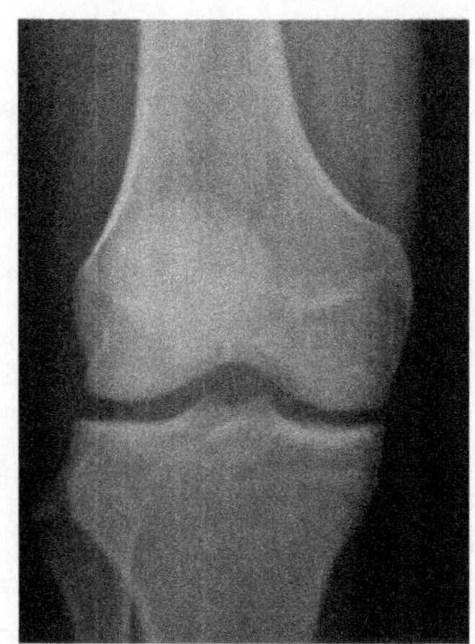

图 2-10-1　膝关节正常 X 线表现（正位片）

（2）骨皮质：骨皮质为密质骨，密度均匀致密，在 CT 上表现为致密的带状影。

（3）骨膜：骨膜是紧贴在非关节面处骨皮质外表面的薄纤维膜，正常骨膜与骨周围的软组织密度相同，在 CT 上不能辨认。

（4）骨松质：由骨小梁和其间的骨髓构成，在 CT 上显示为细密的网状影，密度低于骨皮质。

（5）脊柱：CT 平扫脊柱的正常表现与扫描层面和位置有关。

2. 关节

CT 能很好地显示关节骨端和骨性关节面，后者表现为线样高密度影。关节软骨常不能显示。在适当的窗宽和窗位时，可见关节囊、周围肌肉和囊内外韧带的断面，这些结构均呈中等密度影。正常关腔内的少量液体在 CT 上难以辨认。关节间隙在 CT 上为关节骨端间的低密度影（图 2-10-2）。

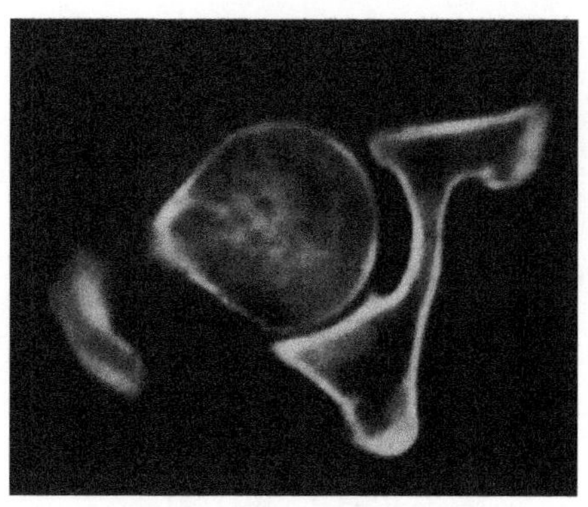

图 2-10-2　正常髋关节 CT

3. **软组织**

CT 不仅能断面显示软组织解剖结构，而且可分辨密度差别较小的脂肪、肌肉和血管等组织和器官。在 CT 图像上，躯干和四肢的最外层是线样中等密度的皮肤，其深部为厚薄不一低密度的皮下脂肪层，其内侧和骨的四周是中等密度的肌肉。血管和神经多走行于肌间，在周围脂肪组织的衬托下呈中等密度的小类圆形或索条影，增强扫描血管呈高密度影，显示更清楚且易与并行的神经区别。关节囊可因囊壁内外层间的或囊外的脂肪而辨认其轮廓；关节附近的肌腱和韧带亦可被其周围的脂肪所衬托而得以显示，上述结构也均呈中等密度影。

【四肢、骨、关节基本病变 CT 影像学表现】

1. **骨骼**

（1）骨质疏松：是指单位体积内骨组织的含量减少，即骨组织的有机成分和无机成分都减少，但两者的比例仍正常。骨质疏松的 CT 表现主要是骨密度减低、皮质变薄、骨小梁减少或消失（图 2-10-3）。

（2）骨质软化：是单位体积内骨组织有机成分正常但钙化不足，因而骨内钙盐含量降低、骨质变软。骨质软化的 CT 表现：与骨质疏松有相类似之处，如骨密度减低、骨皮质变薄和骨小梁减少变细等，不同的是骨小梁和皮质因含大量未钙化的骨样组织而边缘模糊。

（3）骨质破坏：是局部骨质被病理组织所取代而造成的骨组织缺失。

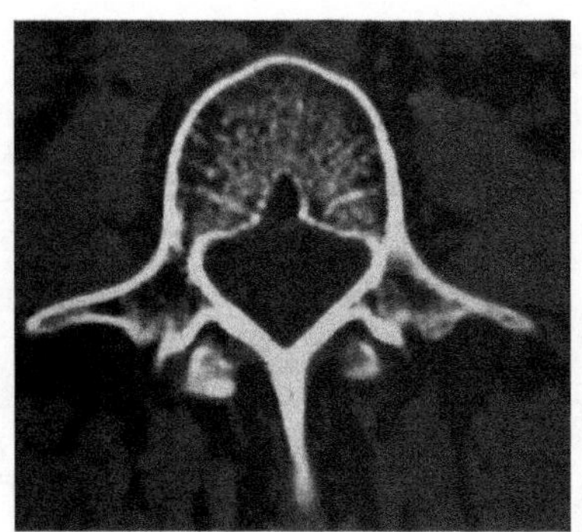

图 2-10-3 骨质疏松 CT

（4）骨质增生硬化：是单位体积内骨量的增多。CT 表现是骨质密度增高。

（5）骨膜反应和骨膜新生骨：骨膜反应是骨膜受到各种刺激（外伤、炎症、肿瘤等）而发生水肿、炎性增生及内层成骨细胞活动增加而导致骨膜增厚及骨膜新生骨的病理过程。骨膜新生骨的 CT 表现基本与 X 线平片表现相同，类似于骨皮质增厚。

（6）软骨钙化：可为生理性的或病理性的。肿瘤软骨钙化是病理性的钙化。CT 表现为高密度影。

（7）骨质坏死：是骨组织局部代谢的停止，坏死的骨质称为死骨。形成死骨的主要原因是血液供应中断。死骨的 CT 表现是骨质局限性密度增高。

（8）骨骼变形：骨骼变形多与骨骼的大小改变并存，可累及一骨、多骨或全身骨骼。骨软化症和成骨不全可引起全身骨骼变形。

2. 关节

（1）关节肿胀：常由于关节积液或关节囊及其周围软组织充血、水肿、出血和炎症导致。CT 可直接显示软组织密度的关节囊肿胀和（或）增厚；关节腔积液常呈均匀的水样密度影。

（2）关节破坏：是关节软骨及其下方的骨质被病理组织所侵犯、取代导致。CT 表现不能显示关节软骨改变，关节间隙狭窄及关节软骨下的骨质破坏显示清晰。关节破坏是诊断关节疾病的重要依据。关节破坏的部位和进程因疾病而异。

（3）关节退行性变：是指关节软骨变性、坏死、溶解，逐渐被纤维组织代替，并继发一系列病理变化的疾病。CT 可见退变中晚期关节间隙狭窄，骨性关节面增厚、骨质增生硬化及囊变，椎间小关节的退行性变。

（4）关节强直：病理上可分为骨性和纤维性强直两种。骨性强直是指关节破坏后，关节两侧的骨端由骨组织连接在一起，CT 表现为关节间隙闭塞或消失，并有骨小梁穿过连接两侧骨端。

（5）关节脱位：构成关节的两个骨端的正常相对位置的改变或距离增宽，称为关节脱位。

3. 软组织

（1）软组织肿胀：软组织肿胀时，其密度可略高于邻近正常软组织，皮下脂肪层内可出现网状结构影，皮下组织与肌肉之间境界模糊、软组织层次不清。

（2）软组织肿块：软组织肿块可因软组织的各种肿瘤引起，也见于骨恶性肿瘤突破骨皮质侵入软组织内以及某些炎症性包块。软组织肿块在 CT 上较 X 线平片更易于观察。

（3）软组织内钙化和骨化：软组织内的出血、退变、坏死、肿瘤、结核、寄生虫感染和血管病变均可导致软组织发生钙化。CT 多表现为不定型无结构的斑片状高密度影。

（4）肌肉萎缩：先天性骨疾病可引起全身肌肉发育不良，神经系统的疾病和肢体运动长期受限可导致肌肉萎缩。CT 表现为肢体变细、肌肉较正常薄而小。

对软组织病变的观察，CT 明显优于 X 线平片。尤其是 CT 增强扫描，其有助于区别软组织肿块与其邻近组织，也有利于区别肿瘤和瘤周水肿，还有利于了解肿瘤内是否有囊变、坏死。CT 动态增强扫描是指注射对比剂后对某些感兴趣的层面行连续快速多次的扫描，它可以了解病变的密度随时间的变化情况。

【四肢、骨、关节 CT 检查护理常规】

1. 检查前的准备和护理

（1）核对信息：核对患者的姓名、年龄、性别，住院患者查对患者腕带信息。根据检查目的做好患者信息登记，确定检查方式、检查部位。

（2）有金属支架的下肢骨折患者，检查前应该协助患者暂时取走金属支架，以防金属伪影影响检查结果。

（3）评估患者：增强扫描时应询问患者的检查史、家族史、用药史、过敏史，以防患者发生造影剂过敏反应，并签署知情同意书。

2. 检查中的观察和护理

（1）核对信息：再次核对患者信息，包括姓名、年龄、性别、检查部位。

（2）协助患者上下检查床，以防止跌倒；有跌倒风险的患者，检查过程中应有家属陪同。

（3）摆放体位：

1）双手及腕关节的扫描采用俯卧位，头先进，双臂上举平伸。

2）双肩关节、胸锁关节及锁骨、肘关节及上肢长骨的扫描采用仰卧位，头先进，双上臂自然平伸置于身体两侧，双手手心向上，身体置于床面正中。

3）双髋关节及骨盆的扫描采用仰卧位，头先进，双足跟略分开而足尖相对。双上臂抱头，身体躺平、躺正、躺直。

4）双膝关节、踝关节和下肢长骨的扫描采用仰卧位，足先进，双下肢伸直并拢，足尖向上，双上臂抱头。

5）双足扫描时应仰卧，足先进，双下肢伸直并拢，足尖向上，身体置于床面正中。

（4）宣教指导：

1）告知患者检查过程中应保持身体静止不动，以防运动伪影的产生，影响诊断。

2）增强扫描的患者应告知患者检查过程中身体发热、有小便感均属正常现象，若患者不适，可举手示意。

3. 检查后的宣教和护理

（1）核对信息：再次查对患者的姓名、年龄、性别，住院患者查对患者腕带信息。

（2）协助患者下检查床，对增强扫描患者询问有无不适，指导患者在候诊区等待 15 ~ 30 分钟，无不适方可离去。

（3）携带有金属支架的患者，配合患者重新合理放置支架。

（4）其他参照 CT 普通检查或增强检查后的宣教和护理。

第十一节 危重及特殊患者 CT 检查基础知识及护理常规

【头部置引流管患者 CT 检查】

神经外科头部手术后，常常头部置引流管，这类患者一般病情较重，接到患者检查信息后要尽快安排检查。

1. 适应证

头部无金属异物、检查中能配合者。

2. 禁忌证

躁动不安者。

3. 注意事项

头部置引流管的危重患者，必须有医生、家属陪同检查。

4. 护理常规

（1）检查前的准备和护理：

1）核对信息：查对患者的姓名、年龄、性别，住院患者查对患者腕带信息。根据检查目的做好患者信息登记，确定检查方式。询问患者病史，确认患者头部引流管位置。

2）引流管种类：了解患者病情和引流管种类，给予相应处理。

3）评估：评估引流管有无受压、是否通畅。

4）签署知情同意书：需要增强检查的患者，要评估患者病情和对比剂使用的禁忌证，签署知情同意书，由临床医生陪同患者检查。

5）健康宣教与指导：神志清楚的患者，告知患者及家属检查中配合的重要性；检查中可能出现的不适，以减轻思想顾虑。对神志不清的患者，检查时需要家属陪同。家属陪同检查时要有相应的防护措施。

6）脑室引流管患者引流袋位置：引流管的末端置于侧脑室平面上 10 ~ 15 cm，始终保持正常颅内压。

7）硬膜外引流管引流袋位置：引流管的末端低于创腔 30 cm。

8）保持引流通畅：妥善固定引流管，保持引流通畅，避免引流管受压、牵拉、扭曲、折叠、成角、脱落。

9）瘤腔引流管引流袋位置：术后早期引流袋与头部创腔保持一致。术后 48 小时检查时可将引流袋稍放低，引流袋应低于创腔 10 ～ 15 cm。引流袋位置过高会导致引流困难或引流液倒流而诱发感染；引流袋位置过低，导致注入血肿的生理盐水和尿激酶引流过快，有再次形成血肿的可能。

10）搬动患者前，应在医师允许情况下先关闭引流管，协助患者摆放好体位后再将引流袋放回原处，然后再开放引流管，注意观察引流液的颜色和量。

（2）检查中的观察和护理

1）核对信息：再次查对患者的姓名、年龄、性别，住院患者查对患者腕带信息。

2）体位摆放：协助患者躺于检查床上，搬动过程中动作要轻、快、稳，尽量减少对患者的刺激。妥善固定患者携带的各管道，防止管道脱落、移位、引流液倒流等情况的发生。

3）安全护理：神志不清患者的安全是最重要的问题，因此患者检查过程中应安排专人陪同患者，正确按压患者，以防患者检查过程中坠床的发生。

4）密切监测患者的情况，观察患者检查过程中有无不适及不良反应发生。

（3）检查后的宣教和护理

1）核对信息：再次查对患者的姓名、年龄、性别，住院患者查对患者腕带信息。

2）强化患者检查结束后，分离管道，观察患者情况和留置针穿刺处。

3）检查结束后，应在医师允许情况下搬动患者前先关闭引流管，协助患者摆放好位置后再将引流袋放回原处，然后再开放引流管，注意观察引流液的颜色和量。

4）协助患者家属及医生将患者转移至平车上，转移过程中同样注意动作要轻，询问患者有无不适，并再次评估患者情况，如有不适及时通知医生给予处理。

5）密切监测患者的情况，如无不适，可在医生和家属陪同下及时回病房。

【气管切开患者 CT 检查】

气管切开常用于危重患者的抢救中，能保持气道通畅或预防气道堵塞，提高通气效率。气管切开后，套管局部刺激呼吸道，使分泌物增多而黏稠，吸入的气体未经过呼吸道过滤、湿化，易使分泌物干燥黏稠，堵塞管腔，引起呼吸不畅、缺氧等症状，因此对于气管切开的患者，要尽快安排检查，并在检查中通过观察窗密切观察患者病情变化，使患者能顺利完成检查。

1. 适应证

（1）检查部位无金属异物。

（2）检查中能配合。

（3）无碘对比剂使用禁忌证（仅限于 CT 增强）。

2. 禁忌证

（1）烦躁不安，检查中不能配合者。

（2）碘对比剂过敏者（仅限于 CT 增强）。

3. 注意事项

检查前后必须有医生陪同和检查中必须有家属陪同。

4. 检查护理常规

（1）检查前的准备和护理：

1）开设绿色通道：气管切开患者的临床医生评估患者能否顺利完成 CT 检查，提前将患者的检查信息传至 CT 室，通知 CT 室做好相应的准备工作。

2）医师沟通：影像科医师根据患者的检查申请单与患者的主治医生进行沟通，询问患者气管导管的材质，若为金属材质且对 CT 扫描有影响时，必要时请医师进行更换后再检查或选择其他检查方法。

3）患者评估：患者到达 CT 检查室后，核对患者的姓名、年龄、性别。评估患者生命体征、病情，重点评估患者的呼吸道是否通畅，是否需要吸痰。

4）心理护理：告知患者检查的具体步骤，若为增强扫描则告知患者对比剂注入体内后全身有发热感、小便感均属正常情况。由于气管切开的患者不能发音，可以给患者准备纸笔，以方便与患者沟通。

5）呼吸道护理：责任护士在患者准备外出检查前，应充分吸痰，清除患者呼吸道内分泌物，防止患者检查过程中呛咳而导致检查的失败。

6）吸氧：备好氧气袋给氧，维持患者正常的血氧饱和度。

7）需要增强检查的患者，安装好高压注射器管路和对比剂，保持注射仪器设备处于完好状态。

8）评估患者增强检查的风险，并签署知情同意书，留置留置针。

（2）检查中的观察和护理：

1）核对信息：再次患者的姓名、年龄、性别。评估患者生命体征。

2）体位摆放：根据患者的检查要求合理摆放患者。

3）将检查床上下移动到合适位置，告知家属在搬动患者的过程中，动作要轻，避免刺激患者咳嗽，妥善固定患者携带的各种管路，防止脱落滑出。

4）密切监测患者生命体征及检查过程中的反应，如有异常则立即停止检查并进行相应的处理。

5）注意保暖：避免患者不必要部位的暴露，并注意患者保暖，以免患者受凉而引起咳嗽。

6）安全护理：神志不清患者检查过程中应安排专人陪同患者，正确按压患者，以防患者检查过程中坠床的发生。

7）再次检查高压注射器管路与对比剂是否处于备用状态；连接管路与留置针；预注射生理盐水，观察管路是否通畅。

（3）检查后的宣教和护理：

1）核对信息：再次查对患者的姓名、年龄、性别，住院患者查对患者腕带信息。

2）强化患者检查结束后，分离管道，观察患者情况和留置针穿刺处。

3）协助患者家属及医生将患者转移至平车上，转移过程中同样注意动作要轻，询问患者有无不适，并再次评估患者呼吸道情况，必要时给予吸痰护理。

4）密切监测患者的情况，如无不适，可在医生和家属陪同下及时回病房。

5）其他参照 CT 普通检查或增强检查后的宣教和护理。

【胸腔闭式引流患者 CT 检查】

胸腔闭式引流是将引流管一端放入胸腔内，而另一端接入比其位置更低的水封瓶，以便排出气体或收集胸腔内的液体，使得肺组织重新张开而恢复功能。作为一种治疗手段广泛地应用于血胸、气胸、脓胸的引流及开胸术后，对疾病的治疗起着十分重要的作用。

1. 适应证

（1）检查部位无金属异物。
（2）检查中能配合。
（3）无碘对比剂使用禁忌证（仅限于 CT 增强）。

2. 禁忌证

（1）烦躁不安，检查中不能配合者。
（2）碘对比剂过敏者（仅限于 CT 增强）。

3. 注意事项

必须有家属陪同检查。

4. 检查护理常规

（1）检查前的准备和护理：

1）核对信息：查对患者的姓名、年龄、性别，住院患者查对患者腕带信息。根据检查目的做好患者信息登记，确定检查方式。

2）评估管道：检查前应重点评估患者引流装置是否密闭及引流是否通畅，水封瓶长管应没入水中 3 ～ 4 cm，并观察引流管内水柱波动情况，正常水柱上下波动 4 ～ 6 cm，如水柱无波动，患者出现胸闷气促，以及气管向健侧偏移等肺受压的症状，应疑为引流管被血块堵塞，立即通知医生；引流瓶应低于引流管胸腔出口平面 60 cm，任何情况引流瓶不应高于患者胸腔；观察引流液的颜色、性质及量是否正常。

3）呼吸干预：指导患者如何根据仪器提示进行正确的吸气、屏气，以不引起胸痛为宜。特殊患者无法吸气、屏气时可直接扫描。

4）心理护理：告知患者检查的具体步骤，若为增强扫描则告知患者造影剂注入体内后全身有发热感、小便感均属正常情况。由于气管切开的患者不能发音，可以给患者准备纸笔，以方便与患者沟通。

5）需要增强检查的患者，安装好高压注射器管路和对比剂，保持注射仪器设备处于完好状态。

6）评估患者增强检查的风险，并签署知情同意书，留置留置针。

（2）检查中的观察和护理：

1）信息核对：再次查对患者的姓名、年龄、性别。评估患者生命体征。

2）体位摆放：根据患者的检查要求合理摆放患者体位。协助患者平躺于检查床上，在搬动患者的过程中，动作要轻，避免刺激患者咳嗽。在此过程中应在医生允许的情况下先双重夹闭引流管，检查结束放回原处后再打开。若在搬动患者过程中引流管从胸腔滑脱，应立即用手捏闭伤口处皮肤，并通知医生做进一步处理；若出现引流管连接处脱落或引流瓶损坏，应立即双重夹闭引流管，通知医生做进一步处理。

3）妥善安置患者的引流管，防止引流管扭曲、受压、牵拉、脱落。

4）密切监测患者生命体征及检查过程中的反应，如有异常则立即停止检查并进行相应的处理。

5）注意保暖：避免患者不必要部位的暴露，并注意患者保暖，以免患者受凉而引起咳嗽。

6）安全护理：神志不清患者检查过程中应安排专人陪同患者，正确按压患者，以防患者检查过程中坠床的发生。

7）再次检查高压注射器管路与对比剂是否处于备用状态；连接管路与留置针；预注射生理盐水，观察管路是否通畅。

（3）检查后的宣教和护理：

1）核对信息：再次查对患者的姓名、年龄、性别，住院患者查对患者腕带信息。

2）强化患者检查结束后，分离管道，观察患者情况和留置针穿刺处。

3）协助患者家属及医生将患者转移至平车上，转移过程中同样注意动作要轻，询问患者有无不适，并再次评估患者引流管情况，引流瓶应低于引流管胸腔出口平面 60 cm，打开患者的引流装置。

4）防止引流管扭曲、受压、牵拉、脱落。

5）密切监测患者的情况，如无不适，可在医生和家属陪同下及时回病房。

6）其他参照 CT 普通检查或增强检查后的宣教和护理。

【胃肠减压患者 CT 检查】

胃肠减压术是将胃管经口腔或鼻腔插入胃内，应用胃肠减压装置，利用负压吸引和虹吸的原理，通过胃管将积聚于胃肠道内的气体及液体吸出，对胃肠梗阻患者可减低胃肠道内的压力和膨胀程度；对胃肠道穿孔患者可防止胃肠内容物经破口继续漏入腹腔，并有利于胃肠吻合术后吻合口的愈合。因此适用范围很广，常用于急性胃扩张、肠梗阻、胃肠穿孔修补或部分切除术，以及胆道或胰腺手术及术后患者。

1. 适应证

（1）检查部位金属异物。

（2）检查中能配合。

（3）无碘对比剂过敏（仅限于 CT 增强）。

2. 禁忌证

（1）检查中不能配合者。

（2）碘对比剂过敏者（仅限于 CT 增强）。

3. 注意事项

检查前中后均需有家属陪同。

4. 护理常规

（1）检查前的准备和护理：

1）核对信息：查对患者的姓名、年龄、性别，住院患者查对患者腕带信息。根据检查目的做好患者信息登记，确定检查方式。

2）管道的评估：检查前重点查看患者胃管留置情况，胃管负压引流是否通畅，引流液的颜色、性质及量。

3）需要增强检查的患者，要评估患者病情和对比剂使用的禁忌证，签署知情同意书，病情严重和神志不清者需由临床医生陪同患者来 CT 室检查。

4）健康宣教与指导：神志清楚的患者，告知患者及家属检查中配合的重要性；检查中可能出现的不适，以减轻思想顾虑。对神志不清的患者，检查时需要家属陪同。家属陪同检查时要有相应的防护措施。

5）心理护理：告知患者检查的具体步骤，若为增强扫描则告知患者造影剂注入体内后全身有发热感、小便感均属正常情况。由于胃肠减压患者说话不方便，可以给患者准备纸笔，以方便与患者沟通。

6）需要增强检查的患者，安装好高压注射器管路和对比剂，保持注射仪器设备处于完好状态。

7）再次评估患者增强检查的风险，留置留置针。

（2）检查中的观察和护理：

1）信息核对：再次核对患者的姓名、年龄、性别。评估患者生命体征。

2）体位摆放：协助患者躺于检查床上，在此过程中注意妥善放置患者引流管，以免胃管扭曲、受压、脱落。胃肠减压装置要放置在扫描部位之外，以防止扫描时产生金属伪影，影响图像质量。

3）密切监测患者生命体征及检查过程中的反应，如有异常则立即停止检查并进行相应的处理。

4）注意保暖：避免患者不必要部位的暴露，并注意患者保暖，以免患者受凉而引起咳嗽。

5）安全护理：神志不清患者检查过程中应安排专人陪同患者，正确按压患者，以防患者检查过程中坠床的发生。陪同检查人员要有适当防护。

6）再次检查高压注射器管路与对比剂是否处于备用状态；连接管路与留置针；预注射生理盐水，观察管路是否通畅。

7）检查过程中密切观察患者病情变化，对于神志清楚的患者，要告知如有任何不适立即举手示意，医生及时做相应的处理。

（3）检查后的宣教和护理：

1）核对信息：反复查对患者的姓名、年龄、性别，住院患者查对患者腕带信息。

2）强化患者检查结束后，分离管道，观察患者情况和留置针穿刺处。

3）将检查床上下移动到适当高度，协助患者家属及医生将患者转移至平车上，转移过程中同样注意动作要轻，询问患者有无不适，并再次评估患者胃肠减压管引流管情况，并放置于合适位置，防止引流管扭曲、受压、牵拉、脱落。

4）密切监测患者的情况，如无不适，可在家属陪同下及时回病房。

5）其他参照 CT 普通检查或增强检查后的宣教和护理。

【T 管引流患者 CT 检查】

1. T 管引流概念

T 管引流是胆道疾病经常需要用到的一个辅助引流管，胆总管切开术、探查术后植入 T 管做引流，可起到引流胆汁，消除胆管感染，支撑胆管预防狭窄，防止胆管切口渗漏及冲洗胆管的作用，可使肝胆管患者术后恢复过程更加安全。并降低肝胆管患者手术后各种并发症的发生率。T 管引流是一常规而重要的基本操作。

2. T 管引流目的

T 管引流的目的是能够将胆汁引流排出体外，避免胆汁淤积继发的梗阻和感染，主要适合于胆总管结石合并胆囊结石的患者。因为反复发作的右上腹疼痛会影响到患者的生活以及工作，结石嵌顿于胆总管容易诱发急性重症梗阻性化脓性胆管炎，甚至出现感染性休克，有生命危险。应该及时手术进行胆囊切除，胆总管切开取石，同时留置 T 形管引流，每天都需要监测引流胆汁量的变化，同时给予积极抗感染、静脉营养支持等治疗。如果形成了明显的窦道，进行胆道造影，胆总管或者肝内胆管各分支通畅时没有梗阻的表现，则可以将 T 管进行间断闭管，逐渐达到拔管。

3. 护理常规

（1）检查前的准备和护理：

1）核对信息：查对患者的姓名、年龄、性别，住院患者查对患者腕带信息。根据检查目的做好患者信息登记，确定检查方式。

2）管道的评估：检查前重点评估患者 T 管引流情况，以及引流管是否通畅，观察胆汁的量、颜色、性质，管道有无折叠等。

3）呼吸训练：指导患者正确吸气、屏气以不引起腹部疼痛为宜，特殊患者无法吸气、屏气时可直接扫描。

4）需要增强检查的患者，要评估患者病情和对比剂使用的禁忌证，签署知情同意书，病情严重和神志不清者需由临床医生陪同来 CT 室检查。

5）健康宣教与指导：神志清楚的患者，告知患者及家属检查中配合的重要性；检查中可能出现的不适，以减轻思想顾虑。对神志不清的患者，检查时需要家属陪同。家属陪同检查时要有相应的防护措施。

6）心理护理：告知患者检查的具体步骤，若为增强扫描则告知患者造影剂注入体内后全身有发热感、小便感均属正常情况。

7）需要增强检查的患者，安装好高压注射器管路和对比剂，保持注射仪器设备处于完好状态。

8）再次评估患者增强检查的风险，留置静脉留置针。

（2）检查中的观察和护理：

1）信息核对：核对患者的姓名、年龄、性别。评估患者生命体征。

2）体位摆放：协助患者躺于检查床上，在此过程中注意妥善放置患者引流管，以免 T 管扭曲、受压、脱落。

3）密切监测患者生命体征及检查过程中的反应，如有异常则立即停止检查并进行相应的处理。

4）注意保暖：避免患者不必要部位的暴露，并注意患者保暖，以免患者受凉而引起咳嗽。

5）安全护理：神志不清患者检查过程中应安排专人陪同，正确按压患者，以防患者检查过程中坠床的发生。陪同检查人员要有适当防护。

6）再次检查高压注射器管路与对比剂是否处于备用状态；连接管路与留置针；预注射生理盐水，观察管路是否通畅。

7）检查过程中密切观察患者病情变化，对于神志清楚的患者，要告知如有任何不适立即举手示意，医生及时做相应的处理。

（3）检查后的宣教和护理：

1）核对信息：再次查对患者的姓名、年龄、性别，住院患者查对患者腕带信息。

2）强化患者检查结束后，分离管道，观察患者情况和留置针穿刺处。

3）体位摆放：协助患者家属及医生将患者转移至平车上，转移过程中同样注意动作要轻，询问患者有无不适。再次评估患者 T 管引流管情况，并放置引流管应低于腋中线位置，防止引流液反流，引流管扭曲、受压、牵拉、脱落。在医生允许的条件下搬运患者前先夹闭 T 形引流管，放置好患者后再开放引流管。

4）密切监测患者的情况，如无不适，可在家属陪同下及时回病房。

5）应急处理：如搬动患者时导管引流管连接处脱落，应立即夹闭引流管，消毒处理后再接管道。若引流管脱出，应立即消毒处理，用无菌纱布或凡士林纱布封闭伤口，并协助医师做进一步处理。

6）其他参照 CT 普通检查或增强检查后的宣教和护理。

【留置导尿管患者 CT 检查】

1. 概述

导尿术是将导尿管经尿道插入膀胱引出尿液。目的是解除尿潴留，采取不污染的尿液标本做检查，测定残余尿，测定膀胱冷热感、容量、压力，注入造影剂或药物帮助诊断或治疗等。留置导尿主要就是有急性尿潴留，可能需要留置导尿，尿潴留膀胱内残余尿多，有可能导致上尿路积水，引起肾衰竭。某些手术也需要留置导尿，因为手术后麻醉作用或者手术时间长，不能自行排尿，这种情况也需要留置导尿，主要就是防止尿潴留。

2. 适应证

检查部位无金属异物、检查中能配合。

3. 禁忌证

烦躁不安，检查中不能配合者。碘对比剂过敏，严重心肝肾功能衰竭者、甲状腺功能亢进、哮喘正在接受治疗者。

4. 护理常规

（1）检查前的准备和护理：

1）核对信息：查对患者的姓名、年龄、性别，住院患者查对患者腕带信息。根据检查目的做好患者信息登记，确定检查方式。

2）管道的评估：检查衔接部位是否紧密、尿道口有无溢尿、尿袋的位置，尿管有无曲折、压迫、闭塞、脱出。观察尿的颜色、性质及量。

3）呼吸训练：指导患者正确吸气、屏气。特殊患者无法吸气、屏气时可直接扫描。

4）签署知情同意书：需要增强检查的患者，要评估患者病情和对比剂使用的禁忌证，签署知情同意书，病情严重和神志不清者需由临床医生陪同来 CT 室检查。

5）健康宣教与指导：神志清楚的患者，告知患者及家属检查中配合的重要性；检查中可能出现的不适，以减轻思想顾虑。对神志不清的患者，检查时需要家属陪同。家属陪同检查时要有相应的防护措施。

6）心理护理：告知患者检查的具体步骤，若为增强扫描则告知患者造影剂注入体内后全身有发热感、小便感均属正常情况。

7）需要增强检查的患者，安装好高压注射器管路和对比剂，保持注射仪器设备处于完好状态。

8）再次评估患者增强检查的风险，留置静脉留置针。

9）盆腔检查的患者检查前夹闭尿管以充盈膀胱。

（2）检查中的观察和护理：

1）信息核对：再次核对患者的姓名、年龄、性别。评估患者生命体征。

2）体位摆放：协助患者平躺于检查床上，在此过程中注意妥善放置患者导尿管，以免导尿管扭曲、受压、脱落。

3）密切监测患者生命体征及检查过程中的反应，如有异常则立即停止检查并进行相应的处理。

4）注意保暖：避免患者不必要部位的暴露，并注意患者保暖，以免患者受凉而引起咳嗽。

5）安全护理：神志不清患者检查过程中应安排专人陪同，正确按压患者，以防患者检查过程中坠床的发生。陪同检查人员要有适当防护。

6）再次检查高压注射器管路与对比剂是否处于备用状态；连接管路与留置针；预注射生理盐水，观察管路是否通畅。

7）检查过程中密切观察患者病情变化，对于神志清楚的患者，要告知如有任何不适立即举手示意，医生及时做相应的处理。

（3）检查后的宣教和护理：

1）核对信息：再次查对患者的姓名、年龄、性别，住院患者查对患者腕带信息。

2）强化患者检查结束后，分离管道，观察患者情况和留置针穿刺处。

3）体位摆放：协助患者家属及医生将患者转移至平车上，转移过程中同样注意动作要轻，询问患者有无不适。再次评估患者导尿管，尿袋应低于耻骨联合水平，防止尿液反流，导尿管扭曲、受压、牵拉、脱落。可在搬运患者前先夹闭导尿管，放置好患者后再开放导尿管。

4）密切监测患者的情况，如无不适，可在家属陪同下及时回病房。

5）其他参照 CT 普通检查或增强检查后的宣教和护理。

【躁动患者 CT 检查护理常规】

躁动是患者颅脑功能区损伤或病变后精神与运动兴奋的一种暂时状态，表现为烦躁不安、精神兴奋、不自主运动等。

1. 检查前的准备和护理

（1)开设绿色通道：躁动患者的临床医生评估患者能否顺利完成 CT 检查，提前将患者的检查信息传至 CT 室，通知 CT 室做好相应的准备工作。

（2）镇静：对于躁动不安的患者，CT 护士应与临床医生沟通，由科室临床医生开医嘱，在科室提前使用镇静药、镇痛药，待患者安静后安排检查，由病房医生及护士陪同检查。

（3）核对信息：查对患者的姓名、年龄、性别，了解患者躁动的原因。

（4）环境准备：躁动患者对声、光、冷的刺激均较敏感，因此应提前调节好检查室内的光线、室温，以减少对患者的刺激。

（5）需要增强检查的患者，要评估患者病情和对比剂使用的禁忌证，镇静后患者由家属签署知情同意书。

（6）健康宣教与指导：告知患者家属检查中配合的重要性；检查中可能出现的不适，以减轻思想顾虑，检查时需要家属陪同。家属陪同检查时要有相应的防护措施。

（7）需要增强检查的患者，安装好高压注射器管路和对比剂，保持注射仪器设备处于完好状态。

（8）再次评估患者增强检查的风险，留置静脉留置针。

2. 检查中的观察和护理

（1）信息核对：核对患者的姓名、年龄、性别。评估患者生命体征。

（2）体位摆放：协助患者躺于检查床上，搬动过程中动作要轻、快、稳，尽量减少对患者的刺激。妥善固定患者携带的各管道，防止管道脱落、移位、引流液倒流等情况的发生。

（3）安全护理：躁动患者的安全是最重要的问题，因此患者检查过程中应安排专人陪同，正确按压患者，以防患者检查过程中坠床的发生。陪同检查人员要有适当防护。

（4）密切监测患者的情况，观察患者检查过程中有无不适及不良反应发生。如有异常则立即停止检查并进行相应的处理。

（5）注意保暖：避免患者不必要部位的暴露，并注意患者保暖，以免患者受凉而引起不适。

（6）再次检查高压注射器管路与对比剂是否处于备用状态；连接管路与留置针；预注射生理盐水，观察管路是否通畅。

3. 检查后的宣教和护理

（1）核对信息：再次查对患者的姓名、年龄、性别，住院患者查对患者腕带信息。

（2）强化患者检查结束后，分离管道，观察患者情况和留置针穿刺处。

（3）体位摆放：协助患者家属及医生将患者转移至平车上，转移过程中同样注意动作要轻，观察患者有无不适。再次评估患者的各种管道，防止扭曲、受压、牵拉、脱落。在医生允许的情况下可在搬运患者前先夹闭管道，放置好患者后再开放管道。

（4）密切监测患者的情况，如无不适，可在家属陪同下及时回病房。

（5）其他参照 CT 普通检查或增强检查后的宣教和护理。

【复合外伤患者 CT 检查护理常规】

复合外伤是指多系统、多脏器的损伤，患者往往病情危重、病情进展迅速、伴有失血量大、易发生休克和严重的生理功能紊乱。MSCT 能在极短的时间内完成多部位、多系统的检查，是目前评估多发外伤的首选检查方法。

1. 检查前的准备和护理

（1）开设绿色通道：临床医生应与 CT 室沟通，评估患者能否顺利完成 CT 检查，提前将患者的检查信息传至 CT 室，告知家属检查风险和注意事项，临床科室应给予患者建立两条静脉通路，留置 20 G 静脉留置针，保持静脉通路通畅。由临床医生和护士陪同患者及家属检查，并通知 CT 室做好相应的准备工作。

（2）急救准备：CT 室护士准备好抢救车，随时准备启动危重患者应急预案。

（3）环境准备：提前在检查床上铺好一次性治疗单，以免患者的血液、呕吐物、分泌物污染检查床。

（4）核对信息：查对患者的姓名、年龄、性别，住院患者查对患者腕带信息。

（5）患者评估：患者到达检查室后评估患者的生命体征，保持患者呼吸道通畅，及时清除患者口咽分泌物。检查患者是否携有引流管，若有则确保引流管通畅。

（6）自身防护：医护人员戴好手套、帽子、口罩，防止被患者分泌物污染，接触患者后及时洗手。

（7）需要增强检查的患者，要评估患者病情和对比剂使用的禁忌证，告知患者及家属检查风险，由患者或家属签署知情同意书。

（8）健康宣教与指导：告知患者家属检查中配合的重要性；检查中可能出现的不适，以减轻思想顾虑，检查时需要家属陪同。家属陪同检查时要有相应的防护措施。

（9）需要增强检查的患者，安装好高压注射器管路和对比剂，保持注射仪器设备处于完好状态。

（10）再次评估患者增强检查的风险及静脉留置针是否通畅和合适。

2. 检查中的观察和护理

（1）核对信息：再次查对患者的姓名、年龄、性别，住院患者查对患者腕带信息。

（2）体位摆放：协助患者从平车上平移至检查床上，搬动过程中动作要轻、快、稳，对怀疑骨折的部位应该重点保护，避免搬动过程中造成骨折断端移位。妥善固定患者携带的各管道，防止管道脱落、移位、引流液倒流等情况的发生。

（3）安全护理：患者检查过程中应安排专人陪同，以防患者检查过程中坠床的发生。陪同人员需进行防护。

（4）密切观察患者生命体征的变化：对于病情严重、意识障碍、休克等患者，病情容易掩饰造影剂不良反应的症状，重点观察造影剂注射前后生命体征的细微变化及皮肤症状。

（5）注意保暖：避免患者不必要部位的暴露，并注意保暖，以免患者受凉而引起不适。

（6）再次检查高压注射器管路与对比剂是否处于备用状态；连接管路与留置针；预注射生理盐水，观察管路是否通畅。

3. 检查后的宣教和护理

（1）核对信息：再次查对患者的姓名、年龄、性别，住院患者查对患者腕带信息。

（2）强化患者检查结束后，分离管道，观察患者情况和留置针穿刺处。

（3）体位摆放：协助患者家属及医生将患者转移至平车上，转移过程中同样注意动作要轻，观察患者有无不适。再次评估患者的各种管道，防止扭曲、受压、牵拉、脱落。在医生允许的情况下可在搬运患者前先夹闭管道，放置好患者后再开放管道。

（4）检查结束后严密观察患者有无不适，复合伤患者多处于脱水状态，检查后告知患者的主治医师指导患者合理水化，必要时进行肾功能检查，以防造影剂肾病的发生。如无特殊不适，可在医生及家属陪同下及时回病房。

（5）其他参照普通或增强检查后的护理。

参考文献

[1] 吴恩惠. 医学影像学 [M]. 6 版. 北京：人民卫生出版社，1984.

[2] 莫与海. 急性胸痛诊断方法的研究进展 [J]. 中外医学研究，2018，16（3）：183-185.

[3] MALIBORSKI A，ZUKOWSKI P I，NOWICKI G，et al. Contrast-induced nephropathy—a review of current literature and guidelines [J]. Med Sci Monit. 2011，17（9）：199-204.

[4] 中国神经科学学会神经损伤与修复分会，卫健委脑卒中防治工程委员会专家委员会. 移动 CT 床旁头部检查技术专家共识 2019 [J]. 中华神经创伤外科电子杂志，2019，5（2）：68-72.

[5] 谢强. 计算机断层成像技术 [J]. 北京：科学出版社，2006：1-16.

[6] 舒锐，胡波. 带管出院患者管道知识和健康教育需求调查 [J]. 实用临床护理学电子杂志，2018，3（48）：189，198.

[7] 王忠诚 . 神经外科学 [M] . 湖北：湖北科学技术出版社，2001.

[8] ZHEN N，LI W H，YIN B，et al.Improvement of Image Quality and Diagnostic Performance by an Innovative Motion-Correction Algorithm for Prospectively ECG Triggered Coronary CT Angiography [J] .PloS one，2015，10（11）：e0142796.

[9] 庞冉，赵蕊，吴筱筱，等 . 主动脉夹层病人疼痛护理研究进展 [J] . 护理研究，2019，33（7）：1183-1186.

[10] 王兴华 . 腹部超声造影使用指南 [M] . 北京：军事医学科学出版社，2010.

[11] 郑柏军，张国立，浦江 . 胃部疾病中 CT 仿真内窥镜（CTVE）成像技术的价值分析 [J] . 医学影像学杂志，2016，26（10）：1930-1932.

[12]张镭，翟晓力，李杰 .CT 仿真结肠内窥镜的临床应用研究[J]. 中华放射学杂志，1999,（3）：171.

[13] 刘宏雨 . 侧脑室引流在 68 例脑室出血患者中的应用及护理 [J] . 中华护理杂志，2005，40（7）：516-518.

[14] 李娜 . 全面护理干预对重症颅脑损伤术后气管切开患者的应用效果 [J] . 河南医学研究，2019，28（10）：1887-1889.

[15]赵建丽 . 儿童核磁共振检查前镇静药物的应用与护理[J]. 影像研究与医学应用，2018，2（15）：7-8.

[16] 金征宇 . 医学影像学 [M] . 3 版 . 北京：人民卫生出版社，2015.

[17]陈静，李梅 . CT 增强检查中碘对比剂外渗的原因及对策[J]. 实用临床医药杂志，2016，20（22）：194-195，197.

[18] 楼金霞，朱晓玲 . 造影剂肾病研究进展 [J] . 浙江临床医学，2017，19（1）：178-179.

[19] 刘宏宇，孟维鑫，孙博等 . 急性 Stanford A 型主动脉夹层的治疗策略：2014 年欧洲心脏病学会《主动脉疾病诊断和治疗指南》详细解读 [J] . 中华胸心血管外科杂志，2015，31（6）：321-324.

[20] 娄清娜，林梅 . 浅谈与老年人沟通困难的原因及相应对策 [J] . 科技资讯，2013（14）：234-234.

[21] 章彩珍 . 老年股骨颈骨折患者的护理 [J] . 中国实用护理杂志，2013，29（6）：38-39.

[22] 宋述云 . 肢体语言沟通应用于小儿护理工作的临床分析 [J] . 医学信息，2013，26（1）：271-272.

[23] 高建华 . 冠状动脉 CT 成像的剂量控制策略及进展 [J] . 中华老年心脑血管病杂志，2013，15（12）1233-1235.

[24] 田美云，张月英 . CT 增强检查中不同水化方式预防碘造影剂肾损伤的研究 [D]. 山西：山西医科大学，2017：1-52.

[25] 中华医学会放射学分会质量管理与安全管理学组 . CT 辐射剂量诊断参考水平专家共识 [J]. 中华放射学杂志，2017，51 (11)：817.

[26] 凌蓉 . 碘海醇不良反应的原因与对策分析 [J]. 四川医学，2012，(7)：1328-1329.

[27] 陈瑟燕，周琇，张翔玲，等 . 心理干预对减少行 CT 增强扫描患者对比剂不良反应发生的探讨 [J]. 实用医技杂志，2014，(8)：908-909.

[28] 刘福玲 . 系统化护理干预在重型颅脑损伤患者气管切开的效果观察 [J]. 河南外科杂志，2017，23 (2)：170-171.

[29] 易定华，段维勋 . 中国主动脉夹层诊疗现状与展望 [J]. 中国循环杂志，2013，28 (1)：1-2.

[30] 华莉，张记清，张珊，等 . 固定注射时间碘对比剂优化方案在胸痛一站式 CT 检查中的应用 [J]. 中华危重病急救医学，2019，31 (5)：582-587.

[31] 李萌，樊先茂 . 医学影像学检查技术 [M]. 3 版，北京：人民卫生出版社，2014.

[32] KIM H S，KIM S M，CHA M J，et al. Triple rule-out CT angiography protocol with restricting field of view for detection of pulmonary thromboembolism and aortic dissection in emergency department patients：simulation of modified CT protocol for reducing radiation dose [J]. Acta Radiol，2017，58 (5)：521-527.

[33] 李雪，郑淑梅，屈梅香 . 影像科碘对比剂输注安全专家共识 [J]. 介入放射学杂志，2018，27 (8)：707-712.

[34] 韩萍，于春水 . 医学影像诊断学 . 4 版，北京：人民卫生出版社，2016.

[35] 马晓妮 . 护理配合对腹部增强 CT 的胃肠道准备的影响分析 [J]. 世界最新医学信息文摘，2017，17 (72)：191.

[36] 李雪，张伟国，陈金华 . 大型综合医院放射诊断专科护理模式的建立与应用 [J]. 中国实用护理杂志，2012，28 (33)：71-73.

[37] 孙全伟，孙悦 . CT 仿真结肠镜与腹部增强 CT 对炎症性肠病的对照研究 [J]. 国际医药卫生导报，2015，21 (20)：3063-3066.

[38] 白人驹，徐克 . 医学影像学 [M]. 7 版 . 北京：人民卫生出版社，2016.

[39] 张才慧，张月英 . 优质护理在宝石 CT 冠脉成像中的应用 [J]. 中国医学创新，2015，12 (36)：75-78.

[40] 徐俊文，侯朝风，赵祖琦，等，CT 仿真内镜与电子肠镜对老年结肠癌诊断价值

的比较研究［J］. 中华老医学杂志，2016，35（9）：964–967.

［41］陈秀玲 . 护理配合在 16 层螺旋 CT 仿真肠镜检查中的价值［J］. 使用临床护理学杂志，2017，2（28）：128.

［42］陈卓容 .ICU 气管切开患者的护理分析［J］. 微量元素与健康研究 .2017，34（2）：封 3.

［43］姜红，严重多发性外伤患者的院前急救护理干预对策及体会［J］. 中国医药指南，2017，15（1）：214.

［44］张润梅，张月英，李天平 . 宝石 CT 冠状动脉成像中两种扫描方式图像质量的对比研究［J］. 中国药物与临床，2016，16（12）：1763–1765.

［45］李雪，王明菊，赵丽，放射诊断在职护士综合能力培训体系的建立与实践［J］. 重庆医学，2012，41（32）：3456–3457.

［46］苏晓颖 . T 管胆道造影的护理体会［J］. 中国医药指南，2017，15（9）：241–242.

［47］李金燕，李彩霞 . 胆总管术后 T 管引流的护理体会［J］. 四川解剖学杂志，2017，25（1）：26–29.

第三章

MRI 检查基础知识及护理

第一节　磁共振成像检查基本概述

【概念】

（1）磁共振：给处于主磁场中的人体组织一个射频脉冲，这个射频脉冲的频率与质子的进动频率相同，射频脉冲的能量将传递给处于低能级的质子，处于低能级的质子获得能量后将跃迁到高能级，我们把这种现象称为磁共振现象。

（2）序列：指在检查中一系列射频脉冲，梯度脉冲和信号采集时刻等相关各参数的设置及其在时序上的排列称为 MRI 的脉冲序列。常用的有自旋回波序列（spin-echo，SE）、快速自旋回波序列（fast spin-echo，FSE）、反转恢复序列（inversion recovery，IR）、平面回波序列（echo planar imaging，EPI）。

（3）TR：又称重复时间，MRI 的信号很弱，为提高 MRI 的信噪比，要求重复使用同一种脉冲序列，这个重复激发脉冲的间隔时间即为 TR。重复时间是指脉冲序列执行一次所需要的时间，也就是从第一个射频激励脉冲出现到下一周期同一脉冲再次出现时所经历的时间。

（4）TE：又称回波时间，是指产生宏观横向磁化矢量的脉冲中点到回波中点的时间间隔。

（5）TI：又称反转时间，在反转恢复脉冲序列中，-180° 反转脉冲与 90° 激励脉冲之间的时间间隔称为反转时间。两个 -180° 脉冲之间的时间间隔为 TR，90° 脉冲和 180° 脉冲之间的间隔为 TE。当反转恢复序列以抑制某种信号为应用目的时，序列的 TI 时间根据不同组织的 TI 值进行选择。

（6）加权：通过成像脉冲序列的选择及成像参数的调整，使 MR 图像主要反映组织某方面特性，而抑制组织的其他特性对 MR 信号强度的影响，这就是“加权”成像。

（7）流空效应：心血管内的血液由于流动迅速，使发射 MR 信号的氢离子离开接收范围，测不到 MR 信号进而表现为“黑色”，这就是流空效应。在一定范围内，TE/2 越长，流空效应越明显。

（8）弛豫：在射频脉冲的激发下，人体组织内氢质子吸收能量处于激发状态。射频脉冲结束后，处于激发状态的氢离子恢复其原始状态，这个恢复过程称为弛豫过程。

（9）矩阵：MR 图像层面内行和列的数目，也就是频率编码和相位编码方向上的像素数目，可分为采集矩阵和显示矩阵。

（10）FOV：又称视野，MR 成像的实际范围，即图像区域在频率编码方向和相位编码方向的实际尺寸。在矩阵不变的情况下，FOV 越大，成像体素越大，图像层面内的空间分辨率越低。

（11）SNR：又称信噪比，感兴趣区内组织信号强度与噪声强度的比值。它是衡量图像质量最主要的参数之一。所谓信号强度是指某一感兴趣区内各像素的平均值；噪声是患者、环境和 MR 系统电子设备所产生的不需要的信号。

（12）CNR：又称对比噪声比，MR 图像另一个重要的质量参数是对比度，对比度是指两种组织信号强度的相对差别，差别越大则图像对比越好。在临床上对比度常用对比噪声比表示。

（13）图像均匀度：图像上均匀物质信号强度的偏差，偏差越大说明均匀度越低。均匀度包括信号强度的均匀度、SNR 均匀度、CNR 均匀度。

（14）K 空间：也称傅立叶空间，是带有空间定位编码信息的 MR 信号原始数据的填充空间。每一幅 MR 图像都有其相应的 K 空间数据点阵。

【成像原理】

MRI 成像原理大致分为以下几个过程。

（1）人体置于磁场中，人体组织中的原子核（含奇数质子或中子，一般指氢质子）在强磁场中磁化。

（2）梯度场给予空间定位后，射频脉冲激励特定进动频率的氢质子产生共振。

接受激励的氢离子在弛豫过程中释放能量，即磁共振信号。

（3）计算机将 MR 信号收集起来，按强度转换成黑白灰阶，按位置组成二维或三维的形态，最终组成 MR 图像。

总之，磁共振成像就是利用原子核在磁场内共振产生的信号经重建成像的成像技术。

【检查方式】

1. 平扫

是指不使用对比剂的 MR 扫描。

2. 增强扫描

增强扫描是指血管内注射对比剂后的扫描。目的是提高病变组织同正常组织的对比度，根据注射对比剂后扫描方法的不同，可分为常规增强扫描、动态增强扫描、延迟增强扫描或多期增强扫描等。

3. 特殊检查

（1）磁共振弥散加权成像（diffusion weighted imaging，DWI）：弥散成像又称为扩散加权成像，是利用磁共振成像观察活体组织中水分子微观扩散运动的一种成像方法。与传统的 MRI 技术不同，它主要依赖于水分子的运动而非组织的自旋质子密度、T_1 值或 T_2 值，为组织成像对比提供了一种新的技术（图 3-1-1）。

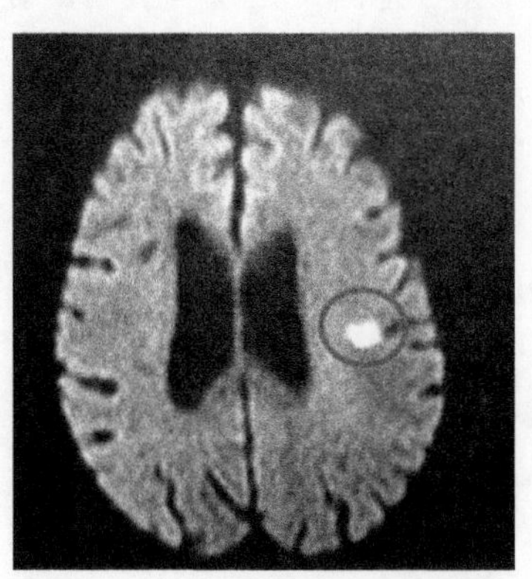

图 3-1-1　弥散加权横断位图像

（2）磁共振灌注成像（perfusion weighted imaging，PWI）：磁共振灌注成像是用来反映组织微循环分布及其血流灌注情况、评估局部组织活力和功能的磁共振检查技术。磁共振反映灌注的方法主要有两种，一种是使用外源性示踪剂，常用的是动态磁敏感对比增强（dynamic susceptibility weighted contrast enhanced，DSC）；另一种是利用内源性示踪剂的动脉自旋标记技术（arterial spin labeling，ASL）。目前灌注成像主要用于脑梗死的早期诊断，心、肝和肾功能灌注及良恶性肿瘤鉴别诊断等方面。

（3）脑功能磁共振成像（functional MRI，fMRI）：基于血氧合水平依赖（blood oxygenation level dependent，BOLD）效应的 fMRI 技术，是利用在脑活动生理过程中，脑血流、脑血流容积、血液氧含量等微弱的能量代谢过程来成像。它主要借助超快速 MRI 扫描技术，测量人脑在思维、视觉、听觉或肢体活动时，相应脑区脑组织局部灌注状态的变化，并将这些变化显示于磁共振图像上。

（4）磁共振波谱（magnetic resonance spec-troscopy，MRS）：磁共振波谱是利用 MRI 中的化学位移来测定分子组成及空间构型的一种检测方法。MRS 是目前唯一能无创性观察活体组织代谢及生化变化的技术（图 3-1-2）。

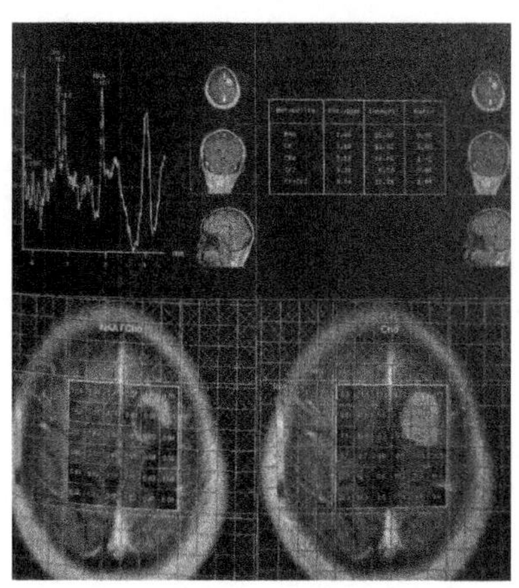

图 3-1-2　MRS 图

（5）磁敏感加权成像（susceptibility weighted imaging，SWI）：siemens 机型称为 SWI，在 GE 机型称为重 T_2 加权血管成像，是检测不同类型脑出血包括微出血的敏感序列。最早可显示症状出现后 2 小时以内的出血，最小可显示直径 2 ~ 5 mm 的微出血。

（6）神经 3D 薄层扫描：近年来，随着磁共振技术的迅速发展，神经 MRI 技术日趋成熟，并且不断有新的技术出现，临床常用于三叉、面、听、臂丛及腰丛神经成像（图 3-1-3、图 3-1-4）。

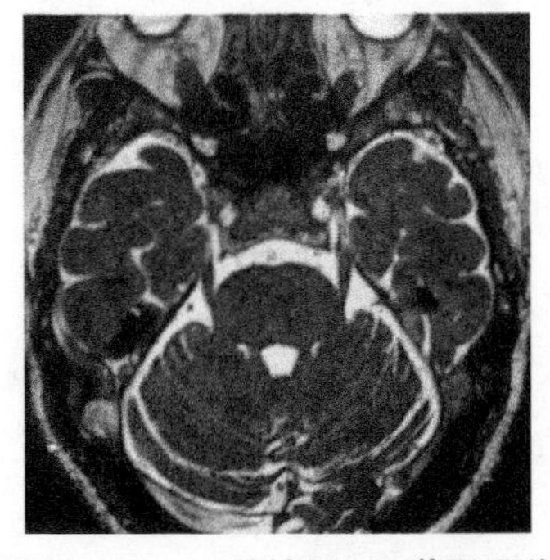
图 3-1-3　三叉神经 3D 薄层图像

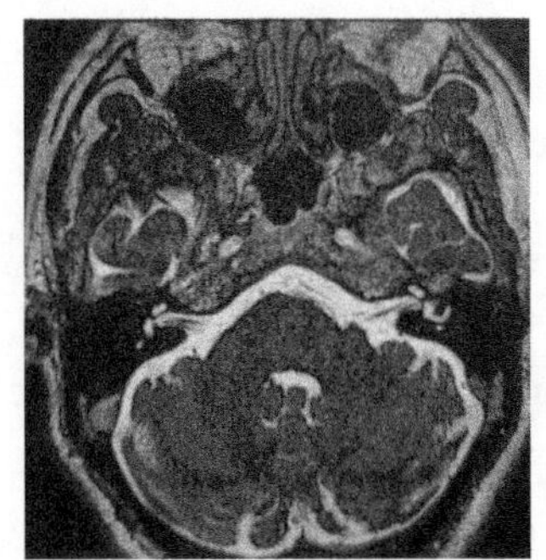
图 3-1-4　面、听神经 3D 薄层图像

（7）MR 血管成像：有三种血管成像的模式，分别为时间飞跃法（time of flight，TOF）、相位对比法（phasecontrast，PC）及对比增强法（contrast enhanced，CE）。

1）TOF：时间飞跃法技术基于血流的流入增强效应，一般采用 TR 较短的快速扰相 GRE T_1WI 序列进行采集，是利用梯度运动相位重聚技术（gradient motion rephrasing，GMR），突出流入性增强效应，减少相位移动对图像影响的血管成像方法。目前临床以 TOF 法应用较为广泛（图 3-1-5）。

2）PC：相位对比法也是采用快速扫描技术，利用流动所致的宏观横向磁化矢量（Mxy）的相位发生变化来抑制背景、突出血管信号的一种方法。

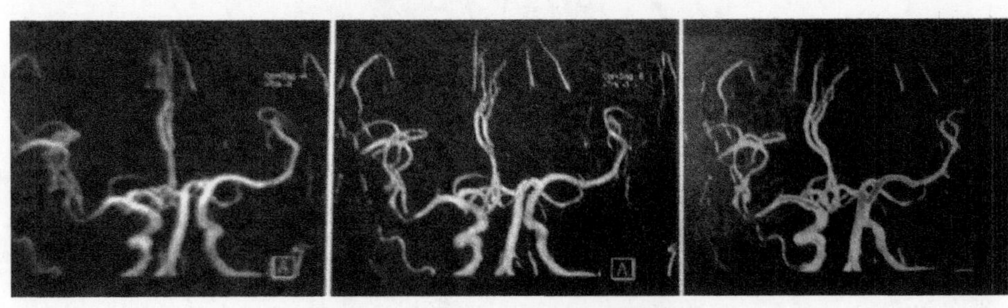
图 3-1-5　3D-TOF MRA 图像

3）CE：对比增强 MRA 是利用顺磁性对比剂的超短 T_1 作用使血液的 T_1 值明显缩短，短于周围其他组织，然后利用超快速且权重很重的 T1WI 序列来记录这种 T_1 弛豫差别的成像方法。

（8）MR 水成像：

根据水的长 T_2 特性，采用重 T_2 加权序列，即选择很长的 TE，其他组织的横向磁化矢量几乎完全没有衰减，因而信号很低或者完全没有信号，而水样的结构由于 T_2 值很长仍保持较大横向磁化矢量，所采集图像信号主要来自水样结构。在水成像的图像中，流速慢或停滞的液体，如脑脊液、胆汁、尿液呈明显高信号，实质性组织及流速快的血液呈低信号或无信号，从而显示人体含水管腔。

（9）磁共振组织抑制技术：

在 MR 成像中，为了更好地显示感兴趣区，经常采用一些特殊的方法使某一局部组织的信号减小或消失，最常使用的方法就是饱和技术。

1）局部饱和技术：是最常用的饱和技术，其原理是在成像脉冲施加前，在梯度场的配合下，利用 90° 脉冲对某一个或多个选定的区域进行选择性激发，使该选定区域的组织在成像脉冲射施加时已经被饱和而不能产生 MR 信号。这种技术常用于垂直于层面的流动信号的饱和。

2）磁化传递饱和技术：磁化传递是一种选择性的组织信号抑制技术，又称磁化传递抑制，由 MT 技术产生的图像对比称为磁化传递对比。

3）幅度选择饱和技术：是一种选择性饱和技术，它是针对不同组织具有不同的纵向弛豫时间，在 180° 磁化反转脉冲作用下，所有组织的纵向磁化都被转移至 Z 轴负向，脉冲停止后，各种组织的纵向磁化开始弛豫，负向磁化逐渐缩短，并向 0 值接近，通过 0 值后进一步向 Z 轴正向增长。

4）化学位移频率选择饱和技术：同一元素的原子由于化学结构的差异，在相同强度的磁场中其拉莫频率不同，这种频率的差异称为化学位移。化学位移饱和技术就是利用这种频率的差异，在信号激发前，预先发射具有高度频率选择性的预饱和脉冲，使一种或几种单一频率的信号被饱和，而只留下感兴趣组织的纵向磁化，这是化学位移成像技术的基本原理，且广泛应用于脂肪抑制技术中。

5）频率选择反转脉冲脂肪抑制技术：该技术既考虑了脂肪的进动频率，又考虑了脂肪组织的短 T_1 值特性。其方法是在真正射频脉冲激发前，先对三维成像容积进行预脉冲激发，这种预脉冲的带宽很窄，中心频率为脂肪中质子的进动频率，因此仅有脂肪组织被激发。

频率选择反转脉冲脂肪抑制技术一般用于三维快速 GRE 序列。但如果在 SITR 技术中采用的 180° 反转脉冲是针对脂肪中质子的进动频率，则该技术也可用于 T_1WI，这种技术可以增加 STIR 技术脂肪组织抑制的特异性。

6）选择性水或脂肪激发技术：可以选用水激发或脂肪激发，水激励属于选择性水或脂肪激发技术的一方面。选择性激发技术通常采用频率和空间选择的一项脉冲，这种脉冲实际上是偏转角和偏转方向不同的多个脉冲的组合。

7）化学位移水 – 脂反相位成像技术：由于化学位移效应，水质子较脂肪质子的进动频率稍快，若干时间水质子与脂肪质子进动相位就会出现在相反的方向上，这种状态称为水 – 脂反相位。水 – 脂反相位时采集的 MR 信号，水信号与脂信号相互抵消，因此含有水和脂的组织信号被饱和，表现为低信号。这种技术常被用于诊断肝脏的脂肪浸润。

8）Dixon 技术：是一种水脂分离成像技术，通过对自旋回波序列 TE 的调整，获得水脂相位一致（同相位）的图像和水脂相位相反（反相位）的图像。通过两组图像信息相加或相减可得到水质子图像和脂肪质子图像。

【检查程序】

（1）预约：由于频繁更换线圈容易导致设备待机时间过长，所以可以使相同部位集中检查，能够减少线圈更换次数，有效提高设备使用率，缩短待机时间。

（2）检查前准备：设置磁共振候诊室，配备专职人员进行接待患者和家属，询问既往史，询问是否有禁忌证，并交代检查注意事项。

（3）根据检查部位不同摆好体位并开始检查。

（4）图像后处理。

第二节　MRI 检查适应证和禁忌证

【适应证】

（1）中枢系统疾病：MRI 在中枢神经系统颅脑、脊髓中的应用最具优势。对于肿瘤、感染、血管病变、白质病变、发育畸形、退行性病变、脑室系统及蛛网膜下隙病变、出血性病变的检查均优于 CT，对后颅凹及颅颈交界处病变诊断具有独特优势。

（2）头颈、颌面部疾病：尤其适用于头颈部肿瘤和肿瘤样病变的诊断与鉴别诊断，是鼻咽癌、喉癌的首选影像学检查方法，在诊断口咽部肿瘤方面较其他检查方法具有独到的优势。

（3）胸部疾病：MRI 对纵隔及肺门淋巴结肿大、占位性病变的诊断有特殊价值，也是诊断乳腺疾病的重要方法，但是对肺部病变，如钙化及小病灶的检出不如 CT。

（4）心脏、大血管疾病：MRI 根据心脏具有周期波动的特点，运用心电门控触发技术，可对心肌梗死、心肌病、瓣膜病、心包病变、先天性心脏病及心脏肿瘤等做出准确诊断，且可做定量分析。MRI 的流空效应，可直观显示主动脉瘤、主动脉夹层等大血管疾患。

（5）腹部和盆腔疾病：MRI 通过水成像技术可直观显示胆囊及胆管等结构，多参数的快速序列对肝脏病变提供了良好的显示效果，通过周围脂肪的衬托，可显示胰腺及胰腺导管。肾及周围脂肪囊在 MR 图像上有着优秀的天然对比，肾实质与肾盂内尿液形成良好对比，MRU 可不注射造影剂而显示泌尿系统影像，对输尿管梗阻及狭窄有重要价值。多方位、大视野成像可清晰显示盆腔解剖结构。尤其对女性盆腔有着重要诊断价值，是盆腔肿瘤、炎症、子宫内膜异位症、转移癌等病变最佳影像学检查方法。

（6）骨关节和软组织病变：关节内软骨盘、肌腱、韧带、滑膜的损伤与病变，MRI 可清晰显示软骨、关节囊、关节液及关节韧带，对关节软骨损伤、半月板损伤、关节积液等病变，以及对关节疾病的诊断具有其他影像学检查无法比拟的价值，MRI 是首选的检查方法。在关节软骨的变性与坏死诊断中，早于其他影像学方法，因此也是股骨头缺血性坏死的首选检查。

【禁忌证】

1. 绝对禁忌证

指会导致受检者生命危险的情况。有下列情况者，一般不宜行 MRI 检查。

（1）体内装有心脏起搏器，除外起搏器为新型的 MRI 兼容性产品。

（2）体内置入电子耳蜗、磁性金属药物灌注泵、神经刺激器等电子装置。

（3）妊娠 3 个月内。

（4）眼眶内有磁性金属异物。

2. 相对禁忌证

指有可能导致受检者生命危险或不同程度伤害的情况，通过解除金属器械后仍可进行检查的情况，但对影像质量可能有不利的情况，如下列情况者，在做好风险评估、成像效果预估的前提下，权衡病情与检查的利弊关系后，慎重考虑检查。

（1）体内有弱磁性植入物，如心脏金属瓣膜、血管金属支架、血管夹、螺旋圈、滤器、封堵物等，如病情需要，一般建议术后 6 ~ 8 周再检查，并且最好在 1.5 T 以下场强设备进行。

（2）体内有金属弹片、金属人工关节、假肢、假体、固定钢板等，应视金属置入物距扫描区域（磁场中心）的距离情况，以确保人身安全为首要考虑因素，慎重选择检查，而且建议在 1.5 T 以下场强设备进行。

（3）体内有骨关节固定钢钉、骨螺丝、固定义齿、避孕环等，一般不会造成严重的人身伤害，主要以产生的金属伪影是否影响检查目标的观察而考虑是否适宜检查。

（4）危重患者或可短时去除生命监护设备（磁性金属类、电子类）的危重患者。

（5）癫痫发作、神经刺激征、幽闭恐惧症者。

（6）高热患者。

（7）妊娠 3 个月以上者。

因此，MRI 检查具有绝对禁忌证及相对禁忌证。对 MRI 检查的安全性，操作者一定要引起重视。检查前必须详细询问，弄清楚是否在禁忌范围，以及禁止将金属物品带入扫描室，以确保人身安全及图像的质量。

【检查流程】

（1）门诊患者：检查申请单—交费—预约登记编号—按预约时间检查。

（2）住院患者：检查申请单—计费—预约登记编号—按预约时间检查。

（3）MRI 检查后取片和报告：凭取片条码，在自助机取片和报告。

【注意事项】

（1）患者携带预约单，按照预约时间提前 30 分钟到达 MRI 检查室，并告知检查室工作人员。

（2）在候诊区等候期间，除去患者和家属（陪同患者一起进入检查室的）身上及衣物内的一切金属物品。

（3）尽量穿戴棉质、无任何金属配饰及宽松或穿脱方便的衣物。

（4）告知患者在进行检查时，要听从 MRI 室工作人员的吩咐。

（5）嘱咐患者检查过程中安静，不能有任何移动，否则影响图像质量。

第三节　MRI 检查一般护理常规

MRI 检查作为一种可靠的影像检查手段，拥有极高的软组织对比度以及物质分辨能力。目前而言，受成像原理制约，其扫描速度较低，因此在较长的扫描时间里，牢牢把握患者在磁体内的情况成为 MRI 专科护理的重点之一。

1. 检查前的准备和护理（临床科室）

（1）责任护士认真核对申请单，包括姓名、性别、年龄、ID（住院号）、检查部位、检查项目、既往病史及相关的病情，并与 MRI 登记室联系，进行预约，MRI 登记室工作人员将患者信息录入 PACS 系统。

（2）责任护士告知患者检查的预约时间、检查地点、检查的基本流程。

（3）告知患者和家属 MRI 检查的目的、注意事项；对于 MRI 增强检查的患者告知注射对比剂后可能出现的不良反应及增强前后水化的意义，使患者能在检查中配合。

（4）评估患者：外出检查前，责任护士应再次评估患者是否有 MRI 检查的禁忌证。

（5）必要时镇静：对小儿、昏迷、躁动、精神异常的受检者，如必须进行 MRI 检查时，要在医师指导下适当给予镇静处理后，方可进行 MRI 检查。

（6）对需要增强扫描的患者需指导患者或家属签署钆对比剂使用知情同意书。

（7）消化道准备：对于腹部 MRI 检查的患者，责任护士应告知检查前需禁食禁水 6 ～ 8 小时；对于尿路造影检查前 12 小时禁食禁水，排便，禁服促进肠液分泌的药物，如泻药等。

（8）MRCP 检查前准备：对需行 MRCP 检查的患者，责任护士应嘱咐患者禁食禁水 6 小时。同时告知患者外出 MRI 检查前带 300 mL 左右温水。检查前 15 分钟左右饮温开水 300 mL 加枸橼酸铁铵泡腾颗粒铁剂 3 g 或 100 mL 温开水中加 1 ～ 2 mL 静脉用钆喷酸葡胺口服。

（9）对于预约腹部 MRI 检查的患者，责任护士应提前指导呼吸训练，训练方式为：深吸气—呼气—屏气。告知患者每次吸气幅度保持一致，屏气最长时间 22 秒。

（10）预约盆腔 MRI 检查的患者，责任护士告知患者需要憋适量小便进行检查。膀胱充盈有利于更好地显示盆腔脏器。女性在盆腔 MRI 检查前需去掉节育环。

2. 检查前的准备和护理（检查科室）

（1）患者报道：患者按照预约时间提前 30 分钟到 MRI 检查室，凭检查预约单确认患者信息；正确记录患者身高、体重，并记录在申请单上，便于计算注射对比剂使用量。

（2）信息核对：仔细阅读检查申请单，核对患者信息（姓名、性别、年龄、检查部位、检查设备等），详细询问病史（既往史、检查史、用药史、过敏史），明确检查目的和要求。

（3）评估患者病情：根据患者病情和检查配合程度评估患者是否适合做 MRI 检查；对应用钆对比剂增强 MRI 检查的患者，护士要按照对比剂使用的适应证和禁忌证筛选高危人群，评估钆对比剂使用的风险，并签署钆对比剂使用知情同意书。

（4）心理护理和健康宣教：在常规宣教的基础上重点告知检查的目的和

注意事项；对于增强检查的患者，告知注射钆对比剂后可能出现的正常反应（口干、口苦、口腔金属味、全身发热）和不良反应（如恶心、呕吐、皮疹）等，以及合理水化的重要性。

（5）对小儿、昏迷、躁动、精神异常的受检者，应在医师指导下适当给予镇静处理后进行检查。

（6）确认患者和拟陪同进入检查室的家属，除去体表及随身的一切金属物件，并明确无体内金属植入物。对需要增强扫描的患者应指导患者或家属签署钆对比剂使用知情同意书。

（7）建立静脉通道：认真评估血管，安置 22 G 留置针；嘱患者等待中穿刺侧肢体制动，防止留置针脱出。

（8）备齐急救物品和药物：因 MRI 扫描设备的特殊性，应在 MRI 检查室操作间，常备各种急救药品和仪器，固定放置，定期查对。

（9）消化道准备：腹部检查前需禁食禁水 6 ~ 8 小时，尿路造影检查前 12 小时禁食禁水，排便，禁服促进肠液分泌的药物，如泻药等。

（10）MRCP 检查前准备：为使 MRCP 检查的图像清晰显示，患者需禁食禁水 6 小时，方可使胆管充分扩张，管壁显示清晰。嘱咐患者检查前 15 分钟左右饮温开水 300 mL 加枸橼酸铁铵泡腾颗粒铁剂 3 g，或 100 mL 温开水中加 1 ~ 2 mL 静脉用钆喷酸葡胺口服，目的在于抑制周围肠道水信号，使十二指肠充盈良好，从而使十二指肠壶腹及乳头显示清晰，能更准确地判断该处是否存在梗阻占位病变。必要时检查前 10 ~ 15 分钟肌内注射山莨菪碱注射液 10 mg，以减少胃肠道的蠕动，避免出现运动性伪影。

（11）正确指导呼吸训练：对有憋气要求的扫描项目，耐心解释说明屏气重要性，训练方式为：深吸气—呼气—屏气，告知患者在扫描时需数次屏气，每次吸气幅度保持一致。另外，训练患者屏气最长时间 22 秒，使患者在实际检查工作中适应憋气扫描。对一些屏气较差的患者，可采取加腹带及捏鼻的方法，使其被动屏气，也可获得很好的效果。

（12）盆腔检查者，检查前询问患者是否憋有适量小便，使膀胱充盈，以便更好地显示盆腔脏器。女性在盆腔 MRI 检查前，确认已经去掉节育环。

3. 检查中的观察和护理

（1）核对信息：再次查对患者姓名、性别、检查部位，协助患者上检查床，有引流管、引流袋等的患者，应帮助其妥善放置。注意患者安全，防止患者坠床。

（2）根据患者的检查部位协助患者摆好体位，选择正确线圈，安抚患者不要紧张、害怕，积极配合医技人员检查。

（3）腹部检查患者，需对患者进行呼吸训练，查看患者的配合度，指导正确吸气—呼气—屏气。

（4）检查前，要查看高压注射泵及管路系统是否能正常运行，连接留置针与高压注射器泵管路，预注射生理盐水，检查有无渗漏。

（5）检查过程中注意患者的保暖和隐私保护。

（6）密切观察检查中患者的病情变化及对比剂注射情况。

（7）对于对比剂外渗或者过敏做到早发现、早介入、早处理。

4. 检查后的宣教和护理

（1）核对信息：再次查对患者姓名、性别、检查部位。

（2）检查完成后，询问患者有无不适，如无不适则协助患者下检查床。

（3）增强扫描后的患者完成检查后，安排患者在候诊区内等待 15 ~ 30 分钟，无任何不良反应后方可拔掉留置针，按压 5 分钟以上。

（4）合理水化：MRI 对比剂的半衰期为 20 ~ 100 分钟，24 小时内约有 90% 以原型从尿液排出，若病情允许，指导患者检查后及时饮水（100 mL/h），利于对比剂的排出。

（5）健康宣教：告知患者回病房后继续观察和水化，如有不适及时通知主管医生。

（6）告知患者和家属取检查报告的时间及地点。

第四节　头颈部 MRI 检查基础知识及护理常规

头部 MRI 检查包括颅脑、鞍区、内听道、眼部、鼻旁窦、鼻咽、颅底、腮腺、内耳等部位（图 3-4-1）。

颈部 MRI 检查包括颈部软组织、颈部血管成像、喉及甲状腺（图 3-4-2）。

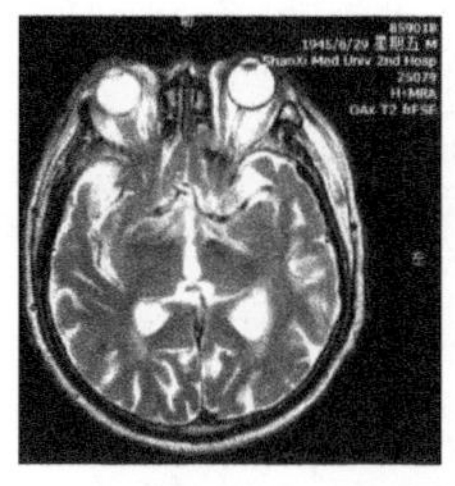

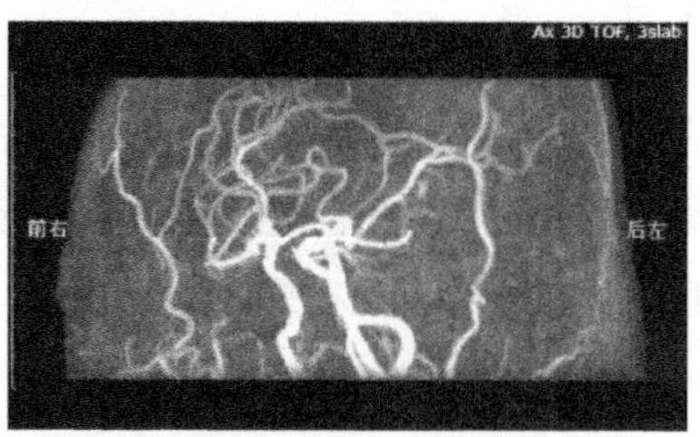

图 3-4-1　头颅 MRI 轴位图像与头颅 MRA 图像

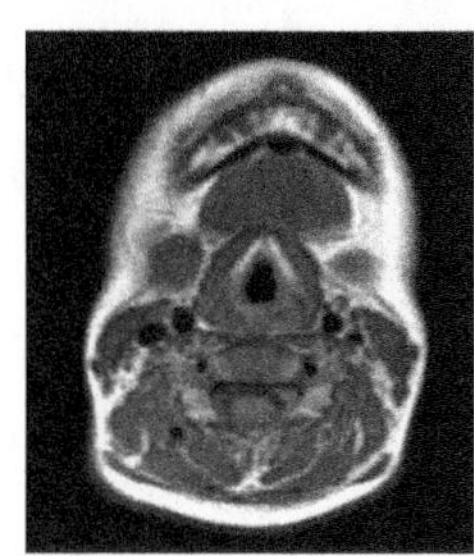

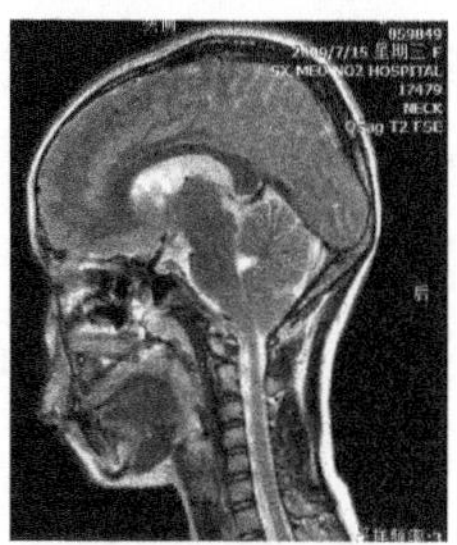

图 3-4-2　颈部 MRI 轴位与矢状位图像

【颅脑 MRI 检查适应证】

（1）颅脑外伤：尤适用于 CT 检查阴性者。

（2）脑血管性疾病：脑梗死、脑出血、脑血管畸形。

（3）颅内占位性病变：良恶性肿瘤、囊肿等。

（4）颅内感染与炎症。

（5）脑部退行性病变。

（6）脑白质病变。

（7）颅脑先天性发育异常、脑积水、脑萎缩。

（8）颅骨骨源性疾病。

【颅脑正常 MRI 表现】

（1）脑实质：脑髓质与脑皮质相比，含水量少而含脂量多，在 T_1WI 上脑髓质信号高于脑皮质，在 T_2WI 上则低于脑皮质。脑实质内有一些铁质沉积较多的核团，如苍白球、红核、黑质及齿状核等，在高场 T_1WI 上呈低信号。基底节区内靠侧脑室，外邻外囊，在豆状核与尾状核、丘脑之间有内囊走行，MRI 显示得非常清晰。由于 MRI 无骨伪影干扰，颅后窝显示清楚。

（2）脑室、脑池、脑沟：其内均含脑脊液在 T_1WI 上为低信号，在 T_1WI 上为高信号。

（3）脑神经：高分辨率 MRI 多能够清晰地显示出各对脑神经，以 T_2WI 显示为佳，呈等信号强度。在颅底层面可以显示第Ⅱ、Ⅵ、Ⅶ、Ⅷ、Ⅸ、Ⅹ、Ⅵ、Ⅶ共 8 对脑神经；在蝶鞍层面能够显示第Ⅴ对脑神经；在鞍上池层面，可以显示第Ⅲ、第Ⅳ对脑神经。

（4）脑血管：动脉因其血流迅速造成流空效应，为无信号区，静脉血流速度慢而在 T_1WI 上呈高信号。利用这种现象，MRA 和磁共振静脉成像（magnetic resonance venography，MRV）可以直接显示颅内血管的位置、分布与形态。

（5）颅骨与软组织：头皮和皮下组织含大量的脂肪，在 T_1WI 及 T_2WI 上，均呈高信号；颅骨内外板、硬脑膜、乳突气房、含气鼻窦腔等结构几乎不含或少含质子，均无信号或呈低信号；颅骨板障内含脂肪较多，且其中的静脉血流较慢，亦在 T_1WI 上呈高信号。

【颅脑异常 MRI 表现】

（1）脑质信号异常：长 T_1 长 T_2 病灶，即在 T_1WI 上呈低信号，在 T_2WI 上呈高信号。主要见于绝大多数的脑肿瘤、梗死灶、脱髓鞘病变、脑脓肿及其他颅内炎性病变等。

（2)形态、结构异常：在分析观察病灶的形态、结构时，MRI 和 CT 相同，但 MRI 的软组织分辨力更高，且可以进行多方位成像和功能成像，利于对颅内各种病变进行定位和定性诊断，以及显示病变与邻近解剖结构的关系。

（3）脑血管改变：MRI 在分析观察脑血管的异常变化时有其独特的优越性，一方面利用 MRI 的流空效应，能显示正常血管及脑血管畸形中的异常血管结构，同时又能显示血管周围脑实质的病理性改变。

（4）对比增强改变：当 MRI 显示异常信号或其与周围正常组织和结构无大差别时，通常需行 MRI 增强检查。静脉注入的顺磁性对比剂，如 Gd-DTPA 可通过受损的血脑屏障进入脑内病变组织或滞留于病灶内缓慢的血流中。病灶是否强化以及强化的程度，与病变组织血供是否丰富以及血脑屏障被破坏的程度有关。

【颈部 MRI 检查适应证】

适用于喉与咽喉、气管、甲状腺、甲状旁腺、颈部淋巴结、上段食管及颈部血管、肿瘤性病变。

【咽部正常 MRI 表现】

MRI 所见与 CT 相似，组织分辨率明显优于 CT，有助于观察病变侵犯范围，利于肿瘤分期。MRI 能直接显示黏膜、肌肉、间隙、血管、神经等结构。

【咽部异常影像学表现】

（1）咽腔狭窄或闭塞：咽腔狭窄或闭塞常见于肿瘤、外伤等，平片、CT、MRI 均可观察咽腔形态改变。

（2）咽壁增厚或不对称：咽壁增厚或不对称可见于炎症、肿瘤。

（3）咽旁间隙受累：正常咽旁间隙两侧对称，其位置和形态改变有助于肿瘤定位。

【喉部正常 MRI 表现】

喉软骨未钙化前在 T_1WI、T_2WI 上呈中等信号，钙化后呈不均匀低信号；喉肌 T_1WI 和 T_2WI 均呈偏低均匀信号；喉黏膜在 T_1WI 上呈中等信号，在 T_2WI 上呈明显高信号；喉旁间隙在 T_1WI 和 T_2WI 上均呈高信号影；喉前庭、喉室和声门下区、会厌豁和梨状窝含气则均呈极低信号。目前，喉部病变以 CT、MRI 为常用影像检查方法。

【喉部异常影像学表现】

（1）形态学改变：声门区结构可出现肿胀，也可出现破坏、消失或有真假声带分辨不清、软组织增厚或肿块，以及气道狭窄等。

（2）密度和信号改变：囊性病变表现为低密度或长 T_1 长 T_2 信号，实性病变表现为软组织密度或等 T_1 长或稍长 T_1 信号。

（3）对称性与位置变化：喉部左右不对称，真声带、假声带、喉室及声门下间隙的任何不对称、歪曲、变形均为病理征象。

（4）喉软骨的破坏：喉软骨破坏是诊断肿瘤的一个重要征象，表示肿瘤已广泛浸润。MRI 表现为在 T_1WI 上喉软骨中出现异常信号或高信号。

（5）功能改变：可以扩张、活动的正常部位变僵硬或不同呼吸相检查均不显示活动，表明肿瘤浸润、固定，是区别肿瘤性与非肿瘤性病变的重要征象。

（6）喉部周围脂肪间隙的改变：恶性肿瘤可侵犯喉旁间隙，MRI 表现为正常脂肪高信号中出现等信号软组织影。

【颈部正常 MRI 表现】

（1）颈部皮下脂肪在 T_1WI 和 T_2WI 上呈高信号，肌肉为中低信号，含气管道无信号。

（2）喉部软骨 T_1WI 和 T_2WI 一般呈均匀的等信号；但 30 岁以后，出现黄骨髓的中央部分则呈高信号，骨化部分呈低信号。

（3）甲状腺 T_1WI 较周围肌肉信号稍高，T_2WI 表现为高信号。

（4）颈血管鞘内血管，由于流空效应而呈低信号，其中颈内静脉由于慢血流，亦可呈高信号。

（5）颈深淋巴结 T_1WI 呈等信号，T_2WI 呈均匀的稍高信号，信号均匀，注射 Gd-DTPA 不强化。

【颈部异常 MRI 表现】

（1）颈部结构形态与大小的改变：许多病变可引起组织器官形态与大小的变化，如甲状腺腺瘤可出现局限性甲状腺增大，结节性甲状腺肿或甲状腺炎则表现为甲状腺弥漫性增大。

（2）异常肿块：颈部原发性肿瘤与转移性淋巴结增大，均可表现为颈部异常信号肿块。

（3）颈部脂肪间隙的受压与推移：组织器官的增大与异常肿块均可造成相邻脂肪间隙的受压与推移，脂肪组织在 MRI 图像上显示为高信号，通过脂肪间隙的变化，易于对病变的大小、形态与侵犯范围做出准确评价。

（4）病变的信号表现：良性肿瘤多信号均匀，恶性肿瘤常信号不均匀且与周围结构分界不清。囊性病变 T_1WI 为低信号，T_2WI 为高信号。肿瘤出血则常在 T_1WI 上出现高信号。

【头颈部 MRI 检查护理常规】

1. 检查前的准备和护理（临床科室）

（1）责任护士认真核对检查申请单、检查部位及检查项目。

（2）了解患者既往病史及相关的病情，核实患者有无头部、颈部手术病史及手术内植物，以便确认患者适合做 MRI 检查。

（3）负责预约的相关人员与 MRI 登记室联系，进行预约，MRI 登记室工作人员将患者信息录入 PACS 系统，同时提供预约单给患者。

（4）责任护士告知患者检查的预约时间、检查地点、检查的基本流程。

（5）告知患者和家属，此次做 MRI 检查的目的、注意事项。

（6）对于头颈部 MRI 增强检查的患者，告知注射钆对比剂的意义及可能出现的不良反应，使患者能在检查中配合，并签署钆对比剂使用知情同意书。

（7）嘱咐患者 MRI 增强检查前后水化的重要性。

（8）外出检查前，责任护士应再次评估患者是否有 MRI 检查的禁忌证，以防意外发生。

（9）对小儿、昏迷、躁动、精神异常的患者，必须进行头颈部 MRI 检查时，要在临床医师指导下适当给予镇静处理后，方可进行 MRI 检查。

2. 检查前的准备和护理（检查科室）

（1）患者持检查预约单，按预约时间提前 30 分钟到 MRI 检查室。凭检查预约单确认患者信息；正确记录患者身高、体重，并记录在申请单上，便于计算注射对比剂使用量。

（2）信息核对：护士提前 30 分钟，按照预约顺序，确认患者是否到位。仔细阅读检查申请单，核对患者信息、详细询问患者病史（既往史、过敏史），明确检查目的和要求。

（3）健康教育和指导：告知患者在头颈部 MRI 检查中配合检查对疾病诊断的重要性，根据患者病情，评估检查配合程度，并给予配合训练指导，进一步确定患者是否适合做 MRI 检查。

（4）对应用钆对比剂头颈部增强 MRI 检查的患者，护士要按照对比剂使用的适应证和禁忌证筛选高危人群，评估钆对比剂使用的风险，并签署钆对比剂使用知情同意书，留置静脉留置针。

（5）心理护理和健康宣教：在常规宣教的基础上重点告知检查的目的和注意事项。对于增强检查的患者，告知注射钆对比剂后可能会出现口干、口苦、口腔金属味、全身发热等为正常现象。

（6）对小儿、昏迷、躁动、精神异常的患者，应在医师指导下给予镇静后，方可进行检查。

（7）核对：在进入磁体间前与患者和拟陪同进入检查室的家属核对，除去体表及随身的一切金属物件，并明确无体内金属植入物。

（8）备好各种急救药品和仪器，固定放置在工作人员操作间。

3. 检查中的观察和护理

（1）核对信息：再次查对患者姓名、性别、检查部位。

（2）协助患者上检查床，有引流管、引流袋等的患者，应帮助其妥善放置。注意患者安全，防止患者坠床。

（3）线圈选择：选择头部专用线圈或颈部专用线圈。

（4）体位设计：患者仰卧在检查床上，头先进，头置于线圈内 / 颈部置于线圈内，人体长轴与床面长轴一致，双手置于身体两旁或胸前。头颅正中矢状面尽可能与线圈纵轴保持一致，并垂直于床面。

（5）颅脑 MRI 检查成像中心：颅脑、鞍区 MRI 成像以眉间线位于线圈横轴中心；内听道、鼻旁窦、鼻咽、颅底、腮腺、内耳 MR 成像以鼻根部位于线圈横轴中心；眼部 MR 成像以框间线位于线圈横轴中心，即以线圈中心为采集中心，锁定位置，并送至磁场中心。

（6）颅脑 MRI 检查制动并保护眼部：嘱患者保持头部不动，平静呼吸，眼球检查时嘱患者闭眼，双眼球不能转动，避免产生运动伪影。对于眼睑闭合不全的患者，可用纱布遮盖患者双眼。

（7）颈部 MRI 检查成像中心：颈部 MRI 成像线圈中心对准甲状软骨，移动床面位置，使十字定位灯的纵横交点对准线圈纵横轴中点，即以线圈中心为采集中心，锁定位置，并送至磁场中心。

（8）颈部 MRI 检查嘱患者保持安静，平静呼吸，叮嘱患者尽可能避免咳嗽或吞咽，以免产生伪影影响图像质量。确实无法控制咳嗽时，可在扫描间隙期进行动作（即机器没有声音时）。

（9）安抚患者不要紧张、害怕，积极配合医技人员检查。

（10）增强检查患者，要保持高压注射泵及管路系统处于备用状态，连接留置针与高压注射器泵管路，预注射生理盐水，检查有无渗漏。

（11）检查过程中注意患者的保暖和隐私保护。

（12）密切观察检查中患者的病情变化及对比剂注射情况。

（13）对于对比剂外渗或者过敏做到早发现、早介入、早处理。

4. 检查后的宣教和护理

（1）查对信息：再次查对患者姓名、性别、检查部位与检查申请单是否一致。

（2）检查完成后，协助患者下检查床，观察并询问有无不适感。嘱咐患者在候诊区休息 30 分钟左右后离开。

（3）MRI 增强扫描完成检查后，需要患者在候诊区内休息 15 ~ 30 分钟，无任何不良反应后方可拔掉留置针，按压穿刺部位 5 分钟以上。

（4）合理水化：MRI 对比剂的半衰期为 20 ~ 100 分钟，24 小时内约有 90% 以原型从尿液排出，若病情允许，指导患者检查后及时饮水 500 ~ 1000 mL，以后至少 100 mL/h，共饮水 2000 ~ 3000 mL，促进对比剂的排出。

（5）健康宣教：告知患者回病房后继续观察和水化，如有不适及时通知主管医生。

（6）告知患者和家属取检查报告的时间及地点。

第五节　胸部 MRI 检查基础知识及护理常规

胸部 MRI 检查主要包括心脏及主动脉（图 3-5-1）。

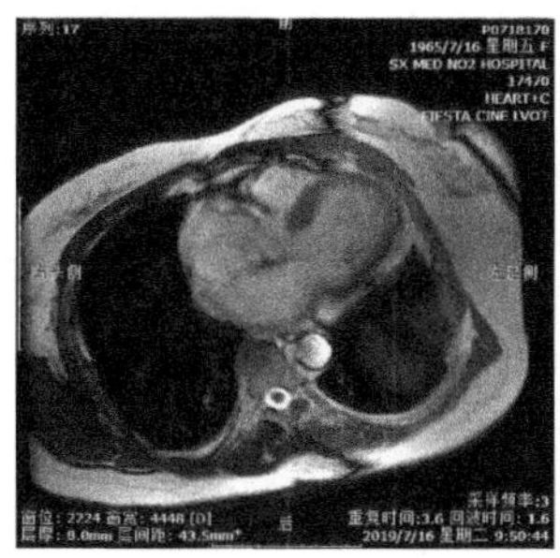

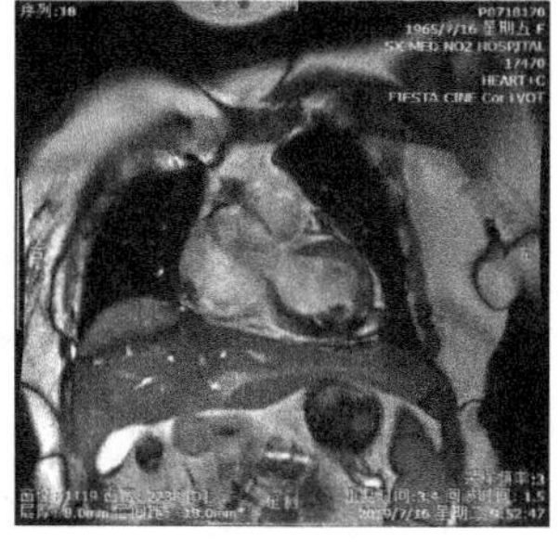

图 3-5-1　心脏 MRI 检查轴位以及冠状位图像

【心脏、大血管 MRI 检查适应证】

1. 观察心肌形态。
2. 心肌运动功能、心输出功能分析。
3. 心脏瓣膜功能状态。
4. 心脏大血管解剖形态结构及血流分析。
5. 心肌活性评价分析。

【正常心脏、血管 MRI 表现】

1. 心脏

MRI 为多方位成像，可获得任意平面断层的图像，能清晰显示心脏、大血管的解剖结构，常用扫描体位及正常表现为：

（1）横轴位为最基本的心脏切层，呈不典型的四腔心断面，并为其他的心脏 MRI 检查体位提供定位图像。左心室平均直径为 45 mm，室壁及室间隔厚度约为 10 mm，右心室平均直径为 35 mm，室壁厚度约为 5 mm。

（2）冠状位可较好显示左心室腔及左心室流出道、主动脉窦和升主动脉的形态、走行，并能显示左心房、右心房后部的上腔静脉入口形态。

（3）矢状位不同心型的心脏矢状切面心腔及心壁的形态结构变异较大，因此矢状位主要用于心脏 MRI 扫描的定位。

2. 心包

心包因其壁层纤维组织的质子密度低，致 T_1 值长 T_2 值短，因此无论 T_1WI、T_2WI 均表现为低信号，正常心包厚度为 1 ～ 2 mm。

3. 血管

应用磁共振血管造影技术，除用于观察血管的形态、内径、走行等，还可用于测量血流速度和观察血流特征。磁共振血管成像是基于血管内血液的流动，其信号强弱取决于血液的流速及方向。MRA 的基本技术包括 TOF 和 PC。

MRA 与传统血管造影相比，具有无创伤性、无射线辐射、经济有效等特点，在周围血管性疾病的检查方面（介入治疗除外），MRA 已基本取代 DSA，成为可靠的常规检查方法。

【异常心脏、血管 MRI 表现】

1. 心脏

（1）心肌的异常表现：

1）厚度的改变：MRI 可直接显示心壁的厚度，如陈旧性心肌梗死，可见局部心肌变薄，而在肥厚性心肌病时，可见心室壁增厚。

2）信号的改变：即信号强度的改变，不同原因导致心肌缺血时的 MRI 信号主要与心肌局部的含水量和供血动脉的完整性有关。局部缺血心肌在心肌灌注首过图像上表现为信号正常或降低；心肌梗死时在心肌灌注延迟期坏死心肌呈高信号表现。原发性心肌病时，MRI 增强扫描心肌内可见一个或多个异常信号区。

3）运动的异常：电影 MRI 可动态显示心壁运动的情况，如心肌梗死时，局部室壁变薄，甚至形成室壁瘤，表现为无运动或伴有反向运动。此外可应用心肌标记技术准确评估局部心肌的运动情况。

4）占位性改变：心肌肿瘤在 T_1WI、T_2WI 上多呈异常信号肿块。

（2）心腔的异常表现：

1）大小的改变：MRI 在获取标准的心脏长、短轴位像后可准确测量心腔径线的改变。

2）信号的改变：心腔内异常信号可见于左心房黏液瘤，在 SE 序列 T_1WI 上多呈均匀或不均匀的中等信号，在 T_2WI 上为不均匀的较高信号，其形态随心动周期而改变。

2. 心包

（1）缺损：多为局限性缺损，常发现于左侧心包，无明显临床症状。MRI 可见心包壁层缺如，心包外脂肪局限性消失。

（2）渗出：多为渗出性心包炎所致，心包内液体异常增多，使得心包脏壁层间距增大。MRI 少量积液时主要位于右心房侧壁及左心室后侧壁的外方，在 SE 序列 T_1WI 上呈低信号，而在出现血性积液或心包积血时，亦表现为中、高信号，在 T_2WI 上呈均匀高信号。

（3）增厚及钙化：常见于缩窄性心包炎，MRI 显示心包脏、壁层界限不清，心包腔闭塞，呈不规则增厚，以右心侧多见且增厚明显，其厚度大于

4 mm，甚至超过 20 mm。增厚的心包在 SE 序列 T_1WI 上呈中等或低信号，其中少数斑块状极低信号影为心包钙化。少数增厚心包呈高信号，提示为肉芽组织。除心包增厚、钙化外，还可见右心房、上下腔静脉和肝静脉扩张，左右心腔缩小变形及室间隔变平、僵直。

（4）肿块：心包原发肿瘤少见，以心包间皮瘤最多，在心脏肿瘤的发病率中仅次于黏液瘤和肉瘤。MRI 见心包腔内异常信号团块影，SE 序列 T_1WI 表现为混杂信号，T_2WI 呈高信号，另外可见心包腔扩大，常合并有血性心包积液。

3. 血管

（1）管径的改变：病理状态下血管管径的变化常表现为局限性的管腔扩张或缩小，MRI 可获得沿血管走行方向的断层图像，可观察到血管全程管径的变化及主要分支受累的情况。

（2）腔内信号的改变：血流信号的改变直接原因是血流速度的变化，在大血管近瓣膜处的信号改变主要提示局部有反流，GRE 序列电影 MRI 表现为高信号的血池内的条索状低信号影。SE 序列则可见血管内流空信号的改变。

（3）管壁改变：SE 序列显示血流为流空的无或低信号，因此可以清晰显示血管壁的变化，如增厚、斑块形成等。利用专用线圈，还可以分析粥样硬化斑块的性质。然而磁共振成像对管壁的钙化显示欠佳。

【心脏、血管 MRI 检查护理常规】

1. 检查前的准备和护理（临床科室）

（1）接到医嘱，责任护士认真核对患者姓名、性别、年龄、ID（住院号）、检查项目及检查部位。

（2）了解患者既往病史及相关的病情，根据 MRI 检查要求和注意事项，评估患者是否能配合完成 MRI 检查，并与 MRI 登记室联系，进行预约。

（3）责任护士按照预约时间和地点，告知患者检查的预约时间、检查地点、检查的基本流程。

（4）嘱咐患者和家属该检查需要提前 30 分钟到达检查地点等候。

（5）告知患者和家属 MRI 检查的目的、注意事项，以便患者能在检查中配合。

（6）外出检查前，责任护士应再次评估患者情况，体内是否有金属植入物，能否适合 MRI 检查。

（7）对小儿、昏迷、躁动、精神异者，在外出 MRI 检查前，要在医师指导下给予镇静处理或等待患者病情好转后再行检查。

（8）外出检查前护士要提醒患者及家属，要将随身的所有金属物品、手机磁卡等交给其他家人暂时保管，不能带进检查磁体间。

（9）对于心脏、血管 MRI 检查的患者，责任护士告知注射钆对比剂的意义及可能出现的不良反应，并告知检查前需签署钆对比剂使用知情同意书。

（10）嘱咐患者心脏、血管 MRI 检查前后水化的重要性。

2. 检查前的准备和护理（检查科室）

（1）预约：MRI 登记室护士接到预约检查申请单，核对患者姓名、性别、年龄、检查项目，将患者信息录入 PACS 系统，确认预约登记。

（2）正确记录患者身高、体重，并记录在申请单上，便于计算注射对比剂使用量。

（3）操作间护士，按患者预约时间先后顺序，提前 30 分钟安排患者准备。凭检查预约单确认患者信息；核对患者身高、体重，与记录在申请单上是否一致。详细询问患者病史（既往史、过敏史），明确检查目的和要求。

（4）宣教和指导：告知患者心脏、血管 MRI 检查中配合检查对疾病诊断的重要性，根据患者病情，评估检查配合程度，并给予配合训练指导。

（5）护士要按照对比剂使用的适应证和禁忌证筛选高危人群，评估钆对比剂使用的风险，并签署钆对比剂使用知情同意书，留置静脉留置针。

（6）对小儿、昏迷、躁动、精神异常的患者，不建议进行心脏、血管 MRI 检查。可进行其他替代检查。

（7）确认：明确告知患者和家属不能将任何金属物品等带入检查室，随身物品可交给其他家人暂为保管，并明确患者无体内金属植入物。

（8）呼吸训练：正确指导患者呼吸训练，耐心解释说明屏气重要性，使患者在实际检查过程中适应憋气扫描。

（9）备好各种急救药品和仪器，固定放置在工作人员操作间。

3. 检查中的观察和护理

（1）查对：再次查对患者信息，包括姓名、性别、检查部位。协助患者上检查床，注意患者安全，防止患者坠床。

（2）线圈选择：根据患者的检查部位协助患者摆好体位，选择体表线圈或者专用心脏线圈，并告知患者该检查没有痛苦，不要害怕和紧张，听从工作人员口令，配合检查。

（3）体位设计：仰卧，头先进或足先进。心电门控电极粘贴于胸前导联相应位置或外周门控感应器夹于手指或足趾。若使用呼吸门控感应器，将其绑于或用腹带加压于患者上腹部或胸部（女性胸式呼吸者）随呼吸动作起伏最明显的部位。线圈覆盖于胸前，前后片线圈尽量对齐。定位中心对准线圈中心及两侧锁骨中线第 5 肋间水平连线。

（4）成像中心：胸部 MRI 成像线圈中心对准胸部中点（胸骨柄切迹与剑突连线中点和正中矢状面），移动床面位置，使十字定位灯的纵横交点对准线圈纵横轴交点，即以线圈中心为采集中心，锁定位置，并送至磁场中心。

（5）呼吸控制：呼吸门控放置于呼吸动度最大处，如呼吸活动度过大，可加用腹带捆绑以限制患者的呼吸。

（6）指导训练患者平静呼吸下屏气。嘱患者在检查过程中保持安静勿动，尽量避免咳嗽或吞咽，以免影响检查质量。

（7）保持高压注射泵及管路系统处于备用状态，连接留置针与高压注射器泵管路，预注射生理盐水，检查有无渗漏。

（8）告知患者在注射钆对比剂后可能出现口干、口苦、口腔金属味、全身发热等为药物正常反应，不要紧张。

（9）检查过程中注意患者的保暖和隐私保护，密切观察患者的病情变化。

4. MRI 检查后的宣教和护理

（1）信息核对：再次查对患者信息，包括姓名、性别、年龄及检查部位。

（2）分离高压注射管路与静脉留置针，询问患者有无不适，则协助患者下检查床。嘱咐患者在候诊区休息 30 分钟。无不适，可拔掉留置针，按压穿刺部位 5 分钟以上，可返回病房。

（3）水化：若病情允许，指导患者检查后及时饮水 500 ~ 1000 mL，以后 100 mL/h，共饮水 2000 ~ 3000 mL，促进对比剂的排出。

（4）健康宣教：嘱咐患者回病房后继续观察和水化，如有不适及时通知主管医生。

（5）提醒患者和家属取检查报告的时间及地点。

第六节　腹盆磁共振检查基础知识及护理常规

腹盆 MRI 检查包括肝、胰腺、肾、前列腺、女性盆腔、尿路（图 3–6–1）。

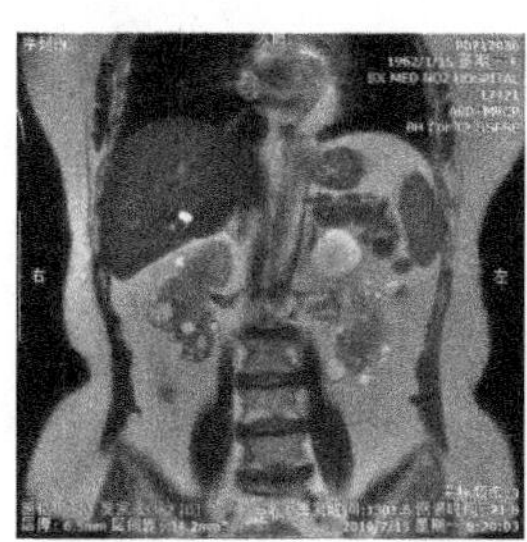
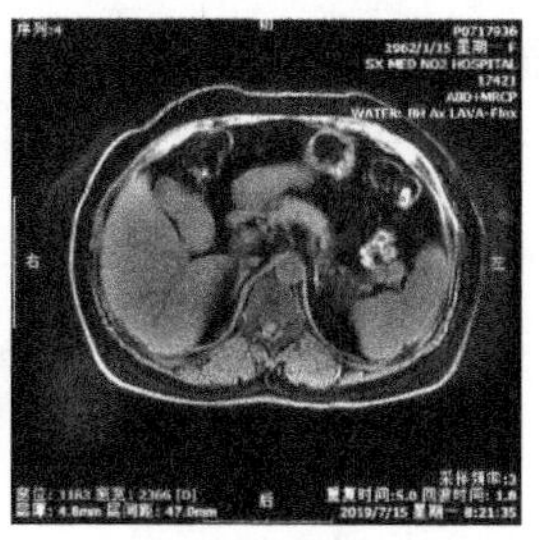

图 3–6–1　腹部 MRI 冠状位与轴位图像

【腹部 MRI 检查适应证】

（1）肝脏的占位性病变，如肝癌、肝血管瘤等；肝内的弥漫性病变，如肝硬化、脂肪肝等；胰胆管病变。

（2）肾及其周围脂肪囊：在 MRI 上可形成鲜明对比，肾实质与肾盂内尿液也可形成良好对比，故 MRI 对肾脏的诊断具有重要价值，对肾实质、肾上腺和血管病变显示较好。

（3）女性盆腔：肿瘤、炎症、子宫内膜异位症、转移癌等病变；男性的前列腺病变，尤其是早期前列腺癌和病变分期；膀胱病变。

【腹部正常 MRI 表现】

1. 肝脏正常 MRI 表现

横断面肝脏 MRI 图像不同层面显示不同的解剖结构，与 CT 扫描所见相同。

（1）平扫 T_1WI 肝实质呈灰白信号，略高于脾信号；T_2WI 呈灰黑信号，低于脾信号。肝内血管 T_1WI 呈低信号，T_2WI 可呈高、等、低多种信号，原因复杂，影响因素很多。

（2）增强后多期扫描时，动脉期肝实质信号增高不显著，肝内动脉呈高信号；门静脉期和平衡期强化表现与 CT 增强扫描相似。

2. 胆系正常 MRI 表现

（1）常规 MRI 的 SE 序列 T_1WI 肝管呈低信号，T_2WI 则表现为高信号。

（2）胆汁内化学成分不同，可对信号强度产生影响。

（3）胆囊一般显示为 T_1WI 低信号、T_2WI 高信号；但若含有浓缩的胆汁，T_1 值缩短，常表现为在 T_1WI 上高、低信号分层或 T_1WI、T_2WI 均显示为高信号。

（4）MRCP 显示的胆胰管与 PTC 或 ERCP 所见一样，且具有无创和多方位观察等优点，在诊断上的作用正在取代 ERCP。

3. 胰腺正常 MRI 表现

MRI 胰腺的信号强度与肝脏相似。胰腺周围的脂肪呈高信号，衬托出胰腺的轮廓。判断胰腺的解剖标志：

（1）脾静脉：其紧邻胰腺背侧，与胰腺体尾部伴行。

（2）肠系膜上动脉：从腹主动脉发出的起始部总是指向胰腺体部。

这两支血管在 SE 序列均表现为流空的无信号或混杂信号。磁共振胰胆管成像检查可清楚显示主胰管，所见同 ERCP 造影。

4. 脾正常 MRI 表现

脾位于左上腹部后外侧，其与横膈及胸壁相邻的边缘圆钝光滑，而其脏面与胃、左肾、结肠脾曲相邻，边缘有切迹或呈分叶状。脾的 T_1、T_2 弛豫时间比肝脏长。

（1）脾的平扫 MRI 信号 T_1WI 低于肝脏，T_2WI 则高于肝脏。正常脾的信号均匀，其大小的判断同 CT 检查。

（2）脾的多期增强检查表现同于 CT。

【腹部异常 MRI 表现】

1. 肝脏异常 MRI 表现

（1）MRI 与 CT 成像原理不同，MRI 显示的信号高低反映不同病变。依据肝脏病变信号强度不同分为五个等级：

1）等信号：病变与肝实质信号相同。

2）极低信号：信号与肝内流空血管信号相同。

3）稍低信号：信号介于肝实质与流空血管信号。

4）稍高信号：信号介于脂肪与肝实质之间。

5）极高信号：信号与脂肪相同。

（2）肝脏病变导致其轮廓、大小及形态改变的意义与 CT 相似。

1）肝脏平扫：肝脏实性肿瘤，多数具有细胞内水分增多的特征，在 T_1WI 上显示为稍低信号，在 T_2WI 则为稍高信号；在 T_1WI 上若病灶内见高信号，则提示出血或含脂质成分。

2）肝脏增强：肝脏实性肿瘤扫描后不同病变强化特点及方式与 CT 相似。

2. 胆系异常 MRI 表现

（1）胆管内胆汁在 T_2WI 上呈高信号。

（2）结石在高信号的胆汁衬托下呈低信号，易于显示；在 T_1WI 上多数结石与胆汁信号近似，呈低信号，部分结石信号可高于胆汁。

（3）在 MRCP 上，胆系结石亦呈低信号，若结石完全阻塞胆管，则 MRCP 可见扩张的胆管下端有杯口状或半月状低信号充盈缺损。

（4）胆管癌表现为胆管局限性狭窄，呈截断征象，多方位成像及增强扫描更有助于观察肿瘤的部位及范围。

（5）壶腹区占位病灶常引起胰胆管同时扩张，MRCP 上呈现双管征。

3. 胰腺异常 MRI 表现

胰腺大小、形态异常的意义与 CT 相似。不同病变 MRI 有其不同的信号变化：

（1）胰腺癌在 T_1WI 上常表现为低或等信号，在 T_2WI 上主要为高信号。

（2）肿瘤内出现出血、液化坏死而呈混杂高信号。

（3）胰岛细胞瘤的信号较为均匀，尤其是功能性者。

（4）胰腺囊性病变在 T_1WI 上为低信号，在 T_2WI 上为高信号。

（5）囊腺瘤常为多房性，其内可见软组织信号分隔及壁结节影。

（6）急性胰腺炎由于充血、水肿及胰液外溢，胰腺实质在 T_1WI 上信号减低，在 T_2WI 上信号增高。

（7）慢性胰腺炎在 T_1WI 上可呈混杂信号。

（8）胰腺或胰管内钙化或结石为无信号影。

（9）胰管扩张，MRCP 显示为条带状或串珠状高信号影。

4. 脾异常 MRI 表现

（1）在脾的变异中副脾最为常见，其信号强度始终与脾相同。

（2）脾占位性病灶多呈局限性异常信号，由于平扫正常脾在 T_1WI 上为高信号，因此容易掩盖肿瘤性病变，增强扫描有助于识别病灶及病变的性质。

（3）脾囊肿在 T_1WI 上呈低信号，在 T_2WI 上为高信号，境界清楚。

【泌尿系统正常 MRI 表现】

1. 肾脏

（1）肾皮、髓质：双肾平扫 T_1WI 上，由于肾皮、髓质含水量不同，导致皮质信号强度略高于髓质，在预饱和脂肪抑制 T_1WI 序列上，肾皮、髓质信号强度差异更加明显。在 T_2WI 上，肾皮、髓质均呈相似的稍高信号，其中髓质信号强度常可更高。

（2）肾窦脂肪组织：在 T_1WI 和 T_2WI 上分别呈高信号和中高信号。

（3）正常肾盏难以显示，然而肾盂多可识别，呈类似于游离水的长 T_1 低信号和长 T_2 高信号表现，位于肾门区。

（4）肾动脉和肾静脉：由于流空效应常表现为无信号或低信号影。

（5）Gd-DTPA 增强检查，肾实质的强化形式取决于检查的期相，表现类似 CT 增强检查。

2. 输尿管

（1）腹段输尿管：在 T_1WI 或 T_2WI 横断面上，自肾盂连续向下追踪，在周围高信号或中等信号的脂肪组织对比下，有可能识别出部分正常腹段输尿管，呈小圆形低信号影。

（2）腹段输尿管：在 T_1WI 或 T_2WI 横断面上正常盆段输尿管难以识别。

3. 膀胱

横断面是基本检查方位，必要时辅以矢状位和冠状位检查。

（1）在横断面上，充盈的膀胱呈圆形、横置的椭圆形或四角圆钝的类方形，矢状面上为类三角形。

（2）膀胱内尿液富含游离水，呈均匀长 T_1 低信号和长 T_2 高信号。

（3）膀胱周围脂肪组织在 T_1WI 上呈高信号，在 T_2WI 上为中等信号。

（4）膀胱壁表现为厚度一致的薄壁环状影，与肌肉信号类似，在 T_1WI 上高于腔内尿液信号，而在 T_2WI 上则低于尿液信号。有时在 T_2WI 上由于化学位移性伪影，于膀胱壁一侧出现线状高信号影，而在对侧膀胱壁则出现线状低信号影，勿误为膀胱壁增厚或病变。

（5）Gd-DTPA 的 T_1WI 增强检查，膀胱腔内尿液含对比剂进而发生强化，表现为信号增高。然而，当对比剂浓度较高并达到一定程度时，可呈低信号改变，这是由于其缩短 T_2 值作用超过缩短 T_1 值作用所致。

4. 肾动脉 MRA 检查

3D-TOF-MRA 检查时，正常肾动脉表现类似 X 线肾动脉造影检查，但成像质量不及对比增强 MRA（contrast enhanced MRA，CE MRA）。

5. 磁共振尿路造影（magnetic resonance urography，MRU）检查

正常含尿液的肾盂、肾盏、输尿管和膀胱为高信号，周围软组织等背景结构皆为极低信号，犹如 X 线静脉性尿路造影所见并可进行多个角度观察。

【泌尿系统异常 MRI 表现】

1. 肾脏：MRI 检查同样能显示肾脏位置、大小、数目和形态异常及肾实质、肾盏肾盂和肾周异常。

（1）肾实质异常：肾实质肿块由于性质不同而信号强度各异，增强表现亦不相同。

（2）肾盏和肾盂异常：

1）肾结石：在 T_1WI 和 T_2WI 上皆呈极低信号灶，通常为肾结石。

2）肾积水：肾盏肾盂扩大，信号强度类似于水，为肾积水。

3）肾盂肿瘤：肾盏肾盂肿块，在 T_1WI 和 T_2WI 上分别高于和低于尿液信号，有强化表现，见于肾盂肿瘤。

（3）肾周异常：异常表现类似 CT 所见，唯以异常信号强度来表示。

2. 输尿管

（1）输尿管扩张积水：为输尿管常见的异常表现，在 T_1WI 和 T_2WI 上均与游离水信号强度相同。

（2）梗阻所致的输尿管扩张积水者，常可在梗阻端发现异常信号的结石或肿瘤。

3. 膀胱

异常表现类似 CT 所见，但具有不同信号强度。

（1）膀胱壁增厚：弥漫性增厚为炎症或梗阻；局限性增厚主要见于肿瘤。

（2）膀胱肿块：T_1WI 和 T_2WI 检查，均呈极低信号，为膀胱结石；类似膀胱壁信号，有强化，为膀胱肿瘤。

4. 肾动脉 MRA 检查

异常表现类似于肾动脉造影检查。

5. MRU 检查

异常表现类似尿路造影所见，可清楚显示输尿管扩张积水，并能明确梗阻部位，有时还可发现梗阻原因，如输尿管结石表现为腔内低信号影，以及邻近病变造成的输尿管狭窄等。

【男性生殖系统正常 MRI 表现】

1. 前列腺

包括常规 MRI、扩散加权成像等。

（1）前列腺常规 MRI：MRI 能够在横轴位、冠状位和矢状位上直接显示前列腺。其中横轴位主要观察位置，前列腺大小、形态及毗邻关系同 CT 检查。

1）在 T_1WI 上，前列腺呈均一低信号，不能识别各解剖带。

2）在 T_2WI 上，前列腺各解剖带由于组织结构和含水量差异而呈不同信号强度；位于前列腺周边的细环状低信号影代表前列腺被膜。

（2）前列腺 DWI：前列腺的信号强度总体上略高于周围组织，其中周围带信号强度稍低于移行带和中央带。

2. 精囊

精囊由卷曲的细管构成，其内充有液体。在 T_1WI 上，精囊呈均一低信号；在 T_2WI 上，则呈高信号，其壁为低信号。

3. 阴囊和睾丸

正常睾丸呈卵圆形结构，在 T_1WI 上信号强度低于脂肪而高于水，在 T_2WI 上则高于脂肪低于水。

【男性生殖系统异常 MRI 表现】

1. 前列腺

包括常规 MRI 显示的大小、形态、信号异常和 DWI 异常表现。

（1）常规 MRI 异常表现：

1）大小、形态异常：表现和意义同 CT 检查。

2）信号异常：常并有前列腺大小和形态异常。在 T_2WI 上，周围带内显示有低信号灶，常提示为前列腺癌，但也可能为良性病变，如慢性前列腺炎、肉芽肿性病变和活检后出血。当移行带增大并以多发不均匀高信号结节为主时，提示为以腺体为主的良性前列腺增生；若以中等信号为主，则提示为以基质为主的良性前列腺增生。

（2）DWI 异常：前列腺内明显高信号结节提示为前列腺癌，其 ADC 值显著低于周围组织，为肿瘤内水分子扩散运动受限所致。

2. 精囊

（1）大小和形态异常：表现和意义同 CT 检查。

（2）信号异常：精囊肿块呈水样长 T_1 低信号和长 T_2 高信号时，代表精囊囊肿。若精囊肿块与前列腺肿块相连并且均呈短 T_2 低信号，提示前列腺癌已侵犯精囊。

3. 阴囊和睾丸

睾丸肿块相对常见，多为睾丸肿瘤，在 T_2WI 上信号较低，其中精原细胞瘤信号均一，而非精原细胞瘤多信号不均。

【女性生殖系统正常 MRI 表现】

1. 子宫和阴道

（1）平扫 MRI，在 T_1WI 上，宫体、宫颈和阴道呈均匀低信号，周围是高信号的脂肪组织，其内常可见成对的呈低信号的子宫圆韧带和子宫骶骨韧带。

（2）在 T_2WI 上，宫体、宫颈和阴道呈分层表现，宫体分三层信号。

1）中心高信号，代表子宫内膜和分泌物。

2）中间薄的低信号带，亦称联合带（junctional zone，JZ）或结合带，为子宫肌内层。

3）周围呈中等信号，代表子宫肌外层。

（3）宫颈自内向外有四层信号：

1）高信号的宫颈管内黏液。

2）中等信号的宫颈黏膜皱襞。

3）低信号的宫颈纤维基质（其与宫体 JZ 连续）。

4）中等信号宫颈肌层（其与宫体子宫肌外层相续）。

（4）阴道只有两层信号：

1）中心为高信号的阴道上皮和内容物。

2）周围为低信号的阴道壁。

（5）增强扫描：宫体、宫颈和阴道各层的强化表现随时间而异。

2. 卵巢

MRI 上多可识别出正常卵巢。

（1）T_1WI 上，呈卵圆形均匀低信号结构和周围高信号脂肪组织形成明显对比，然而不易与邻近含液肠曲鉴别。

（2）在 T_2WI 上，其周边卵泡呈高信号，而内部的中央基质呈低信号。

（3）MRI 检查时，卵巢的识别与是否绝经有关，其中绝经前成年女性 96% 可识别出正常卵巢，而绝经后妇女，由于卵巢萎缩和缺乏卵泡，所以卵巢多难以识别。

3. **输卵管**

无论在 T_1WI 或 T_2WI 上，正常输卵管均难以识别。

【女性生殖系统异常 MRI 表现】

女性生殖系统异常 MRI 表现为子宫大小、形态和信号异常及盆腔肿块。

1. **子宫**

（1）子宫大小和形态异常：表现意义同 CT 检查。但由于 MRI 能够同时显示子宫内部各解剖带，因而对病变的显示要优于超声或 CT。

（2）子宫信号异常：宫腔、宫壁和宫颈信号异常。

1）宫腔信号异常：在 T_2WI 上，宫腔内有矢状走行的线状低信号，见于分隔子宫；宫腔内有类圆形中等信号肿块，为息肉或黏膜下肌瘤。

2）宫壁信号异常：联合带增宽，边界不清，见于子宫腺肌病即内在性子宫内膜异位。宫壁内异常信号肿块常见于子宫良恶性肿瘤：若肿块 T_2WI 以中等信号为主，并有 JZ 破坏、中断，且强化不均，是子宫内膜癌的常见表现；当肿块在 T_1WI 和 T_2WI 上均以低信号为主时，多为子宫肌瘤。

3）宫颈信号异常：常见表现是宫颈异常信号肿块，T_1WI 呈等信号，T_2WI 为中等信号，常并有低信号宫颈纤维基质中断，见于宫颈癌。

2. **盆腔肿块**

女性盆腔肿块常来自卵巢，由于 MRI 能够识别出育龄期绝大多数卵巢，因此有助于判断女性盆腔肿块是否来源于卵巢。卵巢肿块的形态和信号强度反映了其大体结构和组织特征：

（1）卵巢囊肿和囊腺瘤：类圆形、与尿液信号强度相似的长 T_1 低信号和长 T_2 高信号肿块，见于卵巢囊肿和囊腺瘤。

（2）卵巢囊腺癌：分叶状或不规则肿块，呈混杂信号，除液体性长 T_1 长 T_2 信号外，还有明显可以强化的实性部分，是卵巢囊腺癌的常见表现。

（3）卵巢纤维瘤或卵巢转移瘤：类圆形，呈略长 T_1 和略长 T_2 信号肿块，并有不同程度强化，可为良性肿瘤，如卵巢纤维瘤，也可为恶性肿瘤，如卵巢转移瘤。

（4）卵巢畸胎瘤：类圆或分叶状混杂信号肿块，内有脂肪性高信号，提示为卵巢畸胎瘤。

3. 输卵管

输卵管病变较为少见。

（1）输卵管积水：邻近卵巢的长圆形病灶，呈类似游离水强度的长 T_1 和长 T_2 信号，见于输卵管积水。

（2）输卵管脓肿：若其形态不规则且壁较厚，提示可能为输卵管脓肿。

【腹盆部 MRI 检查护理常规】

1. 检查前的准备和护理（临床科室）

（1）责任护士认真核对检查申请单、检查部位及检查项目。

（2）询问患者既往病史及相关的病情，核实患者有无腹部、盆腔手术病史及手术内植物，以便确认患者是否适合做 MRI 检查。

（3）告知患者检查时间、检查地点、检查的基本流程。

（4）告知患者和家属，在预约时间前 30 分钟到达检查地点；并详细讲解 MRI 检查的目的和注意事项。

（5）对腹盆部 MRI 增强检查的患者，告知注射钆对比剂的意义及可能出现的不良反应，使患者能在检查中配合。提醒患者及家属认真阅读钆对比剂使用知情同意书内容。

（6）嘱咐患者 MRI 增强检查前后水化的重要性。

（7）外出检查前，责任护士应再次评估患者是否有 MRI 检查的禁忌证，以防意外发生。

（8）对小儿、昏迷、躁动、精神异常的患者，必须进行腹盆部 MRI 检查时，要在临床医师指导下适当给予镇静处理后，方可进行 MRI 检查。

（9）告知患者及家属，切勿将任何金属物品、磁卡等带入检查室，以防造成损伤，可将物品交给其他家人暂时保管。

（10）消化道准备：腹部检查前需禁食禁水 6 ~ 8 小时，尿路造影检查前 12 小时禁食禁水，排便，禁服促进肠液分泌药物，如泻药等。

（11）正确指导呼吸训练：耐心解释说明屏气重要性，训练方式为：深吸气—呼气—屏气，告知患者在扫描时需数次屏气，每次吸气幅度保持一致。另外，训练患者屏气最长时间22秒，使患者在实际检查工作中适应憋气扫描。对一些屏气较差的患者，可采取加腹带及捏鼻的方法，使其被动屏气，也可获得很好的效果。

（12）盆腔检查者需要憋适量小便使膀胱充盈以便更好地显示盆腔脏器，女性在盆腔MRI检查前需去掉节育环。

2. 检查前的准备和护理（检查科室）

（1）信息核对：按照预约顺序，凭检查预约单核对患者信息，仔细阅读检查申请单，详细询问患者病史（既往史、过敏史），明确检查目的和要求。

（2）确认患者信息后正确记录患者身高、体重，并记录在申请单上，便于计算注射对比剂使用量。

（3）健康教育和指导：告知患者腹盆部MRI检查中配合检查对疾病诊断的重要性，根据患者病情，评估检查配合程度，并给予训练指导。

（4）对应用钆对比剂腹盆部增强MRI检查的患者，要按照对比剂使用的适应证和禁忌证筛选高危人群，评估钆对比剂使用的风险，并签署钆对比剂使用知情同意书，留置静脉留置针。

（5）心理护理和健康宣教：在常规宣教的基础上重点告知检查的目的和注意事项。对于增强检查的患者，告知注射钆对比剂后可能会出现口干、口苦、口腔金属味、全身发热等为正常现象。

（6）对小儿、昏迷、躁动、精神异常的患者，应在医师指导下给予镇静后，方可进行检查。

（7）核对：在进入磁体间前与患者和拟陪同进入检查室的家属核对，除去体表及随身的一切金属物件，并明确无体内金属植入物。

（8）备好各种急救药品和仪器，固定放置在工作人员操作间。

3. 检查中的观察和护理

（1）查对：再次核对患者姓名、性别、年龄，嘱咐患者及家属去掉一切金属物品，协助患者上检查床。

（2）线圈选择：体表线圈。

（3）体位设计：患者仰卧在检查床上，头先进，体线圈置于腹部并固定于床缘，人体长轴与床面长轴一致，双手置于身体两旁或双手上举。

（4）成像中心：肝、胰腺 MR 成像线圈中心对准脐与剑突连线中点，肾、肾上腺 MR 成像线圈中心对准脐中心，盆腔 MR 成像线圈中心对准脐和耻骨联合连线中点，前列腺 MR 成像线圈中心对准脐和耻骨联合连线下 1/3 处中点。移动床面位置，开十字定位灯，使十字定位灯的纵横交点对准脐与剑突连线中点，即以线圈中心为采集中心，锁定位置，并送至磁场中心。

（5）安抚患者不要紧张、害怕，积极配合检查。

（6）对于增强检查患者，护士要保持高压注射泵及管路系统处于备用状态，连接留置针与高压注射器泵管路，预注射生理盐水，检查有无渗漏。

（7）检查过程中注意患者的保暖和隐私保护。

（8）密切观察检查中患者的病情变化及对比剂注射情况。

4. 检查后的宣教和护理

（1）检查完成后，再次核对患者信息，询问患者有无不适。

（2）对于增强检查的患者，分离管路系统与静脉留置针，协助患者下检查床。

（3）嘱咐患者在候诊观察区休息 30 分钟后，若无不适，方可离开。

（4）准备护士定时巡视候诊观察区，及时发现患者的不适，遵医嘱给予对症处理，如发现严重不良反应，启动急救应急预案。

（5）合理水化：MRI 对比剂的半衰期为 20 ~ 100 分钟，24 小时内约有 90% 以原型在尿液排出，若病情允许，指导患者检查后及时饮水 100 mL/h 以利于对比剂的排出。

（6）观察 15 ~ 20 分钟患者无不适后方可拔出留置针，指导正确按压穿刺点，无出血后方可离开。

（7）告知患者回病房或回家后继续观察和水化，如有不适及时就近医院就诊。

（8）告知患者及家属取片与报告的时间和地点。

第七节　MRCP 检查护理常规

MRCP 全称为磁共振胰胆管成像，为重 T_2 加权下非增强的胰胆管成像技术。

【MRCP检查护理常规】

1. 检查前的准备和护理

（1）核对患者姓名、性别及年龄。

（2）消化道准备：禁食禁水6小时，可使胆管充分扩张，管壁显示清晰。

（3）对比剂准备：检查前15分钟左右饮温开水300 mL加枸橼酸铁铵泡腾颗粒铁剂3 g或100 mL温开水中加1 ～ 2 mL静脉用钆喷酸葡胺口服，目的在于抑制周围肠道水信号，使十二指肠充盈良好，从而使十二指肠壶腹及乳头显示清晰，能更准确地判断该处是否存在梗阻占位病变。

（4）为减少肠胃道蠕动：必要时检查前，遵医嘱肌内注射山莨菪碱注射液10 mg，以减少胃肠道的蠕动，避免出现运动性伪影。

（5）呼吸训练：于检查前训练患者屏气（深吸气—呼气—屏气），告知患者在扫描时需数次屏气，每次吸气幅度保持一致，另外，训练患者屏气长时间达22秒，使患者在实际检查过程中适应屏气扫描，清晰显示胰胆管的结构及十二指肠的形态。

（6）必要时镇静或镇痛：胰胆管的患者伴有不同程度的疼痛，对于耐受力差的患者，必要时按医嘱给予镇痛药或镇静药，以解除疼痛，防止过度疼痛影响检查质量。

2. 检查中观察和护理

（1）核对信息：再次查对患者姓名、性别、检查部位。确认患者已除去任何金属异物。

（2）协助患者上检查床，有引流管、引流袋等的患者，应帮助其妥善放置。注意患者安全，防止患者坠床。

（3）线圈选择：体表线圈。

（4）体位设计：患者仰卧在检查床上，头先进，体线圈置于腹部并固定于床缘，人体长轴与床面长轴一致，双手置于身体两旁或双手上举。

（5）成像中心：腹部MR成像线圈中心对准脐与剑突连线中点，移动床面位置，打开十字定位灯，使十字定位灯的纵横交点对准脐与剑突连线中点。

（6）患者制动：嘱患者在检查中避免咳嗽及身体运动，以免造成运动伪影，对于精神紧张的患者，此时再次耐心指导患者检查时如何配合，允许家属陪同，并采取腹部加压，盖上软垫或床单，以减少伪影的产生。

（7）对于一些屏气较差的患者，可采取加腹带及捏鼻的方法，使其被动屏气，也可以获得很好的效果。

3. 检查后的宣教和护理

（1）检查完成后，再次核对患者信息，询问患者有无不适，协助患者离开检查床。

（2）定期巡视：准备护士定时巡视候诊观察区，及时发现不良反应。

（3）告知患者及家属，检查完成后在候诊区休息观察 30 分钟后，无不适后方可离开。

（4）告知患者回家后继续观察，如有不适及时就近医院就诊。

（5）告知患者及家属取片与报告的时间和地点。

第八节　脊柱磁共振检查基础知识及护理常规

脊柱 MRI 检查包括颈椎、胸椎、腰椎、骶椎（图 3-8-1）。

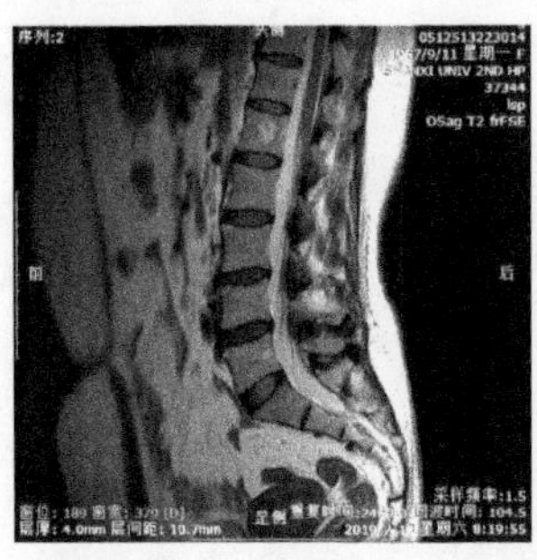

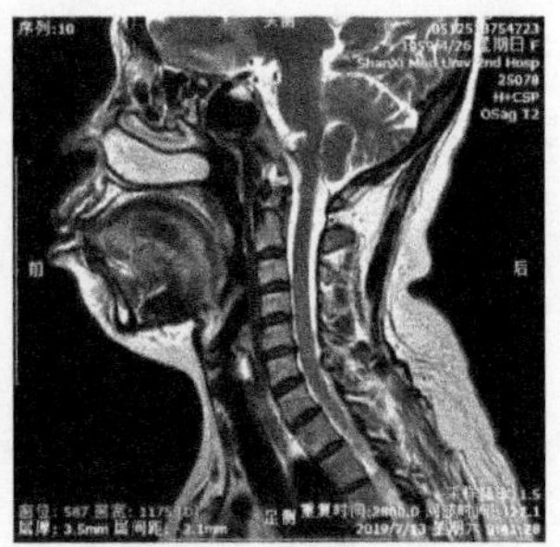

图 3-8-1　腰椎 MRI 矢状位图像与颈椎 MRI 矢状位图像

【适应证】

（1）椎管内肿瘤。

（2）椎骨肿瘤。

（3）脊椎炎性疾病。

（4）脊髓退行性变和椎管狭窄症。

（5）脊椎和脊髓外伤。
（6）脊椎和脊髓的先天性疾病。
（7）脊髓及椎管内病变手术后复查。

【脊椎和脊髓正常 MRI 表现】

1. 脊椎

（1）椎体与附件：脊椎 MRI 成像以 SE 序列矢状面 T_1WI 显示较好，椎体内部呈中等信号，由于其内黄骨髓分布不均常致信号不一致，在 T_2WI 上信号减弱，比脑脊液信号低。椎体和椎弓表面的骨皮质在 T_1WI 和 T_2WI 上均呈低信号。在旁正中矢状面像上，椎间孔内有脂肪组织充填而呈高信号，其中低信号的圆形或长圆形影为脊神经根。

（2）椎间盘：椎间盘的信号强度和椎体相似或略低。髓核在 T_2WI 矢状面上呈较高信号，椎间盘周边 sharpey 纤维，上、下缘透明软骨在 T_1WI 和 T_2WI 上均显示为低信号。

2. 脊髓

（1）矢状面：可以充分连续地显示脊髓及椎管内外的病变。在 T_1WI 或 T_2WI 上，脊髓位于椎管中心呈中等信号的带状影，周围有低信号或高信号的蛛网膜下隙环绕。

（2）冠状面：用于观察脊髓两侧的神经根和脊髓病变的形态，以甄别病变的部位是在髓内还是在髓外以及病变的浸润范围。

（3）横断面：在 T_1WI 上脊髓呈较高信号，位于低信号的蛛网膜下隙内。蛛网膜下隙周围的静脉丛、纤维组织和骨皮质均为低信号。在 T_2WI 上脊髓与脑脊液形成良好的对比，脑脊液呈高信号，而脊髓呈较低信号。横断面还可清楚显示硬膜囊及脊神经根。

【脊椎和脊髓异常 MRI 表现】

1. 椎管内病变

（1）肿块及占位效应：椎管内肿块主要见于不同类型椎管内肿瘤，其位置和信号强度各异。椎管内肿瘤、突出的椎间盘等可对脊髓、脊神经产生压迫。此外，肿瘤性病变还可使椎管、椎间孔扩大及骨质破坏。

（2）出血：主要见于椎管内血管畸形，肿瘤内出血和外伤等。急性出血在 T_2WI 上血肿为低信号及混杂信号，亚急性出血呈短 T_1 长 T_2 信号，而慢性出血 T_1WI、T_2WI 均为高信号，周围有低信号环围绕。

（3）水肿：主要为脊髓创伤及各种原因的压迫所致，为长 T_1、长 T_2 信号改变。

（4）钙化：见于肿瘤内钙化、椎间盘（髓核）钙化和韧带钙（骨）化等，在 T_1WI、T_2WI 多为低信号或无信号

（5）囊性变：主要见于脊髓囊性病变，如脊髓空洞症、肠源性囊肿等。病灶边缘光滑，信号强度因囊内容物的不同有所差别，如内含脑脊液则呈长 T_1 长 T_2 信号。

（6）脂类物及蛋白含量的影响：脂肪瘤、畸胎瘤等富含脂类物质，可有不同的信号强度变化。蛛网膜下隙梗阻后，脑脊液的蛋白含量增高，在 T_1WI、T_2WI 上可表现为高信号。

（7）病灶强化：静脉注入对比剂 Gd-DTPA 后，肿瘤可为均匀或不均匀的强化；非肿瘤占位性病变多无强化；而炎性病变多发生不规则强化。

（8）流空效应：血管畸形由于流空效应在 T_1WI、T_2WI 上均为低或无信号：在椎管狭窄、占位引起的蛛网膜下隙明显狭窄时，脑脊液易出现流空效应，呈不规则的环形极低信号。

2. 脊髓改变

（1）脊髓增粗：脊髓空洞症、肿瘤、外伤后血肿及水肿、脊髓血管畸形等均可引起脊髓增粗，后者常合并有迂曲、粗大的流空血管影。脊髓增粗时，邻近的蛛网膜下隙发生对称性狭窄乃至闭塞。

（2）脊髓变细：脊髓空洞症亦可导致脊髓变细。各种原因引起的脊髓萎缩，于矢状面 T_1WI 上均可直接观察脊髓萎缩的程度与范围。

（3）脊髓信号异常：脊髓缺血、炎症以及脱髓鞘病变时，脊髓大小可无改变，仅表现为边界不清的长 T_1 长 T_2 信号改变。

（4）脊髓移位：髓外硬脊膜内占位，脊髓局部移位较为明显，常伴有病灶一侧上下方蛛网膜下隙的显著增宽。硬脊膜外占位，脊髓轻度移位但移位范

围常较长，常伴有病灶上下方蛛网膜下隙的变窄。椎间盘向后脱出，对硬膜囊前缘形成局限性压迫，脊髓局部受压移位。纤维性椎管狭窄显示韧带肥大增厚，使硬脊膜囊变窄，脊髓亦受压移位并发生形态改变。

【脊柱 MRI 检查护理常规】

1. 检查前的准备和护理

（1）患者预约：患者凭检查申请单和交费凭证，到 MRI 登记室进行预约，信息录入 PACS 系统，登记确认。

（2）评估核对：检查前护士仔细阅读检查申请单，核对患者信息（姓名、性别、年龄、检查部位、检查设备等），详细询问病史（既往史、检查史、用药史、过敏史），明确检查目的和要求；评估患者病情，筛选高危人群；确认患者信息、检查部位、检查方式的正确。

（3）心理护理和健康宣教：在常规宣教的基础上，重点告知检查的目的和注意事项、

（4）必要时镇静：对小儿、昏迷、躁动、精神异常的受检者，在医师指导下适当给予镇静处理。

（5）金属物件去除：确认患者体内没有金属植入物，告知患者去除体表金属物件。

（6）在 MRI 检查室工作间，固定放置常备各种急救药品和仪器，定期查对。

2. 检查中的观察和护理

（1）再次核对患者信息。

（2）线圈选择：根据不同的部位选择相应的线圈，颈椎选用颈线圈，胸椎、腰椎、骶椎、髋关节选用椎体线圈。

（3）体位设计：脊柱 MRI 患者仰卧在检查床上，头先进，人体长轴与床面长轴一致，双手置于身体两旁。患者取仰卧位，用海绵垫垫平被查肢体并用沙袋固定，使患者舒适易于配合。单侧肢体检查时，尽量把被检侧放在床中心。

（4）成像中心：颈椎 MR 成像中心在喉结处，胸椎 MR 对准双锁骨连线处，腰椎 MR 成像中心对准脐上两横指，髋关节 MR 成像中心对准髂前上棘与

耻骨联合中点处。

（5）心理疏导：安抚患者不要紧张、害怕，积极配合医技人员检查。

（6）检查过程中注意患者的保暖和隐私保护。

（7）密切观察检查中患者的病情变化

3. 检查后的宣教和护理

（1）检查完成后，再次核对患者信息，包括姓名、性别、年龄等。

（2）定期巡视：准备护士定时巡视观察区，询问患者有无不适，及时发现不良反应。

（3）观察 15 ~ 20 分钟患者无不适后方可拔出留置针，指导正确按压穿刺点，无出血后方可离开。

（4）告知患者回病房或回家后继续观察和水化，如有不适及时前往就近医院就诊。

（5）告知患者及家属取片与报告的时间和地点。

第九节　四肢关节 MRI 检查基础知识及护理常规

四肢关节包括肩关节、肘关节、腕关节、膝关节、踝关节等（图 3-9-1 ~ 图 3-9-3）。

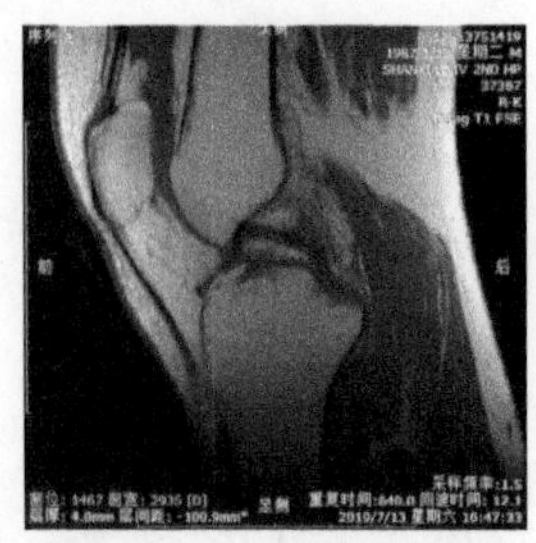

图 3-9-1　膝关节 MRI 矢状位图像

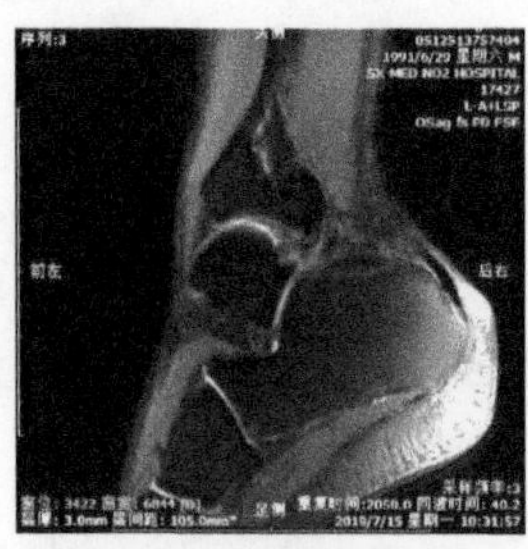

图 3-9-2　踝关节 MRI 矢状位图像

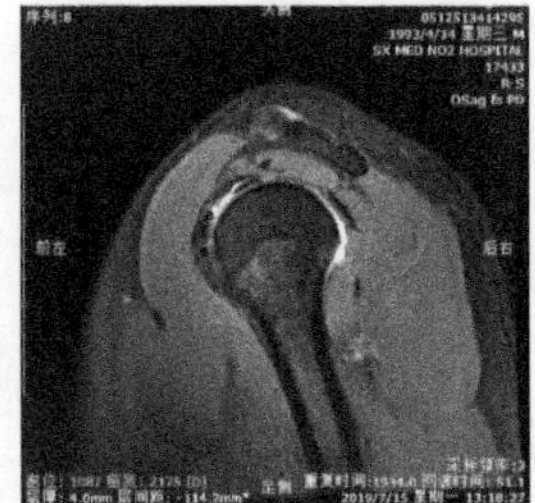

图 3-9-3　肩关节 MRI 矢状位图像

【四肢关节正常 MRI 表现】

（1）骨髓：由造血细胞及脂肪组织构成，骨小梁构成骨髓中细胞成分的支架。正常情况下，在 T_1WI 上黄骨髓表现为与皮下脂肪相似的高信号，红骨髓信号介于皮下脂肪和肌肉之间；在 T_2WI 上，红、黄骨髓信号相似，其信号高于肌肉而低于水。

（2）骨皮质、骨膜和关节软骨：由于骨皮质中自由水质子含量很少，因此在任何序列上均表现为低信号。骨膜是紧贴非关节面处骨皮质外表面的一层菲薄纤维膜，正常情况下，MRI 不能显示。关节软骨呈介于肌肉和脂肪之间的，T_1WI 上关节软骨为相对低信号，与高信号关节内液体形成对比。脂肪抑制 T_1WI 是观察关节软骨较为理想的序列，可以增加关节软骨和邻近结构的对比度，此时关节软骨为高信号，关节积液为中等信号，软骨下骨板及骨髓为低信号。

（3）滑膜：正常滑膜通常很薄，在常规 MRI 上难以识别。有时在较粗厚的纤维性关节囊衬托下，滑膜可以表现为菲薄的低信号结构。在增强扫描图像上不会发生强化或者仅有轻度强化。

（4）纤维软骨、肌腱和韧带：关节内数种支持结构，如关节盘半月板及关节唇都由纤维软骨构成。正常纤维软骨在绝大多数序列上呈低信号。正常肌腱在所有序列上均表现为均匀一致的低信号。绝大多数韧带与肌腱的组成成分相似，在所有序列上都表现为低信号。

（5）脂肪的间隔：肌肉与肌肉之间通常由含脂肪的间隔相隔。每一块肌肉由肌束构成，肌束与肌束之间亦有含脂肪的结缔组织分隔。在 T_1WI 上高信号的肌肉间间隔与低信号肌肉形成自然对比，可以辨认不同的肌肉。

【四肢关节异常 MRI 表现】

1. 骨髓异常

（1）骨髓梗死：MRI 于骨髓梗死发生后 1 周有异常，是诊断骨梗死最敏感的检查手段。长骨干骺端或骨干梗死早期表现为髓腔内局限性不规则形状 T_2WI 信号增高区域，梗死中央区域可能为等信号或稍高信号。

（2）骨挫伤：骨挫伤可由直接暴力产生，更多见的是韧带、关节囊等关节支持结构损伤而导致关节面之间的对冲撞击。在 MRI 上，骨挫伤表现为黄骨髓内 T_1WI 地图样或网状分布低信号区，相应 STIR 或脂肪抑制 T_2WI 为高信号。

2. 骨皮质、骨膜和关节软骨异常

（1）软骨骨折：包括骨挫伤表面软骨的碎裂、软骨局限性部分性撕脱和完全性软骨骨折，MRI 可以帮助诊断。MRI 也可以显示周围软组织（如半月板损伤和韧带损伤）的情况。

（2）退行性改变：关节软骨退行性变表现为 T_2WI 上软骨横行带中信号弥漫性增高，与邻近正常关节软骨分界不锐利。还可见骨性关节面中断或局部增厚，关节面下的骨质增生在 T_1WI 和 T_2WI 上均为低信号。

（3）骨膜反应：MRI 可以显示骨膜反应的不同阶段。骨膜水肿表现为紧贴骨皮质外表面的 T_1WI 低信号，T_2WI 高信号的带状影，可有强化。骨膜的纤维层增厚表现为长 T_1 短 T_2，在 T_2WI 上与骨皮质间隔有薄层高信号影。

3. 滑膜异常

（1）关节积液：MRI 上关节积液往往并不是唯一的异常征象，多数积液是创伤、退变或炎症的结果。

（2）滑膜炎症：感染、创伤、血清阳性或阴性关节炎及其他一些疾患，如血友病等都会造成滑膜炎症。慢性期或衰竭期，T_1WI、T_2WI 上滑膜均表现低信号。活动性炎症，在所有序列上滑膜信号均类似于积液信号。

4. 纤维软骨异常

（1）创伤性撕裂：包括半月板撕裂、关节盂唇撕裂等，往往是创伤后疼痛或功能障碍的原因。第一个征象短 TE 像上半月板中出现一侧或两侧关节面的异常信号影；第二个征象为半月板形态异常，常规断面上三角形或弯弓形发生改变时可以诊断为撕裂。

（2）退行性变：MRI 上，退变半月板、关节盘及盂唇表现为其结构内部出现线状或球状高信号影。

5. 肌腱和韧带的异常

（1）肌腱退行性变：退变是肌腱断裂的主要危险因素。在 MRI 上，肌腱退变可表现为肌腱大小、轮廓和（或）信号强度的异常。

（2）肌腱断裂：肌腱断裂见于穿通伤、牵拉伤或自发性断裂，一般而言断裂发生于已有异常（如退变、炎症）的肌腱。完全性断裂表现为肌腱纤维连续性的完全中断，在 T_1WI 上，如果断裂间隙中充有液体，显示为高信号带。

（3）韧带损伤：韧带急性损伤称为韧带扭伤，可以导致关节疼痛和失稳。扭伤可发生于韧带内部，也可见于韧带－骨附着部位。韧带完全撕裂表现为韧带纤维不连续，T_2WI 断裂纤维之间出现高信号。

6. 肌肉

（1）肌肉萎缩和肌肉肥大：肌肉体积较正常小者称为肌肉萎缩，较正常大者称为肌肉肥大，往往需要双侧对比来识别。肌肉萎缩或肥大，在 MRI 上仅有肌肉体积改变，信号与正常肌肉信号一致。

（2）脂肪浸润：肌肉内脂肪成分明显增加而肌纤维绝对或相对性减少，见于先天性肌肉疾患和肌肉失神经分布情况。MRI 表现为 T_1WI 肌肉断面脂肪高信号增加而肌纤维等信号减少。

（3）肌肉水肿：肌肉创伤、炎症、肿瘤浸润、邻近组织压迫都会造成肌肉水肿，表现为沿着肌间隙呈羽状分布的 T_2WI 及 STIR 高信号。

（4）肿块：肌肉肿瘤种类繁多，如血管瘤、神经鞘瘤、横纹肌肉瘤等。仔细分析肿块信号特征及分布特征有助于肿块的定性。

【四肢关节 MRI 检查护理常规】

1. 检查前的准备和护理

（1）患者预约：患者凭检查申请单信息和计费信息在 MRI 登记室进行预约，通过信息确认录入 PACS 系统，登记确认。

（2）评估核对：护士仔细阅读检查申请单，核对患者信息（姓名、性别、年龄、检查部位、检查设备等），详细询问病史（既往史、检查史、用药史、过敏史），明确检查目的和要求；评估患者病情，筛选高危人群；确认患者信息、检查部位、检查方式的正确。

（3）心理护理和健康宣教：在常规宣教的基础上重点告知检查的目的和注意事项。

（4）镇静：对小儿、昏迷、躁动、精神异常的者，在临床医生指导下给予镇静处理。

（5）除去金属物件：告知患者需要去除体表金属物件，询问患者体内有无金属植入物。

（6）备好急救物品：因 MRI 设备的特殊性，应在 MRI 检查室工作间，常备各种急救药品和仪器，固定放置，定期查对。

2. 检查中的观察和护理

（1）再次核对患者姓名、性别、年龄及检查部位和要求

（2）嘱咐患者除去体表任何金属物件，安排协助患者上检查床。

（3）线圈选择：根据不同的部位选择相应的线圈，髋关节选用体表线圈，肩关节选用肩关节线圈，四肢关节线圈。

（4）体位设计：四肢关节 MRI 根据相应线圈和机器选择合适的检查体位。患者取仰卧位，用海绵垫垫平被查肢体并用沙袋固定，使患者舒适易于配合。单侧肢体检查时，尽量把被检侧放在床中心。可用体线圈行两侧肢体同时扫描，以便对照观察或用特殊骨关节体表线圈。

（5）成像中心：肩关节对准喙突，肘关节对准鹰嘴，腕关节对准腕关节中部，膝关节对准髌骨下缘，踝关节对准踝关节中心。

（6）检查过程中注意患者的保暖和隐私保护。

（7）安抚患者不要紧张、害怕，积极配合医技人员检查。

3. 检查后的宣教和护理

（1）完成检查，再次核对患者信息、检查部位和检查要求。

（2）定期巡视：准备护士定时巡视候诊观察区，询问患者有无不适，及时发现不良反应。

（3）检查结束后，在候诊观察区休息 30 分钟左右，无不适方可离开。

（4）告知患者及家属取片与报告的时间和地点。

第十节　乳腺 MRI 检查基础知识及护理常规

【乳腺 MRI 检查适应证】

（1）诊断及术前评估：对乳腺钼靶或超声探查困难或难以定性的病变；确定乳腺病灶大小及周围病灶情况；排查多个病变情况；腋窝淋巴结转移而原发灶不明者。

（2）治疗评价及随访：乳腺癌保乳术后或放疗后随诊；乳腺癌新辅助化疗后疗效评价；保乳术后的检测复发；良性病灶的随访。

（3）高危人群的筛查。

（4）植入乳腺假体而超声显示不满意。

【乳腺检查 MRI 正常表现】

1. 脂肪组织

通常在 T_1WI 及 T_2WI 上均呈高信号，在脂肪抑制序列上呈低信号，增强后几乎无强化。

2. 腺体组织和乳腺导管

在 T_1WI 上，纤维和腺体组织通常不能区分，纤维腺体组织表现为较低或中等信号，与肌肉组织大致呈等信号。在 T_2WI 上，腺体组织表现为中等信号（高于肌肉，低于液体和脂肪）。在 T_2WI 脂肪抑制序列上腺体组织表现为中等或较高信号。动态增强 T_1WI 扫描时，正常乳腺实质通常表现为轻度、渐进性强化且增加幅度不超过增强前信号强度的 1/3，如在经期或经前期也可呈中度甚至重度强化表现。乳导管最终汇集于乳头，以矢状位观察最清晰。

3. 皮肤和乳头

增强后乳腺皮肤可呈程度不一渐进性强化，皮肤厚度大致均匀。乳头亦呈轻至中等程度渐进性强化，双侧大致对称。

【乳腺检查 MRI 异常表现】

通常，MRI 对乳腺病变的分析应包括形态学表现、信号强度和内部结构，尤其是动态增强后强化分布方式和血流动力学表现特征，如增强后早期强化率和时间 - 信号强度曲线类型等。

1. 形态学表现

通常乳腺 MRI 平扫 T_1WI 有利于观察乳腺脂肪和腺体的解剖分布情况，T_2WI 能较好地识别液体成分，如囊肿和扩张的导管。乳腺常规 T_1WI 和 T_2WI

平扫检查除能对囊性病变及其与实性病变鉴别做出可靠诊断外，对病变检出及定性诊断方面应常规行 MRI 增强检查。

（1）灶性强化：为小斑点状强化灶，难以描述其形态和边缘特征，无明确的占位效应，通常小于 5 mm 灶性强化也可为多发，呈斑点状散布于乳腺正常腺体或脂肪内，多为偶然发现的强化灶。灶性强化可为腺体组织灶性增生性改变，如两侧呈对称性表现则提示为良性或与激素水平有关。

（2）肿块性强化：为具有三维立体结构异常强化的占位性病变。对于表现为肿块性病变的形态学分析，提示恶性的表现包括形态不规则，呈星芒状或蟹足样，边缘不清或呈毛刺样；反之，形态规则、边缘清晰则多提示为良性。

（3）非肿块性强化：如增强后既非表现为灶性强化又非肿块性强化，则称为非肿块性强化病变。其中导管强化或段性强化多提示恶性病变，特别是导管原位癌。

2. 信号强度及内部结构

平扫 T_1WI 上病变多呈低或中等信号；T_2WI 上病变信号强度则依据其细胞、胶原纤维成分及含水量不同而异，通常胶原纤维成分含量多的病变信号强度低，细胞及含水量多的病变信号强度高。一般良性病变内部信号强度多较均匀；恶性病变内部可有液化、坏死、囊性变或纤维化，甚至出血，可表现为高、中、低混杂信号。动态增强检查，良性病变的强化多均匀一致或呈弥漫性斑片样强化，表现为肿块型的良性病变强化方式多由中心向外围扩散，呈离心样强化；而表现为肿块型的恶性病变强化多不均匀或呈边缘强化，强化方式多由边缘环状强化向中心渗透，呈向心样强化，而表现为非肿块型的恶性病变，多呈导管或段性强化，特别是导管原位癌。

3. 动态增强后血流动力学表现

包括评价增强后病变的早期强化率和时间－信号强度曲线类型等。动态增强曲线描述的是注入对比剂后病变信号强度随时间变化的特征。对于异常强化病变时间－信号强度曲线的描述包括两个阶段：第一阶段为早期时相（通常指注射对比剂后 2 分钟内），其信号强度分为缓慢、中等或快速增加；第二阶段为延迟时相（通常指注射对比剂 2 分钟以后），其变化决定曲线形态。

4. DWI

DWI已初步用于乳腺检查，为磁共振鉴别乳腺良恶性病变提供了另外有价值的检查方法。DWI是目前唯一能观察活体水分子微观运动的成像方法，其可通过各组织成分中水分子运动及其变化，从分子水平上反映人体组织的空间组成信息及其病理生理状态下的改变，因此能够检测出与组织内水分子运动受限有关的早期病变，并有助于良恶性病变的鉴别。DWI成像检查时间短，但其空间分辨力和图像质量不如增强检查。总体而言，动态增强MRI检查结合DWI，可明显提高乳腺病变的诊断准确性，尤其是良恶性病变的鉴别。

【乳腺MRI检查护理常规】

1. 检查前的准备和护理

（1）信息核对：按照预约顺序，凭检查预约单核对患者信息，仔细阅读检查申请单，详细询问患者病史（既往史、过敏史），明确检查目的和要求。

（2）确认患者信息后正确记录患者身高、体重，并记录在申请单上，便于计算注射对比剂使用量。

（3）健康教育和指导：告知患者乳腺MRI检查中配合检查对疾病诊断的重要性，根据患者病情，评估检查配合程度，并给予配合训练指导。

（4）乳腺MRI检查的患者，要按照对比剂使用的适应证和禁忌证筛选高危人群，评估钆对比剂使用的风险，并签署钆对比剂使用知情同意书，留置静脉留置针。

（5）心理护理和健康宣教：在常规宣教的基础上重点告知检查的目的和注意事项。

（6）告知患者，注射钆对比剂后可能会出现口干、口苦、口腔金属味、全身发热等为正常现象，不要紧张，放松心情。

（7）备好各种急救药品和仪器，固定放置在工作人员操作间。

2. 检查中的观察和护理

（1）查对：再次核对患者姓名、性别、年龄，嘱咐患者及家属去掉一切金属物品，协助患者上检查床。

（2）线圈选择：目前多数高场MRI扫描仪配备乳腺专用线圈，为多通道相控阵线圈。患者取俯卧位，乳腺自然悬垂于线圈的两个凹槽中，使乳腺处于自然状态。如果不具备乳腺专用线圈，也可用其他相控阵线圈代替，患者仰卧位检查，但效果较差。最新的乳腺专用线圈可具备影像引导下活检的能力。近年来开放式低场 MRI 也用于乳腺的检查，但由于低场 MRI 信噪比低、压脂及增强效果不如高场 MRI，所以目前主要用于定位活检及治疗。

（3）体位设计：将乳腺专用线圈放于检查床上，头或足先进，受检者俯卧于线圈支架上，两侧乳房悬垂于支架孔（圆形线圈）内中心，并尽量使两乳头连线处于线圈中心。额部垫于支架软垫上，双臂上举伸直于头两侧，在双手掌处垫高使双上肢与身体处于同水平，忌上臂下垂，以免产生卷积伪影。身体力求体位舒适，以保证在长时间检查过程中勿移动。

（4）成像中心：定位中心对支架孔（线圈及乳腺）中心。

（5）安抚患者不要紧张、害怕，积极配合检查。

（6）保持高压注射泵及管路系统处于备用状态，连接留置针与高压注射器泵管路，预注射生理盐水，检查有无渗漏。

（7）检查过程中注意患者的保暖和隐私保护。

（8）密切观察检查中患者的病情变化及对比剂注射情况。

3. 检查后的宣教和护理

（1）检查完成后，再次核对患者信息，询问患者有无不适。

（2）分离管路系统与静脉留置针，协助患者下检查床。

（3）嘱咐患者在候诊观察区休息 30 分钟，观察 15 ~ 20 分钟后患者无不适，方可拔出留置针，指导正确按压穿刺点，无出血后方可离开。

（4）准备护士定时巡视候诊观察区，及时发现患者的不适，遵医嘱给予对症处理，如发现严重不良反应，启动急救应急预案。

（5）合理水化：MRI 对比剂的半衰期为 20 ~ 100 分钟，24 小时内约有 90% 以原型在尿液排出，若病情允许，指导患者检查后及时饮水 100 mL/h，以利于对比剂的排出。

（6）告知患者回病房或回家后继续观察和水化，如有不适及时就近医院就诊。

（7）告知患者及家属取片与报告的时间和地点。

第十一节　特殊患者 MRI 检查护理常规

【孕妇 MRI 检查护理常规】

MRI 以其无放射性损害及组织分辨率高的优势应用于怀孕期间母体内胎儿生长发育的评价以及胎儿先天性发育畸形的诊断。目前已得到临床日益重视，成为孕妇产前检查的有利补充，但 MRI 检查也有其弱点，如扫描时信号采集较慢、噪声大及幽闭的空间，孕妇不能随意运动，难以配合。易产生运动伪影等，需要护士在检查过程中做好干预。

1. 检查前的准备和护理

（1）核对患者信息，包括姓名、性别、年龄。

（2）签署孕妇 MRI 检查知情同意书，去除一切金属物件。

（3）加强与孕妇沟通：介绍 MRI 扫描室及操作室，并安排孕妇与检查的护士及技师见面，针对不同的心理状态，用孕妇可以理解的语言介绍检查的目的、意义及大约需要的时间，还有检查过程中出现不适及应对措施。

（4）告知孕妇及家属此项检查的适应证和禁忌证，签署知情同意书。

（5）评估孕妇的身体情况：测量孕妇生命体征、体重、腹围，了解有无其他基础病。

（6）体位处置：根据孕妇个体情况选择合适检查体位。检查前排空膀胱，采用仰卧位、足先进，膝下可垫软枕以减小腹部张力，增加舒适度，减少孕妇不自主运动。鼓励晚孕者左侧卧位。

（7）嘱孕妇平静呼吸，戴好耳塞，减少噪音干扰。

（8）检查前可监测胎心、胎动，选择胎儿相对在体内安静的时间段进行检查。

2. 检查中的观察和护理

（1）再次核对患者信息，协助患者上检查床。

（2）用快速序列扫描，缩短检查时间。

（3）在序列扫描间隙，尽可能与孕妇沟通，及时了解孕妇的情况，指导其正确配合检查，缓解不适感。

（4）注意孕妇保暖：由于 MRI 检查室内温度较低，加上孕妇身体的特殊性。检查时应用全棉薄毯覆盖孕妇，防止着凉。

（5）对有明显不适或感到压抑、呼吸困难的孕妇可适当吸氧，舒缓情绪。

（6）重视家属作用：允许家属陪同孕妇进入检查室，在旁边陪同，分散注意力。

3. 检查后的宣教和护理

（1）检查完成，核对患者信息，协助孕妇下检查床。

（2）嘱孕妇先休息片刻，如无其他不适症状，方可离开。

（3）告知孕妇或家属取报告的时间及地点。

【婴幼儿 MRI 检查护理常规】

MRI 在小儿疾病诊断中具有独特的作用，尤其是其安全、无辐射、多序列成像的特点，对于新生儿和在生长发育期的患儿来说是至关重要的。但此项检查时间较长、噪音大，婴幼儿合作性差，又要求患儿全程熟睡制动以保证图片质量。若护理不到位，易造成患儿多次静脉穿刺，重复扫描，重复使用镇静药物及对比剂，会增加患儿的痛苦和家长的精神及经济负担，并延迟患儿的其他检查治疗时间。因此检查前的准备工作，检查中和检查后的护理相当重要。

1. 检查前的准备和护理

（1）核对患儿信息：临床医师与磁共振检查室预约后，护士应详细查对患儿信息。

（2）告知家属此项检查的适应证和禁忌证，签署知情同意书。取下患儿及其家属的金属物品。体内有金属支架或心脏起搏器者不能做此项检查，护士要亲自检查患儿是否带有金属品。确认无误后，将患者平稳的转移至扫描床上，并塞入耳塞。

（3）健康宣教：告知家长 MRI 检查的意义和目的，讲解检查所需的时间及检查过程中的相关注意事项和配合要点。对于检查过程中应用镇静剂存在不同程度的紧张及恐惧心理，应及时与家长沟通，减轻其心理负担，取得合作。

（4）评估患儿基本情况：选择合适的穿刺部位，并建立静脉通路。

（5）遵医嘱用药：所有患儿常规采用镇静催眠药物，并根据儿科医生的医嘱给药，必须有医生陪同检查。

（6）告知患儿家属，检查前应禁食，避免发生呕吐、呛咳的反应。

2. 检查中的观察和护理

（1）核对患儿信息。

（2）注意保暖：MRI 扫描室温度较低，扫描时应注意用棉被将患儿包裹好。

（3）体位处置：根据患儿个体情况选择合适检查体位。采用仰卧位，双手置入身体两旁，人体长轴与床面长轴一致，使检查部位尽量位于线圈中心。

（4）严密观察患儿生命体征变化：用药和检查过程中应密切观察患儿的生命体征变化，如患儿的面色、呼吸节律、频率及皮肤色泽的变化等，防止可能出现的并发症。

（5）心理疏导：检查时允许家属陪同，便于对患儿检查中的观察，及时与医生沟通，缓解患儿紧张情绪，以便检查顺利进行。扫描室内可配备相应报警装置，一旦有特殊情况发生，家属可示意大夫，立刻停止检查。

3. 检查后的宣教和护理

（1）再次核对患儿信息。

（2）检查结束后，协助家长将患儿平稳抱离扫描室，于观察室留观 10 ~ 20 分钟，如无不适方可离开，并告知取报告的时间和位置。

（3）严密观察患儿呼吸、脉搏、面色以及有无药物不良反应，如出现上述情况，经处理后情况稳定方可离开。

（4）健康宣教：告知患儿及家属使用镇静药物，可能会出现头晕、乏力等不适症状，但这些症状是暂时的，会自行缓解，对家属的疑问要耐心解答并做好指导，缓解家属焦虑情绪。

【老年患者 MRI 检查护理常规】

在 MRI 检查过程中，由于扫描时间较长、扫描噪声较大、扫描室相对封闭、患者在磁孔内处于被迫体位等，对老年患者会产生一定的心理压力。同时由于陌生环境和陌生事物的刺激可使老年人出现抑郁、担心、焦虑的情绪。因此，为老年患者做好 MRI 检查前的护理工作极为重要。

1. 检查前的准备和护理

（1）预约检查：提交检查申请单后，登记室护士应详细核对患者基本信息，如年龄、病情、检查部位等。必要时，请主管医生协助配合检查。

（2）告知患者及家属检查的适应证、禁忌证及其相关注意事项。

（3）嘱咐患者及家属，患者体内不能有金属植入物，检查当天不能携带金属和磁敏体，需提前 30 分钟到磁共振室候诊。

（4）使用钆对比剂的患者，需禁食超过 8 小时，并签署钆对比剂使用知情同意书。

（5）心理护理：向患者讲解磁共振检查的安全性，并介绍检查室和操作间的环境，告知患者检查所需的时间，针对不同的心理状态给予相应的心理支持，消除患者的顾虑。

（6）呼吸训练：告知患者在检查中身体放松，不能移动身体，不能做吞咽动作，指导患者正常平稳的呼吸，告诉患者呼吸指令，并练习呼吸指令，指导患者屏气时身体放松，嘴巴不要张开，用鼻子吸气，然后屏气大约 15 秒，听到可以呼气指令时才可以呼气，如有不适，可通过磁孔中的话筒与工作人员联系。

（7）配备好抢救设备和抢救药物。

2. 检查中的观察和护理

（1）再次核对患者姓名、性别、年龄及检查部位，并提醒不能带任何金属物品。

（2）体位处置：协助家属将患者安全转移至扫描床上，根据患者检查单上预约的检查部位和病情，帮助患者取合适的体位以配合检查。

（3）重视家属支持：如患者听力下降，或者因其他原因不能完全配合检查时，可以留陪一个家属，配合完成检查，缓解患者心理压力。

（4）严密观察患者病情变化：病情危重者，随机进行指导，配合检查，随时做好抢救准备。

（5）增强检查的患者需要注钆对比剂，向患者解释用药的目的和感受。嘱患者检查过程中保持一定体位，平静呼吸，避免人为因素影响图像质量。

3. **检查后的宣教和护理**

（1）信息查对：再次查对患者信息、检查部位，确保准确无误。

（2）协助患者下扫描床，危重患者转移过程中应动作小心细致，避免加重病情。

（3）对于做增强的患者，应让其休息片刻，观察其是否有不良反应，如无不适，方可返回病房。

（4）告知患者取报告的时间和地点。

【幽闭症患者 MRI 检查护理常规】

患者出现幽闭恐惧症时，不能很好地配合检查，反应过于强烈时，部分患者甚至不能完成检查，延误对病情的诊断。因此，我们要采取适当的护理干预措施，协助患者顺利完成检查。

1. **检查前的准备和护理**

（1）预约登记：提交申请单后，护士应登记清楚患者的基本信息和待检查的部位，并详细询问患者有无幽闭恐惧症的相关症状或者倾向。患者应如实告知病情。

（2）告知患者检查的适应证、禁忌证及相关注意事项（去除身上的金属异物）。签署知情同意书。

（3）向患者介绍检查室和扫描室的环境，告知患者检查所需的时间，以及检查中出现不适的应对措施。

（4）加强心理护理：

1）沟通技巧：向患者说明此项检查对患者所患疾病确诊的重要性，解释此种心理可以战胜，要对检查树立信心；鼓励患者“此时此地”要面对现实。

2）放松训练：让患者提前进入磁体间，熟悉检查环境，体验其他患者配合情况和检查方法。最后使患者明白此项检查是安全的、无创伤性的，让患者从心底明白自己行为是不良的、自己心理是不健康的。

3）系统脱敏阶段：鼓励患者在家属的陪伴下上检查床，教会陪伴的家属轻抚患者的双脚，让患者充满安全感，告诉患者闭上双眼，深吸气，再缓慢呼气，逐步放松全身。为了让患者适应环境，可以缓慢将检查床送入磁体中心，再缓慢移出，反复几次，让患者解除顾虑。

4）药物控制：对反复训练仍不能配合，又必须行此项检查者，在临床医生的指导下，征得患者和家属同意，可以在检查前应用苯二氮䓬类药物，如地西泮、阿普唑仑、氯硝西泮等，有良好的镇静作用，能使心悸、颤抖等症状明显减轻。

（5）评估患者基本情况：对需使用钆对比剂的患者，应告知可能出现的不良反应，并签署钆对比剂使用知情同意书，选择合适的穿刺部位，建立静脉通路。

2. 检查中的观察和护理

（1）核对信息：核对患者姓名、性别、年龄、检查部位。

（2）体位处置：在摆体位时除头颈部以外的部位尽量和技术员沟通选择改变常规卧位，如足先进，头在外，或头先进，俯卧位抬高下巴，使其看到磁体外的环境。

（3）给患者佩戴耳塞或者播放轻音乐，减轻患者的压力。维持检查室良好的温湿度，备好毛毯。

（4）加强与患者的沟通：在检查过程中，检查及护理人员通过话筒不断与患者进行交流，对其进步予以支持鼓励；必要时，允许家属留陪，给予心理支持。

（5）优化扫描：在诊断成像允许条件下，尽量缩短扫描时间，必要时行分序列分次扫描。

（6）严密观察患者病情变化：有心悸、胸闷、头晕等症状的患者，给予氧气袋持续吸氧；精神严重紧张及其他方式无效的患者，给予小剂量镇静剂。

3. 检查后的宣教和护理

（1）信息查对：再次核对患者信息。

（2）陪同家属协助患者下扫描床，嘱咐在候诊区休息片刻，如无异常，方可离开。

（3）告知患者取报告的时间和地点。

（4）鼓励患者将自己的成功经验分享给其他患者。

【气管切开和机械通气患者 MRI 检查护理常规】

目前 MRI 检查技术已广泛应用于对临床患者的诊断，且应用范围不断扩大。由于病情变化需要进行 MRI 检查的危重或机械通气患者不断增多，机械通气患者自身病情重，存在气道管理的风险，而 MRI 检查成像速度慢导致检查时间长，加上检查环境的特殊性，很多监护设备和抢救设备不能进入磁体间，检查中观察患者存在盲区，给机械通气患者进行 MRI 检查带来了一定的难度与风险。因此，为保证机械通气患者 MRI 检查的安全性，需要护士做好护理干预。

1. 检查前的准备和护理

（1）预约登记：临床医生确定患者是否能完成 MRI 检查，将检查信息传至 MRI 室，提前电话通知并送入检查单，确认患者到达时间。

（2）护士应详细确认患者的基本信息和病情，向临床医生确认检查方式和检查部位。告知患者检查的适应证、禁忌证以及相关的注意事项（检查前需遵医嘱查血气分析，待血氧饱和度及生命体征较稳定后由医生陪同检查，更换磁共振专用的便携式小型呼吸机或简易呼吸器），签署知情同意书。

（3）管路处置：去除患者身上一切金属物质，如果患者有金属气管导管，必须更换为一次性塑料气管导管。预先安置留置针，保持静脉通道通畅。暂时夹闭其他引流管。

（4）心理护理：建立人工气道的患者，其语言功能暂时丧失。护士与技师应加强与患者沟通，介绍检查室的环境，安慰患者，通过语言缓解患者的心理压力。

（5）清理呼吸道：进入 MRI 检查室前充分吸痰、吸氧，保持呼吸道的通畅。分离普通呼吸机管道，接好 MRI 专用呼吸机管道，调节参数，带上脉搏血氧饱和度指脉仪，观察呼吸机运行是否正常，并记录患者生命特征。

2. 检查中的观察和护理

（1）信息查对：核对患者姓名、性别、年龄、检查部位，并与临床陪检医生沟通。

（2）体位处置：将患者安全转移至检查床，协助患者取舒适体位，告知患者检查过程中应保持一定的姿势。安放好呼吸机位置并妥善放置呼吸机管道及引流管，防止管道牵拉、扭曲、脱落或卡床。

（3）优化扫描：根据患者病情合理设计扫描方案，启动快速扫描序列，在最短时间完成检查。

（4）严密监测：监测患者生命体征和呼吸机工作状态，出现异常情况立即处置。

（5）急救准备：备好急救设备和急救药品。

3. 检查后的宣教和护理

（1）再次核对患者信息。

（2）协助患者安全转移，评估患者生命体征和呼吸道是否通畅，分离MRI呼吸机的管道，接上普通呼吸机管道，连接心电监护仪、微量泵，打开引流管。

（3）待患者病情稳定，无其他不适后，由临床医生、护士护送回病房，告知家属取报告的时间和地点。

（4）整理呼吸机，消毒呼吸机管道，及时充氧、充电备用，做好使用记录。

【癫痫患者 MRI 检查护理常规】

由于 MRI 检查时间较长、噪音大，癫痫患者以及患有精神疾病的患者不能很好地配合，难以避免自主性及非自主性运动引起的伪影对检查结果的影响。因此，要对癫痫患者进行护理干预，保证检查顺利进行。

1. 检查前的准备和护理

（1）预约登记：提交申请单后，护士应登记清楚患者的基本信息和待检查的部位，患者应如实告知自己的癫痫症状。联系主治医师，保证检查期间，全程有家属和医务人员陪同。

（2）详细询问患者的癫痫病史，了解患者癫痫发作的次数，跟患者解释MRI 检查过程以及使用镇静剂的必要性。根据病情给予或不给予镇静剂。

（3）告知患者检查的适应证、禁忌证以及相应的注意事项（告知患者检查前禁饮食，避免使用镇静药物后发生呕吐、呛咳等反应）。请家属和患者签好知情同意书。

（4）保持检查室内环境整洁，用物摆放整齐，避免刺激因素诱发癫痫发作。

（5）评估患者基本情况：根据需要选择合适的穿刺部位，建立静脉通路。

2. 检查中的观察和护理

（1）核对信息：查对患者姓名、性别、年龄、检查部位和要求。

（2）体位处置：根据患者的检查部位，协助患者取得合适的体位。并告知患者在检查过程中要保持一定的姿势，避免影响检查效果。

（3）遵医嘱用药：根据患者病情和医生所开具的医嘱，给予镇静催眠药物。告知患者使用该药物的感受，避免患者因使用镇静药物对此项检查产生恐惧、抗拒心理。

（4）严密观察患者病情变化：备好抢救车和相应的仪器设备，避免检查过程中出现癫痫发作或其他意外。

（5）重视家属支持：在检查过程中，需要家属和医生全程陪同协作。若患者在扫描过程中醒来，可以及时告知家属或医生，以便采取相应的措施。

3. 检查后的宣教和护理

（1）信息查对：检查完成后，再次查对患者信息

（2）协助患者下扫描床，嘱患者在候诊区休息 10 ~ 20 分钟，监测生命体征，待患者清醒且无其他不适，方可离开。

（3）告知患者取报告的时间和地点。

（4）健康宣教：告知患者及家属，使用镇静药物后，会出现短暂的头晕、乏力等不适，症状会自行消失，在此期间，家属要注意患者安全。

参考文献

[1] 陈永霞 . 幽闭恐惧症患者行 MRI 检查的护理干预新进展 [J] . 中国卫生产业，2017，14（21）：197–198.

[2] 傅萍萍 . 新建医院 211 例 1.5T 肝脏磁共振增强检查的护理体会 [J] . 大家健康，2016，10（7）：205–206.

[3] 何智莲 . 3.0T 磁共振胆道成像的护理配合 [J] . 全科护理，2013，11（32）：3024–3025.

[4] 何智莲，陈伟华 . 3T 磁共振乳腺弥散加权成像动态增强质子波谱分析的护理配合

[J]. 实用临床护理学杂志，2017，2（22）：68，76.

[5] 庞华容，杨咏梅，黄水兰，等. 放松训练在磁共振闭恐惧症中的干预研究 [J]. 护士进修杂志，2017，32（14）：1339–1341.

[6] 李萌，樊先茂. 医学影像学检查技术 [M].3 版. 北京：人民卫生出版社，2014.

[7] 杨正汉，冯逢，王霄英. 磁共振成像技术指南 [M]. 北京：人民军医出版社，2007.

[8] 张瑞平，李健丁，姜增誉.64 层螺旋 CT 阴性法胰胆管成像与 MRCP 对胆道梗阻的诊断价值比较 [C] // 第六届中国放射青年医师论坛文集. 上海：第六届中国放射青年医师论坛，2012.

[9] 孙爱敏，钟玉敏，王谦，等. 高时间分辨率对比增强 MR 血管成像在儿童先天性心脏病术后随访中的应用 [J]. 中华放射学杂志，2015（9）：685–689.

[10] 戴建平，沈慧聪，李少武. 磁共振脉冲序列在中枢神经系统中的应用（一）[J]. 磁共振成像，2010，1（3）：220–226.

[11] 陈汉芳. 磁共振 SWAN 序列在脑出血诊断中的应用研究 [C] // 2010 中华医学会影像技术分会第十八次全国学术大会论文集. 乌鲁木齐：中华医学会放射学分会第十届全国磁共振学术大会，2010.

[12] 杨正汉，冯逢，王霄英. 磁共振成像技术指南：检查规范、临床策略及新技术应用 [M]. 北京：人民军医出版社，2010.

[13] 王银川.MRI 在股骨头坏死的诊断价值 [J]. 中国中医药咨讯，2011，3（22）：11–11.

[14] 陈星荣，凌美玲. 心脏大血管疾病 MRI 诊断的初步经验 [J]. 临床放射学杂志，1991（5）：232–234.

[15] 佟元涛. 磁共振水成像技术在胰胆道系统病变中的临床应用[J]. 中国保健营养（上旬刊），2013，23（7）：4063–4064.

[16] 余建明，石明国，付海鸿. 放射医学技术高级教程 [M]. 北京：中华医学电子音像出版社，2016.

[17] 姚学会，吴爱英. 磁共振增强检查中的护理配合 [J]. 护士进修杂志，2008，23（3）：254–255.

[18] 朱美花，娄春霞. 高压注射器在核磁肝脏增强扫描的应用及护理 [J]. 中外健康文摘，2014（6）：229–230.

[19] 邹文星，陈美霞，徐巧兰. 磁共振胆胰管造影检查的护理与准备 [J]. 影像诊断与介入放射学，2003，12（2）：131–132.

[20] 达建芳. 高压注射器在磁共振中的使用及护理配合 [J]. 影像研究与医学应用，

2017（13）：98-99.

［21］王文娟 . 磁共振检查的护理配合［J］. 现代实用医学，2005，17（2）：115-115.

［22］周高峰，王小宜，彭仁罗，等 . 磁共振成像钆对比剂不良反应的临床观察［J］. 中国医学影像技术，2002，18（4）：92-93.

［23］姚红 .3.0T 磁共振颈部 CE-MRA 检查患者的护理配合探讨［J］. 中国保健营养，2016，26（27）：175.

［24］陈莉，程琳，乳腺磁共振成像检查 85 例临床护理 . 齐鲁护理杂志［J］，2011，17（4）：89-90.

［25］刘秋双，梁真 .3.0T 磁共振颈部 CE-MRA 检查的护理配合［J］. 医学信息，2015，28（7）：63-64.

［26］侯仲军，于晓君，曹兵艺，等 . 正常胸部磁共振平扫和增强屏气扫描研究［J］. 医学影像学杂志，2013，23（6）：863-867.

［27］王若蛟，秦航，蒋红兵，等 . 核磁共振呼吸门控技术的探讨［C］// 中华医学会医学工程学分会第十五次全国学术年会论文集 . 厦门：中华医学会医学工程分会第十五次全国学术年会，2015.

［28］张玉兰 . 核磁共振检查常见部位体位摆放及几点注意事项［J］. 检验医学与临床，2009，6（12）：1021-102

［29］白人驹，张雪林 . 医学影像诊断学［M］. 北京：人民卫生出版社，2010.

［30］蔡建财，陈耀强，韩定英，等 . 放置宫内节育器或行输卵管银夹者在 1.5T MRI 检查的安全探讨［J］. 现代医用影像学，2009（2）：87-89.

［31］兰岚 . 乳腺磁共振扫描的护理方法［J］，齐齐哈尔医学院学报，2010，31（6）：992-993

［32］陆菊珍 .3.0T 磁共振腹部动态增强扫描的护理体会［J］. 护士进修杂志，2013（23）：2182-2183.

［33］白秀玲 . 早期护理干预在 3.0T 磁共振腹部增强扫描中的效果分析［J］. 中国保健营养（下旬刊），2012，22（8）：2651-2652.

［34］程琳，梁红琴，王霞，等，健康教育在磁共振冠状动脉成像患者中的应用［J］. 齐鲁护理杂志，2012，18（16）：118-119.

［35］李中会，程琳，王霞 . 磁共振胰胆管水成像检查患者的护理［J］. 中国实用护理杂志，2009，25（29）：74-75.

［36］李涛，潘淑艳，韩冰 . 高场磁共振胰胆管水成像患者的扫描及护理［J］. 实用医学影像杂志，2004，5（2）：80-81.

[37] 袁丽芳，邓桂芬 . 肝脏 3.0T 磁共振检查的护理配合 [J]. 邸阳医学院学报，2010，29（4）：389.

[38] 韩波，王凤丽 . 综合护理在老年患者磁共振胰胆管水成像中的应用 [J]. 中国医药科学，2015（10）：106–108.

[39] 杨连招 . 磁共振冠状动脉成像检查的护理配合 [J]. 护士进修杂志，2008，23（14）：1279–1280.

[40] 陈霖，谢兵，黎海涛 . 舒适护理在磁共振脊柱扫描中的应用 [J]. 局解手术学杂志，2007，16（6）：389–389.

[41] 于群，刘定西，曾祥阶 . 磁共振快速扫描技术在脊柱扫描中的应用（附 304 例分析）[J]. 临床放射学杂志，1995（2）：106–108.

[42] 傅家庆，杨述根，陈东，等 . 磁共振全脊柱成像技术及临床应用 [J]. 泸州医学院学报，2006，29（1）：52–53.

[43] 钱明珠，林伟，黄敏华，等 . 踝关节的磁共振成像技术与临床应用探讨 [J]. 解放军医学杂志，2007，32（4）：385–386.

[44] 谢海柱，王滨，苏续清 . 膝关节损伤磁共振成像诊断及临床价值 [J]. 实用放射学杂志，2005，21（7）：760–762.

[45] 周爱英 . 人文关怀护理对骨关节磁共振受检者的效果观察 [J]. 影像研究与医学应用，2017，1（13）：210–212.

[46] 余建明，石明国，付海鸿主编 . 高级卫生专业技术资格考试指导用书编辑委员会，中华医学会组织编著 . 放射医学技术高级教程 2017 版 [M]. 中华医学电子音像出版社，2016.

[47] 李慧华，王光彬，曲蕾，等 . 孕妇磁共振检查的心理疏导及护理 [J]. 医学影像学杂志，2011，21（8）：1240–1242.

[48] 周嫦英，徐志锋，潘爱珍 . 孕妇心理疏导及护理在胎儿磁共振检查中的价值 [J]. 现代医药卫生，2013，29（21）：3303–3305.

[49] 胡珊珊，刘立凡 . 陈丽，等 . 3.0T 磁共振胰胆管水成像扫描 890 例临床护理 [J]. 齐鲁护理杂志，2011，17（4）：78.

[50] 李双月，刘晓燕 . 孕产妇在磁共振检查中的心理疏导和护理体会 [J]. 中国医药指南，2017，15（17）：224–224.

[51] 屠玉红，沈梅芬 . 乳腺 3.0T 磁共振动态增强扫描的护理配合 [J]. 护士进修杂志，2012，27（4）：377–378.

[52] 韩巧云 . 婴幼儿及危重病人核磁共振检查中的病情观察及护理 [J]. 全科护理，2009，7（33）：3062–3062.

[53] 谷艳华 . 老年患者磁共振检查前护理干预及效果观察 [J] . 当代医学，2012，18（11）：116–117.

[54] 梁静，李菊，赵小红 . 对老年病人行磁共振成像检查前的护理 [J] . 护理研究，2008（S1）：120–120.

[55]秦卫兵，秦卫萍 . 乳腺 3.0MRI 检查患者的护理[J]. 中国实用医药，2012，7（16）：225–226.

第四章

儿科影像检查基础知识及护理

第一节　儿科影像检查基本概述

儿科影像学是将影像学应用于儿童疾病发现、诊断、治疗和随访的一门学科。儿科影像学发展迅速，已成为医学影像学的一个亚专业。儿童不是成人的缩影，正处于全身组织和器官发育时期，生理心理和精神状态尚未成熟，与成人期相比存在诸多不同之处，且年龄越小差异越大。儿童期，以遗传性、先天性疾病最多见，感染性疾病发病率和病死率亦高于成人期。儿童病情变化快，可迅速痊愈，超出一般预测，如骨折之后易于矫正及恢复：脑炎恢复期较短，后遗症一般比成人少；但也可迅速进展而猝死，如急性败血症、新生儿先天畸形等。

儿童期，根据年龄不同分为新生儿期（出生至生后 28 天）、婴儿期（1 岁内）、幼儿期（1 ～ 3 岁）、学龄前期（3 ～ 7 岁）、学龄期（7 ～ 12 岁）、青春期（12 ～ 18 岁）6 个年龄时期。儿科疾病的病理变化与年龄有密切关系，如肺部炎症时，支气管肺炎多见于婴幼儿期，而大叶性肺炎则多见于年长儿。有些疾病仅见于儿科的某一年龄时期，如先天性食管闭锁仅见于新生儿期。因此，儿科疾病的影像学诊断必须密切结合年龄特点。儿童患者 CT 检查的护理也不同于成年人。

【儿科影像检查技术】

1. X 线检查

（1）X 线平片：儿童胸部、骨关节疾病和胃肠道先天性发育畸形等的首选影像检查方法。

（2）透视检查：用于可疑支气管异物初步评估及胃肠道造影检查。

2. X 线造影检查

（1）食管和胃肠道造影：儿童食管和胃肠道先天发育畸形的常用影像检查方法。

（2）静脉性尿路造影：用于观察儿童泌尿系统的先天性发育畸形。

3. CT 检查

CT 检查是儿童一些疾病，如肿瘤、颅脑外伤、先天性畸形等的首选检查方法。儿童 CT 检查时需要注意遮盖性腺。常规先行平扫检查，对于病变的检出及某些病变，如先天性畸形、外伤后出血等诊断均具有重要价值。平扫 CT 发现病变无法确定性质时，再行增强 CT 检查，可为婴幼儿疾病的检出和诊断提供更多信息。

4. MRI 检查

MRI 检查的优点是无辐射、对组织分辨力高，是儿科理想的影像检查方法。MRI 检查主要用于检查儿童颅脑疾病、腹部肿块和某些先天性发育畸形等。

【儿科影像检查前准备】

年龄在 6 个月至 4 岁的患儿影像检查方式有两种，一种是自然睡眠，另一种是选择药物镇静。

主要是由掌握儿科高级生命支持及心肺复苏、气道管理的麻醉医生经过综合评估后进行规范化镇静，由专业医务人员负责监护镇静患儿的生命体征是门诊镇静安全实施的保障。临床上常用的镇静药物有水合氯醛、咪达唑仑、右美托咪定等。常用的镇静药物是 10% 水合氯醛，口服或保留灌肠。剂量为 0.4 ~ 0.6 mL/kg，一般剂量不超过 1 g，否则将影响循环和抑制呼吸。

第二节　儿童镇静基本要求和方法

【镇静前准备】

（1）核对信息：查对患儿的姓名、年龄、性别，住院患儿查对患儿腕带信息。根据检查目的做好患儿信息登记。

（2）患儿评估：仔细阅读申请单，再次核对患儿姓名和 ID 号。密切观察患儿生命体征，了解患儿现病史、既往史、镇静史；测量患儿体重，询问镇静前禁饮食情况、用药情况。

（3）禁食要求：为了防止患儿呛咳引起窒息，严格控制饮食情况，患儿需禁水 2 小时，禁母乳 4 小时，禁奶粉 6 小时，禁固体食物 8 小时。

（4）睡眠要求：镇静前在病情允许情况下尽量限制睡眠。根据病情及平时睡眠习惯进行调整，建议限制睡眠时间为预约时间前数小时，一般 1 岁以内限制睡眠时间 2 ~ 4 小时、1 ~ 3 岁限制睡眠时间 4 ~ 6 小时、4 岁以上限制睡眠时间 6 ~ 8 小时、年长儿晚睡早起白天限制睡眠，再适当活动让其疲倦。检查前使用镇静药，熟睡后再接受检查。

（5）剂量要求：小剂量液体药物，应精确量取，确保剂量准确，避免超量致中毒和剂量不足影响疗效。

（6）用物准备：吸管、喂药器、去针头的注射器等。

（7）抢救药品及物品：有条件的医院尽量配备齐全各种急救物品和药品，也可视具体情况配备基本急救物品和药品。

【镇静方法】

（1）口服喂药方法：喂药时患儿要处于安静清醒状态，可抱起或抬高患儿头部，护士用一次性注射器从患儿口角处缓慢喂入，注意观察患儿吞咽反应。

（2）灌肠：用 10% 水合氯醛灌肠时，患儿取左侧卧位，垫高臀部，润滑肛管（或使用一次性吸痰管）前端，将肛管从肛门轻轻插入 10 ~ 15 cm，缓慢推药，轻轻拔出肛管，保持侧卧位，轻轻夹紧患儿臀部 5 分钟，尽量保留药液 30 分钟左右。

（3）肌内注射：镇静时，对不合作、哭闹挣扎的患儿，可采取“三快”的注射方法，即进针快、注药快、拔针快，缩短时间，防止发生意外。

（4）静脉推注：静脉使用镇静药时速度要慢。

（5）严密观察：密切观察用药后的效果及病情变化，做好记录。

【儿童水合氯醛保留灌肠法】

1. 概述

水合氯醛具有镇静、催眠、抗惊厥作用，且起效快，持续时间长，通常服药后 10 ~ 20 分钟患者即可入眠，持续 6 ~ 8 小时，醒后无不适感，不易产生蓄积中毒。由于起效快、催眠效果好、不良反应少、给药方便等特点，除用于成人催眠外，还被广泛用于儿科临床的检查和治疗中。婴幼儿水合氯醛灌肠较口服镇静效果明显，且引起的不良反应明显较少，故多采用保留灌肠的给药方法。

2. 适应证

（1）治疗失眠，适用于入睡困难的患者。

（2）抗惊厥，用于癫痫持续状态的治疗，也可用于小儿高热、破伤风及子痫引起的惊厥。

（3）麻醉前、手术前、睡眠脑电图以及儿童无法配合检查前用药。

3. 禁忌证

（1）急腹症、消化道出血、大便失禁、严重肝肾心脏功能障碍者禁用。

（2）有药物滥用或依赖史者慎用。

4. 操作步骤

操作步骤见表 4-2-1。

表 4-2-1　儿童水合氯醛保留灌肠法操作步骤

程序	内容
仪表	仪表端庄、着装整洁、符合职业要求
操作前准备	患儿评估：评估患儿生命体征、意识状态、配合程度、近期有无肠道手术史、过敏史、有无痔疮、有无肝肾心脏疾患，查看肛周皮肤情况。告知操作过程中可能引起疼痛不适，取得患儿及家属的理解和配合
	护士：洗手，戴口罩，如患儿存在复合外伤、脊柱骨折、牵引、外固定架等，需多人配合进行
	用物准备：20 mL 注射器两个、一次性吸痰管（根据患儿年龄选择吸痰管型号：1 岁以内选用 8 号吸痰管，2 ~ 3 岁选择 10 号吸痰管）、弯盘、卫生纸、一次性中单、一次性手套（清洁即可）、石蜡油、棉球、10% 水合氯醛溶液、生理盐水、快速手消毒剂。必要时备清洁衣裤、便盆

续表

程序	内容
操作前准备	环境：屏风或帷幔遮挡，便于操作
操作过程	携用物至床旁，核对信息，与患儿及家属沟通，询问患儿有无不适
	关闭门窗，帷幔遮挡，协助患儿排便
	护理车放于床尾正中，移开床旁桌，床旁椅放于床尾
	如病情允许，将引流管夹闭，并妥善放置，避免操作中牵扯
	根据病情或病变部位取左侧或右侧卧位，双膝弯曲，充分暴露臀部（可适当抬高臀部约 10 cm，臀高头低位）
	将一次性中单铺于患儿臀下，弯盘置于臀旁
	将卫生纸放于患儿易取之处，盖好被子，只暴露臀部
	戴手套，用 20 mL 注射器连接一次性吸痰管，按患儿公斤体重抽吸好 10% 水合氯醛，并排出管内空气
	用石蜡油棉球润滑吸痰管前端
	左手拇指分开患儿臀裂，露出肛门
	嘱患儿深呼吸，以减轻不适
	右手将吸痰管轻轻插入肛门 15 cm
	推入一半量的水合氯醛，后稍撤出 5 cm，再缓慢推入剩余药物，如液体推注受阻，可移动肛管，必要时检查有无粪便阻塞；如患儿有便意或腹胀，嘱其深呼吸，适当减慢推注速度或暂停片刻；如患儿躁动挣扎，应捏紧肛周皮肤，以免灌肠液体流出，影响灌肠效果
	同时观察患儿有无恶心、呕吐、呼吸急促、严重乏力等不适反应
	推完药液后不必急于拔出，稍作停顿将吸痰管反折后拔出
	拔管后用卫生纸堵住患儿肛门 5 ~ 10 分钟，避免药液流出，并轻拍患儿背部诱导入睡
	将注射器及肛管用卫生纸包裹，放于弯盘内，脱去手套
	灌肠后患儿应平卧或侧卧，抬高臀部，不能将患儿抱起或松开手指，以避免灌入药物因压力过大溢出而致操作失败
	备便器、卫生纸、呼叫器置于易取之处，以便急用
	撤去用物，再次核对

续表

程序	内容
操作过程	协助患儿穿好衣裤，根据病情协助患儿取舒适体位，观察患儿是否入睡及有无其他不适
	移回床旁桌椅，整理床单位，开窗通风，撤去屏风
	整理用物，告知家属观察患儿有无胃肠道不适、呼吸困难、荨麻疹、入睡时间－苏醒时间等，如有异常，及时告知医护人员
操作后处理	根据《医疗废物处理条例》和《消毒技术规范》进行处理
	洗手，记录灌肠的时间、剂量，记录患儿入睡的时间、灌肠过程中有无不良反应

5. 注意事项

（1）灌肠前嘱家长协助患儿排便，不配合者可使用开塞露，从而减轻腹压，使灌入的药液易于保留，有利于肠黏膜吸收。

（2）对于严重的复合外伤、未固定的脊柱骨折患者，如需进行灌肠，应与其他护理操作集中进行，以免多次翻身加重损伤。

（3）灌肠前充分润滑肛管前端，动作要轻柔，避免暴力损伤肠道黏膜，引起肠道出血。

（4）灌肠时掌握“细、深、少、慢、温、静”的操作原则，即“肛管细、插入深、液量少、流速慢、温度适宜、灌后静卧”。

（5）严格控制药物剂量：一般10%水合氯醛0.5 mL/kg，一日不超过10 mL，不可重复使用。使用水合氯醛一般比较安全，但仍有个别患者出现严重的不良反应，如过敏性休克、呼吸困难、严重嗜睡等，应严密观察药物不良反应。

第三节　儿童CT检查护理常规

儿童行CT检查常需要镇静，增强检查者镇静前预先留置静脉留置针。检查期间以自然睡眠最为理想，药物镇静一般适用于6个月至4岁患儿。常用镇静药物为10%水合氯醛，水合氯醛吸收快，维持时间比较长，剂量为0.5 mL/kg，口服或保留灌肠，一般极量不应超过 1 g，否则将影响循环和抑制呼吸。用药前应详细了解病史，观察患儿一般情况和了解肝肾功能等检查结果；用药后应密切观察生命体征变化。

【儿童留置针穿刺常规准备及要求】

（1）信息核查：护士核对患儿姓名和 ID 号，阅读检查申请单，确定检查项目是否为增强扫描。

（2）护士全面评估患儿的精神状态，评估血管，根据检查项目确定留置针型号和穿刺的部位，向患儿家属说明留置针穿刺的目的和注意事项，取得家属配合，用简单、易懂、和蔼的语气与患儿沟通，通过与患儿玩耍等方式转移患儿恐惧感。

（3）穿刺要求：弹性好、粗、直，首选肘部，其次是手腕、手背等，尽量不要打头皮静脉，因皮下脂肪少，一旦外渗会造成皮下组织肿胀，甚至水疱、溃烂、坏死等情况。

（4）操作要求：留置针斜面与皮肤呈 15° ～ 30° ，缓慢进针 3 ～ 6 cm，见回血后即成功，避免反复穿刺。

（5）穿刺成功后，用透明敷贴妥善固定。

（6）试推生理盐水 2 ～ 3 mL，确保留置针通畅。

（7）告知患儿家属注意保护静脉留置针，避免穿刺部位活动。

（8）常规部位无法穿刺时再选择颈外静脉，头颈部检查除外。

（9）病房的患儿增强检查前，由病房护士安置静脉留置针，影像科护士评估留置针型号、留置时间，预推注生理盐水，检查留置针穿刺是否通畅。

（10）患儿穿刺困难时，联系小儿输液室进行留置针穿刺或选择深静脉穿刺，如颈静脉、股静脉，但必须严格无菌操作，试推生理盐水观察确认深静脉通畅，检查后按要求冲管、封管。

（11）颈外静脉穿刺时哭闹、呼吸困难的患儿勿用力按压头部，严密观察病情，防止颈椎骨折和呼吸困难的发生。

【儿童 CT 平扫检查护理常规】

（1）核对信息：查对患儿的姓名、年龄、性别，住院患儿查对患儿腕带信息。根据检查目的做好患儿信息登记，确定检查方式。

（2）患儿评估：仔细阅读申请单，评估患儿病情配合程度，根据检查项目筛查 CT 禁忌证，不能配合检查的患儿告知家属有两种检查方式，一是患儿自行睡熟后检查，二是患儿镇静后再行检查，并告知两种检查方式注意事项和风险。

（3）健康宣教：告知患儿家属镇静的目的和注意事项，患儿镇静前需要 2 小时禁水、4 小时禁母乳、6 小时禁奶粉、8 小时禁固体食物，防止检查时溢乳导致窒息发生。

（4）患儿在入睡前指导家属取出患儿检查部位的一切金属物品。

（5）健康指导及注意事项：对于能自行配合检查的患儿，告知患儿检查时不要动及检查中配合的重要性；指导患儿吸气和屏气，腹部检查指导患儿饮水，泌尿系统检查指导患儿膀胱充盈。告知患儿家属检查中可能出现的不适，以减轻思想顾虑，检查时需要家属陪同。家属陪同检查时要有相应的防护措施

（6）镇静：需镇静的患儿，护士指引患儿家属去镇静门诊，镇静后由麻醉护士陪同患儿检查。住院患儿由所在科室医师按预约时间进行镇静，熟睡后由临床医师陪同检查。

（7）尽早安排检查：对自行入睡或已经镇静的患儿尽快安排检查。

（8）放射防护及安全护理：对于患儿非检查部位覆盖铅方巾 / 铅围脖等做好防护；患儿在检查过程中应安排家属陪同，以防患儿检查过程中坠床的发生；陪同家属穿好防护铅，记录在特殊人群防护登记本上，患儿家属签字。

（9）镇静的患儿检查完毕后，由麻醉护士护送回镇静门诊观察，待清醒后方可离开，住院患儿由临床医师护送回病房观察。

【儿童 CT 增强检查护理常规】

1. 检查前的准备和护理

（1）核对信息：查对患儿的姓名、年龄、性别，住院患儿查对患儿腕带信息。根据检查目的做好患儿信息登记，确定检查方式。

（2）患儿评估：仔细阅读申请单，评估患儿病情配合程度，根据检查项目筛查 CT 增强检查禁忌证，不能配合检查的患儿告知家属有两种检查方式，一是患儿自行睡熟后检查，二是患儿镇静后再行检查，并告知两种检查方式注

意事项和风险。

（3）健康宣教：告知患儿家属镇静的目的和注意事项，患儿镇静前需要2小时禁水、4小时禁母乳、6小时禁奶粉、8小时禁固体食物，防止检查时溢乳导致窒息发生。

（4）患儿在入睡前指导家属取出患儿检查部位的一切金属物品。

（5）心理护理：由于患儿对CT检查环境的陌生及扫描时机器产生的特殊声响，为了给患儿和家长消除紧张、害怕、恐惧等不良情绪，扫描前对配合的患儿进行心理安慰与疏导，亲切、耐心与患儿及家长交流，可以帮助患儿及家长消除紧张、害怕、恐惧等不良情绪；检查前与患儿家长沟通，说明增强扫描的目的、意义、检查步骤及检查中的配合，认真说明增强CT检查中或检查后可能出现的不良反应，并说明相应的处理。

（6）环境的准备：保持环境安静，适宜的温度（22 ~ 24 ℃），备毯子和棉被。保持室内光线柔和，避免因寒冷和灯光刺激造成患儿惊醒。

（7）呼吸干预：选择性地对能够配合的患儿进行呼吸训练，对于不能配合的患儿或处于睡眠状态的患儿平静呼吸即可。

（8）镇静的方法：对于需要增强检查的患儿，因高压注射器压力大，注射药物浓度高、速度快，对血管刺激性强，患儿稍微躁动容易出现伪影，故对检查时的镇静要求很高。需镇静的患儿，护士指引患儿家属去镇静门诊（可以采用10%水合氯醛0.5 mL/kg保留灌肠，镇静效果欠佳者，在医师的指导下应用静脉镇静药，必要时对带有气管插管的患儿，可采用基础麻醉，该方法起效快、镇静作用强，易于掌握睡眠的深浅），镇静后由麻醉护士陪同患儿检查。住院患儿由所在科室医师按预约时间进行镇静，熟睡后由临床医师陪同检查。

（9）健康指导及注意事项：需要增强检查的患儿，要评估患儿病情，告知患儿家属增强检查的风险及注射对比剂时可能出现一过性发热、口腔金属异味等正常反应和恶心、呕吐等不良反应，以减轻思想顾虑，并由患儿家属签署知情同意书。对于能自行配合检查的患儿，告知患儿检查时不要动及检查中配合的重要性；检查指导患儿吸气屏气，腹部检查指导患儿饮水，泌尿系统检查指导患儿膀胱充盈。检查时需要家属陪同。家属陪同检查时要有相应的防护措施。

（10）留置针穿刺：镇静前为患儿安置静脉留置针，评估患儿血管，首选肘窝，其次为手腕、手背，穿刺完毕后固定牢固，给予生理盐水2 mL预注射，查看留置针是否通畅。

（11）安装好高压注射器管路和对比剂，保持注射仪器设备处于完好状态。再次评估患儿增强检查的风险及静脉留置针是否通畅和适合。

2. 检查中的观察和护理

（1）核对信息：再次查对患儿的姓名、年龄、性别，住院患者儿对患儿腕带信息，确认检查部位。

（2）安排检查：自行入睡或是已经镇静的患儿尽快安排检查。

（3）将患儿轻轻搬运至检查床，取平卧位，头偏向一侧，携带氧气瓶及监护仪的患儿，护士需将仪器搬运到检查床尾，注意不要压到患儿。对于配合的患儿告知检查时勿移动身体。

（4）体位安置：搬动安置患儿时应动作轻柔，将患儿轻轻搬运至检查床，取平卧位，头偏向一侧；将实施基础麻醉的患儿应置于平卧位，颈下放置软枕，头偏向一侧，保持呼吸道通畅。对携带氧气瓶及监护仪的患儿，护士需将仪器搬运到检查床尾，注意不要压到患儿。对于配合的患儿告知检查时勿移动身体。

（5）放射防护及安全护理：对于患儿非检查部位覆盖铅方巾 / 铅围脖等做好防护；患儿在检查过程中应安排家属陪同，以防患儿检查过程中坠床的发生；陪同家属穿好防护铅，记录在特殊人群防护登记本上，患儿家属签字。

（6）扫描时动作应快，尽量缩短扫描的时间，在检查过程中，为保证患儿的安全，防止患儿坠床，必要时可考虑使用约束带。

（7）密切观察患儿生命体征的变化，告知陪同者，若发现患儿有任何不适应，立即举手示意。

（8）注意保暖：避免患儿不必要部位的暴露，并注意患儿保暖，以免受凉而引起不适。

（9）再次检查高压注射器管路与对比剂是否处于备用状态；连接管路与留置针；预注射生理盐水，观察管路是否通畅。扫描时注意按照体重控制对比剂注射剂量及按照血管和患儿情况控制对比剂推注速度。

3. 检查后的宣教和护理

（1）核对信息：再次查对患儿的姓名、年龄、性别，住院患儿查对患儿腕带信息。

（2）检查结束后分离管道，观察患儿有无不良反应、留置针穿刺处有无肿胀。

（3）检查完毕后，搬动安置患儿离开检查床时应动作轻柔，并密切观察患儿有无不适。

（4）镇静的患儿检查完毕后，密切观察患儿的睡眠深度、面色、呼吸、脉搏等情况。若患儿出现不适，则应立即进行相应的处理。若患儿无特殊不适，由麻醉护士护送回镇静门诊观察，待清醒后方可离开；住院患儿由临床医师护送回病房观察。

（5）对于配合的患儿护士应告知家属给予患儿适量多饮水，以促进对比剂排泄。嘱观察 30 分钟，无不良反应后可拔除留置针。

（6）对检查未成功者，告知家属，并与临床医师联系沟通，确定是否需要重新预约检查。

（7）其他参照成人 CT 增强扫描后的护理。

【儿童先天性复杂型心脏病及血管畸形 CT 检查护理常规】

1. 检查前的准备和护理

（1）患儿评估：护士仔细阅读申请单，查对患儿姓名、年龄、ID 号，评估患儿病情、生命体征、体重、配合程度、精神状态，有无发绀及发绀程度、有无心力衰竭表现（杵状指、蹲踞现象、缺氧等）、有无呼吸道感染、吃奶中断等，筛查 CT 增强禁忌证，不配合的患儿镇静后方可检查，告知患儿家属镇静的目的、注意事项。

（2）签署对比剂知情同意书：告知患儿家属增强检查的风险和注意事项，家属同意检查后签署碘对比剂知情同意书。

（3）健康宣教：告知患儿家属检查时的注意事项，注射对比剂时可能出现一过性发热、口腔金属异味等正常反应和恶心、呕吐等不良反应。对于能自行配合检查的患儿，告知患儿检查时不要动，并由家属陪同检查。

（4）患儿在入睡前指导家属取出患儿检查部位的一切金属物品。

（5）留置针穿刺：镇静前安置静脉留置针，仔细评估患儿血管，首选肘窝，其次为手腕、手背，尽量避免用力按压患儿导致哭闹引起缺氧加重，穿刺完毕后固定牢靠，并用生理盐水 2 mL 预注射，确保留置针通畅。若出现呼吸困难立即抬高肩背部取半卧位，给予氧气吸入，缓解缺氧症状，同时通知医师进一步处理。

（6）镇静：护士指引患儿家属去镇静门诊，镇静后由麻醉护士陪同患儿检查。住院患儿由所在科室提前安置静脉留置针，临床医师按预约时间镇静，熟睡后由临床医师陪同检查。

（7）准备高压注射器及对比剂。

2. 检查中的观察和护理

（1）信息核对：核对患儿姓名和 ID 号，确认检查部位。

（2）体位：摆放体位时动作要轻柔，对镇静的患儿，取平卧位，肩下垫一小薄枕，头偏向一侧，保持呼吸道通畅；适当固定肢体，避免检查期间突然不自主运动造成检查失败。携带氧气瓶及监护仪的患儿，护士需将仪器搬运到检查床尾，注意不要压到患儿。对于配合的患儿告知检查时不要活动。

（3）安置心电门控系统，动作要轻柔，避免动作太大惊醒患儿。

（4）放射防护：检查时需要家属陪同，穿防护铅衣，对于患儿非检查部位覆盖铅衣做好防护，记录在特殊人群防护登记本上，患儿家属签字。

（5）对于行 CT 增强检查的患儿，护士确认管路排气后连接留置针，试推注并观察穿刺部位及管路通畅情况，技师扫描时注意按体重控制注射对比剂的量和速度，对于配合检查的患儿应告知对比剂注射过程中可能有发热感觉，不要紧张，勿移动身体。

（6）密切观察病情：持续心电监护，密切观察其面色、口唇颜色、生命体征及血氧饱和度等变化，有无呕吐、躁动等情况，若出现紧急情况，立即停止扫描进行抢救，给予低流量吸氧。

（7）检查结束后分离管路，观察患儿有无不良反应、留置针穿刺处有无肿胀。

3. 检查后的宣教和护理

（1）信息查对：再次核对患儿姓名、性别、年龄。

（2）镇静观察：检查完毕后住院患儿由临床医师护送回病房观察，门诊镇静患儿由麻醉护士护送回镇静门诊观察，待患儿清醒。

（3）告知家属给予患儿适当多饮水，观察 30 分钟后无不良反应可拔除留置针，按压 5 分钟以上，不出血为止。

（4）对检查未成功者，告知家属，并与临床医师联系沟通，确定是否需要重新预约检查。

（5）水化：告知患者家属及临床医生，根据患者病情采取口服或静脉水化方式，促进对比剂排泄，减少不良反应。

【儿童输尿管成像检查护理常规】

1. 检查前的准备和护理

（1）患儿评估：护士仔细阅读申请单，查对患儿姓名、年龄、ID 号，评估患儿病情、生命体征、体重、配合程度、精神状态，筛查 CT 增强禁忌证，不配合的患儿需行镇静方可检查，告知患儿家属镇静的目的、镇静注意事项。

（2）签署对比剂知情同意书：由医生告知患儿家属增强检查的风险和注意事项，家属同意检查后签署碘对比剂知情同意书。

（3）健康宣教：告知患儿家属检查时的注意事项，注射对比剂时可能出现一过性发热、口腔金属异味等正常反应和恶心、呕吐等不良反应。对于能自行配合检查的患儿，告知患儿家属检查前保持膀胱充盈，检查时不要移动身体，并由家属陪同检查。

（4）患儿在镇静前，护士指导家属取出患儿检查部位的一切金属物品。

（5）留置针穿刺：镇静前提前安置静脉留置针，仔细评估患儿血管，首选肘窝，其次为手腕、手背，穿刺完毕后固定牢靠，并用生理盐水 2 mL 预注射，确保留置针通畅

（6）镇静：告知并指引患儿家属去镇静门诊进行镇静处理，镇静后尽快安排患儿检查，需有家属和医生陪同。住院患儿由所在科室提前安置静脉留置针，镇静后由临床医师陪同检查。

（7）准备高压注射器及对比剂。

2. 检查中的观察和护理

（1）信息核查：核对患儿姓名和 ID 号，确认检查部位。

（2）体位：对镇静的患儿，取去枕平卧位，注意动作轻柔，适当固定肢体，避免检查期间突然不自主运动造成检查失败。携带氧气瓶及监护仪的患儿，护士将仪器搬运到检查床尾，注意不要压到患儿。对于配合的患儿告知检查时

不要活动。

（3）放射防护：检查时需要家属陪同，穿防护铅衣，对于患儿非检查部位覆盖铅衣做好防护，记录在特殊人群防护登记本上，患儿家属签字。

（4）确认管路排气后连接留置针，试推注并观察穿刺部位及管路通畅情况，技师扫描时注意按体重控制注射对比剂的量和速度，对于配合检查的患儿，告知静脉注射对比剂时身体可能会感觉发热，不用紧张，不要移动身体。

（5）密切观察病情：持续心电监护，密切观察其面色、唇色、生命体征及血氧饱和度等变化，有无呕吐、躁动等情况，若出现紧急情况，立即停止扫描进行抢救，常规低流量吸氧。

（6）检查结束后分离管路，观察患儿有无不良反应、留置针穿刺处有无肿胀。

（7）技师根据图像情况告知需要延迟扫描的时间，配合检查的患儿排空膀胱，再次检查时充盈膀胱。

（8）再次扫描时镇静患儿可能已清醒，不能配合检查，应指导患儿家属扶住患儿上肢及下肢大关节处，技师快速扫描以完成检查。

3. 检查后的宣教和护理

（1）镇静观察：检查完毕后住院患儿由临床医师护送回病房观察，门诊镇静患儿由麻醉护士护送回镇静门诊观察，待患儿清醒后拔针。

（2）告知家属给予患儿适当多饮水，观察 30 分钟后无不良反应拔除留置针。

（3）对检查未成功者，告知家属，并与临床医师联系沟通，确定是否需要重新预约检查。

【儿童支气管异物 CT 检查护理常规】

1. 概述

气管、支气管异物是常见急重症，异物进入支气管后引起管腔狭窄、堵塞气道，使支气管黏膜红肿，引发肺部感染、肺不张及窒息等严重并发症，多发生于 5 岁以下儿童，以 3 岁以下最多。影像检查是确定气管、支气管异物的诊断依据之一。

2. 护理常规

（1）患儿评估：护士阅读申请单，核对患儿信息，评估患儿面色、呼吸及配合情况，有无窒息危险，快速安排检查。

（2）检查中由家属或医师陪同，检查过程中观察患儿呼吸、面色，避免哭闹引起异物移位增加耗氧量。

（3）镇静：3 岁以下患儿多不能配合 CT 检查，必要时由麻醉师评估并给予镇静剂，熟睡后才能扫描。

（4）必要时给予氧气吸入，如呼吸困难加重，应立即加大氧流量至 5 ~ 6 L/min。将患儿侧卧轻拍背部，通知医师采取对症措施。

（5）如患儿出现呼吸停止应立即实施心肺复苏术，并立即启动急救应急预案。

（6）检查后由 CT 医师按危急值报告流程处理。

第四节　儿童 MRI 检查护理常规

【儿童 MRI 检查护理常规】

1. 检查前的准备和护理

（1）患儿评估：仔细阅读申请单，评估患儿病情配合程度，不配合的患儿告知家属需要镇静后方可检查，查 MRI 检查禁忌证。

（2）健康宣教：告知患儿家属镇静的目的、方法、注意事项。告知家属由于 MRI 检查环境的特殊性，以及设备噪声大、检查耗时长等因素，检查很难一次性成功，希望家属要有耐心，积极配合护士做好检查前的准备。

（3）镇静前注意事项：检查前 2 小时禁水、4 小时禁母乳、6 小时禁奶粉、8 小时禁固体食物，防止检查时溢乳导致窒息发生。

（4）安全检查：护士指导家属在患儿镇静前取出患儿身上一切金属物品，包括有金属的衣物、带金属拉链的包被、朱砂、护身符等，技师与护士共同确认无金属异物的存在。

（5）检查镇静：护士根据预约时间，合理安排患儿到镇静门诊，镇静后由麻醉护士陪同患儿检查。

2. **检查中的观察和护理**

（1）体位：患儿采取仰卧位，头偏向一侧，保持呼吸道通畅。

（2）专人陪同：镇静患儿由麻醉护士陪同，监护室及住院患儿 MRI 检查时由临床医师陪同，检查过的患儿检查由家属陪同。

（3）密切观察：检查中患儿安置 MRI 专用心电电极片，连接心电门控，使用小儿专用 MRI 指夹式脉氧仪，监测生命体征的变化。

（4）防止坠床：检查时由家属陪同，防止坠床的发生。

（5）注意保暖：由于扫描房间内温度低，对温度差异很敏感的患儿应注意保暖，防止受凉。

（6）防止灼伤：检查中患儿身体不能接触导线，防止灼伤。

3. **检查后的宣教和护理**

（1）检查结束后门诊镇静患儿由护士送回镇静门诊观察，待患儿清醒、能辨别方向、生命体征平稳后方可离开。

（2）检查结束后住院镇静患儿由临床医生及护士陪同回病房进一步观察。

【儿童 MRI 增强检查护理】

1. **检查前的准备和护理**

（1）信息核对：仔细阅读 MRI 检查申请单，核对患儿姓名、年龄、检查部位，筛查 MRI 增强禁忌证。

（2）评估：询问患儿病情、了解其精神状态、有无过敏史等。评估患儿检查配合程度，测量患儿体重、生命体征，记录在申请单上。

（3）签署钆对比剂使用知情同意书：筛查对比剂使用的禁忌证，告知患儿家属对比剂注射的风险及注意事项，家属知晓同意后签字。

（4）镇静前注意事项：不配合的患儿需镇静，告知检查前 2 小时禁水、4 小时禁母乳、6 小时禁奶粉、8 小时禁固体食物，防止检查时患儿溢乳导致窒息发生。

（5）镇静前安置静脉留置针，妥善固定，告知家属注意观察和保护留置针，防止脱落。

（6）安全检查：镇静前去除患儿及家属身上一切金属物品，包括更换有金属的衣物、带金属拉链的包被、朱砂、护身符等，技师与护士共同确认无金属异物的存在。

（7）按预约时间安排患儿镇静：护士根据预约时间合理安排患儿到镇静门诊，镇静熟睡后由麻醉护士陪同检查。住院患儿由所在科室医师按预约时间进行镇静，熟睡后由临床医师陪同检查。

2. 检查中的观察和护理

（1）确认强化类型是缓慢人工静脉推注还是高压注射器注射，严格遵医嘱用药，按患儿体重准备钆对比剂，使用高压注射器检查的患儿，调节对比剂剂量及注射速度。

（2）对比剂注射前试推生理盐水 20 mL，确保血管及管路通畅后推注对比剂。

（3）观察：对比剂注射过程中观察患儿反应和穿刺部位情况，发现不良反应和药物外渗，及时停止注药并进行相应处理。

（4）检查中应由家属陪同。

3. 检查后的宣教和护理

（1）检查结束后，门诊镇静的患儿由麻醉护士护送回镇静门诊观察，待患儿清醒后，评估无不良反应后拔除留置针，告知家属给予患儿适当多饮水；住院镇静患儿由临床医生陪同回病房进一步观察。

（2）非镇静患儿观察 30 分钟，询问患儿有无不良反应，拔除留置针后，按压 10 分钟后方可离开，告知家属给予患儿适当多饮水，以促进对比剂排出。

参考文献

［1］李芝满．水合氯醛应用于小儿磁共振检查时的制动效果［J］．当代护士，2009，8（8）：41-42.

［2］李素吩．学习贯彻 JCI 标准与水合氯醛镇静管理［J］．齐鲁护理杂志，2010，16（27）：104-106.

［3］李雪，卢蓉，孙秀梅，等．先天性心脏病婴幼儿多层螺旋 CT 检查过程中的护理体会［J］．解放军护理杂志，2008，25（20）：51-52.

［4］刘丹．CT 增强扫描儿童患者的护理［J］．实用医药杂志，2013，30（9）：841.

[5] 刘雪，王祖莉，罗蔓茹 . 静脉留置针在小儿增强 CT 中的优越性 [J] . 中华妇幼临床医学杂志，2012，8 (5)：609–610.

[6] 郑显兰，符州 . 新编儿科护理常规 [M] . 北京：人民卫生出版社，2010.

[7] 杨正汉，冯逢，王霄英 . 磁共振成像技术指南 [M] . 北京：人民军医出版社，2010.

[8] 黄海燕 . 护理干预对于提高胎儿脑部磁共振成像检查质量的作用 [J]，中国实用神经疾病杂志，2012，15 (17)：95–96.

[9] 冉启英，杨静，陈霞，等 . 综合镇静护理在 4 岁以下患儿磁共振成像检查中的应用 [J] . 重庆医科大学学报，2010，35 (8)：1282–1284.

[10] 张骊，谢小莉，刘艳 . 小儿行磁共振检查 679 例临床护理 [J] . 齐鲁护理杂志，2012，18 (8)：74–75.

[11] 杨海萍，赵海波，张志雅 . 小儿先天性心脏病 CT 增强中的扫描及护理 [J]，中国辐射卫生，2009，18 (4)：494–495.

[12] 金莲，李春和 . 儿童磁共振检查的制动及护理干预 [J] . 实用临床医药杂志，2009，5 (10)：90–92.

[13] 韩萍，于春水 . 医学影像诊断学 [M] . 4 版 . 北京：人民卫生出版社，2016.

[14] 李萌，樊先茂 . 医学影像学检查技术 [M] . 3 版，北京，人民卫生出版社，2014.

[15] 李雪，曾登芬 . 医学影像学护理工作手册 [M] . 北京：人民军医出版社，2014.

[16] 刘平，汪茜，王琳，等 . 实用影像护理手册 [M] . 北京：科学技术文献出版社，2019.

第五章

彩色多普勒检查基础知识及护理

第一节　彩超检查基本概述

【基本概念】

彩色多普勒超声检查（彩超），是利用超声产生的波在人体内传播时，通过示波屏显示体内各种器官和组织对超声的反射和减弱规律来诊断疾病的一种临床常用的检查方法。适用于全身各部位脏器超声检查尤其适用于心脏、肢体血管和浅表器官以及腹部、妇产等检查诊断。

【成像原理】

彩色多普勒超声成像技术的物理基础是超声波的多普勒效应。应用超声波的多普勒效应，从体外得到人体运动脏器的信息，进行处理和显示。超声诊断仪器将探头接收到的超声波反射信号显示为彩色图像信号，就形成了彩色多普勒图像。

【临床应用】

（1）判断血流方向：红色表示朝向深头的正向血流，蓝色表示背离头的负向血流。

（2）显示血管速度状态和类型（层流、涡流、湍流、旋流）：以红蓝两色明暗不同的灰度级表示频移的大小（即速度快慢），流速越快色彩越鲜亮，反之，流速越慢则色彩越暗淡。以绿色代表紊乱血液，紊乱较轻者绿色暗淡；紊乱较重者绿色鲜亮。根据电视三原色的原理，正向血流如有紊乱者接近黄色，

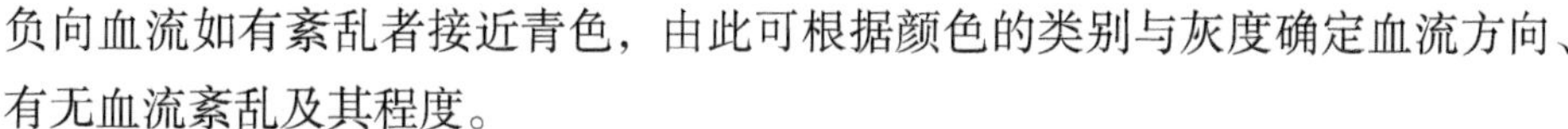

负向血流如有紊乱者接近青色，由此可根据颜色的类别与灰度确定血流方向、有无血流紊乱及其程度。

（3）可短时间内捕捉到异常血流：观察到各瓣口、房室腔、大血管及心内间隔有无异常血流，分析判断异常血流束与二维超声心动图结构异常的关系，大大提高了工作效率，提高了正确诊断率，尤其对极小的室间隔缺损及动脉导管未闭，但当各房室腔无明显变化时，单纯二维超声易漏诊。

（4）可以测量血流束的面积、轮廓、长度和宽度：彩色多普勒可观察异常血流束形态、走行方向，测定异常血流束的面积、周径、长度、宽度及流量大小，做半定量评价，对判定各瓣口的反流有绝对优势，不仅可以定性，而且可以确定反流的范围和程度。

【检查程序】

（1）输入患者的信息 / 调取患者的信息。
（2）患者在检查床上保持合适的检查体位。
（3）根据检查部位露出相应的局部皮肤。
（4）检查前涂抹导电糊，用探头进行检查。
（5）根据患者病史和检查要求对扫描图像进行处理和存储。

第二节　彩超检查适应证和禁忌证

【肝脏彩超检查】

1. 适应证

（1）肝硬化，门静脉高压侧支循环形成。
（2）膈下积液或脓肿。
（3）肝内液性病变，如肝囊肿、多囊肝、肝包虫病及肝脓肿形成期。
（4）脂肪肝。
（5）肝原发性或转移性肿瘤。
（6）肝内明显的血管异常，如淤血肝、门静脉异常病变、动脉瘤。

（7）肝先天性异常。
（8）血吸虫肝病。
（9）肝外伤出血。

2. 禁忌证

肝脏彩超检查一般无禁忌证。

【胆囊与胆道彩超检查】

1. 适应证

（1）胆道系统结石。
（2）胆道系统炎症。
（3）胆囊腺肌症。
（4）胆道系统肿瘤。
（5）胆囊息肉样病变。
（6）胆道蛔虫。
（7）先天性胆道异常。
（8）黄疸的鉴别诊断。

2. 禁忌证

胆囊与胆道彩超检查一般无禁忌证。

【胰腺彩超检查】

1. 适应证

（1）胰腺炎症（急性和慢性胰腺炎）。
（2）胰腺囊性病变。
（3）胰腺实性肿瘤。
（4）胰腺外伤。
（5）胰腺和周围病变鉴别。

2. 禁忌证

胰腺彩超检查一般无禁忌证。

【脾脏彩超检查】

1. 适应证

（1）脾肿大。
（2）脾含液性占位病变，如脾囊肿、多囊脾、脾脓肿等。
（3）脾实性占位性病变。
（4）脾实质钙化灶。
（5）脾外伤。
（6）脾实质弥散性回声异常。

2. 禁忌证

脾脏彩超检查一般无禁忌证。

【胃肠道彩超检查】

1. 适应证

（1）胃肠道肿瘤：中晚期胃癌，恶性淋巴瘤，黏膜下实性肿瘤，胃壁囊肿，肿瘤周围淋巴结转移、腹部转移。
（2）先天性肥厚性幽门狭窄。
（3）胃潴留。
（4）肠梗阻、肠套叠、先天性巨乙状结肠症。
（5）急性坏疽性阑尾炎，阑尾周围脓肿。
（6）胃肠旁肿瘤，胃肠周围脏器挤压。

2. 禁忌证

胃肠道彩超检查一般无禁忌证。

【腹腔、腹膜后间隙及大血管彩超检查】

1. 腹腔和腹膜后间隙液性占位病变彩超检查

（1）适应证

1）对腹部肿块进行物理定性诊断，如液性、实性或囊实性等。

2）探寻腹部隐匿性液性占位病变，如脓肿、血肿、积液等。

3）判断液性占位病变的大小或累及范围，了解病变与相邻脏器或腹部大血管（如腹主动脉、下腔静脉）之间的关系，进行定位诊断分析。

4）对部分液性占位病变进行定位或实时引导穿刺。

5）液性占位病变治疗后的疗效观察。

（2）禁忌证

腹腔和腹膜后间隙陈液性占位病变彩超检查一般无禁忌证。

2. 腹腔和腹膜后间隙实性占位病变彩超检查

（1）适应证

1）对腹部肿块进行物理定性诊断，如实性、非均质性、囊实性等。

2）探寻腹部隐匿性实性占位病变，如转移瘤、肿大淋巴结等。

3）判断实性占位病变的大小或累及范围，了解病变与相邻脏器或腹部大血管（如腹主动脉、下腔静脉）之间的关系，进行定位分析。

4）对实性病变进行定位或实时引导穿刺。

5）实性占位病变治疗后的疗效观察。

（2）禁忌证

腹腔和腹膜后间隙实性占位病变彩超检查一般无禁忌证。

3. 腹主动脉疾病彩超检查

（1）适应证

1）腹主动脉瘤（真性、假性）诊断与鉴别诊断。

2）腹主动脉夹层。

3）检测腹主动脉粥样斑块与血栓。

4）多发性大动脉炎。

5）腹主动脉旁肿物的诊断与鉴别诊断。

（2）禁忌证

腹主动脉疾病彩超检查一般无禁忌证。

4. 下腔静脉疾病彩超检查

（1）适应证

1）检测下腔静脉血栓或瘤栓。

2）布－加综合征的诊断与鉴别诊断。

3）了解腹部肿块、腹膜后淋巴结等是否对下腔静脉形成压迫。

4）评价右心功能不全。

（2）禁忌证

下腔静脉疾病彩超检查一般无禁忌证。

【泌尿、男性生殖系统与肾上腺彩超检查】

1. 肾脏彩超检查

（1）适应症

1）先天性异常：肾缺如、异位肾、融合肾。

2）肾囊性病变：单纯性皮质囊肿、肾盂旁囊肿、多囊肾。

3）肾肿瘤：肾实质肿瘤、肾盂肿瘤。

4）肾创伤。

5）肾结石。

6）肾积水。

7）肾动脉狭窄。

8）移植肾与并发症。

（2）禁忌证

肾脏彩超检查一般无禁忌证。

2. 输尿管彩超检查

（1）适应证

1）输尿管囊肿、先天性巨输尿管。

2）输尿管结石、输尿管积水。

3）输尿管肿瘤。

（2）禁忌证

输尿管彩超检查一般无禁忌证。

3. 膀胱彩超检查

（1）适应证

膀胱憩室、膀胱结石、膀胱肿瘤、膀胱异物。

（2）禁忌证

膀胱彩超检查一般无禁忌证。

4. 前列腺与精囊彩超检查

（1）适应证

良性前列腺增生、前列腺癌、前列腺炎和脓肿、前列腺结石、精囊病变。

（2）禁忌证

前列腺与精囊彩超检查一般无禁忌证。

5. 阴囊与睾丸彩超检查

（1）适应证

1）鞘膜积液、疝。

2）睾丸肿瘤、附睾肿瘤。

3）睾丸炎、附睾炎。

4）睾丸扭转。

5）阴囊或睾丸外伤。

6）精索静脉曲张。

7）隐睾。

（2）禁忌证

阴囊与睾丸彩超检查一般无禁忌证。

6. 肾上腺彩超检查

（1）适应证

肾上腺皮质增生、肾上腺皮质肿瘤、肾上腺髓质肿瘤。

（2）禁忌证

肾上腺彩超检查一般无禁忌证。

【妇科彩超检查】

1. 适应证

（1）先天性子宫发育异常。

（2）子宫良性疾病：子宫肌瘤、子宫腺肌症、子宫内膜增生症、子宫内膜息肉。

（3）子宫内膜癌。

（4）盆腔肿块、盆腔积液。

（5）多囊卵巢。

（6）输卵管积水。

（7）检测宫内节育器位置是否正常。

2. 禁忌证

妇科彩超检查一般无禁忌证。

【产科彩超检查】

1. 适应证

（1）正常早期妊娠：停经 6 ~ 12 周、月经不规律、HCG 阳性者、有不良早孕史者。

（2）异常早期妊娠：早期流产、葡萄胎、恶性滋养细胞肿瘤、输卵管妊娠。

（3）正常中晚期妊娠：妊娠 13 周至分娩前孕妇。

（4）异常中晚期妊娠：先天性胎儿畸形、死胎、胎儿宫内生长迟缓、前置胎盘、胎盘早期剥离、脐带绕颈、妊娠合并盆腔肿块。

2. 禁忌证

产科彩超检查一般无禁忌证。

【周围血管疾病彩超检查】

1. 颈部血管彩超检查

（1）适应证

颈动脉粥样硬化、颈动脉瘤、椎动脉闭塞性疾病。

（2）禁忌证

颈部血管彩超检查一般无禁忌证。

2. 四肢血管彩超检查

（1）适应证

1）四肢动脉硬化性闭塞症。

2）四肢动脉瘤。

3）多发性大动脉炎。

4）深静脉血栓形成。

5）静脉瓣功能不全。

6）动静脉瘘。

（2）禁忌证

四肢血管彩超检查一般无禁忌证。

【肌肉骨骼系统彩超检查】

1. 适应证

骨肿瘤、关节腔积液、肌肉、肌腱及软组织病变，如脓肿、囊肿、肿瘤等。

2. 禁忌证

肌肉骨骼系统彩超检查一般无禁忌证。

【甲状腺彩超检查】

1. 适应证

（1）甲状腺肿大或萎缩。

（2）鉴别甲状腺囊性或实性结节。

（3）鉴别单发或多发结节。

（4）协助临床鉴别良性与恶性结节。

2. 禁忌证

甲状腺彩超检查一般无禁忌证。

【乳腺彩超检查】

1. 适应证

（1）乳腺脓肿。
（2）超声引导下乳腺囊性、实性肿块抽吸、活检。
（3）孕妇、哺乳期及年轻妇女乳腺检查。
（4）评价临床可触及但 X 线摄影术阴性的肿块。
（5）评价 X 线摄影术不能明确诊断的病例。
（6）鉴别乳腺肿块的囊性与实性物理性质。
（7）鉴别诊断乳腺肿块良性与恶性。
（8）男性有乳腺肿块者。

2. 禁忌证

乳腺彩超检查一般无禁忌证。

【胸膜、肺与纵隔彩超检查】

1. 适应证

患者经临床、X 线检查或 CT 与 MRI 检查发现胸壁、胸膜及肺外周型病灶或可疑病灶、胸腔积液、肺实变者，均可进一步做超声检查。

2. 禁忌证

胸膜、肺与纵隔彩超检查一般无禁忌证。

【心脏彩超检查】

1. 适应证

（1）判定心脏位置以及心脏与内脏的位置关系。

（2）检出心脏结构异常。判定心脏各房室腔大小，室间隔和室壁厚度，室壁整体运动和节段性运动，瓣膜功能，间隔缺损的部位和大小、流出道、大动脉、体（肺）静脉，心肌病变、心内异常结构，如肿瘤、赘生物和血栓以及周围血管病变等。

（3）检出心脏结构关系的异常。判定心房排列关系，心房与心室、心室与动脉的连接关系，体静脉回流、肺静脉回流以及冠状动脉发育和起源异常。

（4）评价心脏血流动力学变化。多普勒常规测量各瓣口流速和压差，判定心血管内异常血流部位和起源，定量或半定量分流、流出道狭窄、瓣膜狭窄和反流等异常血流的流速、压差及流量等。

（5）检出心包疾患。定位和半定量评价心包积液，指导心包积液穿刺，评价药物疗效。判定缩窄性心包炎、心包填塞和心包肿瘤等。

（6）评价心脏手术及介入治疗后心脏结构的恢复情况和血流动力学的转归。

（7）评价心脏功能。常规应用二维和（或）M 型超声测定心脏收缩功能，也可用多普勒超声评价心脏的收缩和舒张功能。

2. 禁忌证

心脏彩超检查一般无禁忌证。

【腔内超声检查】

1. 经食管超声检查

（1）适应证

1）二尖瓣、三尖瓣与主动脉瓣疾病。

2）人工瓣膜功能障碍。

3）感染性心内膜炎。

4）主动脉扩张及主动脉夹层。

5）冠状动脉 – 静脉瘘与主动脉膨出。

6）先天性心脏病，如房间隔缺损、室间隔缺损、法洛四联症或右心流出道及肺动脉干狭窄。

7）肺静脉畸形引流。

8）心腔内肿物及血栓形成。

9）心脏手术监护。

（2）禁忌证

1）重症心律失常。

2）重症心力衰竭。

3）体质极度虚弱。

4）持续高热不退。

5）有食管静脉曲张、食管狭窄、炎症、憩室或食管癌者。

6）剧烈胸痛、胸闷或剧烈咳嗽症状不能缓解者。

7）血压过高、过低者。

8）心肌梗死急性期。

9）活动性上消化道出血。

10）有食管手术或纵隔放射治疗史。

2. 经阴道超声检查

（1）适应证

1）观察正常子宫及双侧卵巢大小、形态、包膜及卵泡数目及其周期变化等。

2）检测卵泡。

3）诊断早孕，观察早期妊娠胚胎发育，早期排除胎儿发育不良及胎儿畸形。

4）结合临床及实验室检查对早期异位妊娠进行诊断，并对异位妊娠行介入治疗。

5）结合临床及实验室检查对子宫及卵巢肿瘤进行诊断，并对子宫、卵巢肿瘤及盆腔进行彩色多普勒和频谱多普勒血流观察。

6）早期发现子宫内膜病变，对绝经后妇女内膜观察尤其重要，可为宫腔镜手术提供依据。

7）对盆腔脓肿、炎性渗出、炎性肿块等病变进行诊断。

8）对各种疑难病变及细小病变进行超声引导下的穿刺诊断和介入治疗。

（2）禁忌证

1）未婚女性。

2）阴道出血。

3）阴道炎。

4）老年性或放射性阴道萎缩。

5）先天性阴道闭锁。

3. 经直肠超声检查

（1）适应证

1）直肠病变：①大便次数频繁或形状改变。②黏液脓血便或原因不明便血。③慢性腹泻伴消瘦。④会阴部、下腹部原因不明的长期胀痛。⑤肛门指诊发现直肠内肿块。⑥直肠癌的术前分期。⑦直肠周围慢性脓肿。

2）前列腺、精囊、膀胱病变：①有尿频、尿急等尿路刺激症状或有排尿困难、血尿，经腹超声检查未能明确诊断者。②前列腺疾病（肿瘤、增生、炎症等）。③后尿道结石、息肉、肿瘤、狭窄等。④精囊疾病，如炎症、结石、肿瘤等。⑤膀胱三角区或膀胱颈肿瘤与其他病变。

3）检测子宫、附件病变。

（2）禁忌证

1）急腹症与严重的腹腔感染，如肠穿孔、肠梗阻与急性腹膜炎等。肛管直肠周围急性感染或损伤致剧烈疼痛，如肛周脓肿和肛裂及严重痔疮伴出血等。

2）肛管、直肠狭窄。

3）直肠或乙状结肠内异物未取出。

4）精神病患者和不合作者。

5）孕妇与月经期。

6）严重心肺疾病与功能不全，如严重的高血压、心律失常、冠心病、脑供血不足，包括心肌梗死的急性期以及高血压的不稳定期。如必须检查，应做好充分的术前准备，除操作谨慎轻柔外，还应在内科医生监护下进行。

【常规超声检查患者准备】

（1）空腹要求：腹部彩超（肝、胆、胰、脾、肾及腹部血管）的患者要求空腹 8 ~ 12 小时以上，减少肠道气体干扰和胆汁排空，尤其是胆囊息肉或结石的患者，前 1 天要少吃油腻食物。

（2）饮水要求：经腹部超声检查子宫、输卵管、卵巢前均需饮水500 ~ 800 mL，患者有迫切的尿意时，可要求检查。一般妊娠9周以后不需饮水即可检查。低置胎盘下缘和前置胎盘时，需少量饮水，暴露子宫内口为宜，以明确胎盘下缘与子宫内口的关系。

（3）排空膀胱：阴道超声检查子宫、卵巢前需排空小便，但月经期和阴道出血过多者以及未婚女性不宜做阴道超声检查。

（4）充盈膀胱：泌尿系统彩超检查检查前需憋尿，膀胱超声检查需要充盈膀胱。男性患者检查前列腺、精囊同样需要先充盈膀胱至发胀的感觉。经超声医师确认，检查完成后，再排空膀胱，为保证残余尿量的测量准确，注意不要反复多次排尿，同时排空膀胱后在5分钟内进行超声测量。

（5）衣物准备：行上下肢血管超声检查者，宜穿宽松衣裤，避免对血流显示造成影响。行颈部超声检查者（如甲状腺和颈部血管），应避免穿高领衣衫。

（6）镇静：对小儿、昏迷、躁动、精神异常的患者，采取安全防护措施防止坠床，必要时使用镇静药，镇静后优先安排检查。

第三节　彩超检查一般护理常规

1. 检查前的准备和护理

（1）护士认真核对申请单，包括姓名、性别、年龄、ID（住院号）、检查部位及检查项目、既往病史及相关的病情，并与相关科室联系，进行预约。检查单上应注明检查部位及相关的病情，为彩超检查和诊断提供参考。

（2）告知患者检查的预约时间、检查地点、检查的基本流程及注意事项，如是否需要禁饮食、憋尿等。

（3）告知患者和家属本次检查的注意事项：

1）需要空腹的检查：上腹部如肝脏、胆囊、胆管、胰腺、肾上腺、肾动脉、左肾静脉、腹部血管、腹膜后、上腹部肿块等，需要空腹后检查，通常在前1日晚饭后开始禁食，次日上午空腹检查，以保证胆囊、胆管内胆汁充盈，并减少胃肠道食物和气体的干扰，否则检查结果可能会受较大影响。这些部位的超声图像质量容易受肠气干扰，因而腹胀或便秘的患者最好检查前服用促消化药物，帮助排气或使用开塞露或一些轻泻剂等帮助排便。

此外，经食管心脏超声检查必须提前预约，医生会嘱咐患者检查当天空腹，患者还应携带经胸心脏超声结果，以便检查医生迅速了解病情，并在经食管检查中有的放矢。由于此项检查为半损伤性检查，有一定风险（一般不高），需要家属及患者本人在检查知情同意书上签字，应由一名直系家属陪同。

2）需要充盈膀胱（俗称憋尿）的检查：如盆腔、膀胱、前列腺、精囊腺、输尿管下段、下腹部包块、子宫、附件、早孕等，需充盈膀胱。可在检查前 1 ～ 2 小时喝水（或各种饮料）1000 ～ 1500 mL，喝水后不要排尿，使膀胱充盈以利于检查。

3）X 线胃肠造影的钡剂是超声的强反射和吸收剂。胆囊、胆管附近胃肠道内残存有钡剂，会影响超声检查，应在 X 线胃肠造影 3 天后、胆系造影 2 天后再做超声检查。

4）胃镜、结肠镜检查者需 2 天后再做超声检查。

5）腹部胀气者影响胆囊、胆管及胰腺图像的观察，可服用乳酶生片剂 3 天后检查。

6）妇产科患者检查前准备：凡行妇科经腹及妊娠小于 3 个月检查时，为避免肠管内容物，尤其是气体的影响，宜在检查前排空大便，使肠内无粪块或钡剂残留。来医院前 1 ～ 2 小时喝水 1000 ～ 1500 mL（或各种饮料），喝水后不要排尿，使膀胱适度充盈，以利于检查，产科患者怀孕 3 个月以上者无特殊准备，但妊娠中晚期可疑前置胎盘者，仍需饮水充盈膀胱后再做检查。

7）心脏、肢体血管、甲状腺、乳腺、胸水及妇科经阴检查和经颅多普勒超声检查者，均无特殊要求。

2. 检查后的宣教和护理

（1）再次核对患者信息并使患者安全离开检查床。询问患者是否有不适症状。

（2）检查完成后告知患者或家属领取检查结果的时间和地点等。

（3）告知患者检查完成后无特殊饮食、饮水要求，按医嘱饮食即可。

第四节　腹部彩超检查护理常规

超声检查是利用人体对超声波的反射进行观察，是用弱超声波照射到身体上，将组织的反射波进行图像化处理的方法，声像图能间接反映人体某部位各层组织的结构。腹部超声检查适用于肝、胆囊、胆管、脾、胰、肾、肾上腺、膀胱、前列腺等多种脏器疼痛的诊断。超声检查方法简便，诊断准确率高，对受检者无损伤性。

1. 检查前的准备和护理

（1）核对信息：查对患者的姓名、年龄、性别，住院患者查对患者腕带信息。

（2）审核申请单：明确检查部位与检查目的，有疑问应及时与临床医生联系，要求纠正、注明或补充。

（3）心理护理：预约检查候诊时，耐心细致地向患者及其家属做好必要的解释与说明工作，以减轻或消除其疑虑及畏惧心理；对老人、小儿以及女性患者尤为重要，对行动不便者给予必要的帮助，适当安排，提前检查。

（4）检查前的准备：告知患者及家属。

1）肝脏及脾脏检查前：需禁食 8 小时，急症重症患者可根据病情不做严格要求或检查前可饮水。婴幼儿检查前应禁食 3 ～ 5 小时。

2）胆道系统检查前：须禁食 8 小时以上，尤其以晨间空腹为宜。有时医生会同时开出钡餐造影检查，应先行超声检查，或在造影后 2 ～ 3 天再做超声检查。对需进行脂餐胆囊收缩功能测定的患者，护士应通知膳食科备好两个油煎鸡蛋，待患者在超声医生常规测量胆囊及肝内、外胆管内径后进食，间隔 45 分钟至 1 小时后复测以判定胆囊收缩功能。

3）胰腺检查前：患者应禁食 8 小时以上，前 1 天的晚餐以清淡少渣食物为主，以减少胃内食物引起过多气体干扰超声的传入。对腹腔胀气或便秘的患者应在检查前 1 天口服消胀片或缓泻剂，晨起排便或灌肠后进行超声检查。另需嘱患者备温水 500 ～ 800 mL，以备检查显影不满意时饮用，让胃内充满液体作超声透声窗。

4）胃肠道疾病经腹壁超声检查前应禁食 8 ～ 12 小时，前 1 天晚餐后禁食至翌晨检查。肠造影检查者前 1 天晚餐禁食，并服用轻泻剂，次晨行清洁灌肠，排便后再行检查。

5）肾脏及输尿管、膀胱检查：应嘱患者在检查前 1 ~ 2 小时，饮温水 400 ~ 600 mL，待膀胱充盈后再检查。单纯肾脏检查亦可不做特殊准备，若要检查肾动脉者需禁食。

6）腹膜后肿物及肾上腺疾病：超声检查前宜禁食 8 ~ 12 小时，排便后进行，必要时清洁灌肠，以减少肠气干扰。

7）男性前列腺、女性子宫及附件检查：嘱患者在检查前 1 小时饮水 300 ~ 500 mL，使膀胱适度充盈，必要时口服或注射呋塞米，亦可根据病情需要插导尿管注入 300 ~ 500 mL 生理盐水来充盈膀胱。对需要监测排卵及观察子宫内膜厚度的女性患者，应建议在月经干净过后 8 ~ 10 天检查。

8）产科超声检查者，12 周后至分娩前的胎儿检查可不做特殊准备，但 12 周以前的早期妊娠诊断、晚期妊娠阴道出血需了解有无前置胎盘或胎盘早剥时应嘱患者适度充盈膀胱。

2. 检查中的观察和护理

（1）信息核对：核对患者信息和检查部位，询问患者是否空腹或憋尿。

（2）体位：根据患者的检查部位协助患者摆好体位，露出检查部位的皮肤，安抚患者不要紧张、害怕，积极配合医技人员治疗。

（3）检查方法：

1）仰卧位：患者平静呼吸，两手置于头两侧，使肋间距增大，便于检查，是用于肝、胆囊、胰腺、脾、双肾以及腹部大血管等经腹壁超声检查的基本体位；也是观察有无腹水，特别是少量腹水时常采用的体位。

2）左侧卧位：向左侧 30° ~ 90° 卧位，右臂上举至枕后，便于检查肝、胆囊、右肾及右肾上腺，肝门结构如门静脉及其分支、肝外胆管，检查时常需受检者同时腹式呼吸做深吸气后屏气配合扫查。

3）右侧卧位：向右侧 60° ~ 90° 卧位。便于检查脾、左肾和左肾上腺、胰尾区以及显示脾、肾动静脉。

4）半卧位、坐位：受检者双手向后拄在床上或由他人扶持其背部，坐在床上，使腹壁保持松弛，然后进行扫查，便于观察肥胖体形、腹腔积液、肝和胆囊位置较高及上腹部因肠气体较多，胰腺显示不清者。

5）俯卧位：是检查双侧肾的重要体位。

6）膝胸卧位：便于观察胆总管远端及胆囊颈部结石以及膀胱结石的移动。检查过程中动作要轻柔，导电糊要使用适当。

7）检查过程中注意患者的保暖和隐私，避免不必要部位的暴露。

8）检查过程中严密观察患者病情变化。

3. 检查后的宣教和护理

（1）提供纸巾，让患者自行擦拭皮肤上残余的导电糊。

（2）让患者在检查室外耐心等候，领取检查结果。

（3）告知患者检查后，如无其他检查，可以进食或排尿，无禁忌。如无任何不适，可以自行离去。

第五节　心脏彩超检查护理常规

心脏彩超是唯一能动态显示心腔内结构、心脏的搏动和血液流动的仪器，对人体没有任何损伤。心脏探头就像摄像机的镜头，将探头放在胸前来回移动，随着探头的转动，心脏的各个结构就能清晰地显示在屏幕上。

1. 检查前的准备和护理

（1）核对信息：查对患者的姓名、年龄、性别，住院患者查对患者腕带信息。

（2）就诊或体检时携带既往的心脏彩超检查单，可以方便医生帮助进行比对。

（3）着装简单、方便，因为心脏彩超检查时探头需要在胸前扫查，患者应穿着宽大、舒适且容易脱穿的衣服，如开衫等。

（4）心理护理：预约检查时间时，耐心细致地向患者及其家属做好必要的解释与说明工作，以减轻或消除其疑虑及畏惧心理，对老人、小儿以及女性患者尤为重要，对行动不便者给予必要的帮助，适当安排，提前检查。

（5）常规心脏彩超检查患者不必空腹，但同时进行其他需空腹检查除外，经食道超声需要空腹。

（6）心脏彩超检查过程中无明显不适，可能会因为探头加压而感觉到胸前压迫感。

（7）常规心脏彩超检查需要10分钟左右，疑难患者所需时间会更长，检查时需耐心等待，因医生需要足够的时间做出正确的诊断。

2. 检查中的观察和护理

（1）核对患者信息和检查部位。

（2）根据患者的检查部位协助患者摆好体位，露出检查部位的皮肤，安抚患者不要紧张、害怕，积极配合医技人员治疗。

（3）检查过程中动作要轻柔，导电糊要使用适当。

（4）检查过程中注意患者的保暖和隐私，避免不必要部位的暴露。

（5）检查过程中严密观察患者病情变化。

3. 检查后的宣教和护理

（1）提供纸巾，让患者自行擦拭皮肤上残余的导电糊。

（2）让患者在检查室外耐心等候，领取检查结果。

（3）告知患者检查后，如无任何不适，可以自行离去。

第六节　甲状腺彩超检查护理常规

甲状腺是人体最大的内分泌腺，超声检查能对其大小、体积与血流做定性和定量估测，对肿瘤的良、恶性可进行定性或半定性诊断，因此超声显像已成为影像检查甲状腺疾病的首选方法。目前通常采用彩色多普勒超声进行检查，可进一步观察甲状腺血流分布和血流动力学，增加了对甲状腺功能的诊断依据。如带有超声造影技术和容积成像技术，还可以增加组织的血流显像和三维容积成像。

1. 检查前的准备和护理

（1）核对信息：查对患者的姓名、年龄、性别，住院患者查对患者腕带信息。

（2）嘱咐患者穿着领口宽松的衣服，不宜穿高领上衣，有金属项链者宜解开，以免扫查过程中损害超声探头。

（3）心理护理：预约检查时间时，耐心细致地向患者及其家属做好必要的解释与说明工作，以减轻或消除其疑虑及畏惧心理，对老人、小儿以及女性患者尤为重要，对行动不便者给予必要的帮助，适当安排，提前检查。

（4）常规甲状腺彩超检查患者不必空腹，但同时进行其他需空腹检查除外，经食道超声需要空腹。

（5）甲状腺彩超检查过程中无明显不适，可能会因为探头加压而感觉到颈部压迫感、引起呼吸不畅。

（6）常规甲状腺彩超检查需要 8 分钟左右，疑难患者所需时间会更长，检查时需耐心等待，因医生需要足够的时间做出正确的诊断。

2. 检查中的观察和护理

（1）再次核对患者信息和检查部位。

（2）根据患者的检查部位协助患者摆好体位，露出检查部位的皮肤，安抚患者不要紧张、害怕，积极配合医技人员治疗。

（3）检查内容包括：

1）左右：通常在左侧颈总动脉和颈静脉至右侧颈总动脉和颈静脉之间，甲状腺肿大时，需超出此范围。

2）上下：自下颌骨向下，至锁骨和胸骨柄之间的范围，重点观察甲状腺的左、右叶，峡部和颈部淋巴结。

（4）检查过程中动作要轻柔，导电糊要使用适当。

（5）检查过程中注意患者的保暖和隐私，避免不必要部位的暴露。

（6）检查过程中严密观察患者病情变化。

3. 检查后的宣教和护理

（1）提供纸巾，让患者自行擦拭皮肤上残余的导电糊。

（2）让患者在检查室外耐心等候，领取检查结果。

（3）告知患者检查后，如无任何不适，可以自行离去。

第七节　脑血流图检查护理常规

1. 检查前的准备和护理

（1）核对信息：查对患者的姓名、年龄、性别，住院患者查对患者腕带信息。

（2）告知患者脑电图检查在检查前 1 天要洗头，且不能使用发油。

（3）心理护理：预约检查候诊时，耐心细致地向患者及其家属做好必要的解释与说明工作，以减轻或消除其疑虑及畏惧心理，对老人、小儿以及女性患者尤为重要，对行动不便者给予必要的帮助，适当安排，提前检查。

（4）常规脑电图检查患者不必空腹。

（5）检查前 24 小时要停止服用镇静剂、兴奋剂及其他作用于神经系统的药物，以避免检查时形成假象，影响检查结果的判断。

（6）脑电图检查必须在饭后 3 小时内进行，如检查前不能进食者，则要听从医生的安排，口服 50 克糖粉液或静脉注射 50% 葡萄糖 40 mL，以防因低血糖而影响检查的结果。

（7）如在过程中有任何不舒适的地方，及时与医护人员反映。

2. 检查中的观察和护理

（1）核对患者信息和检查部位。

（2）患者休息一段时间后平卧于诊察床或是静坐在椅子上，全身肌肉放松，闭目、均匀呼吸，必要时暂停呼吸进行描记。

（3）按照仪器要求，将血流图仪上各控制按钮置于适当位置。

（4）护士安放电极在头部欲放置电极的部位，先用酒精棉球脱脂，然后由枕部经双耳至前额部固定一条橡皮绑带，再将两电极分别置于同侧前额部和耳后乳突部，最后在电极与皮肤之间滴加导电糊或是生理盐水，且注意电极必须与皮肤接触严紧。

（5）连接导线将输入导线的一端插入“输入”插座，另一端与前额、乳突两部位的电极相连。

（6）调平衡，每次描记脑血流图前必须调整被测部位与仪器桥路平衡。

（7）描记脑血流图：

1）描记脑血流图关键在于平衡的调节。电极的捆扎必须松紧适度，过松时，皮肤与电极接触不良，影响平衡的调节；过紧或捆扎时间过长，被测部血管受压过大，描记波形失真。

2）被测部位须先以酒精棉球擦净脱脂，然后滴加导电糊，否则电极与皮肤接触不良，平衡难于调节。

3）更换被测部位，须重新调节平衡后再描记。

4）受试者必须保持安静、肌肉放松、闭目、均匀呼吸、身体的任何部位不可随意移动。

5）实验完毕，电极必须擦洗干净，否则导电糊易使电极表面氧化。

（8）检查过程中动作要轻柔，并严密观察患者病情变化。

3. 检查后的宣教和护理

（1）让患者在检查室外耐心等候，领取检查结果。

（2）询问患者是否有头晕、头痛等不适症状，如无任何不适，可以自行离去。

第八节　下肢血流图检查护理常规

肢体血流图波形中的上升支同心室收缩和主动脉压力升高有关，故能反映动脉的阻力大小和血流的通畅情况。

1. 检查前的准备和护理

（1）核对信息：查对患者的姓名、年龄、性别，住院患者查对患者腕带信息。

（2）患者应着装简单、方便、宽大、舒适且容易脱穿的衣服，如开衫、宽裤等。

（3）心理护理：预约检查时间时，耐心细致地向患者及其家属做好必要的解释与说明工作，以减轻或消除其疑虑及畏惧心理，对老人、小儿以及女性患者尤为重要，对行动不便者给予必要的帮助，适当安排，提前检查。

（4）常规脑电图检查患者不必空腹。

2. 检查中的观察和护理

（1）核对患者信息和检查部位。

（2）根据患者的检查部位协助患者摆好体位，露出检查部位的皮肤，安抚患者不要紧张、害怕，积极配合医技人员治疗。

（3）检查过程中注意患者的保暖和隐私，避免不必要部位的暴露。

（4）检查过程中严密观察患者病情变化。

3. 检查后的宣教和护理

（1）提供纸巾，让患者自行擦拭皮肤上残余的导电糊。

（2）让患者在检查室外耐心等候，领取检查结果。

（3）告知患者检查后，如无任何不适，可以自行离去。

（4）告知患者注意事项：

1）避免寒冷刺激。冬季宜穿长筒棉套，使患肢保暖。穿着宽大舒适的鞋袜，避免因局部摩擦、挤压而引起外伤。

2）注意卫生，患肢常用温水或肥皂清洗。经常修剪趾（指）甲，积于趾间的污垢，尤要去除。

3）除有严重组织坏死、剧烈疼痛的患者外，均应下床活动，以不感疲劳为宜。节制性生活。

4）饮食宜清淡而富有营养，多进食瘦肉、豆制品、新鲜蔬菜、水果等。可选用一些温性食物，如牛肉、羊肉、鸡肉等，有利于温通经络。还可选食山楂、马兰头、柿子、油菜、芹菜等扩张血管的食品和绿豆、海带、淡菜、荞麦面等能软化血管的食品。忌食生冷的食物，禁食辛辣刺激性食物，如辣椒、大蒜等。有吸烟习惯的患者必须戒烟。

5）保持心情愉快，情绪乐观，增强战胜疾病的信心，积极主动地配合治疗，避免精神刺激和忧愁思虑。

第九节　超声造影检查护理常规

1. 检查前的准备和护理

（1）信息核查：护士阅读申请单，核对患者姓名和 ID 号，查看超声造影剂使用知情同意书是否完整，签署超声造影知情同意书。

（2）心理护理：评估患者心理状态，给予患者心理疏导，讲解检查中的注意事项，取得患者配合，指导患者呼吸或屏气。

（3）选择静脉通路：

1）选择血管，首选左上肢粗直、有弹性、无静脉瓣、易于固定的静脉进行穿刺，多以头静脉、肘正中静脉、贵要静脉为佳。

2）静脉通路型号选择：选择≥ 20 G 的静脉通路，并连接三通管。

3）中心静脉置管：评估置管的通畅性，严格无菌操作，3 ~ 5 mL 生理盐水预注射冲管保证管道通畅，造影剂通过中心静脉置管直接或缩短造影剂到达肝脏的时间。

4）根据造影剂类型选择不同注射器型号，注射六氟化硫微泡（声维诺）造影剂时，最好使用 5 mL 注射器。

（4）六氟化硫微泡（声维诺）造影剂准备：

1）打开配液穿刺盖子常规消毒。

2）用注射器中抽吸生理盐水 5 mL 后，将注射器连接至配液穿刺器。

3）取下药瓶的塑料盖，将药瓶滑进配液穿刺的透明套筒并加压，使瓶子固定在特定位置。

4）推动活塞，将注射器内的生理盐水全部推入瓶中。

5）握紧瓶子朝一个方向震摇 20 秒使瓶内溶液混合均匀，振摇力度适中不可用力过猛，使混合呈乳白色液体。

2. 检查中的观察和护理

（1）核对患者信息和检查部位，协助行动不便的患者上检查床。

（2）根据检查部位要求采取合适体位，嘱患者检查中不要活动身体。

（3）确定好病变部位后，调节造影模式，抽吸造影剂前摇匀药液，遵医嘱抽取检查所剂量。

（4）护士再次确认静脉通道通畅，遵医师口令推注声诺维造影剂，启动超声仪内置计时器的同时，团注进入静脉，注射在 2 ~ 3 秒内完成，注射时不要增加造影剂注射器内的压力，以防微泡在注射器内破裂导致增强减弱及成像质量降低，注射完毕后，使用 5 ~ 10 mL 生理盐水冲洗，冲洗速度约为 2 mL/s，保证药量准确且快速注入静脉。

（5）病情观察：护士密切观察患者面色及呼吸，监测生命体征变化，如有不适及时处理。

3. 检查后的宣教和护理

（1）检查结束后观察 30 分钟，询问患者造影后有无不良反应发生，如头痛、恶心、呕吐等。

（2）观察注射部位有无外渗，询问患者无不适后拔出留置针，嘱咐患者按压 5 分钟至不出血为止。

（3）告知患者及家属取片和报告的时间、地点。

第十节　肝脏超声造影检查护理常规

肝脏超声造影是指将微气泡注入血管内，以提高血管内声压的反射系数，在造影剂到达部位产生明显高于组织回声的非线性谐波，从而获得明显对比效果的声像图。

1. 检查前的准备和护理

（1）信息核查：护士阅读申请单，核对患者姓名和 ID 号，查看化验结果，询问过敏史，查看超声造影剂使用知情同意书签署是否完整。

（2）评估：评估患者病情，如意识状态、生命体征等，向患者讲解超声造影检查的意义及安全性，从而减少患者的紧张心理，使患者更好地配合检查。

（3）训练呼吸：指导患者使用腹式呼吸及屏气，教会患者检查时根据医生的口令控制呼吸幅度。因为呼吸变化可导致超声显示器上图像位置发生变化，容易造成医生误诊和漏诊。

（4）安置留置针：选择粗、直、弹性好的血管，选择 20 G 留置针进行穿刺，连接三通，用 20 mL 的注射器抽吸 10 mL 的生理盐水连接三通管，以便配药后直接推药，并用胶布固定好。

2. 检查中的观察和护理

（1）核对患者信息和检查部位，根据病灶位置协助患者取合适体位，如肝右叶病变常规选左侧卧位或仰卧位，肝左叶可选平卧位或右前斜位。检查中注意保护患者，防止坠床，嘱患者检查时控制呼吸幅度，勿移动身体，保持不动。

（2）医生确定好肝脏病变部位后，调节造影模式，抽吸造影剂前摇匀药液，遵医嘱抽取检查所需剂量。

（3）护士再次确认静脉通道通畅，遵医师口令摇匀六氟化硫微泡（声诺维）造影剂，抽吸 2.4 mL 造影剂，排尽空气，并连接上三通管，打开连接造影剂通道，关闭生理盐水通道。在 2 秒内快速将造影剂注入患者体内，随后将 5 mL 生理盐水快速注入，然后关闭三通开关，主要过程中注意穿刺部位有没有肿胀和疼痛，出现不良反应应立即停止造影并及时处理。

（4）造影过程中指导患者腹式深呼吸、屏气，嘱患者检查时控制呼吸幅度。

（5）病情观察：护士密切观察患者面色、呼吸、心律及心率等，询问患者有无不适感。

3. 检查后的宣教和护理

（1）检查结束后观察 30 分钟，观察造影后有无不良反应发生，如头痛、恶心、呕吐等。

（2）观察穿刺部位有无外渗和肿胀，并询问患者有无不适，拔出留置针，嘱患者按压穿刺处 5 分钟。

（3）告知患者及家属取报告的时间、地点。

第十一节　经食管超声心动图检查护理常规

经食管超声心动图（transesophageal echocardiography，TEE）是将超声探头植入食管内，从心脏后方向前近距离探查其深部结构，避免了胸壁、肺等因素的干扰，提高对心血管疾病诊断的敏感性和可靠性，也便于心脏手术中的超声监测与评价。

1. 检查前的准备和护理

（1）信息核查：护士阅读检查申请单，核对患者姓名和ID号，检查项目，查看经食管超声心动图检查知情同意书签署是否完整。

（2）心理护理和健康宣教：评估患者心理状态，给予患者交流、沟通，减少患者焦虑情绪，告知患者检查的目的及注意事项，检查后可能出现轻度咽痛不适、恶心，呕吐、呛咳，并发心律失常、食管穿孔、喉部出血等，应进行有针对性护理。

（3）饮食指导：告知患者禁饮食12小时。

（4）注意事项：如有假牙需要取出，检查前给予者丁卡因胶浆麻醉咽部，密切观察患者有无麻醉药物过敏反应。

2. 检查中的观察和护理

（1）再次核对患者信息，引导患者进入检查室。

（2）摆放体位：协助患者取左侧卧位，给予患者颈部垫一次性中单，协助患者含一次性圈，护士帮忙扶助口圈，以免患者牙齿损伤探头。

（3）检查指导：指导患者检查中用鼻吸气，用口哈气，检查中如感觉恶心，可做深呼吸减轻心症状，如有唾液，使其从嘴角流出来，不要下咽，以免引发呛咳。探头送到咽部时，嘱患者做吞咽动作。

（4）检查中密切观察患者口鼻、呼吸及监护情况，避免口腔分泌物阻塞呼吸道，检查中鼓励者做好“吸气、哈气”动作，以顺利完成检查。

（5）检查结束后询问患者有无不适，协助擦净口角分泌物，协助患者下检查床。

3. 检查后的宣教和护理

（1）协助患者在观察区留观 30 分钟，及时巡视和观察患者情况。

（2）饮食指导：嘱患者 2 小时后可以适量饮水，如无不适感觉 4 小时后可进流食或质软食。

（3）告知患者及家属领取报告的时间与地点。

（4）用物消毒：清洗探头，用含酶的溶液去除黏液，消毒液浸泡 30 分钟，再用流动清水冲洗管体，晾干后备用。

参考文献

［1］燕树林，牛延涛．医学影像技术学术语详解［M］．北京：人民军医出版社，2010：7.

［2］尼玛玉珍，邓长安．外周血管的彩色多普勒超声检查［J］．西藏医药，2009（2）：53–54.

［3］张青萍，邓又斌．超声诊断临床指南［M］．2 版．北京：科学出版社，2007：1–2.

［4］张缙熙，姜玉新．彩色多普勒技术辅导教材［M］．2 版．北京：科学技术文献出版社，2005：38–40.

［5］徐英，诸展红，卫颖卿，等．183 例先天性心脏病患儿心脏彩超检查使用右美托咪定镇静的护理［J］．护理学报，2018，25（3）：68–70.

［6］苏垠平，邹剑明，谭光享，等．阳江高本底地区女性居民甲状腺超声检查的结果与分析［J］．中华放射医学与防护杂志，2016，36（11）：837–841，874.

［7］宋艳春．甲状腺超声检查在职工健康查体中的应用价值［J］．中国社区医师（医学专业），2013，15（8）：244–245.

［8］詹伟聪．甲状腺结节的高频超声检查分析［J］．中国基层医药，2010，17（8）：1125–1126.

［9］董桂玉．148 例某高校教师脑血流图检查分析［J］．海南医学院学报，2011，17（8）：1138–1139，1142.

［10］黄日荷，汪渊，吴巧云．脑血流图诊断脑血管硬化的分析与应用［J］．生物医学工程学进展，2015，36（4）：240–242.

［11］王亚明．全程舒适护理在经皮肺穿刺活检术中的应用效果［J］．中国现代医生，2017，55（27）：151–154.

［12］韩英，王东林．肝脏超声造影的护理配合体会［J］．海南医学，2015（6）：935–936.

［13］丁瑞花，庞玉花，王金环．介入性超声的临床应用［J］．临床医药文献杂志，2017，4（39）：7574–7576.

［14］杨丹．美国放射学院超声造影 LI–RADS 指南（2016 版）［J］．临床超声医学杂志，2017，19（10）：712–718.

［15］梁丽，彭玉兰，Paraiuly Shyam Sundar，等．超声引导下乳腺肿瘤穿刺活检术的护理配合流程［J］．护士进修杂志，2013，28（5）：448–449.

［16］陈玉英．经食管超声心动图检查的护理配合［J］．中外医疗，2013（8）：8115–8116.

［17］钱蕴秋．超声诊断学［M］.2 版．西安：第四军医大学出版社，2008.

［18］侯新华，王丽，姚兰辉．450 例超声造影患者的护理［J］．护理学报，2013，20（12B）：33–34.

第六章
核素显像检查基础知识及护理

第一节　核医学检查基本概述

【概念】

核医学是利用核素及其标记物，采用核技术进行临床诊断、疾病治疗以及疾病生物医学研究的一门新兴学科，是核技术、电子技术、计算机技术、化学、物理和生物学等现代科学技术与医学相结合的产物。70年代以来由于单光子发射计算机断层和正电子发射计算机断层技术的发展，以及放射性药物的创新和开发，使核医学显像技术取得突破性进展。它和CT、核磁共振、超声技术等相互补充、彼此印证，极大地提高了对疾病的诊断和研究水平，故核医学显像是近代临床医学影像诊断领域中一个十分活跃的分支和重要组成部分。

实验核医学：是利用核技术探索生命现象的本质和物质变化规律，已广泛应用于医学基础理论研究，主要包括核衰变测量、标记、示踪、体外放射分析、活化分析和放射自显影等。

临床核医学：是利用核素及其标志物诊断和治疗疾病的临床医学学科，由诊断核医学和治疗核医学两部分组成。

（1）诊断核医学：

1）体内诊断法：以脏器显像和功能测定为主要内容。

2）体外诊断法：以体外放射分析为主要内容。

（2）治疗核医学：是利用放射性核素发射的核射线对病变进行高度集中照射治疗。

【常用术语】

（1）核素：质子数相同，中子数也相同，且具有相同能态的原子，称为一种核素。

（2）同位素：凡同一元素的不同核素（质子数相同，中子数不同）在周期表上处于相同位置，互称为该元素的同位素。

（3）放射性核素：原子核处于不稳定状态，需通过核内结构或能级调整自发地发射出射线才能趋于稳定的核素。

（4）放射性活度：是指处于某一特定能态的放射性核素在单位时间内发生衰变的原子核数量。

（5）半衰期：即放射性元素的原子核有半数发生衰变时所需要的时间。

（6）放射性药物：凡引入体内用作诊断和治疗的放射性核素及其标记化合物。包括体内放射性药物和体外放射性药物。

（7）PET：利用发射正电子的放射性核素及其标记物为显像剂，对脏器或组织进行功能、代谢成像的仪器。

（8）SPECT：利用注入人体的单光子放射性药物发出的 γ 射线在计算机辅助下重建影像，构成断层影像的仪器。

（9）“闪烁”现象：在肿瘤患者放疗或化疗后，临床表现有显著好转，骨影像表现为原有病灶的放射性聚集较治疗前更为明显，再经过一段时间后又会消失或改善，这种现象称为“闪烁”现象。

【检查类型】

1. 核医学显像类型

（1）脑血流灌注显像。

（2）甲状腺静态显像。

（3）甲状腺吸 ^{131}I 功能试验。

（4）门控心肌灌注显像。

（5）全身骨静态显像。

（6）骨矿物质含量测定。

（7）肺灌注显像。

（8）肺气溶胶通气显像。

（9）唾液腺显像。

（10）肠道出血现象。

（11）异位胃黏膜显像。

（12）肾动态显像 + 肾小球滤过率测定。

（13）^{18}F-FDG PE 肿瘤显像。

（14）^{18}F-FDG PE 脑显像。

（15）^{18}F-FDG 心肌葡萄糖代谢显像。

2. 核医学治疗类型：放射性核素治疗

（1）甲状腺功能亢进的 ^{131}I 治疗。

（2）分化型甲状腺癌的 ^{131}I 治疗。

（3）核素治疗肿瘤的骨转移。

（4）类风湿性关节炎。

（5）敷贴治疗。

【检查程序】

（1）患者如需接受核医学检查、治疗，必须由临床医师先填写申请单，详细介绍病情，并经核医学科室同意后办理预约手续。

（2）做好相应的检查前准备：准备好各种病史及检查资料，做好相关药物皮试并确认结果。去除身上金属物质，妥善保管。检查前排空小便。根据检查需要饮食、饮水。

（3）患者体位处置。

（4）注射显像剂。脑部检查时，还需做好视听屏蔽。

（5）定位采集影像。

（6）必要时，配合医生更换体位，再次采集影像。

（7）存储影像资料。清点相应用物。

第二节　核医学检查显像方法

【脑血流灌注显像】

（1）原理：静脉注入能通过血－脑屏障进入脑细胞的显像剂，其进入脑细胞的量与局部脑血流量成正比，经断层显像，可以得到分层显示局部脑血流灌注的图像，并对血流量进行定量测定。

（2）显像剂：SPECT 常用的显像剂有锝（^{99m}Tc）标记双半胱乙酯（^{99m}Tc-ECD），剂量 740 ～ 1110 MBq（20 ～ 30 mCi）静脉注射。PET 常用显像剂为氮［^{13}N］-$NH_3.H_2O$，剂量 740 ～ 925 MBq（20 ～ 25 mCi）静脉注射。

（3）图像采集：检查前 30 ～ 60 分钟口服过氯酸钾 400 mg 封闭甲状腺、脉络丛和鼻黏膜；注射前 5 分钟受检者处于安静环境中，戴眼罩和耳塞封闭试听。图像采集时间为显像剂静脉注入后 15 分钟左右。

（4）正常影像：大脑皮质放射性分布高于白质和脑室部位，即周边放射性阴影。丘脑、基底核、脑干等灰质核团的放射性分布与皮质相近，呈“岛状”团块浓影。小脑皮质放射性分布亦高于髓质。左右两侧基本对称。影像上所见的放射性分布高低，反映不同局部脑血流灌注、脑神经细胞功能和代谢的活跃程度。

（5）注意事项：①数据采集时应防止采集时头部位置发生移动对图像质量产生影响。②若使用过氯酸钾封闭不够时，鼻黏膜内放射性浓聚会影响图像清晰度。

【甲状腺静态显像】

（1）原理：甲状腺静态显像是利用甲状腺组织能特异性地摄取和浓聚放射性碘或高锝酸盐（$^{99m}TcO_4^-$）后，通过显像了解甲状腺的位置、形态、大小及功能状态。

（2）显像剂：$^{99m}TcO_4^-$ 常规静脉注射剂量 74 ～ 185 MBq（2 ～ 5 mCi）；^{131}I 碘化钠溶液常规口服剂量 1.85 ～ 3.7 MBq（50 ～ 100 mCi）；寻找甲状腺癌转移灶口服剂量 74 ～ 148 MBq（2 ～ 4 mCi）。

（3）图像采集：①甲状腺 $^{99m}TcO_4^-$ 显像：静脉注射显像剂后 20 ~ 30 分钟。常规采用前位平面采集，必要时增加斜位。首选针孔准直器，亦可采用低能通用或高分辨平行孔准直器。② ^{131}I 显像：空腹口服 ^{131}I，24 小时后行颈部显像，采用高能通用准直器；如果行甲状腺癌转移灶显像，需在空腹口服 ^{131}I，24 ~ 72 小时后进行前位和后位全身显像，采用高能通用准直器。

（4）正常影像：正常甲状腺形态呈蝴蝶形，分左右两叶，居气管两侧，两叶的下 1/3 由峡部相连，有时峡部缺如。双叶内放射性分布均匀，边缘基本整齐光滑。双叶发育可不一致，少数被检者可见甲状腺锥体叶变异。

（5）注意事项：^{131}I 显像检查前需停用含碘食物及影响甲状腺功能的药物 1 周以上。

【心肌灌注显像】

（1）原理：正常心肌细胞有选择性摄取放射性核素显像剂的功能，其摄取量与心肌血流量成正比，与心肌细胞的功能或活性密切相关。当冠状动脉血流动力学发生改变或心肌细胞受损、坏死时，该区域放射性分布明显减少，据此可判断心肌缺血的部位、程度和范围。

（2）显像剂：目前临床常用的心肌灌注显像剂主要包括单光子显像剂 $^{201}T_1$ 和 ^{99m}Tc-MIBI 及正电子灌注显像剂 ^{82}Rb、$^{13}N-NH_3$ 等。

（3）负荷试验：心肌具有很强的代偿功能，冠状动脉狭窄部位的心肌在静息状态下心肌灌注显像无明显异常。但在运动或药物负荷下，病变的冠状动脉血流量不能增加或增加量低于正常，从而显示心肌缺血病变。负荷试验分为运动负荷和药物负荷。

（4）图像采集：①心肌断层显像，静脉注入 $^{201}T_1CI$ 后 10 分钟或 ^{99m}Tc-MIBI 后 1 小时应用低能通用或高分辨准直器进行断层采集。②门控心肌灌注显像，^{99m}Tc-MIBI 图像较 $^{201}T_1$ 为好。采集方法同上。

（5）正常影像：静息状态下，一般仅左心室显影，右心室及心房心肌较薄，血流量相对较低，故显影不清，负荷试验后可轻度显影。心尖部有时略稀疏，室间隔膜部放射性分布呈稀疏、缺损区，其余各心肌壁分布均匀。

（6）注意事项：①检查前患者须停服有关药物，如抗心律失常或减慢心率以及硝酸酯类药物等，并取得患者合作。② $^{201}T_1$ 心肌灌注显像检查时患者空腹，在注射 $^{201}T_1$ 后让患者坐起，可减少腹腔内脏及肺中因 $^{201}T_1$ 浓聚增加对心肌影像的干扰。③用 ^{99m}Tc-MIBI 作显像剂，注射后 30 分钟进食脂肪餐，以排除胆囊内放射性干扰。④心率变化太大或心律失常频繁者不宜做门控心肌灌注显像。

【胃肠道出血显像】

（1）原理：由于肠壁含血量少，静脉注入显像剂基本不显影，胃肠道出血时，显像剂自血管破裂处进入胃肠道，形成局部的放射性浓聚，从而对出血位置做出大致判断。

（2）显像剂：常用显像剂有两类：^{99m}Tc 标记红细胞（^{99m}TC-RBC）和 ^{99m}Tc- 硫胶体或植酸钠。

（3）图像采集：①被检者准备，检查前停用止血药，特别是少量出血患者；显像前 1 小时口服过氯酸钾封闭胃黏膜。②显像方法 a：^{99m}TC-RBC 显像：静脉注入 ^{99m}TC-RBC 555 ~ 740 MBq（15 ~ 20 mCi）后，立即 5 分钟 / 帧进行动态采集至 30 ~ 60 分钟。如未能显示出血灶需做延迟扫描。b：^{99m}Tc 胶体显像：静脉注入 ^{99m}Tc- 硫胶体或植酸钠 185 ~ 370 MBq（5 ~ 10 mCi）后，立即开始 2 分钟 / 帧动态采集 20 ~ 40 分钟。

（4）正常影像：正常时胃肠壁基本不显影。

（5）注意事项：

1）怀疑出血部位与大血管或脏器重叠时可增加侧位显像。

2）^{99m}Tc 标记红细胞法由于显像剂在血液循环中存留时间长，适宜用于间歇性出血；^{99m}Tc 胶体显像由于显像剂在血液循环中存留时间短，适宜用于急性活动性出血。

【异位胃黏膜显像】

（1）原理：胃黏膜具有快速摄取 $^{99m}TcO_4^-$ 的特性，在静脉注射显像剂后异位胃黏膜可形成放射性浓聚灶而被探测。

（2）显像剂：$^{99m}TcO_4^-$ 静脉注射，剂量 370 ~ 555 MBq（10 ~ 15 mCi）；小儿 7.4 ~ 11.1 MBq（200 ~ 300 mCi）/kg，不少于 10 mCi。

（3）图像采集：患者禁食 4 ~ 6 小时，注射显像剂后每隔 15 分钟显像一次，历时 2 小时；食管显像可于病灶显示后，饮水 200 ~ 300 mL，重复显像。

（4）正常影像：早期可见胃显影。

（5）注意事项：

1）腹部病灶性质难定时，可用侧位显像。

2）检查前禁止使用刺激胃液分泌、促进胃肠蠕动的药物。

【肺灌注显像】

（1）原理：静脉注射大于肺毛细血管直径的显像剂后，利用放射性颗粒在肺毛细血管内一过性嵌顿，其在肺内的分布与肺动脉血流分布成正比，因而肺灌注显像代表着肺动脉血流分布。当肺血管出现狭窄或栓塞时，该血管辖区的肺血流减少或无血流，放射性颗粒不能随血流进入该区域，则在相应区域出现分布稀疏或缺损。

（2）显像剂：^{99m}Tc 标记的大颗粒聚合人血白蛋白（macroaggregated albumin，MAA），常用剂量 74 ~ 185 MBq（2 ~ 5 mCi）。

（3）图像采集：

1）平面显像：一般平面显像常规取 8 个体位，即前后位（ANT）、后位（POST）、左侧位（LL）、右侧位（RL）、左后斜位（LPO）30° 和右后斜位（RPO）30° ，以及左前斜位（LAO）30° 和右前斜位（RA0）30° 。将双肺同时包括在探头视野内，选用低能通用型准直器，建议每个体位采集计数为 500 k，采集矩阵为 256 × 256，能峰 140 keV，窗宽 20%。

2）断层显像：探头配以低能高分辨率或低能通用型准直器，采集过程中为避免呼吸运动对图像的影响，还可以采取呼吸门控采集。原始数据经滤波后行反向投影等断层图像处理得到三维断层图像。

（4）正常影像：正常图像两肺轮廓完整，放射性分布比较均匀，肺外带及肺尖放射性分布略稀疏。左右两肺影之间为纵隔和心脏形成的放射性分布空白区。

（5）注意事项：

1）检查前给予被检者吸氧 10 分钟，以避免因肺血管痉挛所造成的局部肺放射性分布减低。

2）^{99m}Tc-MAA 为悬浮液，抽取药时和注射前须振荡摇匀。注射速度要缓慢，特别是在肺血管床破坏严重的患者，如在慢性肺心病时，慎用“弹丸”注射，以免引起急性肺动脉压增高造成意外。

3）由于 MAA 入血后受重力的影响，易向肺的低下部位沉降，故注射时应采用平卧位。只有在检查是否有肺动脉高压时，才使用坐位注射。

【骨显像】

（1）原理：静脉注入 ^{99m}Tc 标记的磷酸盐与骨骼中的羟基磷灰石晶体发生化学吸附浓聚于骨组织。骨骼显像剂在骨骼中浓聚的多少主要与骨的血流量、骨代谢和成骨细胞活跃程度有密切关系，从而对骨骼疾病提供定位、定量及定性的诊断依据。

（2）显像剂：SPECT 常用的显像剂为 ^{99m}Tc 标记的亚甲基二磷酸盐（^{99m}Tc-MDP），PET 骨显像剂目前常用 ^{18}F-Na（氟化钠）。

（3）图像采集：

1）骨动态显像（三时相显像）静脉“弹丸”式注射 ^{99m}Tc-MDP 成人剂量 555 ~ 740 MBq（15 ~ 20 mCi）后立即开始图像采集，首先 1 ~ 2 秒 / 帧，连续采集 20 帧获得血流灌注像，即“血流相”；“血池相”在注射后 1 ~ 5 分钟采集，（1 ~ 2 分钟 / 帧）共 1 ~ 2 帧：2 ~ 4 小时后采集静态影像为“延迟相”。

2）骨静态显像：

①全身骨显像：静脉注射 ^{99m}Tc-MDP 成人剂量 740 ~ 1110 MBq（20 ~ 30 mCi）后 3 ~ 6 小时进行显像。探头配以低能高分辨准直器，能峰 140 keV，窗宽 20%，矩阵 256 × 1024，扫描速度为 10 ~ 20 cm/min，采集获得全身骨骼前后位像和后前位像。

②局部骨显像：显像方法与全身骨相同，但矩阵一般为 128 × 128，每帧采集 500 ~ 1000 k，根据病变部位不同选用不同体位。

3）骨断层显像和融合显像：探头配以低能高分辨率或低能通用型准直器，采集后通过 SPECT/CT 或 PET/CT 的同机 CT 定位图像对局部病变进行融合显像。

（4）正常影像：全身各部位的骨骼由于松质骨含量不同，血供和代谢旺盛程度不同，使得骨吸收显像剂的程度存在差异。“血流相”可见大血管走向，软组织轮廓逐渐显示；“血池相”软组织显影更加清晰。放射性分布基本均匀对称：“延迟相”骨骼影显像基本清晰，软组织影消退。

（5）注意事项：

1）显像前嘱被检者排空小便，以减少膀胱内放射性对骨盆影像的影响。

2）去除身体上的金属物品：近期使用钡剂者，需将钡剂排除后再检查。

3）注射显像剂后2小时内被检者需饮用足够的水。

【肾动态显像】

（1）原理：肾动态显像包括肾血流灌注显像和肾实质功能动态显像两部分。其原理是静脉注射经肾小球滤过或肾小管上皮细胞摄取、分泌而不被再吸收的显像剂后进行连续动态采集，可获得显像剂经腹主动脉、肾动脉灌注，迅速浓聚于肾实质，随尿液逐渐流经肾盏、肾盂、输尿管并进入膀胱的全过程系列影像。应用感兴趣区技术对双肾系列影像进行处理，得到显像剂通过肾的时间－放射性活度曲线（time-activity curve，TAC），即肾图。通过分析可提供双肾血供、功能和尿路通畅等方面的信息。

（2）显像剂：临床常用的肾动态显像剂有 ^{99m}Tc-DTPA、^{99m}Tc-MAG_3、^{99m}Tc-EC、^{131}I-OIH、^{123}I-OIH。

（3）图像采集：检查前30～60分钟饮水300～500 mL，显像前排空膀胱。被检者取坐位或仰卧位，采集后位影像，采用低能通用型准直器（^{99m}Tc标记物为显像剂）或高能准直器（^{131}I为显像剂），视野范围包括双肾和膀胱。肾移植患者取仰卧位，探头前置以移植肾为中心采集图像。肘静脉“弹丸”式注射显像剂，同时启动采集程序，以1～2秒/帧速度采集60秒，为肾血流灌注相；随后以30～60秒/帧速度采集20～30分钟，为肾功能动态相。

（4）正常影像：

1）血流灌注相：注射显像剂后9～15秒腹主动脉上段显影，约2秒后双肾显影，4～6秒后肾影轮廓显示清晰，左右肾影出现时间差小于1～2秒。双肾影大小一致，放射性分布均匀。双肾TAC峰时差小于1～2秒，峰值差＜25%。

2）功能动态相：静脉注射示踪剂后1分钟双肾显影，并逐渐增强。2～4分钟肾实质影像最清晰，呈蚕豆形，核素分布均匀对称，此期为皮质功能相。此后为清除相，随着放射性尿液离开肾实质，肾盏、肾盂处放射性聚集逐渐增高，肾皮质影像开始减弱，随后膀胱逐渐显影。20～25分钟双肾影基本消退，大部分显像剂清除入膀胱。

（5）注意事项：

1）应保证探头对准肾脏中央部位。

2）描记曲线期间，应保持体位不变。

【^{18}F-FDG 肿瘤代谢显像】

（1)原理：^{18}F-FDG（2-Fluorne-18-Fluoro-2-deoxy-D-glucose，2- 氟 -18- 氟 -2- 脱氧 - D- 葡萄糖）是一种广泛应用于临床的葡萄糖代谢显像剂。其结构类似于葡萄糖，在细胞内的浓聚量与葡萄糖的代谢水平呈正相关，绝大多数肿瘤细胞具有葡萄糖高代谢的特点，因而经 PET/CT 显像可显示肿瘤的部位、形态、大小、数量及肿瘤内放射性分布。

（2）显像剂：显像剂为 ^{18}F-FDG，成人一般剂量为 2.96 ~ 7.77 MBq/kg，儿童酌情减量。

（3）图像采集：

被检者的准备：^{18}F-FDG PET 显像属于代谢显像，其结果受多种生理、病理因素影响。检查前准备的目的是尽量减少各种因素干扰，以便更真实地反映病理改变。

1）基础状态：检查当天避免剧烈运动；药物注射后应当保持安静且置于光线暗淡的房间，坐位或卧位保持肌肉松弛；测量身高、体重，用于定量或半定量估算肿瘤的代谢率。

2）血糖控制：检查前禁食 4 ~ 6 小时，含有葡萄糖的静脉输液也需要暂停 4 ~ 6 小时。

3）其他准备：图像采集前应排空膀胱，限制对肾集合系统和膀胱的辐射剂量；清除患者身上的金属物体，以免产生伪影。

采集方法：^{18}F-FDG 注射 60 ~ 90 分钟后进行全身发射扫描和透射扫描，采集顺序及相应参数参考有关设备的推荐方法。

（4）正常影像：正常情况下，脑是积聚 FDG 最多的器官；软腭、咽后壁及扁桃体、唾液腺可见规整的对称性生理性浓聚；双肺放射性分布低而均匀，纵隔呈轻度摄取；肝、脾和骨髓会摄取少量的 FDG ；胃及肠道可见不同程度的显像剂摄取分布，呈连续性，与消化道走行一致；心肌的 FDG 摄取量与葡萄糖水平关系密切。^{18}F-FDG 主要通过泌尿系排泄，因此，双肾、输尿管及膀胱可见放射性浓聚；全身其他部位轮廓及层次较清晰。

（5）注意事项：

1）放射性药物注射时应选择病灶对侧肘静脉进行注射。

2）透射显像与发射显像间患者位置应保持完全一致。

第三节　核医学检查适应证和禁忌证

【适应证】

1. 甲状腺摄 ^{131}I 率试验

（1）甲状腺功能亢进症 ^{131}I 治疗前治疗剂量的计算。
（2）甲状腺功能亢进症和甲状腺功能减退症的辅助诊断。
（3）亚急性甲状腺炎或慢性淋巴细胞性甲状腺炎的辅助诊断。
（4）了解甲状腺的碘代谢或碘负荷情况，鉴别诊断高碘和缺碘甲状腺肿。
（5）用于甲状腺激素抑制试验和促甲状腺激素兴奋试验。

2. ^{99m}Tc 以及 ^{99m}Tc 所标记的相关显像剂进行核医学影像

（1）全身骨显像的适应证：
1）有恶性肿瘤病史，早期寻找转移灶，治疗后随诊。
2）评价不明原因的骨痛和血清碱性磷酸酶升高。
3）已知原因骨肿瘤，检查其他骨骼受累情况以及转移病灶。
4）临床怀疑骨折。
5）临床可疑代谢性骨病。
6）早期诊断骨髓炎。
7）诊断缺血性骨坏死。
8）骨活检的定位。
9）观察移植骨的血供和存活情况。
10）探查、诊断骨、炎症性病变和退行性病变。
11）评价骨病变治疗后的疗效。
（2）肾动态显像的适应证：
1）了解双肾大小、形态、位置、功能及上尿路通畅情况。
2）评估肾动脉病变及双肾血供情况，协助诊断肾血管性高血压。
3）了解肾内占位性病变区域的血流灌注情况，用以鉴别良、恶性病变。
4）诊断肾动脉栓塞及观察溶栓疗效。
5）监测移植肾血流灌注和功能情况。

6）肾外伤后，了解其血运及是否有尿漏存在。

7）腹部肿块的鉴别诊断，确定其为肾内还是肾外肿物。

8）肾实质病变主要累及部位（肾小球或肾小管）的探讨。

9）急性肾功能衰竭病变部位的鉴别。

10）非显像肾图疑有对位影响或不能区分功能受损与上尿路引流不畅而引起的临床需要鉴别诊断。

（3）甲状腺静态显像的适应证：

1）了解甲状腺的位置、形态、大小及功能状态。

2）甲状腺结节的诊断及鉴别诊断。

3）异位甲状腺的诊断。

4）估计甲状腺的重量。

5）判断颈部肿块与甲状腺的关系。

6）寻找甲状腺癌转移病灶，以助选择治疗方案，评价 ^{131}I 治疗效果。

7）甲状腺术后残余组织及其功能的估计。

8）各种甲状腺炎的辅助诊断等。

（4）肝动态显像的适应证：

1）诊断急性胆囊炎，鉴别慢性胆囊炎。

2）鉴别诊断肝外胆道梗阻和肝内胆汁淤积（梗阻性黄疸和肝细胞性黄疸）。

3）先天性胆道闭锁和婴肝综合征的诊断和疗效观察。

4）诊断胆总管囊肿等先天性胆道异常。

5）肝胆系手术如肝移植、胆道－肠道吻合术等术后的疗效观察和随访。

6）肝细胞癌、肝腺癌、肝局灶性结节的诊断。

7）肝胆功能的辅助评价。

8）异位胆囊的确定。

9）诊断十二指肠－胃反流。

3. ^{131}I 治疗甲状腺功能亢进症

（1）Graves 甲亢患者。

（2）对抗甲状腺药物过敏、抗甲状腺药物疗效差、用抗甲状腺药物治疗后多次复发或手术后复发的青少年及儿童 Graves 患者。

（3）Graves 甲亢伴白细胞或血小板减少的患者。

（4）Graves 甲亢伴房颤的患者。

（5）Graves 甲亢伴慢性淋巴细胞性甲状腺炎摄 ^{131}I 率增高的患者。

4. 骨转移瘤和恶性骨肿瘤的核素治疗

（1）转移性骨肿瘤并伴有骨痛患者。

（2）核素骨显像示骨转移性肿瘤病灶异常放射性浓聚。

（3）恶性骨肿瘤因种种原因未能手术切除或手术后有残留癌肿，且骨显像证实有较高的放射性浓聚的患者。

（4）白细胞不低于 3.5×10^9 /L，血小板不低于 80×10^9 /L。

5. 云克治疗类风湿性关节炎

（1）类风湿性关节炎。

（2）Graves 眼病。

6. ^{131}I 治疗分化型甲状腺癌

所有 DTC 患者术后有残留甲状腺组织，其摄 ^{131}I 率大于 1%，甲状腺显像甲状腺床有残留甲状腺组织显影者，均应使用 ^{131}I 去除残留甲状腺组织。

7. ^{131}I 治疗分化型甲状腺癌转移灶

（1）DTC 患者经手术切除原发灶，^{131}I 去除残留甲状腺组织以后，复发灶或转移灶不能手术切除，经 ^{131}I 显像显示病灶浓聚 ^{131}I，一般状况良好的患者。

（2）残留甲状腺组织已被完全去除的 DTC 患者，如 ^{131}I 显像未发现转移灶，但 Tg 水平升高（等于或大于 10 μg/L，须考虑 TgA 对 Tg 水平的影响）。

【禁忌证】

（1）甲状腺摄 ^{131}I 率试验：妊娠期、哺乳期妇女禁做此项检查。

（2）全身骨显像：无明确禁忌证。

（3）肾动态显像：无明确禁忌证。

（4）甲状腺静态显像：妊娠、哺乳期妇女禁用 ^{131}I 行甲状腺静态显像，但使用 ^{99m}Tc- 过锝酸盐无特殊禁忌证。

（5）肝动态显像：无明确禁忌证。

（6）^{131}I 治疗甲状腺功能亢进证：

1）妊娠和哺乳患者。

2）急性心肌梗死患者。

3）严重肾功能障碍的患者。

（7）骨转移瘤和恶性骨肿瘤的核素治疗：

1）近期 6 周内进行过细胞毒素治疗的患者。

2）化疗和放疗后出现严重骨髓功能障碍者。

3）骨显像仅见溶骨性冷区，且呈空泡者。

4）严重肝肾功能损害者。

5）脊柱破坏伴病理性骨折和（或）截瘫的患者以及晚期和（或）已经历多次放疗、化疗疗效差者应慎重考虑后用药。

（8）云克治疗类风湿性关节炎：过敏体质，血压过低，严重肝、肾功能不良患者。妊娠及哺乳患者和儿童禁用。

（9）^{131}I 治疗分化型甲状腺癌：妊娠和哺乳患者；术后创口未愈合者；WBC 在 3.0×10^9 /L 以下的患者；肝、肾功能严重损害的患者。

（10）^{131}I 治疗分化型甲状腺癌转移灶：与 ^{131}I 去除 DTC 术后残留甲状腺组织治疗相同。

第四节　核医学检查一般护理常规

1. 检查前的准备和护理

（1）核对信息：收到患者检查申请后，查对患者的姓名、年龄、性别，住院患者查对患者腕带信息。确认患者各项皮试及相应化验检查结果。

（2）核医学检查指导：应根据不同疾病的患者，指导患者正确服用药物进行治疗，停用相应含碘类药物，检查前 3 天指导患者停用利尿药物，防止出现脱水状态，延迟放射性药物的排泄。按照患者检查的要求，指导患者饮食。保证患者检查过程中的血浆流量。

（3）预检分诊：检查当天，护士根据患者的检查申请单中的检查项目，安排患者在同位素检查候诊间等待检查。

（4）评估核对：核医学科护士再次核对患者的姓名、年龄、性别、检查部位。询问患者病史，评估患者检查部位情况，根据检查目的做好患者信息登记。对检查目的与检查申请单要求不符的申请单，应与患者主治医生核对确认。

（5）辐射防护：准备好检查过程中需要的防护衣等防护用具。

（6）药物准备：检查患者所需使用的核素药物，并做好药物的分装，严格执行操作规程，防止污染。

（7）去除金属物：协助患者去除身上的金属物质，妥善保管，以防采集影像过程中产生的金属伪影，对影像结果造成影响。

（8）健康教育：告知患者检查的目的与意义，讲解检查所需的时间及检查过程中的相关注意事项和配合要点，做好心理护理。对于交流有障碍的患者应由其家属向其解释相关过程。

2. 检查中的观察和护理

（1）核对患者信息和检查部位，协助患者上检查床，有固定架、引流管、引流袋等的患者，应帮助其妥善放置。注意患者安全，防止患者坠床。

（2）根据患者的检查部位协助患者摆好体位，安抚患者不要紧张、害怕，积极配合医技人员检查。

（3）检查过程中，实时监测患者生命体征指标（心率、呼吸、体位、情绪等）的变化。

（4）协助医生为患者注射显像剂，显像期间保持患者体位不变。

（5）检查过程中注意患者的保暖和隐私，避免不必要部位的暴露。

（6）根据检查的需要，给予患者视听封闭，必要时，遵医嘱给予镇静剂。

（7）操作过程严格遵守辐射防护的原则。

3. 检查后的宣教和护理

（1）检查结束后，将用完的装有放射性药物的包装、注射器、手套及棉签等，严格放置于分类放射性污染物垃圾箱中，避免出现放射性辐射现象。

（2）将患者推回隔离病房内（患者检查后体内放射性药物尚未完全代谢，推回普通病房可能会对其他人造成辐射污染），嘱咐患者多休息。

（3）告知患者检查后 2 小时内饮足够量的水，促进显像剂的排出。

（4）告知患者和家属取检查报告的时间及地点。

第五节　核医学（^{131}I）治疗护理常规

1. 治疗前的准备和护理

（1）临床护士认真核对申请单，包括姓名、性别、年龄、ID（住院号）、检查部位及检查项目，了解患者既往病史及相关的病情，并与核医学科登记室联系，进行预约。

（2）临床护士告知患者 ^{131}I 治疗的预约时间、地点及治疗的基本流程。

（3）临床护士询问患者近 1 个月内有无食用含碘的食物，比如海带、紫菜、海鱼、海虾等。告知患者治疗前禁用含碘药物，如碘喉片、含碘造影剂，及治疗前 1 周停用抗甲状腺药物。

（4）核对信息：核医学科接到患者检查申请单，认真核对患者信息，并详细记录患者姓名年龄、性别、身高、体重。

（5）健康宣教：告知患者治疗的目的和过程，消除患者疑虑，做好心理护理。

（6）签署知情同意书：详细给患者讲解 ^{131}I 治疗的目的、疗效及可能出现的情况，让患者知晓明白后，签署治疗知情同意书。

2. 治疗前中的观察和护理

（1）查对：治疗中再次核对患者姓名、年龄、性别、身高、体重。

（2）严格遵医嘱给予治疗剂量的药物，遵守操作规程。

（3）观察患者用药后短期内有无不良反应。

（4）观察和记录食欲、睡眠、睡眠质量的变化，并和治疗前比较。

（5）用药期间，观察药物性质变化，若发生变色或沉淀，应立即停止使用。

（6）根据防护原则，做好辐射防护。

3. 治疗后的宣教和护理

（1）核对：再次核对患者信息。

（2）辐射防护：医护人员按要求处理用药器皿等。

（3）告知患者 ^{131}I 用药后，为了保证 ^{131}I 的吸收，需要卧床休息 2 小时后才能进食。

（4）治疗后 1 个月内注意低碘饮食，不吃海带紫菜等富碘的食物和药物。

（5）注意休息，避免剧烈活动和精神刺激。

（6）疗效评价：协助医生做好疗效评定工作，建立下一步治疗方案。

（7）健康教育：^{131}I 治疗后女性患者 1 年内、男性患者半年内采取避孕措施。告知患者定期复查。

（8）随访：如住处具有一定的隔离条件，患者体内残留剂量小于或等于 1.11 GBq（30 mCi）就可以出院，根据病情及治疗措施安排随访。

第六节　核医学检查中的辐射防护

核医学工作中产生外照射的射线主要有 X 射线、γ 射线和 β 射线。β 射线外照射防护主要考虑韧致辐射的影响，也要防止 β 射线对皮肤表面和角膜的损伤。为了达到防护的目的，按照剂量限制的基本原则，减少各类人员照射剂量，就必须采取一系列行之有效的措施加以保证。对开放型放射性工作的防护，应按照放射防护最优化原则，从正确选择工作场所地址开始，对各种工作间合理配置、装备必要的室内设施和个人防护用具、各室配置相应的防护监测仪器和对放射源的贮存、保管、放射性废弃物的处理等都必须给予重视。放射工作人员应熟悉内外照射的防护方法，严格遵守安全操作规程。

【核医学的卫生防护】

（1）工作人员应了解有关放射性核素的基础知识和临床知识，并熟悉各项工作常规，按有关规定考核合格、体验合格，并按国家规定持有放射性工作许可证方可正式参加操作。

（2）医用核素室的建筑大体分为：清洁区（办公室、会议室）；工作区（测量室、扫描室、示踪室等）；活性区（注射室、储源室、分装室、洗涤室、病室等）。工作区与活性区应根据放射性强度不同，进一步区分为高、中、低活性区。清洁区与活性区、工作区之间应有卫生通过间及清洁、洗消设施；清洁区与活性区应各有独立通道与外界相通，有各自的卫生间分别供工作人员与患者出入及使用。

（3）工作人员进入活性区应穿戴防护用品，离开高活性操作区前应通过卫生通过间进行清洁处理。

（4）营具、装备、清洁工具等均须按区固定使用，不得混淆；核医学科内各项清洁方法一律采用湿洁法，以防尘土飞扬。

（5）核医学工作室必须配备放射性固、液、气体放射性废物处理及（或）存放设施；患者所用物品应固定使用，排泄物和接触到排泄物的敷料、棉花、纸张等，应按国家有关规定进行处理。

（6）进行放射性核素（放射药物）操作，包括制备、分装、应用、存贮等，应在专门的操作间实施；其中开放式高活性操作（发生器淋洗、标记、分装）应在专用通风橱内进行；高活性操作间应有必要的洗消、通风等防护装备。

（7）活性工作区内不得进食、饮水、住宿（接受特殊检查的患者除外）。

（8）清洁区及其他非活性区内不得进行放射性核素操作，不得携入带有放射性的物质、器具，已使用过放射性药物的患者亦不得进入，以防止放射性污染。

（9）所有工作人员应定期进行职业体检，建立健康档案；必须自觉遵守有关防护规定与操作规则，并有义务主动参与放射性工作场所的管理、监督，在有特殊情况时及时向上级及有关部门报告。

（10）严格按操作规程要求进行工作。未经允许，不得随意更改投给患者的示踪剂剂量、检查（显像）条件。

【外照射防护】

1. 时间防护

外照射累积剂量与照射时间呈正比。因此，在保证工作质量的前提下，应尽量缩短照射时间。放射性操作要求技术熟练，动作迅速，必要时可先做空白练习，以熟练技术，减少受照时间。在剂量率较高场所工作时，为避免一人操作时间过长，可由几人轮换操作，保证个人受照量不超过标准限值。

2. 距离防护

点状放射源（当与放射源的距离超过源本身大小5倍时，可视为点状放射源）在周围空间所产生的剂量率，与距离平方成反比。当距离增大一倍，剂量率则减到原来的四分之一。故即使稍离远一点，也会使受照剂量明显减少。因此，在不影响工作前提下，尽量远离放射源。操作放射源尽量采用长柄器械、机械手或遥控装置，禁止徒手接触放射源。

3. 屏蔽防护

借助物体对射线的吸收减少人体受照剂量称屏蔽防护。根据射线种类和能量可选用不同防护材料（防护X射线和γ光子用铅、铁、水泥等重元素物质；防护β粒子用铝、有机玻璃或塑料）；防护中子用石蜡、水、石墨等。防护屏厚度根据放射源活度测算。防护屏可制成固定式或移动式，大小形状可按实际需要设计制作，包括铅围裙。

【内照射防护】

开放性的放射源，可经过口、呼吸道、皮肤伤口进入人体。内照射防护的关键是重在预防，尽一切可能防止放射性核素进入人体内，把放射性核素的年摄入量控制在国家规定的限值内。

内照射防护的总原则是放射性物质围封、隔离防止扩散、防污保洁、防止污染、讲究个人防护、做好放射废物处理。

1. 个人防护

个人防护目的是防止放射性物质通过呼吸道、消化道、皮肤（包括伤口）进入体内。放射性工作场所应按其工作性质与级别配备相应的个人防护用品，如口罩、工作服、手套、帽子、工作鞋、围裙、套袖，甚至气衣和头盔。工作人员必须正确使用防护用品。严禁在放射性工作室饮水、吸烟、进食、存放食物和用嘴吸放射性移液器具。禁止皮肤损伤者操作放射性物质。离开工作场所前要有效地清洗手部及可能污染的部位，使达到放射性污染控制水平要求。

2. 安全操作规程一般原则

（1）进入放射性工作室必须穿着个人防护用品，佩戴个人剂量计。

（2）熟悉所从事的放射性工作，根据使用的核素种类、活度及特性，采取相应的操作技术和程序，确定具体防护措施。

（3）操作前做好充分准备，必要时进行空白实验，以达到缩短操作时间，减少照射剂量的目的。

（4）操作产生放射性气体或气溶胶的核素时，如煮沸、蒸发、烘干或开瓶分装必须在通风橱内操作。操作放射性物质时，应在铺有吸水纸的搪瓷、塑料或不锈钢盘内或工作台面上进行。

（5）放射性固体废物应存放在指定的废物桶内，液体废物必须稀释到排放标准方可排入下水道。

（6）根据操作核素放出的射线种类与用量，选用适当的防护屏。

（7）工作结束后及时清理工作面，工作场所应有定期湿式清扫制度。

（8）放射性工作室物品不得随意作非放射性物品使用。

（9）工作室应备有一般事故处理用品。

3. 事故处理

凡使用放射性核素单位，均应有预防和处理一般事故的设施和器材。一旦发生放射性核素倒翻、泼洒、散落或容器破损，当事人应及时处理事故，防止污染扩散造成不必要的损失。小量放射性物质泼洒、散落，可按放射性表面污染去除原则和程序进行，并对除污效果进行监测。反复除污达不到污染控制水平，如为短半衰期核素可做标志，等待衰变；长半衰期核素可用机械法去除或覆盖。

发现放射源丢失，应立即向有关领导及保卫部门报告，尽快组织力量查找，防止造成重大事故。发生严重事故时，首先保持镇定，紧急切断污染来源，立即通知现场其他人员撤离，关闭门窗、通道和无过滤器材的通风装置，标出污染范围，禁止无关人员及未戴防护用具人员进入，立即报告本单位主管部门及当地卫生、公安、环保等有关部门，迅速提出处理方案，组织人员实施。对撤离人员和事故处理人员体表污染按皮肤除污原则进行，对误服及可能有放射性核素进入体内者，立即含漱、灌胃、催吐或服相应的促排药物。整个事故的发生、处理过程均应有详细记录，建立档案上报有关部门。

参考文献

[1] 刘志凡 . 放射性核素显像对骨骼系统疾病的诊断 [J]. 中国临床医学影像杂志，1993（1）：11-14.

[2] 中华医学会 . 临床诊疗规范：核医学分册 [M]. 北京：人民卫生出版社，2006.

[3] 马步成，袁贺云 . 放射性核素显像在肺癌诊断中的应用 [J]. 中日友好医院学报，2001，15（2）：114-118.

[4] 何作祥 . 放射性核素显像在冠心病诊断和治疗中的价值 [J]. 中华心血管病杂志，2004，32（1）：3-4.

[5] 王亚丽 .PET 核医学成像原理分析 [J]. 科技情报开发与经济，2007，17（018）：162-163.

[6] 余建明，曾勇明，李文美，等 . 医学影像检查技术学供医学影像技术专业本科 [M]. 北京：人民卫生出版社，2016.

[7] 刘昭，李智勇 . 放射性核素全身骨显像的临床应用分析 [J]. 世界最新医学信息文摘，2017（79）：21，23.

[8] 尹佰元 . 临床核素治疗学 [M]. 北京：北京人民军医出版社，2003.

[9] 梁如苏，杜秋红，耿向群 . 131I 治疗功能自主性甲状腺腺瘤 25 例疗效观察 [J]. 中国煤炭工业医学杂志，2001，4（1）.

[10] 郎美零，薛红，梁霞 . SPECT 心肌灌注显像中的护理 [J]. 青海医药杂志，2005，35（3）：48-49.

[11] 孙达 . 骨骼系统放射核素显像的进展 [C]// 全国核素显像暨核素治疗学术交流会 . 2006.

[12] 陆静佳，李宁，柴华，等 . 全程关护护理在核医学检查中的应用 [J]. 广西医科大学学报，2018，35（11）：132-134.

[13] 魏美梅 . 浅析优质护理干预在核医学检查中的应用效果 [J]. 医学信息，2015，28（52）：201-202.

[14] 孙达 . 放射性核素骨显像 [M]. 杭州：浙江大学出版社，2002.

[15] 邓健美 . 优质护理干预在核医学 ECT 检查中的应用效果观察 [J]. 中西医结合心血管病杂志（电子版），2019，7（4）：126.

[16] 刘冰 . 对行核医学治疗的患者进行综合护理的效果研究 [J]. 中国医院用药评价与分析，2016（s1）：172-173.

[17] 尚玉真，朱仁娟 . ^{18}F- FDG PET-CT 全身显像患者的护理 [J]. 医学影像学杂志，2008，18（4）：417-418.

[18] 杨春岚，何琴. 对核医学治疗的患者进行综合护理的效果研究 [J]. 今日健康，2015，14（11）：5.

[19] 杨云英，唐刚华，伍淑文. 恶性肿瘤患者行 PET-CT 检查的护理. 现代临床护理，2009，8（6）：47-49.

[20] 高莹. 人性化护理在核医学科的应用 [J]. 国际护理学杂志，2014，33（1）：202-204.

[21] 中华医学会. 临床技术操作指南：核医学分册 [M]. 北京：人民军医出版社，2009：162-163.

[22] 唐孝威. 核医学和放射治疗技术 [M]. 北京：北京医科大学出版社，2001.

[23] 孙达. 放射性核素骨显像. 杭州：浙江大学出版社，2002.

[24] 方瑞英. 实用核医学显像技术 [M]. 上海：上海医科大学出版社，1996.

[25] 潘中允. 现代核医学诊疗手册 [M]. 北京：北京医科大学中国协和医科大学联合出版社，1995.

[26] 马寄晓，刘秀杰. 实用临床核医学 [M]. 北京：原子能出版社，2002.

第二部分

介入治疗篇

第七章

超声介入检查基础知识及护理

第一节　超声介入技术基本概述

【概念】

介入性超声在1983年哥本哈根世界介入性超声学术会议上被正式确定为现代超声医学的一个分支，现已成为临床各系统疾病的一种重要诊疗手段。

【技术原理】

介入性超声是指实时超声影像监视下，将穿刺针或导管准确地插入到人体内各种病变器官或组织内，进行穿刺抽液、组织学活检、置管引流及肿块消融等各种诊断和治疗的技术。

【优点】

实时显示、引导准确、安全、灵敏性高、无X线辐射、无需造影剂、操作灵活、费用低等。

【术语】

（1）超声系统分辨率：指辨别两种物体、两种组织或两个目标的能力，定义为在显示器上刚好能区分开的两点靶间距的实际距离。距离越小，分辨率越强。

（2）纵向分辨力：又称距离分辨率或者轴向分辨率，是指沿着波束轴线方向的分辨率。

（3）横向分辨力：指与声束相垂直之直线上，能在荧光屏被分别显示之左右两点的最小距离。此距离大小与声束之宽窄以及发射声束的数量有密切关系。

（4）部分容积效应：又称切片厚度伪像，因声束宽度引起，也就是超声断层图的切片厚度较宽，把邻近靶区结构的回声一并显示在声像图上。

（5）侧壁回声失落：大界面反射回声依赖于角度，在界面与声束之间角度甚小或两者接近平行时，则回声不能返回声源，故不被接收，从而导致图像上边缘回声缺损的假阳性。改变探头位置可改善。

（6）后壁增强效应：指常规调节的 DGC 系统下，组织的某一小区的声衰减特别小，则回声在此区的补偿过大，其后方因补偿过高，较同等深度的组织亮。常见于囊肿、脓肿或其他液性暗区的后壁。

【应用】

超声介入技术的应用与应用范围见表 7-1-1。

表 7-1-1　超声介入技术的应用与应用范围

诊断	应用范围
超声引导经皮穿刺	细胞学、组织学活检、抽吸物常规、生化、细菌学检查、X 线造影
体腔内超声	超声诊断、针吸活检、针刺抽吸物活检
宫内胎儿诊断	羊水生化、遗传学检查、绒毛活检
手术中超声	超声扫描、针吸活检、抽吸物化验
治疗	应用范围
囊肿、脓肿、积液	穿刺抽吸、插管引流、药物注射、脓肿冲洗
胆系疾病	胆道置管引流，胆囊置管引流及溶石、排石
肿瘤治疗	药物注射，同位素颗粒植入、微波天线瘤内注射
体腔内超声	某些含液病变穿刺抽吸治疗、穿刺抽吸取卵
宫内胎儿处理	胎儿输血、多胎妊娠的处理、胎儿治疗性穿刺引流
手术中超声	术中监护、液性病变抽吸引流、胆道造瘘、扩张脑室置管内引流术

【扫描方式】

（1）机械扫描：扇形扫描、径向扫描。

（2）电子扫描：线阵扫描、凸阵扫描、相控阵扫描。

【穿刺途径】

（1）最短途径：选择至表皮到病灶的最短途径进行穿刺。

（2）上腹部穿刺与胸膜腔：选择距脓肿最近的部位，在肋缘下进针，向上做穿刺或在肺底强回声带以下 3 cm 处进针，一般可避免污染胸膜腔。

（3）胆囊穿刺：选择经过胆囊床的入路（注：非穿刺目标时，禁忌经胆囊穿刺）。

（4）腹部穿刺与消化道：胃肠道本身的肿瘤或病变用细针穿刺是安全的。后腹膜病变（如胰腺）难免要穿过胃和肠，在没有梗阻、淤血、肿胀的状态下，用细针是安全的。肾、肾上腺或后腹膜脓肿从侧腹壁进针。

（5）腹膜后穿刺途径：经腹膜腔途径，原则上避开肺、胸膜腔、胆囊、肾脏、大血管；非腹膜腔途径，侧卧位从侧腹壁或腰部进针，或俯卧位从背部进针。

（6）肾脏穿刺部位：选择在肾下极，因为该处肾脏皮质最多，穿刺位置过分低下，可能会擦边而过，造成穿刺失败，位置抬高，肾髓质多而皮质少，标本质量不高，且易损伤肾盏，导致血尿。

【实施程序】

（1）接受临床预约，发出手术通知单，通知相关医师和患者，需静脉麻醉者还应通知麻醉科。

（2）掌握患者病史和病情，拟定操作程序。

（3）明确生化检查。

（4）术前谈话：告知治疗风险及可能出现的并发症。

（5）超声检查：明确病灶所在的位置、大小、数目，周围血流与重要结构的关系。

（6）选择体位。

（7）穿刺操作：过程中应存图，记录病灶声像图特征及术中、术后的声像图变化。

（8）留观：操作结束后，患者宜留观 1 ~ 2 个小时。

（9）疗效随访。

第二节　超声介入检查适应证和禁忌证

【适应证】

凡超声可显示的人体各部位的病灶，除非有禁忌证，均可在超声引导下进行诊断和治疗。

1. 腹部脏器囊性病变

（1）需进一步明确诊断，如临床怀疑有恶变可能的囊肿。

（2）直径大于 5 cm 的单发或多发囊肿。

（3）压迫周围脏器引起并发症，如胆道、肠道梗阻，肾动脉受压、肾盂积水等。

（4）囊肿合并感染。

（5）患者有明显症状。

2. 脓肿的穿刺抽吸与置管引流

超声能够清晰显示膈下、盆腔、脏器内、腹膜外脓肿的部位、大小与形态，超声引导穿刺能迅速明确诊断并且可进行抽吸或置管引流治疗。

3. 经皮酒精注射治疗肝脏肿瘤

直径小于或等于 3 cm 的小肝脏，尤其适用于因各种原因无法手术切除的患者。对于大于 3 cm 以上的肝癌，具有较完整包膜者，可作为相对适应证。

4. 超声引导下肝脏肿瘤射频或微波消融治疗

（1）肝癌结节直径≤ 5 cm 的单发结节。

（2）多发结节，如直径≤ 3 cm，数量一般不应超过 5 个；如直径≤ 4 cm，数量不应超过 3 个。

（3）各种原因不能手术切除，或因病灶多发无法手术切除的患者，如肝功能差，无法耐受手术，术后复发或肝内转移无法再行手术切除。

（4）其他非手术治疗（化疗、肝动脉栓塞治疗、酒精注射治疗等）效果欠佳者。

5. 术中超声

（1）术中进一步明确疾病的诊断与鉴别诊断，用于诊断术前各种影像学检查手段未能发现或不能明确的病灶。

（2）确定术中手术医生无法通过视诊和触诊发现的病灶。

（3）进一步明确病灶的部位、范围以及与周围血管及其他重要结构之间的毗邻关系，为手术方式的选择提供依据。

（4）确定病变性质，如鉴别血管结构或非血管结构，发现和明确解剖变异。

（5）确定手术切除范围与界限。

（6）在术中进行超声介入诊断或治疗，如穿刺活检、抽吸、置管引流、药物注射、微波或射频消融等。

（7）手术结束前确定手术效果，如病灶切除是否彻底等。

【禁忌证】

（1）患者无法配合，如频繁咳嗽、躁动等。

（2）灰阶超声显示病灶或目的不明确、不清楚或不稳定者。

（3）有严重出血倾向者。

（4）伴中等量以上腹水者。

（5）穿刺途径无法避开大血管及重要器官者（粗针及治疗性穿刺更列为禁忌）。

（6）化脓性感染病灶如脓肿可能因穿刺途径而污染胸膜腔或腹膜腔。

（7）动脉瘤、嗜铬细胞瘤、肝脏表面的血管瘤或癌结节、胰腺炎等不宜进行穿刺。

第三节　超声介入检查一般护理常规

1. 术前的准备和护理

（1）核对信息：查对患者的姓名、年龄、性别，住院患者查对患者腕带信息。

（2）了解患者病情及目前服药情况，包括中草药和保健药品；以及食物药物过敏情况。

（3）心理护理：向患者及家属解释整个操作过程，可能出现的并发症和疗效，让患者了解介入治疗是目前利用先进设备、对患者创伤性小，又能缓解疾病的一种极有效的方法，可消除患者紧张、恐惧心理。

（4）预防感染：遵医嘱应用抗生素。

（5）术后患者需卧床 12 ～ 24 小时，所以需要训练床上排尿排便。

（6）备皮：术前 1 天，护士根据手术部位常规备皮。

1）经桡动脉途径介入治疗的备皮区域：右前臂手腕部。

2）经股动脉途径介入治疗的备皮区域：双侧腹股沟处和会阴部。

（7）术前 1 晚禁饮食，睡觉前给适当镇静剂，保证充足的睡眠。

（8）去除贵重物品：协助患者去除身上的金属物质，摘掉其手表、手镯、眼镜、假牙、首饰等。

2. 术中的观察和护理

（1）核对患者信息和检查部位，嘱患者排空膀胱后方可进入超声介入室。

（2）根据患者的检查部位协助患者摆好体位，安抚患者不要紧张、害怕，积极配合医护人员治疗。

（3）有固定架、引流管、引流袋等的患者，应帮助其妥善放置。注意患者安全，防止患者坠床。

（4）护士需在患者左前臂行静脉留置针穿刺，建立静脉通路。

（5）超声介入过程中注意患者的保暖和隐私保护，避免不必要部位的暴露。

（6）治疗过程中严密观察患者病情变化。

3. 术后的宣教和护理

（1）术后交接：超声介入术后，由临床医生陪同，与患者家属一起护送患者回到病房（如为全麻患者苏醒后生命体征平稳由麻醉医生与超声室护士共同护送回病房），同时与病房护士做好交接班工作。

（2）制动与活动：麻醉及手术的方式选择利于患者康复的体位，局部麻醉及麻醉清醒后患者可取仰卧位，全麻患者平卧头偏向一侧，及时清除口腔分泌物以免误吸，静脉穿刺者制动 6 ~ 8 小时；动脉穿刺者制动 12 ~ 24 小时；术后 12 ~ 24 小时下床活动。

（3）心理护理：由于术后疼痛、长时间卧床及对疾病的认识不足，患者往往产生恐惧心理及不适感，此时护士应耐心指导并解释原因、注意事项等，以消除患者紧张情绪减轻痛苦。

（4）穿刺点的观察及护理：治疗结束拔除鞘管后应沙袋压迫 2 ~ 6 小时保持沙袋部位正确，嘱患者肢体制动，避免咳嗽和用力大小便，术后护士要注意观察穿刺点及足背动脉搏动的情况、保持穿刺部位敷料干燥、防止感染。

（5）一般护理：介入治疗结束后根据病情及术式要密切观察生命体征的变化，对于心内科患者要密切监测心率、心律、血压、尿量及心电图变化，并定期监测凝血酶原时间。对于颅内疾病的患者要密切观察患者的意识、语言和肢体活动情况，观察有无脑水肿及脑出血等情况。对于周边介入治疗的患者（如肝癌、肝血管瘤等）要密切观察呼吸、心率及血压以及精神状态及皮温、颜色及尿量。

参考文献

［1］何文．实用介入性超声学［M］．北京：人民卫生出版社，2012.

［2］徐喜艳，隋永丽．优质护理在超声介入手术中实施效果研究［J］．影像研究与医学应用，2019，3（13）：248-249.

［3］毛燕君．介入治疗护理学［M］．北京：人民军医出版社，2007.

［4］刘娟．护理干预措施在介入治疗颈椎间盘突出症患者中的应用效果［J］．临床医药文献电子杂志，2016，3（48）：9575，9578.

［5］付玲，李少朕，陈尘，等．护理干预在 CT 引导下经皮肺穿刺活检术中应用的效果评价［J］．介入放射学杂志，2019，28（1）：89-91.

［6］刘晖．优质护理对 CT 引导下穿刺肺活检术患者的临床效果分析［J］．实用临床护理学电子杂志，2019，4（3）：81.

［7］任翠龙，刘晓华，方进智．超声造影引导下穿刺活检应用于肝占位性病变的临床价值［J］．影像研究与医学应用，2020，3（6）：38-40.

［8］王利英，蒋天安，郑树森．超声造影引导下穿刺活检在肝占位性病变中的应用价值［J］．中华医学超声杂志（电子版），2018，15（6）：458-463.

［9］林元强，张根茂，隋国庆，等．超声造影与常规超声引导在肝脏肿物穿刺活检中应用效果的比较［J］．吉林大学学报（医学版），2017（1）：164-169.

［10］张云山，杨克，任贺，等．超声引导下粗针穿刺活检鉴别诊断甲状腺结节良恶性［J］．中国介入影像与治疗学，2014，11（6）：349-352.

第八章

CT 介入检查基础知识及护理

第一节　CT 引导下臭氧椎间盘介入治疗护理常规

【概述】

臭氧髓核溶解术是通过注射少量臭氧气体，使髓核组织脱水萎缩，不损伤髓核周围组织及神经，以达到使椎间盘减压的目的。多余臭氧逐渐变为氧气被身体吸收，无体内残留，疼痛症状迅速缓解。其机制主要是臭氧可灭活椎间盘内炎性介质，缓解对间盘内痛性细小神经的刺激，从而达到治疗目的。

臭氧髓核溶解术以其创伤小、不破坏脊柱的正常骨性结构、并发症少、患者痛苦少、效果好、恢复快的特点深受医患双方的欢迎，并得到迅速发展。

【操作方法】

治疗在严格无菌环境下进行，一般腰椎间盘穿刺均采用后外侧径路即穿刺针经“安全三角区”进入病变椎间盘。穿刺点定位一般是与病变椎间隙平行，旁开中线 8 ~ 10 cm，也可采用 CT 轴位直接测量旁开中线的距离和穿刺深度。穿刺点应位于椎间盘的中心或中后 1/3 交界处。经穿刺针将浓度 20 ~ 50 μg/mL 的臭氧注入椎间盘内。

【适应证】

（1）下腰痛和或坐骨神经痛、无严重神经功能缺失。

（2）程度较轻的包容性突出。

（3）保守治疗后 8 ~ 12 周无效者。

【禁忌证】

（1）严重神经功能缺失者。

（2）非椎间盘源性坐骨神经痛。

（3）严重退行性和游离型腰椎间盘突出症，脱出型颈椎间盘突出症。

（4）合并椎体滑脱者。

（5）合并重要器官严重疾患，手术有风险者。

【护理常规】

1. 术前的准备和护理

（1）核对信息：查对患者的姓名、年龄、性别，住院患者查对患者腕带信息。

（2）环境准备：调节检查室温度（22 ~ 24 ℃），防止患者受凉。

（3）物品、药品及器械准备：准备无菌穿刺包、穿刺针等。

（4）心理护理与健康教育：护士应耐心讲解该项检查的过程及治疗意义，以增强患者信心和勇气，取得患者和家属的理解和配合，使患者保持良好的心态，从而保证穿刺的顺利进行。

（5）严格执行查对制度，评估患者基本情况，履行告知义务并嘱患者签署同意书。

（6）手术前连续 3 天遵医嘱予以抗生素，预防感染。

（7）根据需要，留置静脉留置针。

（8）备齐急救物品与药品。

2. 术中的观察和护理

（1）核对患者信息及检查部位。

（2）体位摆放：根据穿刺的位置设计体位，以患者感觉舒适为准。

（3）呼吸训练：训练患者穿刺或扫描中吸气、屏气的配合方法。

（4）操作者准备：洗手、戴口罩、严格无菌技术操作，防止交叉感染。

（5）观察病情：术中认真听取患者的主诉，严密观察患者面色及生命体征的变化，必要时予以心电监护。

（6）术中遵医嘱静脉滴注酚磺乙胺 1 g。

3. 术后的宣教和护理

（1）患者检查结束后，询问患者有无不适，如无不适则协助患者下检查床。

（2）嘱咐患者及家属注意事项：术后绝对卧床 24 小时，呈仰卧位。少部分患者术后 1 ~ 2 周会出现症状“反跳”可遵医嘱予以止痛剂和脱水剂对症处理。

（3）观察 30 分钟无异常情况由护士或医师陪同返回病房。

第二节　CT 引导下穿刺活检护理常规

【概述】

CT 引导下穿刺活检术是在 CT 引导下，将活检针经皮穿刺入病变部位，以获取病理学、生化学、细菌学标本进行疾病诊断和鉴别诊断的技术，属一种微创性的诊断方法。经皮穿刺抽吸活检在肿瘤的鉴别诊断中已被公认为是并发症少，敏感性和特异性高的方法之一。占位性病变是经皮穿刺活检的主要适应证，用于鉴别肿瘤与非肿瘤、肿瘤良恶性、原发性与转移性及明确肿瘤的组织学类型，以便确定治疗方案。肺、肝、肾等实体器官的慢性浸润性病变也值得活检分型。通过活检取得细胞学、组织学资料是定性诊断和鉴别诊断的重要手段之一，检查的准确率可达 86% ~ 95%，对于治疗方案的选择、制定，以及治疗后随访、预后判断等均具有重要作用，也有利于临床科研资料和教学资料的积累。

【操作方法】

（1）确定穿刺路径。

（2）CT 指导下定位。

（3）局部麻醉。

（4）行抽吸活检术、切割活检术、旋切（环钻）活检术。

【适应证】

（1）明确病变的病理诊断、分型和分期。

（2）对已确定的或疑似感染性病变获取细菌学资料。

（3）明确弥漫性病变（如间质性肺病、肝硬化、肾移植排斥反应、肾小球肾炎等）的性质和范围。

【禁忌证】

（1）血管性病变不宜作为穿刺活检目标。

（2）不可纠正的严重凝血功能障碍。

（3）严重的心肺功能损害或血流动力学不稳定。

（4）缺乏安全的活检穿刺路径。

（5）患者不能合作或不能维持合适的体位。必要时可在全麻下进行，所以此属相对禁忌证。

（6）妊娠患者。拟行涉及电离辐射的影像引导下穿刺活检时，应权衡对胎儿的风险和临床受益。

【护理常规】

1. 术前的准备和护理

（1）核对信息：查对患者的姓名、年龄、性别，住院患者查对患者腕带信息。

（2）环境准备：调节检查室温度（22 ~ 24 ℃），防止患者受凉。CT 检查间采用紫外线消毒 30 分钟，光线充足。

（3）物品、药品及器械准备：准备无菌穿刺包、小容器、穿刺活检针和枪；10% 的甲醛、95% 乙醇、2% 利多卡因。

（4）资料准备：检查相关检查是否完善，如术前三大常规、肝肾功能、凝血酶原时间、B 超、CT、X 线、心电图等检查资料。

（5）心理护理与健康教育：护士应耐心讲解该项检查的过程和穿刺的必要性，以及对治疗的指导意义，增强患者信心和勇气，取得患者和家属的理解和配合，使患者保持良好的心态，从而保证穿刺的顺利进行。

（6）严格执行查对制度，评估患者基本情况，履行告知义务并签署穿刺知情同意书。

（7）备好急救物品与药品。

2. 术中的观察和护理

（1）核对患者信息及检查部位。

（2）体位摆放：根据穿刺的位置设计体位，以患者感觉舒适为准。

（3）呼吸训练：训练患者穿刺或扫描中吸气、屏气的配合方法。

（4）操作者准备：洗手、戴口罩、严格无菌技术操作，防止交叉感染。

（5）做好患者与医护人员的安全防护，配合医师进行消毒和铺无菌单，协助取活检，10% 的甲醛进行标本固定。

（6）观察病情：术中认真听取患者的主诉，严密观察患者面色及生命体征的变化，必要时予以心电监护。

3. 术后的宣教和护理

（1）患者检查结束后，询问患者有无不适，如无不适则协助患者下检查床。

（2）交代注意事项：嘱患者卧床休息 6 ~ 12 小时，避免剧烈运动，可能会出现疼痛、出血、气胸等并发症，如有不适及时告诉医师或护士。

（3）将病理标本及时交给穿刺医师，标贴患者信息。

（4）穿刺结束后评估病情，观察有无出血、气胸及其他并发症发生。穿刺点局部加压包扎，防止出血。

（5）观察 30 分钟无异常情况由护士或医师陪同返回病房。

参考文献

[1] 王敏．经皮肝穿刺活检术的护理［J］．基层医学论坛，2013，17（27）：3662-3663.

[2] 刘姝．基于循证医学探索经皮肝穿刺术的护理方法［J］．中国中医药现代远程教育，2011，9（2）：192-193.

[3] 王智勇，张志勇，赵旭婷．CT 引导穿刺活检诊断骨盆肿瘤的临床研究［J］．中国医疗器械信息，2016：4-6.

[4] 王亚明．全程舒适护理在经皮肺穿刺活检术中的应用效果［J］．中国现代医生，2017，55（27）：151-154.

[5] 刘文生，李远，王涛．骨与软组织肿瘤穿刺活检技术［J］．中国骨肿瘤骨病，

2006，5：262-266.

［6］詹茜，黄挺，王铁功，等．CT 引导下经皮肺穿刺活组织检查术后气胸发生的影响因素分析［J］．第二军医大学学报，2018（2）：139-143.

［7］李强，邸永辉，张俊杰，等．CT 引导下经皮肺穿刺活检诊断非小细胞肺癌的价值研究［J］．解放军预防医学杂志，2019，12：119-120.

［8］邱燕军，吕定量，郭劝民．CT 引导下经皮肺穿刺术并发症发生影响因素分析［J］．浙江创伤外科，2017（4）：695-696.

第九章

心脏介入检查基础知识及护理

第一节　心脏介入治疗基本概述

【概念】

心脏介入手术是一种新型诊断与治疗心血管疾病的技术，在数字减影的连续投照下，导管经过穿刺体表血管，送入心脏，通过特定的心脏导管操作技术对心脏病进行确诊和治疗的诊治方法，它是目前较为先进的心脏病诊治方法，进展也非常迅速，它介于内科治疗与外科手术治疗之间，是一种有创的诊治方法。

【术语】

（1）血管内超声：将微型化超声探头通过导管技术送入血管腔实时显示血管壁横截面积图像，可观察血管腔和血管壁动脉粥样硬化病变的形态，并根据病变回声特性判断病变性质，精确测定血管腔大小及病变狭窄程度，用于指导疾病的诊断和介入治疗。

（2）光学相干断层成像：利用近红外线和光学干涉的原理对组织进行成像，是一种探测生物组织微米级结构的高分辨影像技术。

（3）冠脉血流储备分数：冠脉存在狭窄病变的情况下，该血管所供心肌能获得的最大血流与同一区域理论上正常情况下所获得的最大血流之比。冠脉血流储备分数是评价冠脉狭窄的功能性改变的公认生理学指标，是目前评价病变与心肌缺血关系的“金标准”。

（4）冠状动脉内膜旋磨：使用超高速旋转的转头将冠状动脉内粥样硬化斑块、钙化组织研磨成极细的微粒，从而将阻塞血管腔斑块消除。

（5）主动脉球囊反搏（intra aortic ballon pump，IABP）：在主动脉内放置一条球囊导管，通过体外泵系统循环对球囊进行充放气，达到改善血流动力学的效果。

（6）心室辅助系统：血液从左心室流入心室辅助装置，从升主动脉流出，通过减少左心室的工作，使心脏得到有效的休息，从而恢复功能，增加心排血量，维持对冠状动脉及终端器官的灌注。

（7）体外膜肺氧合：是一种改良的人工心肺机，最核心部分是膜肺和血泵，分别起人工肺和人工心的作用。

（8）射频消融：是通过电极导管释放射频电流，导致局部心肌发生凝固性坏死，从而治疗快速性心律失常的介入治疗技术。

（9）左心耳封堵术：经股静脉穿刺入路，行房间隔穿刺后，通过导引系统将左心耳封堵器植入左心耳中，待封堵器完全内皮化后，起到预防血栓栓塞事件的微创手术。

（10）心脏起搏器：是一种植入体内的电子仪器，发放脉冲电流，通过电极导线传导，刺激电极所接触的心肌，使心脏激动和收缩，模拟心脏电冲动发生和传导，治疗缓慢性心律失常。

（11）先心介入治疗：经皮穿刺外周血管，在DSA引导和心脏彩超的辅助下，将导管推送到心脏病变的相应部位进行治疗的方法。包括球囊扩张术（肺动脉狭窄、主动脉狭窄、肺动脉瓣狭窄等）和经导管封堵术（房缺、室缺、动脉导管未闭）。

（12）经导管主动脉瓣置入术（transcatheter aortic valve implantation，TAVR）：将组装好的主动脉瓣经导管置入到主动脉根部，替代原有主动脉瓣，在功能上完成主动脉瓣的置换。

【心血管介入诊治的种类】

（1）冠脉造影术。

（2）冠脉 PTCA 或 PCI 术。

（3）起搏器植入术。

（4）射频消融术。

（5）左心耳封堵术。

（6）先心介入治疗。

（7）经导管主动脉瓣置入术。

第二节　心脏冠状动脉造影术护理常规

【概念】

冠状动脉造影术是指经皮穿刺外周动脉将导管送至主动脉根部左、右冠状动脉开口，推注造影剂，使冠状动脉显影，从而明确冠状动脉是否存在病变，以及病变的部位、程度等。

【目的】

用于明确冠心病的诊断和决定下一步治疗，是诊断冠心病的“金标准”。

【方法】

经桡动脉或股动脉穿刺，将导管送至升主动脉，并在左或右冠状动脉口插入，注入造影剂，使冠状动脉显影。

【适应证】

1. 诊断目的

（1）有胸痛史，疼痛症状不典型，临床怀疑冠心病不能确诊。

（2）无心绞痛发作或心梗史，心电图有缺血性 ST–T 段改变。

（3）有典型缺血性心绞痛症状，心梗后再发心绞痛或运动试验阳性者。

（4）原因不明的心功能不全、心脏扩大、心律不齐的患者。

2. 治疗目的

（1）已确诊冠心病，药物治疗效果不好，拟行支架植入或冠脉旁路移植术。

（2）发病 6 小时的急性心肌梗塞或发病 6 小时以上仍有持续胸痛者。

（3）陈旧心梗药物治疗效果不佳，并发室壁瘤者。

（4）心脏瓣膜疾病、先天性心脏病欲行外科手术者。

3. 评价目的

（1）预后评价。

（2）临床治疗转归与随访。

（3）科研工作评价。

【相对禁忌证】

（1）不能控制的充血性心力衰竭或急性左心衰竭患者。

（2）未控制的严重室性心律失常（室性心动过速或心室颤动）患者。

（3）未能控制的严重电解质紊乱或洋地黄中毒患者。

（4）严重全身感染或发热患者。

（5）重症心外疾患，如癌症晚期、脑血管意外患者。

（6）精神病患者。

（7）严重碘造影剂过敏患者。

（8）活动性出血或严重出血倾向患者。

（9）严重肝肾功能不全患者。

【护理常规】

1. 术前的准备和护理

（1）心理护理：做好解释工作，消除患者疑虑，安定其情绪，向患者及家属介绍手术的方法和目的，以及可能出现的危险。缓解患者的紧张情绪，增强患者的信心，必要时手术前晚遵医嘱给予口服镇静剂，保证充足的睡眠。

（2）积极完善各项术前有关检查，包括心电图、心脏彩超、出凝血时间、肝肾功能、血常规、术前免疫，术前控制好血压与血糖。

（3）进行呼吸、闭气、咳嗽训练以便于术中顺利配合手术。术前患者排空大小便，必要时术前半小时肌注地西泮等。

（4）饮食护理：术前轻饮食，以免术中呕吐。必要时术前静推昂丹司琼等。

（5）建立静脉通路（一般在左侧）。

（6）术前备皮，做好手掌至腕关节上 10 cm 处的皮肤清洁。复杂病变需双侧腹股沟区备皮。

（7）拟行桡动脉穿刺者：术前行 Allen 试验，即同时按压桡、尺动脉，嘱患者连续伸屈五指至掌面苍白时松开尺侧，如 10 秒内掌面颜色恢复正常，提示尺动脉功能好，可行桡动脉介入治疗。

（8）肾功能不全患者术前化验肾功能，术中减少造影剂用量。

2. 术中的观察和护理

备齐用物：6F 桡鞘、泥鳅导丝、多功能造影导管、三环推注器、三联三通、压力传感器、桡动脉压迫器。

（1）平卧位，心电监护，除颤仪处于备用状态，必要时贴除颤电极板。

（2）提前备齐抢救药品、物品和器械，以供急需。

（3）正确配制术中用药，给药后及时补记医嘱。

（4）严密监测生命体征、心律、心率变化，观察压力曲线变化。

（5）严格无菌操作，准确传递导丝、导管等，协助医生各体位透视。

（6）及时保存影像资料，测量管腔直径、长度，准确递送所需各种耗材，按时效完成护理记录单，粘贴植入物标签。

3. 术后的宣教和护理

（1）病情监测：严密观察患者神志、血压、心率、节律，穿刺点敷料出血及术肢血运，脉搏搏动、皮温情况，必要时重复心电图检查，注意检查后有无心肌缺血的改变。

（2）穿刺处护理：

1）股动脉：穿刺股动脉拔除动脉鞘管根据闭合方式、肝素剂量不同，穿刺侧肢体制动时间不同。要观察伤口处有无出血，如包扎的敷料有渗血应及时通知医生，定时观察足背动脉搏动是否良好，做好对比记录。

2）桡动脉：穿刺桡动脉拔出动脉鞘管后，用桡动脉压迫器加压包扎，压迫 3 小时，6 小时后去除，告知患者术肢腕关节不宜用力，可轻微握拳，抬高上肢，观察患者术肢指端至手臂有无肿胀、麻木，若术肢出现指端血运不畅、颜色变深、指端冰冷、术肢麻胀感，应适当松解压迫器。

（3）鼓励患者多饮水，同时静脉输注 0.9% 生理盐水注射液 100 mL/h，以利于造影剂的排出，并注意观察患者尿液的颜色、量，如有异常及时通知医生。

（4）预防感染：去除压迫装置后给予换药，更换无菌敷料。

【并发症观察及护理】

1. 冠状动脉痉挛

（1）发生原因：与术中造影剂刺激、患者精神紧张等因素有关。

（2）表现：患者主诉心前区疼痛剧烈，脉搏减慢，血压下降，心电图有心肌缺血表现等。

（3）处理：

1）密切观察患者的生命体征，发生胸痛不适症状，报告医生的同时给予吸入氧气。

2）血压下降、心率减慢，静脉注射多巴胺、阿托品、硝酸甘油等药物，升高血压、提高心率改善心肌缺血治疗。

3）安慰患者避免精神紧张，行心电、呼吸、血压、氧饱和度监测。

4）抽血，查心肌坏死标志物、肌酸肌酶、心肌酶、肌钙蛋白和肌酸激酶同工酶。

5）观察用药后效果，胸痛症状，脉搏、血压的变化，复查心电图，与心绞痛发作时心电图比较。

6）遵医嘱术后口服地尔硫䓬、硝酸酯类药物，预防冠状动脉痉挛发生。

2. 血管迷走神经反射

（1）发生原因：穿刺时的疼痛刺激与紧张、术后拔管引起的疼痛或低血流量所致。大多数发生在术后，拔出动脉鞘管后即刻及拔管后的 10 分钟 ~ 2 小时。也可与精神紧张、焦虑、尿潴留以及第 1 次排尿后腹压降低等有关。

（2）表现：胸闷、心前区不适感是血管迷走神经反射的首发症状，心率减慢、血压下降（收缩压＜ 60 mmHg）、全身出冷汗、面色苍白、恶心、呕吐，精神萎靡、肌无力、四肢冷是其主要体征。

（3）处理：

1）保持呼吸道通畅，取平卧位头偏向一侧，避免呕吐物吸入引起窒息，备好负压吸引器，吸氧 3 L/min。

2）阿托品 0.5 ~ 1 mg 静脉推注。

3）快速静脉滴注低分子右旋糖酐 500 mL。

4）血压下降时，多巴胺 5 ~ 10 mg 静脉推注。

5）心电图检查，判断有无心肌缺血。

6）急救同时查明引发血管迷走神经反射的原因：精神紧张、恐惧；疼痛；血容量不足，禁食水时间长；憋尿；局部水肿；排尿过多。并给予对症处理。

3. 术中心绞痛

（1）发生原因：

1）患者术前病情未得到有效控制，如原发性高血压患者未控制血压、不稳定心绞痛患者未能有效控制心绞痛频繁发作等。

2）冠状动脉内形成血栓，或者操作中将血栓带入冠状动脉。

3）冠状动脉内气体栓塞。

4）导管操作不够熟练或导管不适合冠状动脉开口，导管刺激而引起冠状动脉痉挛。

5）注射造影剂时间较长，造成冠状动脉血流阻断。

（2）表现：可以有效缓解的心前区疼痛，心电图可有 T 波、S-T 段改变，也可无任何变化。

（3）处理：

1）立即查找导致冠状动脉痉挛原因并予以解除，如更换合适的导管、操作者动作轻柔准确，避免不必要的刺激。

2）给予高流量吸氧，增加心肌供氧。

3）遵医嘱舌下含服硝酸甘油，并观察症状有无缓解。

4）冠状动脉内注射硝酸甘油 100 ~ 200 μg，重复此剂量直到冠状动脉痉挛解除。

5）如果硝酸酯类无效，或者患者血压低，可疑冠状动脉内给钙拮抗药，如盐酸地尔硫䓬 1 ~ 2 mg 冠状动脉内注射。

6）静脉输入硝酸甘油，注意剂量与浓度。

7）如果患者持续疼痛，可遵医嘱给予吗啡 3 ~ 5 mg 静脉推注或入小壶。

4. 术中低血压

（1）发生原因：

1）血容量不足：与术前禁食时间长、手术时间长、大量呕吐、大量出汗等各种导致患者有效循环不足的原因有关。

2）迷走神经反射：与精神紧张、局部血管刺激（压迫或疼痛）、导管刺激等原因有关。

3）心脏压塞：在冠状动脉介入治疗中，有可能导丝、导管刺穿冠状动脉血管壁或者心肌而造成穿孔，血液流入心包形成心脏压塞，心脏充盈受限，同时有效循环血量减少，而造成血压降低。

4）冠状动脉血栓、慢血流、无血流：这几种情况都可以造成冠状动脉灌注不足影响心脏泵血，使血压下降。

5）过敏性休克：患者对造影剂过敏，发生严重的过敏反应，轻者仅有局部皮肤黏膜表现，严重者则会发生过敏性休克。

（2）表现：低血压发生时患者表现为面色苍白，大汗，心率加快或减慢，恶心、呕吐、胸闷，术中发生的血压急剧降低，低于 90/60 mmHg。

（3）处理：

1）在术中应该严密监测心率、血压、心电图，并关注患者的神志、表情、主诉等，如有异常变化，立即查找原因，迅速处理。

2）发现低血压时首先观察冠状动脉造影，是否有导管深插、超选等情况，及时移除导管，恢复血流灌注即可。如导管选择不当，护士及时协助更换导管。

3）因其他原因造成的低血压，需迅速给药。常用药物有间羟胺、阿托品、盐酸肾上腺素、盐酸甲氧氯普安等。

4）术前需建立较大血管的静脉通路，以备术中抢救使用。术中如需用多巴胺，应另建一条静脉通道，避免应用多巴胺后血管痉挛，无法快速补液、用药。

5）协助患者头偏向一侧，防止误吸。

6）如有必要，可行 IABP 辅助循环。护士备好 IABP 机、吸引器、临时起搏器及耗材。

5. 术中高血压

（1）发生原因：

1）精神紧张：由于对手术不了解和对病情的担忧等精神因素，导致血压过高，以老年女性患者更为多见。

2）尿潴留：尤其多见于老年男性患者，平时尿频尿急，由于手术时间较长，补充液体较多时，患者憋尿，担心污染手术操作，不敢或者不好意思请医务人员协助排尿，导致血压升高。

3）未服用降压药：有些高血压患者，未能正确理解术前禁食水的意义，没有服用常规术晨降压用药，导致术中血压偏高。

（2）表现：临床表现差异较大，可能仅有轻微不适感，尤其是基础血压较高的患者，可无任何不适主诉，但随着血压的增高，也可能会出现头痛、恶心、呕吐等症状。术中患者血压高于 160/100 mmHg，就可以判定为术中高血压。

（3）处理：

1）术前询问患者病史、用药情况，了解患者基础血压。

2）排查导致血压升高的原因，给予对症处理。

3）给予持续低流量吸氧。

4）询问患者有何不适，协助尿潴留患者排尿，对于自主排尿有困难者，必要时行导尿术。

5）对精神紧张患者予以心理疏导，讲解手术过程，并陪伴患者，及时解答患者的疑虑。如果焦虑严重，可遵医嘱术前给予基础麻醉用药。

6）如有恶心呕吐等症状时，将患者头偏向一侧，防止呕吐物引起误吸。遵医嘱给予止吐药物，导管室护士要注意保护 X 线发射器，避免呕吐液体渗入机器内，造成机器损坏。

7）可舌下含服硝苯地平或静脉输入硝酸甘油等药物，用药过程中，注意观察血压变化情况，防止血压骤然急速降低。观察用药效果，及时向医生反馈。

8）如有药物不能控制的高血压，可行肾动脉造影，以明确是否有肾动脉狭窄存在。准备好降压药物、肾动脉造影耗材。

6. 心源性休克

（1）发生原因：患者自身疾病，如左主干严重病变或三支血管复杂病变或术者的原因，引起心源性休克，另外，术中冠状动脉穿孔所致心脏压塞、冠状动脉急性闭塞外周动脉夹层、破裂出血、消化道应激性溃疡合并大出血、血管迷走神经反射等，或冠状动脉无复流、心肌梗死后再灌注损伤导致电风暴合并恶性心律失常，也可导致心源性休克。

（2）表现：术中患者出现低血压及末梢低灌注。

1）收缩压 < 90 mmHg 或者需要辅助治疗维持收缩压 > 90 mmHg；

2）组织灌注不足，末梢循环差以及肌酐清除率 < 30 μmol/L，尿量 ≤ 20 mL/h，中枢神经系统功能改变，周围血管收缩，四肢末梢皮肤湿冷、发

绀等现象。

（3）处理：

1）立即抗休克处理，遵医嘱给予扩容药如右旋糖酐-40 等。

2）遵医嘱给予血管活性药物，如间羟胺等。

3）患者取平卧位，高流量吸氧或氧气面罩吸氧。

4）严密观察呼吸及氧饱和度，随时准备气管插管和使用呼吸机辅助呼吸。

5）准备使用 IABP 机器，及时准确供给导管材料，根据患者身高选择 IABP 球囊。球囊放置到位连接 IABP 机器，按需调节反搏频率。

6）做好抢救护理记录。

7. 造影剂过敏反应

（1）发生原因：可能与术前患者评估不够、患者肝肾功能损害及术中造影剂使用量过多有关。多发生在注射造影剂后的 30 分钟内，偶见数小时至数日后出现的迟发反应。轻者影响患者的身心健康，重者危及患者的生命。

（2）表现：

1）轻度反应：面部潮红、结膜充血、眼及鼻分泌物增加、打喷嚏、咳嗽、头痛、头晕、发热、恶心、轻度呕吐、轻度荨麻疹等。

2）中度反应：麻疹样皮疹，轻度喉头水肿和支气管痉挛，胸闷气急、呼吸困难、声音嘶哑、肢体抽动。中度呕吐，血压也可呈暂时性下降。

3）重度反应：①循环衰竭，血压下降、脉搏细速、意识模糊、知觉丧失、心搏骤停。②呼吸衰竭，喉与支气管痉挛，呼吸困难，并发肺水肿时咳出大量泡沫样或粉红色痰。③过敏性休克，面色苍白、四肢发绀、发冷、呼吸困难、肌肉痉挛、惊厥、血压下降、意识丧失、心跳停止等。

（3）处理：

1）轻度：一般不需用药，症状可自行缓解，如需处理可静脉推注地塞米松 10 mg。安静休息，吸新鲜空气，大量饮水。严密观察 30 分钟后方可让患者离去。

2）中度：应立即停止注射造影剂。处理方法：①吸氧，保持呼吸道通畅，患者平躺并保持新鲜空气，鼻导管给氧或面罩给氧。②抗过敏药，如盐酸异丙嗪 25 mg 肌内注射，地塞米松 5 ～ 10 mg 静脉滴注。③对无原发性高血压、心脏病甲状腺功能亢进患者，用盐酸肾上腺素 0.25 ～ 0.50 mg 皮下或肌内注射，危急时可稀释后缓慢静脉注射，地塞米松 10 mg 静脉注射，可反复给药。④出现呼吸困难，痉挛性咳嗽可用氨茶碱 0.25 g 静脉注射，以 50% 葡萄糖 20 ~ 40 mL 稀释后缓慢静脉注射，不得少于 5 分钟注射完毕；糖皮质激素 250 ~ 500 mg 醋酸泼尼松龙，静脉注射，5 ~ 10 分钟后起效。⑤必要时可静脉给予地西泮 10 mg 以镇静。⑥喉头水肿者用地塞米松 5 mg，加盐酸肾上腺素 1 mg 做喉头喷雾。⑦呼吸抑制时，给予呼吸中枢兴奋药，如尼可刹米皮下或肌内间歇注射。

3）重度：必须迅速通知医生，就地急救处理。①出现休克心动过缓，血压下降时，立即取半坐位面罩吸氧；②建立静脉通道，快速滴注血浆代用品或林格氏液 1500 ~ 2000 mL；③盐酸肾上腺素 0.25 ~ 1.0 mg 静脉注射，每隔 10 ~ 15 分钟检查心功能，用药剂量依治疗效果而定。

【健康指导】

（1）休息：术后 1 周内应注意休息，穿刺点未愈合之前禁止洗澡，起床、下蹲时动作要缓慢，活动量应循序渐进增加，使心脏的负荷逐渐增加，切不可操之过急。保持情绪稳定和良好的心态，避免情绪激动和精神紧张。

（2）定期复查：严格按医嘱服药，应用抗凝血药者定期查出凝血时间，并注意有无皮肤黏膜牙龈出血、血尿、血便等，如有出血征象应及时就诊。

第三节　心脏冠状动脉 PTCA 及支架植入术护理常规

【概念】

经皮冠状动脉腔内血管成形术（percutaneous transluminal coronary angioplasty，PTCA）是在冠脉造影基础上，将球囊导管送至冠脉靶病变处进行球囊扩张，借助球囊扩张和机械张力解除冠脉狭窄，增加心肌供血，缓解症状和改善心功能的非外科手术方法。

支架植入是用支架挤压和封住撕裂的斑块，从而修复动脉壁局灶性损伤，形成永久性支撑架，保持冠脉血管通畅。

【目的】

解除冠脉狭窄，缓解冠心病患者临床症状，提高患者生活质量。

【方法】

冠脉造影明确靶血管，交换导丝指引 Guiding 导管至主动脉根部，工作导丝至病变远端，沿导丝送入球囊预扩，造影观察，撤回球囊沿导丝送入支架，造影显示完全覆盖病变，释放支架，造影观察效果。如有必要可行高压球囊后扩。

【适应证】

（1）慢性稳定型心绞痛。
（2）非 S-T 段抬高性急性冠脉综合征。
（3）急性 ST 段抬高性心梗。

【禁忌证】

（1）凝血功能异常。
（2）不能控制的严重心衰和严重心律失常。
（3）急性心肌炎。
（4）活动性出血或严重出血倾向。
（5）感染性心内膜炎。
（6）严重的电解质紊乱、低钾血症。
（7）肾衰竭。
（8）碘造影剂过敏。
（9）严重的外周血管疾病。
（10）腹主动脉夹层。

【护理常规】

1. 术前的准备和护理

同冠脉造影术外，应注意：

（1）术前口服抗血小板聚集药物：

1）择期 PTCA 者术前晚饭后开始口服肠溶阿司匹林和氯吡格雷。

2）对于行急诊 PCI 或术前 6 小时内给药者，遵医嘱服用负荷剂量的氯吡格雷。

（2）对于已经服用华法林的患者，术前应停用 3 天，并使 INR < 1.8。

（3）患者准备：清洁皮肤，并询问过敏史，检查手术知情同意书是否签字。指导患者饮食，术前应进少许食物及水，但不宜过多、过饱，告知患者术前排空膀胱。

2. 术中的观察和护理

（1）备齐用物：6F 桡鞘、泥鳅导丝、多功能造影导管、三环推注器、三联三通、压力传感器、桡动脉压迫器。工作导丝、球囊、支架。必要时备 IABP 导管、超声导管、压力导丝、OCT 导管、旋磨导丝、旋磨推进器、旋磨磨头、激光导管、Impella 导管、药涂球囊、生物可吸收支架等。

（2）同冠脉造影术外，应注意：

1）球囊扩张时，患者可有胸闷、心绞痛发作的症状，应做好安慰解释工作，并给予相应处理。

2）重点监测导管定位时、造影时、球囊扩张时，患者极有可能出现再灌注心律失常时心电及血压的变化，发现异常，及时报告医生并采取有效措施。

3）根据病变情况配合医生做 IABP、IVUS、FFR、OCT、旋磨、激光、心内血泵等特殊操作。

3. 术后的宣教和护理

同冠脉造影护理常规内容。

（1）严密观察病情变化，如有异常，及时通知医生给予处理。

（2）与病房医生做好交接，若未拔鞘，备好压迫器等物品，交接好特殊用药。

【并发症观察及护理】

同冠脉造影术外，应注意：

1. 支架内血栓

（1）发生原因：

1）植入多个支架、长支架，支架贴壁不良，支架重叠、CRUSH 技术，最后管腔直径缩小，支架结构变形，分叉支架，手术后持续慢血流或夹层撕裂均为血栓形成的原因。

2）高危病变：如左主干病变、多支病变、分叉病变、支架内再狭窄和冠状动脉搭桥术后等。

3）高龄、原发性高血压、糖尿病、心功能不全、前壁心肌梗死、急性冠状动脉综合征、肾功能减退等高危患者。

4）抗血小板药物抵抗、自行停用抗血小板药物及抗血小板药物不能耐受等。

5）全身严重并发症。

（2）表现：支架内血栓形成造成的直接病理改变是血管完全或者不全闭塞，患者表现为胸闷、胸痛症状应用吗啡持续不缓解，心电图有 S–T 段改变。应立即给予溶栓治疗，并联系术者及导管室行急诊 PCI 术。

（3）处理：

1）支架血栓一旦诊断，应立即转送至导管室造影。

2）严密观察患者胸闷、胸痛症状的持续时间，血压、心率、心律、神志等变化情况。建立静脉通道，心电、血压监测 24 小时。

3）行血栓抽吸术，反复球囊扩张、重新植入支架，必要时冠状动脉内溶栓。

4）反复、难治性支架血栓形成者，需外科进行手术治疗。

2. 支架脱载

（1）发生原因：

1）因预扩张病变不充分，导致支架不能完全通过而脱载。

2）术者间配合不当导致支架误释放。

（2）表现：射线下示支架脱离原位。

（3）处理：

1）高流量吸氧 6 ~ 8 L/min，并对患者进行心理护理。

2）准确迅速给药：阿托品提高心率，多巴胺升高血压，羟乙基淀粉、血浆提高有效循环血容量。

3）确保静脉输液通畅，必要时建立第二静脉输液通道。

4）设法使用圈套器取出支架或者将支架推送至血管远端，或采用球囊将其释放使其与血管贴壁。

3. 冠状动脉穿孔与心脏压塞

冠状动脉穿孔是 PC1 术中常见的并发症，冠状动脉穿孔可导致急性心脏压塞。

（1）发生原因：一般发生在选择使用硬度较高的导引导丝，也可发生在球囊扩张时球囊破裂以及球囊型号选择超过参考血管直径（球囊直径 / 参考血管直径≥ 1.3 mm，穿孔发生率较高）、高压释放支架、支架后高压扩张、旋切、旋磨、激光成形术等时。

（2）表现：患者可出现血压降低、心慌、恶心、心动过缓、憋气、烦躁等。行超声心动图或 X 线透视，都是诊断心脏压塞快速可靠的方法，超声心动图发现心包积液阴影区，X 线透视显示心脏收缩运动减弱。

主要类型分为以下几种。

1）Ⅰ型常见，限于动脉外膜下，造影可见局部溃疡状或蘑菇状突出，多因导丝或旋切装置引起。

2）Ⅱ型心肌内或心包内局限性片状造影剂渗漏。

3）Ⅲ型造影剂经穿孔持续外流：①Ⅲ a 型造影剂流向心包。②Ⅲ b 型造影剂流向心室腔或其他部位。

（3）处理：

1）遵医嘱迅速静脉推注阿托品、多巴胺，以提高心率、血压，同时补充液体。

2）立即心包穿刺，提供 6F 动脉鞘，猪尾导管或双腔、三腔静脉引流管，穿刺针及次性注射器 50 mL。

3）备好临时心脏起搏器和起搏导管，必要时使用。

4）安抚患者，重视患者的感受，使其保持心情平静，与患者及家属及时沟通病情，规避医疗风险。

5）准备鱼精蛋白，必要时根据末次肝素用量，冠状动脉内使用 10 ～ 30 mg 鱼精蛋白，同时观察凝血时间。

【健康指导】

对患者进行疾病有关知识的教育。

（1）坚持服药：支架术后服阿司匹林、氯吡格雷 > 12 个月，观察有无白细胞减少及肝肾功能受损表现，并定期复查出凝血时间及凝血酶原时间。

（2）良好生活作息：注意生活规律，劳逸适度，防止受凉，预防感染，保持情绪稳定，避免精神过度紧张和情绪波动，忌暴怒、惊恐、过度思虑以及过喜。培养良好习惯以怡情养性，调节自己的情绪。

（3）教会患者及家属认识病情变化并掌握自救的紧急措施等。教会患者自测脉搏、自我观察与评估，并随身携带常用急救药物。

（4）饮食指导

1）严格控制体重：低盐、低脂、低糖、高蛋白饮食。

2）多吃水果、新鲜蔬菜，适当吃些食用醋，软化血管，减少心绞痛发作。

3）避免高脂肪、高胆固醇饮食，如蛋黄、肥肉、内脏等。

4）避免暴饮暴食、过饱过饥，纠正偏食的不良习惯。

5）戒烟：防止心绞痛的发生。烟中的一氧化碳和尼古丁导致血管收缩血压增高、心率增快、心脏负担加重、使心肌易于激动，诱发心律失常，严重可导致猝死。

6）减少醇类饮料摄入：长期大量饮酒，可使心脏发生脂肪变，减低心脏的弹性和收缩力，血管壁脂肪物质堆积，管腔变窄等变化。

（5）定期复查：指导患者定期到医院复诊或接受随访，一般情况下术后1、3、6 个月到医院随访一次，坚持服药，如有不适及时就诊。

第四节　射频消融术护理常规

【概念】

射频消融（radio freguency catheter ablation，RFCA）是在心脏电生理技术进行心内标测定位的基础上，将电极导管置于引起心律失常的病灶或异常传导路径区域内，通过释放射频电流，促使该区域内心肌细胞发生凝固性坏死，以阻断和消除快速型心律失常异常传导路径和起源点，从而达到根治目的的一种心脏介入性治疗技术。

【目的】

阻断和消除心律失常异常传导路径和起源点。

【方法】

局麻下将数根电极导管经股静脉、锁骨下静脉送入冠状静脉窦、右心房及希氏束、右心室等部位，刺激心房和（或）心室诱发与临床一致的心动过速，定位心动过速起源点，然后将消融用的电极导管送达已定位的起源点并与体外的射频发生器相连。放电后重复电生理检查，若不能诱发心动过速且临床随访无发作，则说明消融成功。

【适应证】

（1）室上性心动过速。
（2）室性心律失常。

【禁忌证】

（1）急性心梗。
（2）稳定型心绞痛。
（3）严重感染。
（4）严重心力衰竭。
（5）严重凝血功能障碍及出凝血疾病。
（6）精神障碍性疾病无法配合手术。

【护理常规】

1. 术前的准备和护理

（1）术前停用抗心律失常药物 5 个半衰期以上。
（2）向患者说明检查的目的和步骤，签署知情同意书。

（3）完善相关辅助检查。

（4）术前禁食但遵医嘱服用相关药物。

（5）腹股沟备皮。

（6）根据穿刺部位，建立 1 ～ 2 条静脉通道，以便术中用药。

（7）术前排便，去除金银饰品及内衣裤，摘掉义齿，仅穿病号服。

2. 术中的观察和护理

（1）备齐用物：6F、8F 股鞘，负极板，体表电极，十级，四级，星标电极，大头，心内穿刺针，心内导引鞘组，除颤仪处于备用状态。

（2）心理护理：改善患者紧张情绪，告知患者手术过程中处于清醒状态，术中不可移动身体及四肢，有不适只能用语言表达。

（3）药物准备：盐酸异丙肾上腺素、硫酸阿托品注射液、盐酸利多卡因注射液、硫酸镁注射液、胺碘酮注射液、咪达唑仑、枸橼酸芬太尼、盐酸多巴胺注射液、肝素注射液。

（4）除颤器备用：必要时粘贴除颤电极片。

（5）生命体征观察：以术前患者情绪稳定时所测生命体征作参考值，术中每 15 分钟检测生命体征。穿刺房间隔后每 5 分钟测量一次生命体征，连续 3 次，以后每 15 分钟监测一次。

（6）医患交流：适时指导患者呼吸、提供主诉，随时观察心电监护及腔内心电图表现，及时发现患者病情变化。

（7）术中肝素使用：术中遵医嘱使用肝素，房间隔穿刺后肝素根据患者体重给全量，做好记录，每小时提醒医生一次。根据需要测 ACT。

3. 术后的宣教和护理

（1）术后每天描记全导联心电图，观察有无各种心律失常及房室传导阻滞。必要时行动态心电图检查。

（2）严密监测心率、血压变化，多巴胺、阿托品床旁备用。

（3）嘱患者术后绝对卧床 4 ～ 6 小时，卧床期间避免咳嗽、大笑、打喷嚏、收腹等增加腹压动作，防止穿刺部位出血，定时观察足背动脉搏动，远端肢体颜色、温度、感觉。

（4）对电生理检查资料进行整理并保存完整。

【并发症观察及护理】

1. 感染

（1）发生原因：术中操作不严密或伤口被尿液等污染可导致感染，严重者可致感染性心内膜炎。

（2）处理：

1）术中严格无菌操作，尽量减少放电次数，术后应正确处理创口，保持局部创口敷料清洁、干燥，避免尿液污染。

2）术后 24 小时严密观察体温、脉搏，如患者出现发热应查找原因，按医嘱使用抗生素。

2. 尿潴留

（1）发生原因：多为女性，与不习惯床上排尿及手术时间长，术中输入过多液体有关。

（2）处理：

1）术前练习床上大小便，进入导管室前先排尿，术后 6 小时可按住创口坐起排尿，以避免尿潴留发生。

2）经腹部热敷、按摩或留置导尿后尿潴留缓解。

3. 低血糖反应

（1）发生原因：RFCA 术前常需禁食，有糖尿病病史、年老体弱和手术时间长的患者易引起低血糖反应。表现为心慌、面色苍白、出汗、心率加快、饥饿感。

（2）处理：术前详细了解病史，有糖尿病或有低血糖反应史及年老体弱者可安排先做手术，并建立静脉通路，适量补液密切观察病情变化。检测血糖，尽量缩短手术时间，可有效防止低血糖发生。

4. 术中房颤

（1）发生原因：系导管刺激所致。

（2）处理：术中持续心电监护，严密监测心率、心律变化，导管操作动作应轻柔，尽量减少导管操作次数。

5. 局部血肿

（1）发生原因：经延长卧床时间及沙袋压迫时间，密切观察局部情况，未见血肿增大。

（2）处理：术后嘱患者平卧，动脉穿刺者局部用强力绷带包扎、加压 6 ~ 8 小时。注意检查沙袋压迫部位是否正确，敷料是否干燥。若发现患者局部有发热感，应及时查看和处理。

6. 瓣膜损伤

（1）发生原因：大多数见于大头导管操作粗暴强行通过主动脉瓣所致机械损伤，造成主动脉瓣关闭不全。

（2）处理：术者使用导管过主动脉瓣应先弯曲缓慢进入，备急救物品。

7. Ⅲ度房室传导阻滞（atrioventriculaar block，AVB）

（1）发生原因：可能与大头导管靠近或重叠于 His 束或过度放电有关。

（2）处理：消融放电前标测合适靶点，减少放电次数，缩短消融时间，术中术后严密监测心电改变，若放电后发现 P-R 间期延长超出原来的 50% 或出现房室分离，应警惕Ⅲ度 AVB 的发生。

8. 下肢动脉栓塞

（1）发生原因：与加压止血时间及卧床时间过久有关。

（2）处理：术后应密切观察肢端血供情况，发现情况及时处理，如手术仅穿刺股静脉，应适当缩短沙袋压迫时间（2 ~ 4 小时），提前 12 小时下床活动。

【健康指导】

（1）出院后 1 周内保持穿刺点清洁干燥，不要游泳，可以淋浴。

（2）适度的活动和充分的休息，勿剧烈运动。

（3）嘱患者注意劳逸结合保证充足的睡眠，保持情绪稳定，戒烟酒。

（4）饮食规律，勿暴饮暴食，多食水果蔬菜，保持大便通畅，排便时避免用力过猛或过度屏气，以免兴奋迷走神经。

（5）预防感冒，防止加重心脏负担诱发心力衰竭。

（6）指导患者自测脉搏，如有异常及时就诊。

第五节 左心耳封堵术护理常规

【概念】

左心耳封堵术（left atrial appendage closure，LAAC）是新近发展起来的预防房颤并发卒中的一种有效治疗方法。

【目的】

封堵左心耳以达到减少或预防卒中的目的，消除患者对长期口服抗凝治疗的依赖性。

【方法】

房颤射频消融术中行一站式左心耳封堵，或行左心耳封堵术。

【适应证】

CHA2DS2-VASC 评分≥ 2 的房颤患者，同时具有下列情况之一：
（1）有口服抗凝药禁忌，或不适合长期口服抗凝。
（2）服用华法林，INR 达标的基础上仍有症状者。
（3）发生卒中或栓塞事件者。
（4）出血风险高的患者（HBS-BLED ≥ 3）。

【禁忌证】

（1）左心耳内径 > 65 mm、经食道超声发现心内血栓或左心房腔内浓密自发显影、严重二尖瓣病变或心包积液 > 3 mm 者。

（2）预计生存期 1 年患者；低卒中风险（CHA2DS2-VASC 评分 0 或 1 分）或低出血风险（HBS-BLED 评分 3 分）者。

（3）需华法林抗凝治疗的除房颤外其他疾病者。

（4）存在卵圆孔未闭合并房间隔和右向左分流，升主动脉 / 主动脉弓存在复杂可移动 / 破裂 / 厚度 > 4 mm 的动脉粥样硬化斑块者。

（5）胸膜粘连。

（6）接受择期心脏外科手术者。

（7）左室射血分数 < 35%，心功能Ⅳ级。

【护理常规】

1. 术前的准备和护理

同射频消融术护理常规内容。

2. 术中的观察和护理

备齐术中用物：股静脉穿刺鞘，房间隔穿刺针，房间隔穿刺鞘，一站式左心耳封堵器或分体式左心耳封堵器，食道超声探头及超声仪。

（1）做好全麻配合。

（2）配合手术过程，及时递送耗材并保存图像。股静脉穿刺成功后，透视下穿间隔，肝素化保持 ACT > 250 秒，更换长鞘行左心耳造影，食道超声确定左心耳深度及口部直径，DSA 测量，选择封堵器直径，将封堵器送至左心耳口部，进行释放左心耳牵拉试验、左心房内造影，食道超声检查以确定封堵器的位置和封堵效果，撤出输送系统及导管。

（3）完善护理记录单，记录封堵器型号并粘贴合格证。

3. 术后的宣教和护理

同射频消融术护理常规内容。

【并发症观察及护理】

（1）心包积液与心脏压塞：可能发生在房间隔穿刺时，或导线、鞘管或封堵器刺穿左心耳时。术中超声监测提示心包积液或心脏压塞，需尽快行心包穿刺术。

（2）残余漏：TEE 显示封堵器周围血流宽度 > 3 mm 可视为有残余漏。

（3）空气栓塞和血栓栓塞：是较为常见的并发症。应尽量减低气泡进入封闭的输送鞘系统的机会，封堵器在体外使用盐水反复冲洗数次，从装载鞘推进输送鞘时应在装满水的盘中进行。

（4）封堵器移位或脱落：备圈套器经股静脉取出，必要时中转开胸取出。

（5）器械相关血栓形成：目前倾向于联合抗血栓治疗即术后 3 ~ 6 个月阿司匹林 + 氯吡格雷，此后改阿司匹林单独用药。

（6）血管损伤：包括出血、穿刺部位血肿、动静脉瘘、假性动脉瘤等。

【健康指导】

同射频消融术后健康指导内容。

第六节　起搏器植入术护理常规

【概念】

1. 起搏系统组成

（1）脉冲发生器：常将脉冲发生器单独称为起搏器。主要由电池（锂 - 碘电池）和电路组成，是起搏系统的主体，能感知心电信号发放脉冲电流。

（2）电极导线：一种外有绝缘层包裹的导电金属线，将起搏器的电脉冲传导至心肌，将心脏的电信号传递至起搏器的感知放大器。

2. 起搏原理

脉冲发生器定时发放一定频率的脉冲电流，通过导线和电极传输到电极所接触到的心肌，使局部心肌细胞受外来电刺激产生兴奋，并通过细胞间的缝隙连接或闰盘连接向周围心肌传导，导致整个心房或心室兴奋进而产生收缩活动。

【目的】

正确感知，有效起搏。

【方法】

穿刺优势手对侧的锁骨下静脉或腋静脉，交换撕开鞘，根据起搏器类型将电极导线置入心房和 / 或心室，程控，制作囊袋，缝合。

【适应证】

（1）伴有临床症状的任何水平的完全或高度房室传导阻滞。

（2）伴有症状的束支分支水平阻滞，间歇性第二度Ⅱ型房室传导阻滞。

（3）病态窦房结综合征或房室传导阻滞，有明显临床症状或虽无症状，但逸搏心律 < 40 次 / 分或心脏停搏时间 > 3 秒。

（4）有窦房结功能障碍或房室传导阻滞的患者，必须采用具有减慢心率作用的药物治疗时，应植入起搏器。

（5）颈动脉窦过敏综合征及神经介导性晕厥：反复发作的由颈动脉窦刺激或压迫导致的心室停搏 > 3 秒所致的晕厥。

（6）药物治疗效果不满意的顽固性心力衰竭。

【禁忌证】

（1）心脏急性活动性病变，如急性心肌炎、心肌缺血。

（2）合并全身急性感染性疾病。

【护理常规】

1. 术前的准备和护理

（1）为患者及家属介绍手术的必要性和安全性，手术的过程、方法和注意事项，以解除思想顾虑和精神紧张。必要时手术前应用镇静剂，保证充足的睡眠。

（2）协助检查：指导患者完成必要的实验室及其他检查，如血常规、尿常规、血型、出凝血时间、胸部 X 线、心电图、动态心电图等。

（3）皮肤准备：通常经股静脉临时起搏，备皮范围是会阴部及双侧腹股沟；植入式起搏备皮范围是颌下至上腹部，备皮后注意局部皮肤清洁。

（4）抗生素皮试。

（5）训练患者平卧位床上排尿，以免术后由于卧床体位而出现排尿困难。

（6）术前应用抗凝剂者需停用至凝血酶原时间恢复在正常范围内。如不能停用药物者，术前应准备止血药，以备术中使用。

（7）术前建立静脉通道，使用抗生素 1 次。

2. 术中的观察和护理

（1）备齐术中用物：撕开鞘，起搏电极导线，起搏器，转接线，程控分析仪，临时起搏器及临时起搏导线，除颤仪。

（2）协助患者平卧于检查床上，裸露上半身，连接心电监护，将血压计袖带束缚于起搏器植入侧的对侧上肢，监测血氧饱和度（指套式），建立静脉通路，对于有胸闷气短患者，给予鼻导管持续低流量吸氧。

（3）严格执行无菌操作规程，铺无菌台、打开无菌辅料包及起搏器专用器械包，并将注射器、无菌手套、输液器、相关导管耗材（需要时）（如 18G 动脉穿刺针、6F 普通动脉鞘、临时起搏电极等）的包装袋充分打开，无菌面对向操作台，逐一递予手术操作人员。配合穿刺时摆放体位，观察有无穿刺相关并发症。

（4）在插入电极跨过三尖瓣环时，会发生频发的室性早搏或短阵室性心动过速，甚至诱发心室颤动，应严密监测心电图变化，除颤器处于备用状态，功率设置在 150 ～ 200 J。

（5）待电极送到心室或心房满意位置后，将转接线与台下起搏器程控仪进行连接。进行各项参数测试。在测试时注意不要污染无菌操作区。测试参数包括：①起搏频率。②起搏电压。③阻抗。④感知。

（6）检查电极稳定性，嘱患者深呼吸或咳嗽，严密监测心电图，检查是否有无效起搏及膈肌刺激现象。必要时重新调整电极位置，直到各项所测参数符合要求为止。

（7）加强术中巡视，确保整个手术过程中外周静脉通路处于通畅状态，重视患者主诉（有无胸痛），密切监测生命体征变化，如神志、心率、心律、呼吸、血压等，如有变化及时报告术者。

（8）提醒术者电极导线与起搏器应固定牢靠，术毕应留起搏器影像资料。囊袋处加压包扎，盐袋压迫 8 ～ 10 小时，术侧上肢限制性制动。

（9）完善术中护理记录，包括起搏器型号、电极型号、起搏频率、起搏阈值阻抗、感知灵敏度等数值，描记术后有效起搏心电图，并将起搏器及电极条形码粘贴于记录单上。

3. **术后的宣教和护理**

（1）心理护理：对患者加强心理护理，要宣传起搏器安置术的科普知识，嘱患者注意生活规律，少食多餐，补充适当的营养物质，如蛋白质、维生素、水果及蔬菜。

（2）心电监测：术后持续24小时心电监测，观察起搏心律和自主心律的情况。进行手术前后心电图的对比，观察有无起搏电极脱落、起搏频率是否在限定频率范围内，如有异常立即通知医生，采取相应的处理措施，排除故障，保证患者的安全。

（3）体位与活动：电极导线脱位90%发生在术后1周之内，与患者起床活动过早、导管电极与心内膜接触不良、导管与静脉切口处固定不牢、右心室过大，右心室压力过高等因素有关，术后为防止电极移位，一般术后1～3天内应取平位或轻度非患侧卧位，尽量避免术侧肢体活动，下肢可适当床上活动，防止深静脉血栓形成。术后3天内尽量卧床，3天后可下床活动，在此期间应避免植入起搏器一侧肢体进行大幅度、剧烈的活动。拆线后可以进行轻度、适当的上肢和肩关节活动。在术后1～2个月后可进行上肢运动，以能摸到对侧耳垂为好。术后1个月内避免术侧手臂高举过头或过伸等动作。

（4）切口护理：术后切口处用盐袋1 kg压迫8～10小时，并观察切口处有无出血、肿胀等。严密观察伤口局部皮肤颜色、温度，伤口有无渗血、红、肿、热、痛等感染情况，发现异常及时处理。

（5）饮食及排便护理：术后给予高蛋白、高维生素、多纤维易消化的食物以增加机体抵抗力，促进伤口愈合。指导患者保持大便通畅，定时给予腹部顺时针按摩，必要时可用开塞露，避免用力屏气排便，以防引起起搏电极脱位。

【并发症观察及护理】

常见并发症有气胸或血气胸、心脏穿孔、心律失常、疼痛、囊袋血肿、静脉血栓、接口松动、导线磨损、导线脱位、皮肤粘连、皮肤破溃、起搏系统感染、旋绕综合征等。

1. **与电极植入相关的并发症**

（1）导线脱位：分为脱位和微脱位，前者有明显的影像学特征，而后者影像学检查电极导线无明显位置改变。

（2）气胸：可在起搏器植入术中或术后 48 小时出现以下临床症状。

1）锁骨下穿刺抽到气体。

2）不能解释的低血压。

3）胸痛。

4）呼吸困难。

处理方法：

1）如果肺压缩 $< 10\%$，可以严密观察而不必行胸腔穿刺。

2）如果肺压缩 $> 10\% \sim 20\%$，且患者有持续呼吸困难或出现血气胸，则应考虑行胸腔穿刺。

（3）心脏穿孔：穿孔高危部位有右心室游离壁和右心室心尖部。分为急性心肌穿孔（出现心脏压塞等循环症状）和慢性心肌穿孔（可没有症状，或导致起搏阈值升高）。诊断金标准：心脏彩超和心脏 CT。

处理方法：

1）如果患者有轻微症状或体征，但不能确定是否有持续性心肌穿孔，可以严密观察。

2）若症状和体征在 24 ~ 48 小时内减轻，则不必调整导线位置。

3）如果临床表现和超声心动图都提示心脏压塞，则应在超声引导下行心包穿刺。

4）心外科保护下进行导线再定位或开胸手术。

（4）心律失常：通常是一过性的，调整导线位置即可消失。在植入早期，由于导线－心肌接触面的刺激，可能出现室性期前收缩，植入术后 24 小时内消失，极少需要处理。对于心脏停搏或完全性房室传导阻滞的高危患者，需要考虑事先放置临时起搏器。

（5）血栓形成：静脉血栓最常见的表现是上肢轻度水肿、疼痛和沉重感。

处理方法：保守治疗包括休息、抬高上肢、静脉注射肝素等，华法林口服 3 ~ 6 个月。对于受累严重的血栓形成患者，需要其他的介入治疗。

（6）旋绕综合征：起搏器患者有意或无意地摆弄脉冲发生器，可致起搏器转位、导线旋绕，最终导线脱位。

2. 与起搏器植入相关的并发症

（1）脉冲发生器囊袋血肿：为最常见并发症。起搏器植入后常见局部淤血，无论面积大小，如果不继续扩大，可观察。不要试图抽吸血肿，因为血肿常常是无菌的，即使注意无菌技术，仍会增加感染的危险。如果起搏器植入术中操作仔细，囊袋合适，则可减少此类并发症。

（2）疼痛：一般会逐渐减轻，可对症处理。但应鉴别感染、起搏器埋置过于表浅、起搏器埋置太靠外侧、起搏器引起变态反应等情况。

（3）皮肤粘连和皮肤破溃：脉冲发生器与皮肤粘连强烈提示感染。可见于起搏器囊袋无痛性感染，手术时囊袋制作过小，埋藏过于表浅等情况。

处理方法：

1）如果与感染有关，则整个起搏系统包括脉冲发生器和导线必须取出，另选清洁部位重新植入新的起搏系统。

2）若无感染，则对原部位进行改造，扩大囊袋，修复皮肤使之满意覆盖。

（4）膈肌刺激：可引起顽固性呃逆。植入左心室电极导线时较常见。

处理方法：降低起搏输出或改为双极起搏。若症状持续存在，应重新调整电极位置。

【健康指导】

（1）教会患者测定、记录脉搏的方法，每天定时在安静状态下测量 1 ~ 2 次。

（2）1 个月内平卧或左侧卧位，3 个月内避免术肢剧烈活动。

（3）保持埋藏部位皮肤清洁干燥，穿宽松衣服，减少摩擦、碰撞。

（4）可以安全使用各种家用电器。

（5）避免接触可能会有影响的设备，如电磁炉、手机、发动机、电锯、大型音响等。

（6）遇雷雨时缩短在室外逗留时间。

（7）快速通过安检门及防盗装置。

（8）外出时随身携带塑封防水的保健卡，标明起搏器型号、起搏频率及主治医生的通讯号码，以便出现意外时可得到及时救治。

（9）不受影响的医疗行为：超声心动图、心电图、X 线、CT。

（10）应注意的医疗行为：直接的物理治疗或放射线照射、电针灸、应用除电极板等，远离磁场、电场，如核磁共振、手术电刀、碎石震波、电灼等，以防对起搏器造成干扰。

（11）如出现脉率减慢或加速，埋藏部位红肿热痛、头晕、黑障等情况，应立即就近就诊，当埋藏部位受碰撞后应及时就诊检查起搏器功能，防止发生意外。

第七节　经导管主动脉瓣置入术护理常规

【概念】

TAVR 是将组装好的主动脉瓣经导管置入到主动脉根部，替代原有主动脉瓣，在功能上完成主动脉瓣的置换。

【目的】

各种原因导致主动脉瓣叶结构和形态改变，在心脏收缩时主动脉瓣叶运动异常，开放面积小，血流在主动脉瓣叶水平受阻，出现跨瓣压差。将组装好的主动脉瓣经导管置入到主动脉根部，替代原有主动脉瓣，在功能上完成主动脉瓣的置换。

【方法】

经股动脉逆行法；经股静脉顺行法；经心尖顺行法。

【适应证】

（1）重度主动脉瓣狭窄：瓣口面积 $< 0.8\ cm^2$，主动脉跨瓣压差 $\geqslant 40$ mmHg 或瓣口血流速度 $\geqslant 4.0$ m/s。

（2）存在外科主动脉瓣置换术手术禁忌。

（3）手术高危，STS 评分 > 10。

【禁忌证】

（1）左心室内血栓。

（2）左室流出道梗阻。

（3）急性心梗及严重的冠脉病变。

（4）左室射血分数 < 20%，主动脉瓣环 > 31 mm 或 < 18 mm。

（5）严重右心室功能不全。

（6）主动脉根部形态不适合 TAVR。

【护理常规】

1. 术前的准备和护理

（1）病情评估：询问患者有无呼吸困难、心绞痛、晕厥等症状。

（2）外出检查安排专人陪护。

（3）饮食护理：给予低热量、高蛋白、高维生素、清淡、易消化饮食，避免刺激性食物，少量多餐，戒烟。

（4）避免诱发心衰，防止呼吸道感染，控制输液量及速度，保持大便通畅。

（5）对已出现心衰、呼吸困难者，指导患者卧床休息，持续低流量吸氧。术前锻炼呼吸功能，联系吹气球，咳痰训练。

（6）口服利尿剂患者注意观察患者的尿量及血钾变化。

2. 术中的观察和护理

（1）用物准备：4 ~ 11 F 动脉鞘，20 ~ 24 F 动脉鞘，超滑、J 型、加硬、超硬导丝，微导丝，造影导管（猪尾、144° 猪尾、金标猪尾、JR4、AL1、AL2、JL4、JL5），Z-MED Ⅱ 球囊，临时起搏器及电极，缝合器，高压注射器及延长管，外周血管球囊及覆膜支架，抓捕器，IABP 主机及球囊，ACT 机，麻醉机，食道超声仪，体外循环机。

（2）消毒手术区，备中转体外消毒范围。

（3）配合麻醉左侧颈静脉穿刺，开放液路及置入临时起搏器，测试后关闭电极。

（4）穿刺左侧股动脉，行髂动脉造影，配合连接高压注射器，联动造影。

（5）穿刺右侧股动脉，预置缝合器，导丝导引猪尾于无冠脉窦底，直头导丝导引 AL2 于左心室底，造影并测跨瓣压。

（6）加硬导丝导引球囊扩张主动脉瓣，人工右心室起搏 180 次 / 分，收缩压降至 60 mmHg。将支架瓣膜推送至主动脉瓣环，人工起搏 180 次 / 分，充分扩张球囊，释放支架瓣膜后，回缩球囊，关闭起搏器，恢复自主心率，退出输送系统。透视下观察支架瓣膜位置、形态并造影评估，观察冠脉开口是否受累。协助行食道超声。

（7）配合缝合股动脉穿刺点，配合麻醉师给予复苏护理。

3. 术后的宣教和护理

（1）全麻术后护理常规，心电监护密切观察心律变化。

（2）术后制动 24 小时，床上轴线翻身，做踝泵动作。

（3）维持血压平稳。

（4）鼓励患者咳痰，防止肺部感染。

（5）若伤口无明显渗血，术后 2 ~ 3 天在体力允许的情况下在室内适量活动。

【并发症观察及护理】

（1）支架瓣膜脱落：如果术中选择支架瓣膜尺寸偏小或置入后移位，与患者瓣环不匹配，可能引起支架瓣膜脱落。患者可能出现呼吸加快、气急、心率增快、脉压增高，听诊时主动脉舒张期有收缩中期高调的哈气样杂音，术中密切配合医生在 X 线下观察支架期膜有无移位，如移位，护士立即通知超声医生，行超声检查确认支架瓣膜的位置，并联系外科进行手术。

（2）瓣周漏：术中由于支架瓣膜贴壁不佳，引起瓣周漏。听诊时舒张期主动脉区哈气样杂音增强，如患者出现呼吸困难、咳嗽、咳粉红泡沫痰等急性左心衰症状，及时通知医生行强心、利尿等治疗，必要时联系外科行手术治疗。

（3）冠状动脉口堵塞：如果术中支架瓣膜定位过高，超过了瓣环，过大的原瓣叶经支架瓣膜挤压后可能堵塞冠状动脉口。主要表现为患者烦躁不安、心电图 S-T 段抬高、室性心律失常、血压下降。护士在术中要密切观察患者的血压、心率、心律等生命体征及尿量的变化，发现异常及时通知医生，并将多巴胺、肾上腺素备好，协助医生做好抢救的准备。

（4）脑卒中：术中支架瓣膜上的血栓形成并脱落所致，表现为局灶性神经功能缺失，引起脑卒中，术中护士密切观察患者双侧瞳孔是否等大，对光反射是否灵敏，如患者出现血压不稳、肢体抽搐，遵医嘱给予脱水降压药，减轻脑水肿，降低颅内压。

【健康指导】

（1）药物指导：球囊扩张瓣膜者术后6个月服用氯吡格雷（75 mg/d）抗栓治疗，自膨胀瓣膜者术后3个月服用氯吡格雷（75 mg/d）抗栓治疗，阿司匹林75 ~ 100 mg/d终身服用。

（2）管理其他心脏疾病。

（3）通过超声心动图（出院前，30天，每年）和心电图监测TAVR术后并发症。

（4）长期口腔卫生和抗生素预防。

（5）活动：保持足够的休息和睡眠时间。根据心脏功能，适当室内与户外活动，以不引起心慌气短为度。

（6）饮食：少量多餐，严禁吃得过饱。适当补充维生素 B_1 和维生素C有利于保护心肌。多补充膳食纤维素、维生素和微量元素。

第八节　先天性心脏病介入治疗护理常规

【概念】

先天性心脏病：指心脏及大血管在胎儿期发育异常引起的、在出生时病变就已存在的疾病，简称先心病。

【目的】

经皮穿刺外周血管，在心脏彩超及X线透视引导协助下，将封堵器送至病变部位，封堵异常通路。

【方法】

经股动静脉穿刺插管，置入输送器，经输送器置入封堵器对其漏洞进行修补。

【适应证】

1. 动脉导管未闭

（1）体重 > 8 kg，有临床症状和心脏超负荷表现，不合并需外科手术的其他心脏畸形。

（2）“沉默型”动脉导管未闭（patent ductus arteriosus，PDA）。

（3）导管直径 > 14 mm。

（4）合并感染性心内膜炎，但已控制 3 个月。

（5）合并轻－中度左房室瓣关闭不全、轻－中度主动脉瓣狭窄和关闭不全。

2. 房间隔缺损

（1）继发孔型房间隔缺损（atrial septal defect，ASD）直径≥ 5 mm 伴有心容量负荷增加，≤ 36 mm 的左向右分流 ASD。

（2）缺损边缘至冠状静脉窦，上、下腔静脉及肺静脉的距离≥ 5 mm，至房室瓣≥ 7 mm。

（3）房间隔直径 > 所选用的封堵伞左房侧的直径。

（4）不合并必须进行外科手术的其他心脏畸形。

3. 卵圆孔未闭

（1）卵圆孔未闭（patent foramen ovale，PFO）伴或不伴房间隔瘤，或伴右向左分流，或静脉声学造影示 Valsalva 动作时经胸超声或经食道超声证实有右向左分流。

（2）合并不明原因的脑栓塞。

（3）合并不明原因的 TIA 或颅内缺血性病变。

（4）合并不明原因的颅外血栓栓塞。

（5）合并静脉系统血栓引起脑梗死。

（6）外科手术封堵后仍有残余。

（7）房间隔瘤合并多孔房间隔缺损引起脑梗死。

【禁忌证】

1. 动脉导管未闭

（1）感染性心内膜炎、心脏瓣膜和导管有赘生物。

（2）严重肺动脉高压出现右向左分流，肺总阻力 > 14 wood 单位。

（3）合并需外科手术矫治的心内畸形。

（4）依赖 PDA 存活的患者。

（5）合并其他不宜手术和介入治疗疾病的患者。

2. 房间隔缺损

（1）原发孔型房间隔缺损、静脉窦型房间隔缺损。

（2）重度肺动脉高压并已出现右向左分流。

（3）近期有感染性疾病、出血性疾病及左心房和左心耳有血栓。

3. 卵圆孔未闭

（1）任何可以找到原因的脑栓塞。

（2）抗血小板或抗凝治疗禁忌，如 3 个月内有严重出血情况，明显的视网膜病，颅内出血病史，明显的颅内疾病。

（3）下腔静脉完全梗阻，全身或局部感染，败血症，心腔内血栓形成。

（4）妊娠。

【护理常规】

1. 术前的准备和护理

（1）心理护理：护士应主动帮助患者和家属了解手术的目的、方法和注意事项，消除顾虑，恐惧心理，树立信心，配合护理工作的顺利进行。

（2）常规检查：术前准备遵医嘱做好各项检查，包括常规化验、超声、X 线等。

（3）患者准备：术前 3 天口服血小板抑制剂；检查出凝血时间、血常规；双侧腹股沟区域备皮，儿童病情允许洗澡即可，更换清洁患者服；术前禁食水 6 ~ 8 小时；术前排空大小便。

2. 术中的观察和护理

（1）用物准备：6F 股鞘，100 cmMPA 导管，260 cm 加硬导丝，输送鞘，封堵器。

（2）维持静脉通路通畅，以备准确及时给药，吸氧。准备好局部麻醉药及造影剂。配合麻醉师给予全麻护理。

（3）协助医生做好皮肤消毒的准备，铺无菌手术台，穿手术衣，准备术中所需无菌器材及药物等，监督手术医生的无菌操作。

（4）在医生操作的过程中，准确递送所需各种器械，并完成术中记录。

（5）配合超声医生术中操作。

（6）提前备齐抢救药品、物品和器械，以供急需。

3. 术后的宣教和护理

（1）监测心律失常：由于术后早期封堵器尚未完全固定，心脏跳动时房间隔产生摩擦，易出现房性心律失常，因此术后要严密监测心律和心率，经常询问患者主诉，并做好记录。

（2）穿刺部位的护理：手术完毕回病房后，使患者平卧 12 小时，术侧肢体制动，穿刺点用沙袋压迫 6 小时，并协助患者做好大小便的护理，观察伤口敷料有无渗血、皮下渗血肢体皮肤颜色。密切观察足背动脉搏动情况，若足背动脉搏动消失，皮肤苍白、湿冷应及时查明原因并处理。

（3）预防封堵血栓形成及血管栓塞：抗凝治疗期间注意查凝血酶原时间及血小板计数，观察伤口部位皮肤黏膜及呕吐物中有无出血征兆，如有异常立即报告医生行止血或抗凝处理。

（4）预防感染：ASD 术后给予抗生素以预防心内膜炎的发生，一般静脉滴注抗生素 3 ~ 5 天，并定时观察体温的变化，按时换药，注意有无血管并发症。

（5）饮食指导：术后即可进食（全麻患儿除外），避免产酸、产气食物，如牛奶、饮料、豆制品等。鼓励患者多饮水，增加肾脏排泄的造影剂滞留造成肾功能损害。

（6）心理护理：术后卧床心理烦躁，做好解释工作，较小患者可采取安慰、鼓励、诱导的方法，必要时给予小剂量镇静剂。

（7）生活护理：患者排尿有困难，可行诱导排尿，必要时行导尿术，可离床活动再拔除尿管。注意观察尿色，如有血尿应及时汇报医生进行处理。

【并发症观察及护理】

1. 动脉导管未闭封堵术特殊护理

（1）溶血观察：堵闭后残余分流导致溶血，系高速血流通过网状堵闭器所致，因此72小时内应严密观察患者的面色、有无贫血貌、尿液的颜色，定时查血尿常规。如患者面色苍白，有贫血貌，尿色变深呈酱油样，血红蛋白下降至80 g/L以下，则表明有严重溶血，应告知医师有关情况，并及时诊断与处理。

（2）宣教指导：术后短期内若突然出现剧烈胸痛，应高度怀疑封堵伞脱落可能，应立即报告主治医生紧急处置。术后3个月内皮细胞完全将封堵伞包埋，不会脱落，对正常生长发育及活动无影响。

2. 房间隔缺损封堵术特殊护理

（1）注意遵医嘱抗凝。因左右心房压力低，血流缓慢，且常合并房性心律失常，加上血液黏度高，封堵器为心房异物，在堵闭器周围内皮细胞未完全覆盖之前极易导致血栓形成，一旦栓子脱落，则形成肺栓塞。因此，术后患者如有突发呼吸困难、胸痛、胸闷、盗汗等症状，应立即采取有力措施进一步检查并及时治疗。所以护理人员要将抗凝的重要性交代给患者，引起患者及家属足够的重视。

（2）由于左心房压力大于右心房，当堵闭器脱落时一般脱落至右心房，然后到达右室及肺动脉分叉处，会出现一系列右心功能不全的症状。如果有右心循环障碍的临床表现，应立即通知医师，以便及时寻找原因并及时处理。如为堵闭器脱落则应用套管或手术取出。

（3）注意术后超声心动图结果，及有无二尖瓣、三尖瓣关闭不全的临床症状、体征，以便及时得到相应处理。

3. 室间隔缺损封堵术的特殊护理

（1）动态心电监测72小时，必要时可延长监测时间，因室间隔部位的传导系统组织丰富，术中的导管刺激以及封堵器的存在，可压迫或机械损伤房室传导系统，出现房室或束支传导阻滞。如果出现传导阻滞可先保守治疗，应用抗生素和激素抗炎、消除水肿并告知医师，必要时做其他处理。

（2）如果有残余分流，左心室的血流高速穿过堵闭器，有可能导致溶血。必须密切观察患者的面色、尿液的颜色，复查血、尿常规，还应注意复查超声心动图的结果，以便做出及时处理。

（3）术后可出现急性主动脉瓣关闭不全。术后应询问患者有无心前区不适、头部动脉搏动感等，动态观察患者的血压，特别注意脉压的大小、外周血管压等。如发现有其中部分体征，立即通知医师行超声心动图检查，以及时确定处理措施。

（4）术后也可有急性三尖瓣关闭不全，加上室缺患者由于长期右心室负荷加重，肺动脉压力增加，会出现右心衰竭的一系列症状。术后护理要注意是否有静脉压增高等迹象，仔细观察并告知有关人员进一步检查，明确是否有急性三尖瓣关闭不全，及时处理。

（5）术后堵闭器的脱落比较罕见，但还是要注意观察。按照血流压力的规律，一般堵闭器脱落于右心系统，堵塞于肺动脉分叉处，一旦发现相关表现，应立即引起重视，并进行一系列的检查明确诊断并及时处理。

【健康指导】

（1）对患者进行疾病有关知识的教育。

（2）出院前行心脏超声及胸部 X 片以了解封堵器有无移位及有无残余分流。

（3）注意营养：忌暴饮暴食，饮食以清淡为主，少量多餐。

（4）避免感冒：避免情绪过分激动和重大刺激，以免加重心脏负担，避免用力排便及屏气。

（5）按时复查：术后 1、3、6 个月复查超声心动图和心脏 X 线胸片。对于有心脏残余分流的患者，应注意预防感染性心内膜炎。复查定期门诊复查血小板和凝血时间，以便医师调整药物剂量，如有不适及时随诊，若其他疾病就诊，应告知医师正在抗凝治疗，以免其他药物干扰抗凝药物治疗。

（6）按时服药：

1）阿司匹林肠溶片口服剂量 3 ~ 5 mg/（kg·d）（儿童用药），用法 1 次 / 天。

2）波立维剂量 75 mg，1 次 / 天，饭后服用，服用 4 ~ 6 个月。

3）心房颤动患者应服用华法林抗凝并定期复查调整药量。

参考文献

[1] 周秀娟，谭丽梅，杨美优 . 介入治疗的观察及护理 [J]. 中外医学研 究，2014，12（7）：97–98.

[2]唐巍，谢秀芬 . 经桡动脉行冠脉造影术后并发症的观察与护理[J]. 当代护士旬刊，2012，3（8）：28–29.

[3] 王瑶，杨丽超，文碧，等 . 经桡动脉行冠状动脉造影穿刺术后相关并发症的护理 [J]. 华西医学，2014，12（11）：2125–2127.

[4] 高小云 . 经桡动脉行冠脉造影术后的护理观察 [J]. 中外医学研究，2018，3（8）：1674–6805.

[5] 周栋雯，张曙，刘君，等 . 介入上肢垫在经桡动脉介入治疗术后护理中的应用价值评价 [J]. 中国医学创新，2014，11（21）：111–114.

[6] 周伟金 . 整体护理对经桡动脉冠脉造影术的影响 [J]. 心血管外科杂志（电子版），2019，8（4）：130–131.

[7] 李保，王敬萍，安健，等 . 心血管介入培训教程 [M]. 北京：人民军医出版社，2013.

[8] 侯桂华，霍勇 . 心血管介入治疗护理实用技术 [M]. 北京：北京大学医学出版社，2017.

[9] 霍勇，方唯一 . 冠心病介入治疗培训教材（2018 版）[M]. 北京：人民卫生出版社，2017.

[10] 侯桂华，陆芸岚 . 心血管病护理及技术专业知识：心血管介入护理分册 [M]. 北京：北京大学医学出版社，2019.

[11] 张丽萍，孙洁，徐希云 . 射频消融术治疗心房颤动相关并发症的观察及护理 [J]. 当代医学，2009，3（4）：468.

[12] 滕立芳 . 射频消融术护理体会 [J]. 按摩与康复医学，2010，01（36）：133.

[13] 冯梅香 . 心理护理及健康教育在阵发性室上性心动过速射频消融临床应用中效果观察 [J]. 淮海医药，2016，13（1）：113–115.

[14] 丁蕊，刘继英 . 室上性心动过速病人射频消融术后并发症的护理 [J]. 护理杂志，2002，17（1）：34.

[15] 施青青 .70 岁以上患者房颤射频消融术护理体会 [J]. 山西医药，2015（12）：84.

[16] 张仁宇，林逸贤 . 经皮左心耳封堵术的并发症和预防方法 [J]. 中华心血管病杂志，2016，44（5）：379–381.

［17］李培菊．安置永久人工心脏起搏器的护理与健康指导［J］．心血管病防治知识（学术版），2011（2）：78.

［18］张艳红，刘绍兰，汪金蓉．永久性人工心脏起搏器安置术围手术期的护理［J］．中国医药指南，2011，09（8）：149-150.

［19］吴张平．人工心脏起搏器安置术的护理［J］．河北医学，2006，12（9）：943-944.

［20］葛均波，周达新，潘文志，等．经皮主动脉瓣植入术一例报道附操作要点［J］．中国介入心脏病学杂志，2010，18（5）：243-246.

［21］潘文志，周达新，葛均波．经导管主动脉瓣置换术的中国现状 2017［J］．华西医学，2018，2（33）：132-136.

［22］中国医师协会心血管内科医师分会结构性心脏病专业委员会．经导管主动脉瓣置换术中国专家共识［J］．中国介入心脏病学杂志，2015，23（12）：661-667.

［23］李捷，孙英皓，李光，等．经导管主动脉瓣置换术在外科低危主动脉瓣狭窄患者中的疗效分析［J］．中国介入心脏病学杂志，2018，26（11）：619-621.

［24］陈新梅，吴燕英，周卫红，等.10 例重度主动脉瓣狭窄介入治疗老年患者手术配合［J］．护理学报，2017，24（21）：55-57.

［25］李海燕，毛华娟，景在平，等.3 例经皮主动脉瓣置换术治疗主动脉瓣狭窄的护理配合［J］．中华护理杂志，2012，47（2）：125-126.

［26］吴永健．经导管主动脉瓣置换术的现状、研究热点和未来展望［J］．中国循环杂志，2017，32（2）：120-122.

［27］李海燕，陆清声，景在平，等．经皮主动脉瓣置换术治疗主动脉瓣狭窄高危患者三例的护理［J］．解放军护理杂志，2011，28（12）：43-44.

［28］符雅明，王海燕，刘翠荣，等．高龄起搏器植入患者并发症的观察及护理［J］．中国临床护理，2012，4（4）：297-299.

［29］张亚丽，吕京会，陈艳梅，等．超高龄患者植入永久性心脏起搏器围手术期的护理［J］．实用临床护理学杂志，2017，2（36）：197-198.

［30］牛红霞，吴永健，滕思勇，等．经导管主动脉瓣置入术后管理和常见并发症分析 - 早期单中心经验［J］．中国循环杂志，2013，28（6）：422-466.

［31］张峥．经胸微创房间隔缺损封堵术 27 例的手术配合［J］．中国误诊学杂志，2011，11（2）：443-443.

［32］樊洪，郑美艳．房间隔缺损介入封堵术的护理［J］．基层医学，2013，12：1584-1585.

［33］梁琴．房间隔缺损封堵术的观察与护理［J］．求医问药（学术版），2012，10（2）：

207–208.

［34］黄雪汝 . 心理护理在房间隔缺损介入封堵术患儿中的效果观察［J］. 中国基层医药，2014，21（1）：154–155.

［35］廖晗静 . 先天性房间隔缺损合并慢性阻塞性肺疾病患者行经胸封堵术的围术期护理［J］. 继续医学教育，2014（11）：24–26.

［36］付晓娟 . 微创非体外循环房间隔缺损封堵术的手术护理配合［J］. 河南外科学杂志，2014，20（2）：136.

第十章
外周介入检查基础知识及护理

第一节　介入治疗基本概述

【概念】

介入放射学一词由Margulis于1967年首次提出。是20世纪70年代后期迅速发展起来的一门边缘性学科。它是在医学影像设备的引导下，以影像诊断学和临床诊断学为基础，结合临床治疗学原理，利用导管、导丝等器材对各种疾病进行诊断及治疗的一系列技术。

【术语】

Seldinger技术：经典Seldinger技术指用带针芯的穿刺针穿透血管前后壁，退出针芯，缓慢拔针，血液从针尾喷出，迅速插入导丝引入导管。改良Seldinger技术用不带针芯的穿刺针穿破血管前壁，进入血管内血液从针尾喷出，引入导丝导管。

【外周血管介入诊治的种类】

（1）静脉疾病介入。
（2）动脉介入。
（3）肿瘤介入。
（4）非血管介入。

第二节　静脉疾病介入治疗护理常规

【静脉造影术】

1. 概念

常用的四种静脉造影术分别为顺行静脉造影术（ascendingphlebography，APG）、逆行静脉造影术（descending phlebography，DPG）、腘静脉穿刺造影术（percutaneous transpopliteal phlebography，PTP）、浅静脉造影术（又称曲张静脉造影术）（vari ography，VG）。通过检查可以明确病因，为制订手术方案提供依据，避免了手术的盲目性和片面性，从而提高了治愈率。

2. 目的

检查各器官、血管功能及病变程度，为进一步治疗给予指导。

3. 方法

（1）顺行造影：使患者平卧于检查床上，足踝部扎一止血带，足背静脉穿刺，调整检查床使患者呈头高足低位，数分钟内推注造影剂，在电视监视下分别摄像观察深静脉显影情况。

（2）逆行造影：会阴部备皮。采用 Seldinger 技术插管后推注泛影葡胺，患者取头高足低位观察造影剂倒流范围及程度。

4. 适应证

（1）了解静脉血栓或栓塞、静脉炎、肿瘤侵蚀或外伤引起的静脉阻塞部位、范围和程度。

（2）明确静脉曲张、深静脉瓣膜功能、交通支静脉瓣膜功能和大隐静脉瓣膜功能，为瓣膜修补术提供良好的证据。

（3）观察血栓切除、静脉曲张或其他病变的手术效果。

5. 相对禁忌证

（1）碘过敏及甲状腺功能亢进者。

（2）严重的肝肾功能不良。

（3）严重的心血管疾患。

6. 护理常规

（1）术前的准备和护理：

1）心理护理：患者是在完全清醒的状态下接受造影检查，难免产生顾虑和恐惧心理。因此，造影前应向患者及家属说明检查的必要性、方法、步骤以及可能出现的异常感觉、注意事项，消除患者及家属的顾虑，以取得良好的配合，使检查顺利进行。

2）常规准备顺行造影和逆行造影检查前均应做碘过敏试验，常采用结膜和静脉注射 2 种试验方法，注意观察有无变态反应。逆行造影应剔除会阴部毛发。

3）术前在护士指导下练习床上排大、小便，及练习如何下平车。

4）术前晚上保证充足睡眠，如入睡困难，应告知当班医护人员。

（2）术中的观察和护理：

1）协助患者取舒适体位，充分暴露患者术区。

2）在注入造影剂后，应时刻与患者保持联系，一旦发现异常应立即停止注入造影剂，并根据出现的反应，立即给予相处理。

3）严格无菌操作，注意观察穿刺部位皮肤情况，相信患者主诉，避免造影剂外渗。

4）检查结束后，顺行造影按压穿刺部位 10 分钟至不出血；如为逆行造影，局部垂直压迫 15 分钟后妥善加压包扎，穿刺部位压沙袋，术侧肢体伸直制动 12 小时，24 小时后方能下床活动。

（3）术后的宣教和护理：

1）术后严密观察患者的生命体征，倾听患者主诉，如有异常，及时与医生联系。

2）穿刺部位血肿是血管内穿刺插管最常见的并发症，出血量大时，可引起压迫症状。术后应严密观察穿刺部位有无渗血和血肿。如有渗出，及时更换敷料，保持穿刺部位干燥，防止感染。

3）术后指导患者多饮水以利造影剂尽快排出，卧床期间应进食低盐、低脂易消化、不含维生素 K 的食物。

4）密切观察患肢末梢血运情况，注意观察皮肤的颜色、温度、感觉及有无肢体肿胀，如有异常，及时与医生联系给予相应处理。

7. 并发症观察及护理

（1）过敏反应：

1）过敏反应分轻、中、重度 3 种。轻度反应发生率为 3% ～ 8%；中度反应发生率为 0.05% ～ 2%；重度反应发生率为 0.01% ～ 0.1%。轻度反应表现为咳嗽、喷嚏、恶心、局限性荨麻疹，一般不需处理。

2）中度反应表现为严重呕吐、结膜充血水肿、全身荨麻疹及呼吸困难、胸腹部剧痛及剧烈头痛等。予抗过敏、解痉、止痛等对症治疗多可于数分钟至数小时内缓解。重度反应是防治的重点，表现为休克、肺水肿、昏迷抽搐或心搏骤停等。

3）重度反应虽不多见，但多突然发生，迅速危及生命。一旦发生，必须尽快处理，全力抢救。在进行静脉造影之前要备足抢救药品及所需器材。严密观察患者的反应，及时处理。

（2）静脉炎和静脉血栓的形成：

1）在静脉造影中由对比剂对血管壁的刺激或对血管内膜的损伤可引起静脉炎和静脉血栓的形成，其发生率为 2% ～ 5%。既往有静脉炎病史的患者造影后并发静脉血栓的可能性明显增加。

2）静脉瓣膜功能不全和长期卧床患者肢体静脉回流缓慢，易并发形成深静脉血栓，在造影过程中易使对比剂潴留于肢体静脉内，加重对血管壁的刺激，易引起静脉血栓。

3）在注射高浓度离子型对比剂后，血浆渗透压和血容量随之增高。由于渗透性失水，红细胞在肺微血管内皱缩和聚集，从而可致肺动脉压力增加和肺血流量减少，血管内皮细胞发生类似改变，导致血栓形成。

8. 健康指导

（1）指导患者注意保暖，避免受凉。尽量少去或不去公共场所，以免交叉感染。

（2）给予高蛋白、高维生素、高碳水化合物、易消化的低脂低盐饮食，以清淡为主，少量多餐，多食新鲜水果蔬菜。提供干净舒适的环境，保持室内空气湿润、新鲜，有利于患者的休息。

【下腔静脉滤器植入术】

1. 概念

下腔静脉滤器（inferior vena cava filter，IVCF）是为预防下腔静脉系统栓子脱落引起肺动脉栓塞而设计的一种装置。肺动脉栓塞通常发生于体循环静脉血栓形成之后，血栓脱落，随回心血流迁徙至肺动脉，导致肺动脉栓塞，并可因缺氧、坏死而形成肺梗死。肺动脉栓塞的临床表现为突发胸痛、呼吸困难与发绀，严重病例可出现休克，其病死率为 30%。

2. 目的

下腔静脉滤器主要用于下肢深静脉血栓的患者。下肢深静脉血栓急性期，如果患者日常生活中没有注意到，或者做了不适当的按摩，导致血栓脱落，造成肺动脉栓塞症状，如果大块的血栓脱落，会造成双侧肺动脉主干栓塞，会出现急性肺动脉栓塞，甚至危及生命。所以在下腔静脉植入下腔滤器，会阻隔大块的脱落的血栓，避免造成急性的肺动脉栓塞，对患者是一个保护。

3. 方法

患者平卧位，常规消毒铺巾，取右腹股沟股动脉搏动明显内侧 0.5cm 处，2% 利多卡因局部浸润麻醉，穿刺股静脉成功后植入 5F 动脉鞘，猪尾巴管在超滑导丝引导下进入下腔静脉，行下腔静脉造影见血栓后，将滤器在超滑导丝的引导下放入，退出 5F 动脉鞘后交换植入下腔静脉滤器专用长鞘，全身肝素化后缓慢植入传送器于长鞘开口位置，固定传送器后退长鞘，在顺时针旋转传送器使滤器与传送器脱离，退出传送器后再次行腔静脉造影显示滤器位置后，退出长鞘，行穿刺点压迫止血后纱布覆盖固定。

4. 适应证

（1）下腔静脉、髂股静脉及下肢深静脉内存在游离、悬浮的较大血栓。

（2）下腔静脉系统内存在血栓，但伴有抗凝治疗禁忌证，如明显的消化道出血、颅内出血等。

（3）已经发生肺栓塞并有可能再次发生肺栓塞者。

（4）慢性肺动脉高压伴高凝血状态。

（5）老龄、长期卧床伴高凝血状态。

（6）各种血栓清除术前。

（7）骨盆及下肢严重创伤，伴有或可能发生深静脉血栓者。

（8）感染所致下腔静脉内脓毒性血栓栓子。

5. 相对禁忌证

（1）下腔静脉直径过大或过小，与滤器设计值不符。

（2）经股静脉途径植入时，股静脉、髂静脉和下腔静脉内有血栓。

（3）经颈静脉途径植入时，颈内静脉、头臂静脉干、上腔静脉内有血栓。

（4）孕妇，X 线辐射影响胎儿。

（5）广泛或严重的肺栓塞，病情凶险，生命垂危者。

6. 护理常规

（1）术前的准备和护理：

1）心理护理：下腔静脉滤器植入术是新开展的一项新技术，费用较高。向患者及家属解释疾病发生原因、手术意义及必要性、手术经过及注意事项，取得患者支持。

2）饮食护理：进食低脂、粗纤维、清淡饮食，如青菜、豆制品。多吃粗粮，保持大便通畅，以免用力解大便引起血栓脱落造成肺栓塞。

3）体位：急性发病后 10 ~ 14 天内绝对卧床休息，包括在床上大小便。采用上半身抬高 15 度，下肢抬高 25 度，膝关节屈曲 15 度，髂股静脉呈松弛不受压状态，同时利于患肢静脉回流，减轻肿胀。

4）患肢护理：严禁挤压、热敷、按摩，防止血栓脱落至肺栓塞。指导患者患肢适当功能锻炼。

5）术前准备：术前检查血常规、肝功能、出凝血时间、胸片和心电图等，备皮（双侧腹股沟区及会阴部），安置尿管。做好抗生素及碘过敏试验，术前 4 小时禁食。

（2）术中的观察和护理：

1）为患者建立静脉通道，以便术中给药。

2）密切监测血压、心电，一旦出现任何异常需立即处理。

3）依据手术操作要求备好所需手术材料，并严格遵照无菌操作要求完成手术，避免伴发并发症。

（3）术后的宣教和护理：

1）体位：绝对卧床，平卧24小时，术后穿刺点沙袋压迫4 ~ 6小时穿刺侧肢体制动12小时，卧床休息10 ~ 14天。因为尽管有滤网做保障，但仍有小血栓脱落后穿过滤网，导致肺的微栓塞发生。

2）病情观察：加强生命体征的监测，心电监护；观察穿刺点伤口敷料有无渗血和穿刺部位有无血肿；观察患肢的皮肤颜色、温度及有无淤斑，足背动脉搏动情况。

3）药物治疗：术后给予抗凝溶栓治疗，预防术后血栓再次形成。溶栓治疗5 ~ 7天，用药期间监测凝血酶原，观察皮肤黏膜有无出血及皮下淤斑等情况。

4）饮食：进食易消化、刺激小、富含维生素的食物，保持大便通畅。术后当天大量饮水1000 ~ 1500 mL以上，以加速造影剂的排泄，防止造影剂肾病。

7. 并发症观察及护理

（1）肺栓塞：为了防止穿刺时造成原有栓子脱落，术后予以心电监护，严密监测生命体征变化，每30 ~ 60分钟巡视病房1次并做好记录。询问患者有无呼吸困难、咯血、胸痛、烦躁不安、濒死感、晕厥等症状。若出现上述症状应立即给予平卧，避免做深呼吸、咳嗽、剧烈翻动，同时给予高浓度氧气吸入，并紧急报告医生积极抢救。

（2）出血：包括皮肤、黏膜出血和颅内出血。观察内容：患者全身有无出血点，牙龈有无异常出血，有无血尿、黑便；患者有无持续性头痛、视力模糊、恶心、呕吐、神志不清，预防脑出血；定期检查凝血酶原时间；清淡饮食，保持大便通畅。

（3）感染：运用广谱抗生素。

（4）滤器移位和腔静脉穿孔为预防滤器移位应选择合适型号的滤器。术后严密观察血压、心率、面色及末梢循环情况，注意有无腹痛、背痛等，尽早发现异常情况，并通知医生进行抢救。

8. 健康指导

指导患者戒烟，少量饮酒或戒酒，进食低脂、多纤维素、多维生素饮食。经常更换体位，活动四肢。出院后坚持服用抗凝药物半年，定期来院复查。

【静脉置管溶栓术】

1. 概念

下肢深静脉血栓指的是深静脉腔内血液出现非正常的凝结，导致静脉腔阻塞，进而引起静脉回流受到影响而产生障碍，如果没有及时接受有效处理便会引发全身性的慢性深静脉功能不全，对患者的工作和生活产生影响，利用血管腔内技术将溶栓导管插入血栓中，经导管直接灌注溶栓药物溶解血栓。

2. 目的

预防肺动脉致死性栓塞、溶解血栓。

3. 方法

穿刺患侧腘静脉，置入溶栓导管并妥善固定。

4. 适应证

（1）下腔静脉、髂静脉及下肢深静脉内存在游离、悬浮的较大血栓。

（2）下腔静脉系统内存在血栓，但伴有抗凝治疗禁忌证。

（3）已经发生肺栓塞并有可能再次发生肺栓塞者。

（4）慢性肺动脉高压伴高凝血状态。

（5）老龄、长期卧床伴高凝状态。

（6）各种血栓清除术前。

（7）骨盆及下肢严重创伤，伴有或可能发生深静脉血栓者。

（8）感染所致下腔静脉内脓毒性血栓栓子。

（9）伴有下肢静脉血栓形成的原发性肿瘤或转移性肿瘤。

（10）上腔静脉系统血栓，已发生或可能发生肺栓塞者，可于上腔静脉内置入滤器。

5. 禁忌证

（1）下腔静脉直径过大或过小，与滤器设计值不符。

（2）下腔静脉慢性闭塞。

（3）经股静脉途径植入时，股静脉、髂静脉或下腔静脉内有血栓。

（4）经颈静脉途径植入时，颈内静脉、头臂静脉干、上腔静脉内有血栓。

（5）孕妇，X 线辐射影响胎儿。

（6）广泛、严重的肺栓塞，病情凶险，生命垂危者。

6. 护理常规

（1）术前的准备和护理：

同血管介入护理常规外，应注意：

1）一般护理：①指导患者注意休息，避免劳累；②如有下肢肿胀，每日定时测量腿围。

2）饮食护理：饮食宜高维生素低盐易消化软食，粗纤维、清淡饮食，如青菜、豆制品等，忌粗糙刺激性食物，避免便秘，同时禁烟禁酒。术前 1 小时可进食半流质饮食，不必强调禁食。

3）体位及患肢的护理：体位采用上半身抬高 15°、下肢抬高 25°、膝关节屈曲 15°，使髂静脉呈松弛不受压状态，同时利于患肢静脉回流，减轻肿胀。严禁挤压、按摩患肢，防止血栓脱落致肺栓塞。

4）患者准备：①术前常规备皮，备皮范围：上至脐部，下至膝上 10 cm，两侧至股外侧；②对于不习惯床上大小便者，嘱其练习床上排便，术前排空大小便。

（2）术中的观察和护理：

同血管介入护理常规外，应注意：

1）用物准备：溶栓导管，微穿针，彩超机。

2）俯卧位，穿刺腘静脉置入溶栓导管，妥善固定导管头端防止脱出及导丝刺伤患者。

3）正确填写介入手术护理记录单，记录手术名称，记录造影剂及局麻药名称、用量，特殊耗材名称、型号、数量，粘贴标签于记录单指定位置。

（3）术后的宣教和护理：

同血管介入护理常规外，应注意：

1）穿刺部位及肢体护理：穿刺侧肢体伸直制动 6 ~ 12 小时，卧床 24 小时，严密观察穿刺点部位有无渗血、血肿。

2）严密监测生命体征，防止因出血引起的低血压休克、心律失常、栓子脱落后形成的其他部位的栓塞等；如有下肢肿胀者，观察用药后患侧肢体的肿胀有无消退，皮肤颜色、温度、感觉有无改善。询问疼痛有无转移，防止栓子脱落栓塞其他部位。每天定时定位测量患肢周径，以观察疗效。

3）溶栓管的护理：术后遵医嘱泵入溶栓药物，应妥善固定导管，每天换药防止导管脱出及感染等并发症。泵连接管要每日更换，连接处用碘伏消毒，注意排净气泡，防止空气栓塞。尿激酶应现配现用，使用期间，要注意观察患者有无出血点、有无鼻出血及牙龈出血、伤口有无渗血、大小便颜色有无变化，观察有无头痛、呕吐、意识障碍等颅内出血的表现。术后定期复查了解血栓溶解情况，根据溶栓情况拔除导管。

7. 并发症观察及护理

（1）出血：

1）发生原因：溶栓，抗凝治疗及导管固定不佳所致。

2）处理：及时正确留取血标本，监测凝血等，以便调整用药剂量。注射时，延长局部按压时间。进食高维生素、高纤维素食物，保持大便通畅，观察有无腹痛及便血。观察神志、面色、瞳孔，密切观察有无颅内出血。

（2）肺栓塞：

1）发生原因：虽然下腔静脉滤器可有效防止肺栓塞的发生，但小于3 mm 的血栓仍可通过滤网。

2）处理：术后要严密监测生命体征，询问有无胸痛、气短、胸闷、咳嗽等肺栓塞症状，备好急救物品及药物。

8. 健康指导

（1）嘱患者按时服药抗凝药物，以预防新的血栓形成，并注意观察皮肤，黏膜有无淤血、淤斑，牙龈有无出血现象，定期到医院复查凝血功能。如出现患肢红肿热痛和色素沉着时立即就诊。

（2）告知患者注意休息，避免久站、久走影响下肢静脉回流及血供。适当肢体活动，3 个月内避免负重活动，坚持功能锻炼。活动时坚持穿弹力袜，卧床时适当抬高患肢，主动做伸展运动促进静脉回流。

（3）指导患者注意饮食营养，进食富含纤维清淡饮食，禁烟禁酒，避免用力排便，便秘时给予缓泻剂，防腹压增高而影响下肢静脉血液回流。保持良好的心态，如发现下肢剧痛、呼吸困难马上就诊。

第三节 动脉疾病介入治疗护理常规

【动脉造影术】

1. 概念

动脉造影是通过直接在动脉内注射对比剂令动脉内充盈对比剂，使动脉系统显影的检查方法。

2. 目的

随着介入放射学的发展，血管造影已经成为临床的一种重要的诊断方法，尤其在介入治疗中起着不可替代的作用。血管造影在头颈部及中枢神经系统疾病、心脏大血管疾病及肿瘤和外周血管疾病的诊断和治疗中都发挥着重要作用。

3. 方法

腹股沟区或前臂掌侧局部麻醉后将细针插入动脉中。通过细针将导丝插入血管中。导丝的作用是曝光下引导合成导管到达需要的位置。通过使用导管注射含碘的造影剂，可以显示不同器官的血管。取出导管后，使用绷带、敷料包扎压迫穿刺部位进行止血。

4. 适应证

（1）诊断性动脉造影。
（2）治疗性动脉造影。
（3）手术后效果观察。

5. 相对禁忌证

（1）老年性动脉硬化者需慎重。
（2）有严重心、肾、肝功能不全者。
（3）造影剂过敏者。
（4）有严重出血倾向者。

6. **护理常规**

（1）术前的准备和护理：

1）术前 4 小时禁饮食。

2）插管部位备皮。

3）术前行血常规、X 线胸透、心电图、碘过敏试验等检查。

4）心理护理，对清醒患者及其主要亲属应详细介绍造影的目的、方法，消除其紧张、恐惧心理，主动配合检查。

（2）术中的观察和护理：

1）协助患者平卧于手术床上，对心情紧张者做好解释工作。

2）密切监测患者的呼吸、心率、血压、血氧饱和度等生命体征变化情况。

3）备好手术耗材以及急救药品，紧密观察患者情况，及时通知医师，给予处理。

（3）术后的宣教和护理：

1）造影结束后穿刺部位按压 5 ～ 15 分钟后加压包扎，观察有无活动性出血，如无特殊不适将患者推进病房。

2）穿刺部位局部压迫 6 ～ 8 小时，同时要观察有无出血、渗血情况。

3）患肢制动 24 小时（穿刺侧），严密观察肢体的血运情况。注意观察穿刺肢体的皮肤温度、颜色。

4）加强基础护理，防止并发症发生，做好口腔皮肤护理，定时翻身、拍背、按摩，促进受压部位的血液循环，防止褥疮发生。对留置尿管者行膀胱冲洗、尿道口消毒，男性患者尽量采用外接尿管，以防泌尿系统感染。鼻饲者应配好膳食，加强营养，提高机体抵抗力。

7. **并发症观察及护理**

（1）假性动脉瘤：指血液自股动脉穿刺的破口流出并被邻近的组织局限性包裹而形成的血肿，血液可经此破口在股动脉和瘤体之间来回流动。假性动脉瘤与真性动脉瘤的区别在于瘤壁由血栓和周围组织构成，而无正常血管壁的组织结构。其常见症状为局部疼痛，有时较剧烈，瘤体过大时也可产生周围神经血管压迫症状。

（2）股动静脉瘘：指股动脉穿刺造成股动、静脉之间有异常通道形成，大部分股动静脉瘘无明显症状，也不导致严重并发症，许多小的动静脉瘘可自行愈合。少数情况下因动静脉瘘血流量大，可导致静脉扩张、曲张，或患者自身存在严重的股动脉远端血管狭窄，股动静脉瘘导致“窃血”现象，使下肢缺血加重。

（3）腹膜后出血：指血流经股动脉穿刺口、通常沿腰大肌边缘流入腹膜后腔隙。由于腹膜后腔隙具有更大的空间，可储留大量血液；腹膜后血肿起病隐匿，当有明显症状出现时，如低血压，常提示已有严重出血，如诊断处理不及时，会导致患者死亡，是与股动脉径路相关的最凶险的并发症。主要症状及体征是贫血、低血压、腹部紧张及下腹部疼痛及出汗等，确诊有赖于CT检查。

（4）颈部及纵隔血肿：是经桡动脉介入治疗的特有并发症，主要原因为导丝误入颈胸部动脉小分支致其远端破裂，出血常导致颈部肿大、纵隔增宽和胸腔积血等。主要表现为相应部位疼痛、低血压等。如出血自限，预后良好。如有气管压迫，常有呼吸困难，表现凶险，应行气管插管。

（5）前臂血肿和前臂骨筋膜室综合征：前臂血肿是在桡动脉远离穿刺点的部位有破裂出血所致，常见的原因主要是超滑引导钢丝推送中极易进入桡动脉分支或桡侧返动脉致其破裂穿孔；或桡动脉痉挛，指引导管推送遇阻力时用力不慎、过大，致其破裂所致。其症状主要表现为前臂疼痛，触诊张力高。由于出血可为周围组织所局限，大部分前臂血肿有自限性。但如果桡动脉破裂穿孔大、出血量大，可导致前臂骨筋膜室综合征，是前臂血肿的极端表现。

8. 健康宣教

（1）平时活动须因人而异，可进行适当的有氧运动，如散步、慢跑等。

（2）戒烟，限制饮酒，保持情绪乐观，身心轻松；避免过度劳累，保证睡眠充足，防寒保暖；不宜用过冷过热的水洗澡，洗澡时间不宜长。

（3）低盐低脂饮食，多吃水果、蔬菜，饮食宜清淡，少食多餐，避免过饱。糖尿病患者应控制总热量和糖分摄入，定期检测空腹血糖和餐后血糖。

【出血性疾病血管栓塞术】

1. 概念

利用超声、CT、MRI、X射线、腹腔镜等现代医学影像导向技术，对病变所在器官和组织进行定向手术，以达阻塞靶血管使肿瘤或靶器官造成缺血坏死，阻塞或破坏异常血管床腔隙和通道使血流动力学恢复正常，阻塞血管使之远端压力下降或直接从血管内封堵破裂的血管以利于止血。目前该法已成为综合治疗不可缺少的一部分。由于其具有微创伤、定位准确、安全有效及并发症少等优点，近20年发展迅速。

2. 目的

在影像设备监视下经导管向靶血管内注入或送入栓塞物质，使之闭塞从而达到预期治疗止血目的。

3. 方法

（1）常规双侧股动脉区城消毒并铺上消毒孔巾。

（2）穿刺侧股动脉周围局部麻醉。

（3）行 Seldinger 方法穿刺成功后放置 6F–7 导管鞘。

（4）经导管鞘送入 5F–7T 猪尾巴导管于主动脉弓处，以 10 ～ 15 mL/s 速度注入造影剂（总量不超过 20 ～ 30 mL），行动脉造影可同步压迫主动脉以增加支气管动脉显示机会，行快速动态图像采集或摄片。

（5）出血的表现为：

1）病变血管增粗，迂曲扩张，并可出现静脉早期显影。

2）有活动性出血时可见造影剂溢出肺泡或支气管，持续停留。

4. 适应证

（1）异常血流动力学的纠正和恢复。如大咯血、消化道、盆腔、鼻咽部、外伤所致的出血。

（2）脑血管畸形通过栓塞使异常血管床闭塞。

（3）动静脉瘘多为外伤肿瘤手术引起也有先天性的。

（4）静脉曲张食管胃底静脉曲张精索静脉曲张填充异常。

（5）血管腔动脉瘤。

5. 相对禁忌证

（1）难以恢复的肝肾功能衰竭。

（2）严重恶病质。

（3）导管未能到达靶动脉或栓塞过程中可能退出者。

（4）重要的非靶血管不能避开者。

6. 护理常规

（1）术前的准备和护理：

1）评估患者的病史和过敏史。

2）观察患者生命体征的变化，评估患者的神志，皮肤黏膜的色泽、温度、组织灌注情况。

3）做好术前准备：建立静脉通道、备皮。

4）心理护理：解释介入治疗的必要性。

（2）术中的观察和护理：

1）手术过程中适当对患者进行心理安慰，出现烦躁情绪的患者可适当采取一些约束措施。

2）造影过程中密切观察患者的反应，若患者出现异常，立即通知主治医师进行有效处理。

3）对患者进行持续心电及血氧监护。

4）手术完成后，协助医师对患者进行加压止血，10 ~ 20 分钟后使用绷带进行包扎固定。

（3）术后的宣教和护理：

1）术后平卧送回病房，24 小时卧床和生命体征监测。

2）吸氧，保持呼吸道通畅。

3）记录 24 小时尿量，观察尿液颜色、量及尿管通畅情况。

4）术后应密切观察体温的变化，发热者可遵医嘱予降温等对症处理。

5）患者穿刺侧肢平伸制动 12 小时，卧床休息 24 小时。24 小时后可下床轻微活动。

7. 并发症观察及护理

（1）栓塞后综合征。

（2）异位栓塞，如胆囊坏死、胃肠道溃疡等。

（3）再出血，常因栓塞不全或血管再通引起。

8. 健康指导

（1）饮食宜清淡要十分重视补充对止血有利的维生素 A、维生素 E 和维生素C等，宜多食新鲜蔬菜水果。

（2）保持大便通畅，适量多进食富含粗纤维的食物。

（3）尽量不要咳嗽和打喷嚏，以免增加穿刺部位的压力，防止发生出血。

（4）叮嘱患者多饮水，有利于造影剂的排出。

（5）向吸烟和饮酒的患者做卫生宣教，告知患者血管疾患与吸烟饮酒的不良习惯非常密切，合并有高血压及糖尿病的患者，平时一定要控制好血压和血糖，因为高血压和高血糖对心脑血管的危害很大。

【动脉支架置入术】

1. 概念

动脉粥样硬化导致的动脉狭窄（≥ 70%）、闭塞性病变产生的动脉盗血，支架介入术是临床治疗动脉狭窄及闭塞性病变的主要方法之一。

2. 目的

临床治疗动脉狭窄以改善供血、缓解组织缺血症状。

3. 方法

（1）锁骨下动脉、颈动脉、肾动脉等的狭窄、闭塞性病变在局部麻醉后穿刺右侧股动脉，置入动脉鞘，全身肝素化后，将导引导管放置到动脉狭窄近端，锁骨下动脉、颈动脉需要先放置保护伞。再用球囊进行预扩张，狭窄扩张满意后将支架送入，准确定位后释放支架。锁骨下动脉、颈动脉需要回收保护伞。撤出导丝和导管，缝合股动脉。

（2）动脉瘤、动脉夹层动脉瘤采用经皮穿刺方法建立动脉同路，随后明确瘤体情况，采用覆膜支架导入到患者的肾动脉开口下缘并释放。随后对瘤体封闭情况进行造影，确认无内漏后便可以使用血管闭合器对穿刺点进行缝合。

（3）多发性大动脉炎、动脉硬化闭塞症开通后采用局部麻醉后穿刺右侧股动脉，置入动脉鞘，全身肝素化后，将导引导管放置到动脉狭窄近端，再用球囊进行预扩张，狭窄扩张满意后将支架送入，准确定位后释放支架。撤出导丝和导管，缝合股动脉。

4. 适应证

（1）动脉粥样硬化导致的重度锁骨下动脉、颈动脉、肾动脉等的狭窄、闭塞性病变。

（2）动脉瘤。

（3）多发性大动脉炎。

（4）动脉夹层动脉瘤。

（5）动脉硬化闭塞症开通后等。

5. 相对禁忌证

（1）动脉直径过大或过小，与支架设计值不符。

（2）经股动脉途径植入时，股动脉、髂动脉内有血栓。

（3）孕妇，X 线辐射影响胎儿。

（4）病情凶险，生命垂危者。

6. 动护理常规

（1）术前的准备和护理：

1）动脉瘤、动脉夹层动脉瘤：

①一般护理：确诊后，患者需立即入住监护病房给予持续心电监护，绝对卧床休息。护理人员要严密监测其神志、生命体征、血氧饱和度及尿量的变化。要给予患者氧气吸入，建立静脉通道，遵医嘱使用降压药控制其血压，避免因血压波动过大而引起主动脉夹层撕裂。宜进食清淡易消化的半流质或软食，多食新鲜蔬菜和水果，必要时给予患者通便药，以保持其大便畅通。做好对患者的生活护理。

②心理护理：因本病来势凶险，疼痛剧烈，患者易产生紧张、恐惧、焦虑与悲观情绪，加上患者对监护环境、仪器较为陌生，且缺乏对本病的认识，对疾病的预后缺乏信心，这些因素均不利于患者心率、血压的控制，可促使夹层血肿延伸。因此，应密切观察患者的情绪变化，加强与患者的沟通交流，鼓励患者树立战胜疾病的信心，以使其在最佳的心理状态下接受治疗和护理。

③疼痛的观察与护理：疼痛是本病最典型的临床表现，护士应密切观察疼痛的部位、性质、程度等。疼痛性质的变化常提示夹层的进展情况，护士要遵医嘱给予患者镇静止痛剂，如吗啡等，以迅速解除患者的疼痛。术前准备护

士要提早完善术前检查，为患者进行双侧腹股沟区备皮，做抗生素和碘皮试，观察患者股动脉及双侧足背的动脉搏动，术前需禁食 12 小时，禁水 6 小时，术前 30 分钟要给予患者吗啡加东莨菪碱肌肉注射。

2）锁骨下动脉、颈动脉狭窄、闭塞性病变：

①术前做好各项检查，测量患者双侧上肢血压，确定其双侧血压差值范围，采取 CTA 检查，对患者锁骨下动脉闭塞段长度进行评估，经颅脑彩色多普勒检查以确定患者盗血情况。

②术前药物治疗支架介入治疗前使用双联抗血小板聚集药物及降血脂稳定斑块治疗：拜阿司匹林 100 mg/d，硫酸氢氯吡格雷 75 mg/d，阿托伐他汀钙 20 mg/qn，连续 3 ~ 5 天。

③术前教育告知手术部位，讲解简要的手术方式。病房备用健康宣教的图片，示范手术操作入路及配合。术前一天手术区域备皮，双侧腹股沟区域，防止一侧一次穿刺不成功有备选对侧，同时取得患者及家属的理解配合。

（2）术中的观察和护理：

给予心电监护，DSA 准备，介入治疗所需的各种导管材料、抢救器材及药物等。

（3）术后的观察和护理：

进行心电监护至少 48 小时，严格控制血压，观察穿刺侧足背动脉搏动；继续口服双联抗血小板药、他汀类药及基础病药物。

1）一般护理

患者术后即入监护室给予持续监护，要严密监测其生命体征、中心静脉压和每小时的尿量，交替使用硝普钠硝酸甘油降压，使血压维持在 90 ~ 110/60 ~ 70 mmHg，术后禁食 1 天，第 2 天进流质，术后 24 小时术侧肢体制动，严密观察切口有无渗血，双下肢足背动脉搏动及皮温等，尿管术后 1 ~ 2 天拔除。

2）呼吸道管理

常规吸痰后拔出气管插管，给予持续低流量吸氧，血氧饱和度在 98% 以上。保持呼吸道通畅，鼓励患者深呼吸、咳嗽、咳痰，遵医嘱给予患者雾化吸入，以释解痰液，预防肺部感染。

3）肾功能监测

术后需密切观察患者每小时尿量的变化，使每小时的尿量不低于 30 mL，定时监测肾功能并观察患者有无腹痛、腹胀等情况，鼓励患者多饮水，以促进造影剂排出体外。

7. 并发症观察及护理

（1）肺栓塞：为了防止穿刺时造成原有栓子脱落，术后予以心电监护，严密监测生命体征变化，每 30 ~ 60 分钟巡视病房 1 次并做好记录。询问患者有无呼吸困难、咯血、胸痛、烦躁不安、濒死感、晕厥等症状。若出现上述症状应立即给予平卧，避免做深呼吸、咳嗽、剧烈翻动，同时给予高浓度氧气吸入，并紧急报告医生积极抢救。

（2）出血：包括皮肤、黏膜出血和颅内出血。观察内容：患者全身有无出血点，牙龈有无异常出血，有无血尿、黑便；患者有无持续性头痛、视力模糊、恶心、呕吐、神志不清，预防脑出血；定期检查凝血酶原时间；清淡饮食，保持大便通畅。

（3）感染：运用广谱抗生素。

（4）支架移位和动脉穿孔：为预防支架移位应选择合适型号的支架。术后严密观察血压、心率、面色及末梢循环情况，注意有无腹痛、背痛等，尽早发现异常情况，并通知医生进行抢救。

8. 健康指导

指导患者戒烟，少量饮酒或戒酒，进食低脂、多纤维素、多维生素饮食，保持其大便通畅。活动时要循序渐进，使患者保持心情舒畅。应遵医嘱用药，教会患者及家属测量血压，并做好定期门诊随访。

第四节　肿瘤疾病介入治疗护理常规

【肿瘤血管化疗栓塞术】

1. 概念

将导管选择性插入到肿瘤供血靶动脉后（对血管的超选择），以适当的速度注入适量的栓塞剂，使靶动脉闭塞，引起肿瘤组织的缺血坏死。

2. 目的

使肿瘤组织缺血坏死。自导管灌注药物化疗，如肿瘤的局部化疗，向血管闭塞部位注射尿激酶等溶栓药物。

3. 方法

在腹股沟韧带中点下方 1 ~ 3cm 股动脉搏动最明显处穿刺，局麻后，穿刺皮肤，将特制的导管插入股动脉，再插入腹主动脉，最后插入肿瘤所在动脉内，并尽可能插入向癌组织供应血液的动脉分支。然后向肿瘤动脉内注入栓塞剂和化疗药。

4. 适应证

（1）不能手术的中晚期癌症患者，无肝肾功能严重障碍。

（2）多发结节型肿瘤。

（3）手术失败或术后复发者。

（4）癌症及肿瘤切除术后，预防复发。

5. 相对禁忌证

（1）肝、肾功能严重障碍，凝血功能严重减退且无法纠正。

（2）主干完全被癌栓栓塞肿瘤广泛远处转移。

（3）恶病质或多器官功能衰竭者。

6. 护理常规

（1）术前的准备和护理：

1）心理护理：护士应了解患者的情绪反应，主动地关心、体贴患者，与患者建立良好的护患关系。反复介绍手术方法和手术过程，介绍治疗成功的病例和同病室疗效好的患者，使患者树立战胜疾病的信心。

2）安慰家属，及时介绍病情和治疗情况，并提醒家属不要在患者面前表露出悲伤情绪，取得家属的信任和合作，共同做好患者的心理支持。

3）做好基础护理，在生活上给予必要帮助。

4）做好各种检查，如血常规、出凝血时间、肝肾功能、心电图。

5）做抗生素、碘过敏试验。备好造影剂、化疗药、栓塞剂、抗过敏药、沙袋（患者也可自备食盐袋）肝素等。

6）备皮。

7）术前 6 小时禁食水，练习床上大小便。术前排空膀胱。

8）术前 30 分钟应用镇静剂和止痛药。

9）防止上呼吸道感染。

（2）术中的观察和护理：

1）协助患者取平卧位，从而充分暴露手术区，对于不能制动的患者可以适当进行肢体约束同定。

2）密切监测患者的呼吸、心率、血压、血氧饱和度等生命体征变化情况，同时注意患者意识是否清醒。

3）术前充分准备好手术所需用品和耗材，从而在操作过程中有条不紊，确保手术的顺利进行。

（3）术后的宣教和护理

1）术后由于肿瘤动脉血供突然减少，可产生栓塞后综合征，即出现腹痛、发热、恶心、呕吐、血清蛋白降低等改变，应做好相应的护理。

2）鼓励患者深呼吸，必要时吸氧，以提高血氧分压；术后禁食 2 ~ 3 天，逐渐过渡到流质饮食，并注意少量多餐，以减轻恶心、呕吐。

3）穿刺部位压迫止血，沙袋压迫 6 小时，保持穿刺肢体伸直 24 小时，并观察穿刺部位有无血肿及渗血，观察脉搏、血压、足背动脉搏动情况及患肢皮肤的温度、颜色。

4）密切观察病情变化：术后多数患者体温波动在 37.5 ~ 38.8 ℃，持续一周左右，是机体对坏死肿瘤组织重吸收的反应，一般不需特殊处理。如果体温超过 39 ℃，应报告医生给予处理。高热者应采取降温措施，避免机体大量消耗。

7. 并发症观察及护理

（1）腹痛：

大部分患者出现不同程度腹痛，通常是化疗药物刺激肝包膜或腹膜所致。应密切观察腹痛的部位、性质及程度等情况。疼痛严重者，应报告医生适当应用镇痛药物。

（2）胃肠道反应：

系高浓度化疗药物作用，刺激胃肠道引起的恶心呕吐。嘱患者多饮水，以排泄药物的代谢产物和细菌产生的毒素。有些患者反应强烈出现呕吐，呕吐后应立即给予清水漱口。在饮食方面指导患者少食刺激性食物，能进食者鼓励进食，以清淡易消化高蛋白、高维生素饮食为主，不能进食或反应明显者给予输液支持治疗。

8. 健康指导

（1）定期复查向患者解释肝癌治疗过程较长，部分患者需要行多次介入治疗，嘱患者出院后要定期复查肝功能、血象、甲胎蛋白及做 CT 检查等如有不适，随时回院就诊。

（2）指导患者遵医嘱按时、按量服药。

（3）饮食指导应进食清淡、低脂肪、低胆固醇、高糖类、丰富维生素饮食，避免刺激性食物。鼓励患者多饮水，排解毒素。

（4）卫生宣教注意休息，劳逸结合，避免重体力劳动，参加适当的体育运动，如散步、打太极等。预防感冒，注意保暖，恢复期少到公共场所，保持心情愉快，利于康复。

【动脉瘤介入栓塞术】

1. 概念

动脉瘤是由于动脉壁的病变或损伤，形成动脉局限性膨出以搏动性肿块为主要症状，可以发生在动脉系统的任何部位而以肢体主干动脉、腹主动脉和颈动脉较为常见的疾病。动脉瘤介入栓塞术作为颅内动脉瘤治疗的重要手段，已经成为全世界发展最快的医疗技术之一。以其微创、安全、术后并发症较少的特点与动脉瘤开颅夹闭术一起成为颅内动脉瘤的主要治疗方法。

2. 目的

（1）经导管栓塞，在动脉内经导管将一些特制栓塞物注入供养病变的血管内，使血流中断，达到治疗的目的。

（2）经皮血管腔内血管成形术，如扩张椎动脉、锁骨下动脉、颈动脉的狭窄。

（3）能够确定动脉瘤的部位、大小、形状、数目、瘤体与载流动脉的关系，从而很好地解释临床症状和判断预后，有助于手术和介入治疗方案的制定。

3. 方法

经导引导管将微导管插至动脉瘤内，经微导管向动脉瘤腔内放置栓塞物质，直至将整个动脉瘤完全堵塞，同时尽量保持载瘤动脉通畅，也可根据病情进行载瘤动脉闭塞。栓塞材料有可脱性球囊和可脱性微弹簧圈两类，后者主要有两种：①电解血凝性可脱性铂金弹簧圈；②机械性可脱式钨弹簧圈。

4. 适应证

（1）因动脉瘤难以夹闭和患者全身状况不适合开颅手术者。

（2）手术夹闭失败或复发者。

（3）完全夹闭动脉瘤。

（4）与外科手术配合。

5. 相对禁忌证

（1）对造影剂过敏者。

（2）严重高血压，收缩压大于200 mmHg，舒张压大于110 mmHg（14.66 kPa），未能控制血压者。

（3）严重肝、肾功能损害及明显凝血功能障碍者。

（4）近期有心肌梗死和严重心肌疾患、心力衰竭及心律不齐者。

（5）甲状腺功能亢进及糖尿病未控制者。

6. 护理常规

（1）术前的准备和护理：

1）绝对卧床休息，避免一切刺激，防止破裂或再出血。

2）保持大小便通畅，勿用力咳嗽、打喷嚏。

3）对需手术患者，做好术前宣教及准备，做好心理护理。

4）观察生命体征的变化。

5）介入术术前1天双侧腹股沟备皮，测量双侧足背动脉搏动点并标记。术前患者需要练习床上排便，禁食、禁水10小时。晚间保证充足的睡眠，术晨常规左侧肢体建立静脉通道。

（2）术中的观察和护理：

1）使患者保持舒适、平卧的体位。

2）协助患者将穿刺部位完整暴露出来，采用常规的铺巾，保证环境无菌。

3）为患者建立起一个静脉通路，使患者顺利完成吸氧。

4）在手术过程中还要及时对患者的动作、体征等进行观察，一旦发现异样情况立即采取相应抢救措施，防止手术意外的发生。

5）在手术结束后，应立即对患者进行止血操作，防止出血过多，对手术结果造成影响。

（3）术后的宣教和护理：

1）保持呼吸道、尿道的通畅。

2）术后两天绝对卧床休息，限制体力活动 3 ～ 4 周，防止弹簧圈脱落。

3）穿刺点的护理：术后股动脉穿刺部位加压包扎后，严密观察穿刺肢足动脉搏动情况及下肢温度、颜色和末梢血运情况，观察穿刺局部有无渗血及血肿、淤斑形成。

4）给予高蛋白、高热量、高营养、易消化饮食。

5）防止癫痫的发作。

7. 并发症观察及护理

（1）动脉瘤再破裂：是血管内栓塞术的严重并发症，因血压急剧波动、术中机械刺激、术后抗凝治疗凝血机制改变引起的。瘤体的破裂与死亡率随着年龄的增加而上升。

患者可突然出现精神紧张、痛苦表情、躁动、剧烈头痛、不同程度的意识障碍、小便失禁。急查 CT 示蛛网膜下腔出血，腰穿可见血性脑脊液。

护理患者时一定要细心观察，及时发现并通知医生及时处理。术后入神经外科 CU 仔细观察患者的意识状态、瞳孔变化、肢体活动情况、生命体征特别是血压和呼吸改变。对血压高者控制性降低将血压降至 16/11 kpa 左右。对清醒患者指导其绝对卧床 48 ～ 72 小时，48 小时内勿剧烈晃动头部保持情绪稳定及大便通畅。

（2）脑血管痉挛：是颅内动脉瘤栓塞术后常见的并发症。若患者出现一过性神经功能障碍如头痛、血压下降、短暂的意识障碍及肢体瘫痪，可能是脑血管痉挛所致。应及时报告医生，进行扩容、解痉治疗。持续低流量吸氧，改善脑组织缺氧。

护理患者时要特别注意神经系统症状的改变，并做好患者的心理护理。血管造影、栓塞所致的痉挛常可持续 3 ~ 4 周为防脑血管痉挛，临床上常用尼莫同持续微量泵泵入。尼莫同是一种高度选择性作用于脑组织的钙离子拮抗剂，它既能直接扩张脑血管，增加脑血流量又可作用于神经元细胞，增强其抗缺血、缺氧的能力加速其正常生理活动恢复。在应用尼莫同时应严密监测心率、血压变化如血压下降、面色潮红、心悸等反应，应及时减慢滴速或停药。同时给予补液、扩容与支持治疗。

（3）穿刺部位血肿：血肿易发生在术后 6 小时内原因是动脉血管弹性差、术中肝素过量或凝血机制障碍，术后穿刺侧肢体活动频繁、局部压迫力度不同等。

主要表现为局部肿胀、淤紫。患者手术毕安全回病房后嘱患者平卧 24 小时，伤口沙袋压迫 6 小时，同时穿刺部位侧下肢禁屈曲、制动。

随时观察穿刺点局部渗血、血肿情况。小血肿一般不予处理，几天后可自行消退。如出血量大、血压下降、出现大血肿，除压迫股动脉加压包扎外，24 小时后可热敷局部，足部抬高，以利于静脉回流，并注意观察患者足背动脉搏动情况。

（4）脑梗死形成术后血栓形成或血栓栓塞引起脑梗死是手术的并发症之一。严重者可因脑动脉闭塞、脑组织缺血而死亡。术后应早期严密观察语言、运动和感觉功能的变化经常与患者交流以便及早发现病情变化。如术后发现一侧肢体无力、偏瘫、失语甚至神志不清等。应考虑脑梗死的可能，立即通知医生及时处理。术后患者处在高凝状态常规给予短期 48 小时肝素化，配合长期阿司匹林治疗以防脑梗死。治疗时密切观察有无出血倾向，每 10 ~ 30 分钟测血压一次，并详细记录观察牙龈、结膜、皮肤有无出血点、大小便颜色，以及头痛、呕吐等颅内出血症状。

（5）下肢血栓栓塞治疗中不同程度的血管内皮受损均可造成下肢动脉血栓的形成。表现为术侧下肢皮肤不同程度发绀或下肢疼痛明显，足背动脉搏动较对侧明显减弱提示下肢栓塞的可能。术后每 15 ~ 30 分钟触摸足背动脉 1 次观察下肢末梢循环情况如足背动脉搏动有无减弱或消失，皮肤颜色、温度、痛觉是否正常。术后因患者处于高凝状态，肢体瘫痪精神紧张，缺乏适当的活动，一旦造成下肢静脉血栓，嘱患者绝对卧床、抬高患肢、利于静脉回流、限制肢体活动遵医嘱给予溶栓、抗凝药物治疗。

（6）迟发性过敏反应。应用离子造影剂易发生过敏反应，但有的患者应用非离子造影剂仍可发生过敏现象。造影剂进入人体时间长、剂量大时，可发生类似过敏症状。轻度的过敏表现为头痛、恶心、呕吐、皮肤瘙痒、荨麻疹等，重者出现休克、呼吸困难、四肢抽搐等。因此密切观察病情变化熟悉造影剂过敏反应的处理。

（7）脑积水是动脉瘤术后最常见的并发症。急性脑积水在手术同时行脑室外引流即能解决，而慢性脑积水需行手术分流。

8. 健康指导

（1）鼓励患者坚持康复训练，保持乐观的情绪和心态。避免剧烈体育运动。保持充足的睡眠时间。

（2）坚持服用降压、抗血管痉挛、抗癫痫药物，不可随意停药。

（3）告知患者饮食要清淡，少盐，少食动物脂肪、肝脏，多食蔬菜水果。避免剧烈咳嗽、用力排便等引起颅内压升高的因素。

（4）遵医嘱定时回医院复查，定期复查 CT 或者 MRI。

（5）若再次出现症状及时就诊。

【肿瘤射频消融术】

1. 概念

肿瘤射频消融治疗（radio frequency ablation，RFA）在指在影像引导下将单级或多极子母针消融电极准确刺入肿瘤部位，射频消融仪将射频脉冲能量通过多极针传导到肿瘤组织中，使肿瘤组织产生局部高温，从而达到使肿瘤组织及其邻近的可能被扩散的组织凝固坏死的目的，坏死组织在原位被机化或吸收。临床上进行肿瘤 RFA 时一般将温度控制在 90 ~ 100 ℃。目前临床应用较多的是肝癌、肺癌、肾癌等。

2. 目的

完全性消融：消融治疗使肿瘤组织完全坏死，尽可能达到治愈的目的。

姑息性消融：目的在于减轻肿瘤负荷结合综合治疗，延缓肿瘤进展提高患者生活质量。

3. 方法

采用气管内插管静脉全身麻醉，术中动态监测心率、血压和血样饱和度等。患者取仰卧位或俯卧位，根据肿瘤所在位置在相应的体表区域贴上定位标尺行射线定位，图像中肿瘤与周围组织结构的解剖关系，选择合适的穿刺路径，结合定位在图像上确定穿刺点。将手术床移动至穿刺点图像所在层面的位置，用标记笔在患者的体表标记出穿刺点。常规消毒铺巾后，根据肿瘤的大小、深度选择相应规格的 RFA 针，将裸露针尖经肿块正中插入直至肿瘤远侧端，张开电极针头，连接射频发生器，开始消融。释放多极针进行消融治疗，多极针治疗时间为 10 ~ 15 分钟，治疗温度早期为 75 ~ 90 ℃，调整为 95 ℃左右。

4. 适应证

肝脏、肺部、溶骨性骨转移瘤，肾、肾上腺、前列腺、子宫甲状腺、乳腺腹膜后病灶。无外科手术指征或拒绝手术以及需延长手术的患者。合并肝硬化，且无大量腹水。

5. 相对禁忌证

肿瘤巨大，或弥漫性肝癌；伴脉管癌栓或邻近器官侵犯严重并发病，无法耐受治疗全身情况差，或恶病质；肝肾功能衰竭、凝血障碍和大量腹腔积液。

6. 护理常规

（1）术前的准备和护理：

1）心理疏导：由于疾病的折磨及对手术的恐惧，患者易产生焦虑、失望等情绪。护理人员应及时安慰、疏导、鼓励患者，主动介绍该项治疗的必要性和可靠性、治疗的基本方法及步骤，同时讲解 PRFA 的治疗原理及效果、治疗的安全性及注意事项，以取得患者的配合。耐心解答患者的疑问，介绍成功病例以增强患者对治疗的信心。使患者以良好的心态接受手术治疗。

2）术前检查：术前积极协助患者完善脑、肺、肝、肾等重要器官的功能监测及各项化验检查，如出凝血时间、血常规、血生化、肿瘤标志物测定等；对凝血功能差者给予对症处理，改善后再行治疗。术前 1 ~ 2 天指导患者行屏气练习；嘱患者保持穿刺区和臀部、大腿皮肤清洁，毛发多者进行剃刮，以防止治疗后感染和电极与皮肤接触不严引起灼伤；嘱患者进射频消融室前排空小便。

（2）术中的观察和护理：

1）用物准备：XL电极针连接线、可张开式RFA电极针、射频发生器、皮肤电极片、监护仪、电极片、氧气装置、生理盐水、葡萄糖水、盐酸哌替啶、奈福泮、阿托品、利多卡因、硝苯地平、注射器等。

2）体位护理：患者取平卧或左侧卧位，嘱患者不能自行改变体位或移动身体，平静自然呼吸，避免深呼吸和用力咳嗽。一侧上肢建立静脉通道，B超医生位于患者左侧，持续监测射频区域变化，手术医生位于患者右侧，相互配合完成手术。

3）常规吸氧、心电监测，持续监测患者的血压、脉搏、呼吸、心率、SaO_2，同时注意观察患者的面色及腹部体征。若发现患者面色苍白、出冷汗、脉搏细弱、血压下降、烦躁不安等，应加快补液，立即判断患者有无腹腔内出血；若心率 < 60次/分钟，遵医嘱应用阿托品。

（3）术后的宣教和护理：

1）嘱患者平卧适当床上活动，病情稳定后鼓励下床活动以促进血液循环防止静脉血栓。

2）给予心电监护及吸氧，观察生命体征及血氧情况。术后2天多数出现发热（一般在38 ~ 39 ℃），告知患者是术后肿瘤病灶炎症、坏死吸收有关。鼓励患者多饮水，体温低于38 ℃可不做处理。如果持续体温不退超过38 ℃以上给予物理降温或药物降温。

3）观察患者有无呼吸频率明显增快、胸闷气促等异常，及时发现局限性气胸的发生。

4）观察咳嗽咳痰情况，多数患者痰中带血，向患者解释原因，可给予止血药物、抗感染治疗2 ~ 5天症状逐渐减小。有痰不易咳出者予雾化吸入。避免剧烈咳嗽，以减少气胸的发生。

5）观察穿刺部位有无渗血、血肿及感染。常规予静脉滴注抗生素及止血药。

6）合理均衡饮食，给予高蛋白、高热量、高维生素易消化食物。

7. 并发症观察及护理

（1）发热：射频治疗后，肿瘤细胞发生凝固性坏死，其坏死组织释放出内源性致热物质，吸收后可使患者体温上升。吸收热一般于术后次日出现，患者体温一般在 38.5 ℃以下，持续 5 ~ 7 天。术后应密切观察患者的体温变化，测体温每 4 小时 1 次。对体温低于 38.5 ℃者可给予物理降温；超过 38.5 ℃者给予药物降温，鼓励患者多饮水，必要时行补液治疗，并注意加强基础护理，保持患者的皮肤清洁干燥；体温持续超过 39 ℃以上不退者，应注意有无感染征象。

（2）胃肠道反应：一方面，肿瘤位于肝左外叶，距胃较近；另一方面，术中热凝对腹膜的刺激及患者对手术的焦虑和恐惧等均可能导致胃肠道反应，但患者一般症状较轻。患者出现恶心呕吐时，及时清理口腔内呕吐物，将头偏向一侧，防止误吸，尽快清理污物，避免不良刺激导致呕吐症状加剧；向患者解释呕吐的原因，消除患者的紧张情绪，必要时遵医嘱使用镇吐药；密切观察呕吐物的量、性状等。

（3）气胸：发生率 9% ~ 52%；高龄、肺气肿、中央型肺癌者及反复穿刺定位更易发生；多可自愈，气体量大时可胸穿抽气或放置胸腔闭式引流。2 ~ 3 天多可吸收。

（4）胸膜炎和胸腔积液：发生率 4% ~ 16%；多可自行吸收，严重者常为血性，需行胸腔引流。持续 3 ~ 7 天，对症治疗。

（5）胸痛：疼痛明显给予止痛药可缓解。

8. 健康指导

嘱患者出院后注意饮食健康，尤其是增加含钾食物的摄入。按时服用护肝药。如有腹痛、发热、血压过高或过低等及时就诊。嘱患者治疗后 1 个月抽血复查肝功、AFP、超声造影及增强 CT。

【肿瘤粒子植入术】

1. 概念

肿瘤粒子植入术又称肿瘤体内粒子刀、内放疗或组织间放疗或近距离治疗。是指将封密放射源放入肿瘤组织内，通过放射性粒子持续释放射线来达到杀伤肿瘤的目的使肿瘤得到最大照射（调强）围正常组织受到尽可能小的照射（适形）。即“照射”死肿瘤。目前临床应用较多的是肝癌、肺癌、胰腺癌等。

2. 目的

通过微型放射源发出持续、短距离的放射线，使肿瘤组织遭受最大限度的杀伤，使瘤体缩小甚至消灭，而正常组织不损伤或只有微小损伤，最后被杀死的肿瘤组织被机体自然吸收或排出，全面铲除肿瘤病灶拒绝复发。

3. 方法

患者应该保持着仰卧位在床上接受检查，通过射线的定位，使得患者腹部可确定具体的穿刺点数，实施常规的无菌操作，对患者进行消毒铺巾，采用2% 的利多卡因对局部穿刺点穿入碘粒子植数支针，复行射线进行扫描，之后证实碘粒子植入针头的位置符合标准，应该在病灶之中，预先确定好相关的位置，通过碘粒子植入针的植入碘粒子（0.6 mCi），每当适当地置入粒子，碘粒子植入针应该后退 0.5 ~ 1 cm 的距离。在手术完成之后，拔出碘粒子针，穿刺的点应该及时进行包扎，采取止血措施，再次点片证实碘粒子在病灶中分布良好，并没有病灶之外的游离粒子。

4. 适应证

无法手术或不愿、不宜手术的原发肿瘤；肿瘤手术不净，术中植入；不宜手术的转移性肿瘤；转移瘤或原发肿瘤引起的疼痛；外放疗效果不佳或失败的病例；外放疗或化疗剂量不足，作为局部剂量补充。

5. 相对禁忌证

出凝血障碍；脏器功能严重衰竭；精神障碍。

6. 护理常规

（1）术前的准备和护理：

1）患者准备：术前充分评估患者全身状况、生活能力。遵医嘱查血常规、肝功能、凝血功能。术前给予镇痛、止血药物，备留置针。指导患者呼气后屏气训练，练习床上大小便。术前常规备氧及心电监护。

2）心理护理：责任护士向患者详细介绍此项操作的基础知识及其疗效，讲解手术过程，告知手术创伤小、痛苦轻且操作简单，说明放射粒子植入治疗的安全性和局限性，手术的目的和方法解除患者的紧张情绪，消除其恐惧心理，使其积极接受并配合治疗，同时保证术前充分睡眠。

（2）术中的观察和护理：

1）用物准备：器械常规内窥镜消毒。根据肿瘤的大小，计算需用的125粒子的数量，粒子、穿刺针、旋植入器等经高压灭菌后备用。B超仪器由专门人员准备。准备粒子植入系统：包括粒子植入枪、粒子分装盒、机械手静电穿刺套、穿刺针、旋转植入器。

2）体位准备：遵医嘱为患者取利于治疗的体位，妥善固定上肢，防治肢体受压或移动受伤，嘱患者保持平静呼吸，以保证粒子准确植入病变部位。

3）病情监测：术中密切监测患者生命体征及神志，持续心电监护，持续低流量氧气吸入，遵医嘱应用麻醉止痛药及补液，每10分钟记录1次生命体征，若有异常，及时报告医生处理。

4）放射性粒子植入递送粒子过程中动作应该轻柔、谨慎，准确必须保证每粒子都种入肿瘤内，避免跌落遗失，导致手术室内放射物污染。并做好粒子种植粒数的记录。

（3）术后的宣教和护理：

1）监测生命体征：术后需密切观察生命体征，每30分钟测体温、脉搏、呼吸、血压1次；观察穿刺部位有无出血、疼痛、肿胀；有无腹肌紧张、压痛、反跳痛、腹膜刺激征。发现异常情况及时采取急救处理。

2）术后对穿刺部位的包扎松紧度以能够容纳一个手指为宜，术后12小时松绷带，对患者穿刺部位是否出现渗血情况进行密切观察，多和患者进行沟通交流，询问其粒子植入的部位是否出现灼热不适感，并做好记录，随时做好应急处理准备。

3）放射防护：术后平卧6小时，减少活动，防止粒子移位。安排患者入住单人病房，在房门、床前张贴醒目标志。嘱患者尽量在本病房内走动，家属不要站在粒子植入的一侧，并尽量避免与患者密切接触，防止长期受照射而影响身体健康。选派操作技术熟练的护士相对集中地进行各项治疗和护理工作，操作时不要站在粒子植入的一侧，动作准确、迅速。护士进行护理工作时，在不影响护理质量的前提下，尽量缩短接触射线的时间，尽可能远离放射源。临床检测发现，距离放射性粒子10 cm以外对人体无明显影响，距离30 cm以外完全无影响，无需特别防护。

7. 并发症观察及护理

（1）出血：监测患者血压的变化，术后每 30 分钟测血压 1 次，并观察患者伤口处有无渗血及血肿，有无胸闷、气促，心率加快、腹痛等不适症状。

（2）感染：保持穿刺点敷料清洁干燥，如有渗血、渗液应及时给予更换。监测患者体温，术后 3 天内低于 38.0 ℃是粒子刺激肿瘤所致，可不予处理，指导患者多饮温开水。如果体温超过 38.0 ℃，可遵医嘱使用退热药及抗菌药物。

（3）疼痛：手术损伤可以导致穿刺点周围疼痛，护士应评估患者疼痛的性质、部位、时间、能否耐受等。还应指导患者听舒缓的音乐，以分散注意力。如果疼痛不能耐受，可遵医嘱使用止痛药。评估该患者后认为其对疼痛耐受性较差，故于术毕遵医嘱给予芬太尼透皮贴剂 4.2 mg 外贴于前胸壁，术后 3 天评估疼痛为 1 ~ 3 级，可耐受。

（4）局部放射性损伤：术后患者如果早期过度活动，会使粒子移位至皮下组织导致局部放射性损伤，表现为局部皮肤红肿、疼痛、皮温升高，甚至出现散在红斑和溃疡。应立即行 CT 扫描，以确定粒子准确位置。如确认移位至皮下，应立即由专业医师取出后放入特制铅罐内送核医学科处理。

（5）肺栓塞及粒子浮出：粒子浮出可进入种植器官附近较大血管内，随血液流动进入肺部，栓塞肺动脉或其分支而致肺栓塞。因此术后要监测生命体征，观察患者的呼吸，当患者突然出现呼吸困难、胸痛、咳嗽、咯血伴心率加快、发绀等时，应立即报告医师处理。本例患者术后常规给予平卧 4 ~ 6 小时，6 小时后观察患者生命体征平稳，给予 20° ~ 30° 半坐位，告知患者避免剧烈咳嗽、频繁变换体位等过度活动，以防粒子脱出。

8. 健康指导

粒子植入后由于放射源对肝细胞的损伤，患者肝功能可能出现异常，表现为总胆红素、直接胆红素、转氨酶升高，以术后 3 个月升高最为明显。因此，应告知患者出院后每月复查肝功能 1 次，并注意观察患者皮肤、巩膜有无黄染，大便颜色是否正常，有无恶心、呕吐、食欲减退等不适症状，指导患者进食瘦肉、深海鱼、豆制品、西红柿等保肝食物。日常减少出入公共场所，避免与上呼吸道感染者接触。患者回到家中 2 个月内，咳痰时应使用滤网过滤痰液，谨防粒子浮出污染环境，如发现粒子咳出，患者及家属切勿徒手捡起粒子，应用长柄钳或镊子捡起，有铅罐时可放入铅罐中，并记录发现粒子和放入罐中的时间，然后送入医院核医学科处理；无铅罐者可将其深埋于地下。与应用利卡汀（^{131}I 美妥昔单抗注射液）防止术后肝癌复发一样，应加强对射线防护知识的宣教，并嘱患者自觉遵守距离防护。2 个月内避免与家人同房，尽量保持 1 m 距离，避免到人员密集的公共场所，术后如有胸闷、咯血等症状立即到医院复查。另外，需定期复查胸片或 CT，以了解粒子的位置、清点粒子数量，以防粒子丢失，并明确其对周围器官是否有损伤。

【腔内激光消融术】

1. 概念

激光照射组织后，光能转化为热能使组织发生不同程度变化，如细胞死亡、蛋白凝固、组织水分沸腾和汽化、脱水组织燃烧和炭化等。

2. 目的

主要利用激光的热效应，当低功率照射组织时，可出现小血管的收缩及闭塞，加大功率可使受照射组织出现凝固、汽化或炭化而达到消除病变的目的。

3. 方法

患者取仰卧位，常规消毒铺巾，抽出导丝，放置光纤，打开激光治疗仪，并由红外灯指引，将光纤送至距导管末端 1 cm 处，设定激光治疗仪发射频率（12 W），每个脉冲时间为 1 秒，间隔时间为 1 秒，实施激光治疗。在激光治疗的同时，光纤逐渐向后撤，直到手术结束。

4. 适应证

原发与转移性恶性肿瘤。

冠状动脉粥样硬化性心脏病。

腰椎间盘突出。

5. 相对禁忌证

（1）气管 – 支气管腔外压性狭窄主要由纵隔肿瘤、淋巴结病、肺叶萎缩等引起者，消融治疗会造成气管－支气管壁穿孔，是消融治疗的绝对禁忌证。

（2）患者有出血倾向、电解质紊乱、低血压状态及严重感染者均为禁忌证。

（3）带有心脏起搏器者。

（4）气道完全闭塞时。

（5）肿瘤侵蚀气管后壁并影响食管时。

（6）消融治疗肺上叶病变要特别小心，由于该位置接近大血管，易致大出血。

（7）小细胞肺癌和淋巴瘤呈弥漫性病变，也常累及大气道，化疗可取得良好效果，选择消融治疗应掌握好时机。

6. 护理常规

（1）术前的准备和护理：

1）患者准备：到手术室做激光消融术的肿瘤患者，一般病情较重，肿瘤较大，局麻下手术风险较高，需在全身麻醉下手术相对比较安全。术前需完善各项检查，加强营养，改善全身情况。

2）心理护理：患者求生欲望强，但对治疗、手术效果、插管、麻醉意外有不同程度的担心，加之家庭经济状况、治疗费用等因素，心理压力大。护士应向患者及家属做好疏导工作，以缓解其焦虑、恐惧情绪，增强手术信心。

3）物品及设备准备：常规消毒硬镜、纤维支气管镜及其配件。

4）药品准备：备好手术台上所需局麻药和止血药。通过气管镜活检口注入局麻药，加强气管局部麻醉，减少刺激，以防患者术中呛咳影响手术操作。备好急救物品及药品。

5）环境准备：因使用仪器较多，手术最好在大房间进行。巡回护士应合理安排手术间内各种仪器摆放，既方便医生操作，又不违反无菌原则和麻醉医师术中观察。

（2）术中的观察和护理：

1）建立静脉通道。

2）安置手术体位。患者在清醒状态下取颈部过伸仰卧位，肩背部下垫一软枕，将双手、膝部妥善固定。麻醉后导尿。

3）协助麻醉。异丙酚静脉全身麻醉和辅助自主通气的联合应用是目前最常用的技术。

4）眼睛、牙齿的安全保护。

5）手术配合。正确连接各种管线，并调节各仪器参数。

6）术中并发症的观察与护理。

（3）术后的宣教和护理：

1）保持呼吸道通畅，预防喉水肿。

2）舒适护理。术后患者卧床休息，抬高床头 45° ，并对其咽喉部行雾化治疗，减轻咽喉部不适感。

7. 并发症观察及护理

术后早期也易发生并发症，如疼痛、出血、窒息、感染等，医护人员需密切观察，发现问题及时处理。

（1）心血管系统：较常见，主要有心肌梗死、心动过缓、心脏骤停和心功能不全，这在操作过程中和术后早期均可发生，与手术期间麻醉药作用和低氧血症有关，因此手术期间严密监测患者氧饱和度和保证足够的氧供极为重要。

（2）大出血：大出血一旦出现，应立即停止治疗，并尽快清除气管远端血块，保持呼吸道通畅，必要时同时行机械通气，也可现场使用气道内双腔球囊导管（Ruesch 球囊导管）压迫止血。术中少量出血时，直接应用激光和电热消融即可止血。术后大出血少见，少量出血无需特殊处理。

（3）穿孔：如出现大的瘘管形成则需要外科手术治疗。但手术时只要使用适当功率（低于 50 W），操作时能量的方向与气管壁尽可能平行，完全可以避免气道穿孔的发生。

8. 健康指导

指导患者戒烟，少量饮酒或戒酒，进食低脂、多纤维素、多维生素饮食，保持其大便通畅。活动时要循序渐进，使患者保持心情舒畅。应遵医嘱用药，教会患者及家属测量血压，并做好定期门诊随访。

第五节 非血管疾病介入治疗护理常规

【非血管腔内成形及支架植入术】

1. 概念

在医学影像指导下，使用球囊导管、支架等器材，对消化道、气道、胆道等人体中空管腔的狭窄阻塞性病变进行治疗。具有创伤小、成功率高、见效快的特点。

2. 目的

解除狭窄，缓解患者临床症状，提高患者生活质量。

3. 方法

协助患者取舒适体位，术者根据狭窄长度选用合适的支架，对患者行镜检查照相，再次确定病变上、下界及狭窄程度，将导丝送入指定部位，在体表相应位置做好标记，沿导丝送入扩张器或球囊导管行逐级扩张狭窄处后撤出，再沿导丝送入内支架推送器，确定位置后准确释放出内支架于狭窄段。

4. 适应证

（1）胆管狭窄。

（2）良性胆管狭窄。

（3）恶性胆管狭窄内支架置入术。

（4）胃肠道狭窄。

（5）气管支气管狭窄良性前列腺增生输卵管再通术输尿管狭窄。

5. 相对禁忌证

（1）凝血功能严重障碍。

（2）脓毒血症或脓毒败血症大量腹水终末期患者。

（3）严重的心血管系统疾病，且病情不稳定者。

6. 护理常规

（1）术前的准备和护理：

1）相关检查：常规给予患者术前检查：如肝功能、肾功能、凝血功能、血常规、心电图、胸片检查。通过相关检查，明确狭窄的具体程度、长度、部位，从而选择合适的支架。

2）心理护理：由于患者及家属对非血管介入支架植入术了解甚少，故焦虑、顾虑较多，担心手术不会成功、不知道手术效果如何、不知道应该准备些什么等，而产生恐惧、紧张、焦虑的心理，需要多与患者及家属沟通、交流，耐心地向患者及家属讲解手术方法、方式、安全性、可靠性以及术中、术后可能出现的种种不适、并发症等，从而使患者有充分的思想准备，以增加患者的治疗信心，确保手术顺利、成功。

（2）术中的观察和护理：

1)用物准备：穿刺套装，Cordis F5 动脉鞘，150 cm 亲水超滑导丝，支架，导引钢丝、支架置入器、扩张器、造影剂，常规检查用物及用药、常用急救药品与用品。

2）心理护理：护士在患者身旁守护安慰患者，配合做好检查，并默契地配合医生。

3)心电监护：密切观察患者血压、呼吸、心率、血氧饱和度及患者反应，及时清除分泌物，保持呼吸道通畅，如发现异常则提醒医生暂停操作并对症处理，术中医护密切配合是支架置入术成功的关键。

（3）术后的宣教和护理：

1）术后进行 24 小时持续监测心率、呼吸、血压及血氧饱和度。保持患者呼吸道的通畅。

2）预防感染。遵医嘱给予抗感染药物。

3）术后复查血气分析、胸片等检查。以及相关检查，向患者及家属详细讲解复查各项检查的意义及注意事项。

4）指导患者合理饮食。

7. 并发症观察及护理

（1）腹痛和异物感：支架置入后患者出现异物感，是手术创伤和支架膨胀支撑的原因所引起，大部分为隐痛，不能忍受者口服止痛药可缓解。疼痛剧烈者应观察疼痛的性质、部位、持续时间并及时通知医生查看有无严重并发症发生。

（2）支架滑脱或移位：由于疼痛而使尚未牢固支撑的支架滑移，良性狭窄多见。观察患者进食情况；支架移入胃内无症状者可以观察，多能自然排出。必要时在胃镜直视下重新调整。

（3）出血：少量出血是因操作中或球囊扩张使狭窄段黏膜发生不同程度的损伤，表现为呕吐物内伴少许血丝，一般 3 ~ 5 天自行愈合，若出血较多时除观察出血相关情况外应报告医生及时处理。

8. 健康指导

指导患者出院后勿吸烟、饮酒，忌食刺激性食物，保持正常的生活规律注意劳逸结合，增强机体免疫力。要指导患者掌握正确的饮食，注意不能进食过于黏稠，纤维素过多或未嚼碎食物，以防堵塞管腔。复摄 X 线片，了解食管狭窄扩张改善情况。勿过度用力咳嗽吞咽动作，以免支架移位。嘱患者要定期复诊，了解支架有无移位及支架内有无肉芽生长或突出，发现问题要及时处理。

参考文献

［1］宋怡夏 . 例肺动脉栓塞并发广泛下肢深静脉血栓的护理［J］. 中国卫生标准管理，2019，10（3）：111–113.

［2］张皓 . 下肢深静脉血栓形成后综合征腔内治疗适应证探讨［J］. 中华普通外科杂志，2014，29（4）：244–245.

［3］石国一，贺辰龙 . 下肢深静脉血栓形成的综合介入治疗［J］. 中国继续医学教育，2016，8（4）：137–138.

［4］刘凤，李苏华 . 下肢深静脉血栓形成行下腔静脉滤器置入术 26 例围术期护理［J］. 齐鲁护理杂志，2012，18（8）：31–33.

［5］陶庆云，赵翠萍 . 下肢深静脉血栓行下腔静脉滤器置入术的护理体会［J］. 包头医学院学报，2013，29（5）：71–73.

［6］曹锦秋 . 下肢深静脉血栓形成行下腔静脉滤器置入术的围术期护理策略［J］. 中国医药指南，2014，12（12）：287–288.

［7］谢志丹，王钢，周晟 . 下腔静脉滤器植入术对骨折后下肢深静脉血栓形成患者肺栓塞的预防作用［J］. 中国当代医药，2015，22（27）：30–32.

[8] 查斌山，朱化刚，谢文涛 . 下腔静脉滤器植入术在下肢深静脉血栓形成治疗中的应用 [J]. 中华普通外科杂志，2015，30（9）：707-710.

[9] 施正琴 . 急性下肢深静脉血栓导管溶栓术联合下腔静脉滤器植入 53 例护理 [J]. 中国乡村医药，2016，23（7）：82-83.

[10] 韩梅，倪红霞，王娜娜 . 护理干预在下腔静脉滤器植入围手术期效果评价 [J]. 蚌埠医学院学报，2014，39（12）：1743-1745.

[11] 李枫枫，郭英 . 普外科患者术后下肢深静脉血栓形成的预防护理 [J]. 中国卫生标准管理，2017，8（18）：135-137.

[12] 钟武，赖雪，陈睦虎 . 急性下肢深静脉血栓植管溶栓治疗与下腔静脉滤器植入的临床意义 [J]. 四川医学，2014，35（3）：315-316.

[13] 王晓虹 . 下肢深静脉血栓行下腔静脉滤器置入术的观察及护理 [J]. 黑龙江医学，2015，39（6）：709.

[14] 郭美玲，李加平，刘瑞洁，等 . 下肢深静脉血栓应用下腔静脉滤器后的护理 [J]. 山西医药杂志，2014，43（18）：2224-2225.

[15] 丁建新，陈莉 . 造影剂的不良反应 [J]. 实用放射学杂志，2001，17（1）：56.

[16] 徐惊伯 . 周围血管疾病 X 线诊断及治疗 [M]. 上海：上海科学技术出版社，1989：2223.

[17] 陈星荣 . 造影剂副反应预防的进展 [J]. 中华放射学杂志，1986，20（1）：7071.

[18] 岳中麟，张天诚 . 血管造影的并发症及预防 [J]. 实用放射学杂志，1986，2（2）：89.

[19] 郑洁芸，洪娟，朱美玲 . 护理路径在下肢深静脉血栓形成的围手术期预防护理 [J]. 中国伤残医学，2013，21（6）：353-354.

[20] ROSALES A，SANDBAEK G.Haemodynamics and catheter-based imaging in the diagnosis of venous disease. An interventional targeted approach [J].Phlebology/Venous Forum of the Royal Society of Medicine，2013，28（1）：162-168.

[21] ENDEN T，SANDVIK L. Catheter-directed venous thrombolysis in acute iliofemoral vein thrombosis——the cavent study：Rationale and design of a multicenter，randomized，controlled，clinicaltrial（nct00251771）[J].American heart journal，2007，154（5）：808

[22] 冯晓芬，崔丽君，郑江华，等 . 下腔静脉滤器置入联合抗凝溶栓治疗 31 例下肢深静脉血栓形成的疗效观察及护理 [J]. 川北医学院学报，2010，6（25）：274-276.

[23] 郝红军，李智，金泳海，等 . 球囊扩张辅助经导管直接溶栓导致下腔静脉滤器栓塞及其处理 [J]. 介入放射学杂志，2012，21（6）：461-464.

[24] 张桂香，李秋蕾，史琴 . 下肢深静脉血栓滤器植入置管溶栓的护理体会 [J]. 当代护士，2016，2（2）：74–75.

[25] 张琴 . 颅脑手术后下肢深静脉血栓的护理体会 [J]. 中国现代医生，2010，7（48）：70–71.

[26] 葸根，陆雄 . 低分子肝素钙预防下肢静脉曲张术后深静脉血栓的价值 [J]. 中国普通外科杂志，2016，25（12）：1806–1809.

[27] 罗鑫，张华炜，龚亮 . 置管溶栓在下肢急性深静脉血栓治疗的效果分析 [J/OL]. 当代医学，2019（35）：133–135.

[28] 邱琳 . 下肢深静脉血栓行下腔静脉滤器置入加置管药物溶栓术护理方法及效果 [J]. 世界最新医学信息文摘，2019，19（86）：306+318.

[29] 刘艳艳，宋进华，李燕 . 介入置管溶栓治疗急性肾动脉血栓栓塞的护理体会 [J]. 世界最新医学信息文摘，2019，19（74）：259–260.

[30] 熊狄，周颖，万珍，等 . 置管溶栓联合球囊成形术治疗血透动静脉内瘘闭塞观察 [J]. 当代医学，2019，25（21）：54–56.

[31] 李承志，林印胜，张红，等 . 下肢动脉硬化闭塞症减容治疗术中并发症及其处理 [J]. 中国介入影像与治疗学，2019，16（7）：405–409.

[32] 贾静 . 经桡动脉行冠状动脉造影术后穿刺点的护理 [J]. 饮食保健，2019，6（14）：225–226.

[33] 周莲 . 护理干预对经桡动脉行冠脉造影及支架置入术的效果 [J]. 实用临床护理学电子杂志，2019，4（11）：165.

[34] 解莉莉 . 经桡动脉穿刺冠脉造影及支架植入术的舒适护理措施研究 [J]. 现代诊断与治疗，2019，30（1）：157–158.

[35] 向敏 . 经桡动脉介入行冠状动脉造影围手术期护理分析 [J]. 中国社区医师，2019，35（2）：153.

[36] 耿建华，唐立燕 . 经桡动脉冠脉造影及介入治疗术的护理 [J]. 心理医生，2018，24（25）：204–205.

[37] 索景欢 . 经桡动脉冠脉造影及介入治疗术的护理对策探讨 [J]. 中国现代药物应用，2018，12（21）：158–159.

[38] 付文娟 . 经桡动脉选择性冠脉造影术及支架植入护理体会 [J]. 临床医药文献电子杂志，2018，5（86）：158.

[39] 高秀娟 . 经桡动脉行冠状动脉造影术的护理措施 [J]. 影像研究与医学应用，2018，2（3）：171–172.

[40] 陈秀芝 . 脑血管全脑造影术后应用护理干预对并发症的预防效果分析 [J]. 按

摩与康复医学，2018，9（11）：51–52.

［41］王霖．冠状动脉造影术后护理探讨［J］．中西医结合心血管病电子杂志，2019，7（5）：12–13.

［42］马丽．针对性护理干预在冠心病患者冠状动脉造影术后的应用观察［J］．实用中西医结合临床，2018，18（10）：157–159.

［43］夏薇．经桡动脉和肱动脉行冠脉介入术的并发症及护理［J］．按摩与康复医学，2016（1）：100–101.

［44］蒋娟．DSA 全脑血管造影术的应用与有效护理方式分析［J］．影像研究与医学应用，2018，2（23）：120–121.

［45］李丹，王松林．全脑血管造影患者舒适护理干预分析［J］．中国现代药物应用，2018，12（17）：138–139.

［46］赵秀珍．全脑血管造影术后穿刺处形成血肿 1 例的护理体会［J］．中国冶金工业医学杂志，2018，35（3）：251.

［47］陈秀芝．脑血管全脑造影术后应用护理干预对并发症的预防效果分析［J］．按摩与康复医学，2018，9（11）：51–52.

［48］洪霖．子宫动脉栓塞与子宫肌瘤剔除术治疗子宫肌瘤疗效对比［J］．中国药物经济学，2014，02（6）：103–104.

［49］毕雪玲．阴式子宫肌瘤剔除术与经腹子宫肌瘤剔除术治疗子宫肌瘤临床疗效对比分析［J］．中国实用医药，2014，09（26）：83–84.

［50］林英．子宫动脉栓塞与子宫肌瘤剔除术治疗子宫肌瘤疗效对比分析［J］．实用妇产科杂志，2007，23（8）：495–497.

［51］张敏．子宫动脉栓塞治疗子宫肌瘤与腹腔镜肌瘤剔除术疗效比较［J］．中国乡村医药，2012，19（13）：24–25.

［52］何玉玫．腹腔镜子宫动脉阻断后子宫肌瘤剔除术治疗子宫肌瘤 36 例临床分析［J］．中国社区医师，2011，13（2）：44–45.

［53］闵叶平，丁炜兰．利用非支气管性体动脉进行大咯血的栓塞治疗与护理［J］．护士进修杂志，2017，32（22）：2059–2061.

［54］郑禾，杨露，鞠林芹．支气管动脉栓塞配合全程优质护理对大咯血患者临床转归的影响［J］．实用临床医药杂志，2017，21（10）：17–20.

［55］李巍，张士德，李颖，等．急诊介入栓塞治疗支气管动脉 – 肺动脉瘘大咯血的效果［J］．现代生物医学进展，2015，15（2）：248–250.

［56］张莉，于世平，苏秀琴，等．逐级多重栓塞治疗顽固性大咯血的技术探讨和疗效观察［J］．中华放射学杂志，2015，49（8）：605–609.

[57] 刘扬，许岩，陈智慧，等. 支气管动脉栓塞术治疗肺结核大咯血的临床研究及分析 [J]. 中国微生态学杂志，2015，27（9）：1079-1080.

[58] 戴淼，柳毅，黄芸. 支气管动脉栓塞术治疗支气管扩张大咯血 D- 二聚体及纤维蛋白原水平与预后的关系 [J]. 实用医学杂志，2016，32（2）：264-267.

[59] 何桂凤，李小凤，肖巧玲. 超选择性支气管动脉栓塞治疗大咯血的疗效及全程护理 [J]. 河北医药，2015，37（19）：3019-3022.

[60] 王力力，华扬，贾凌云，等. 锁骨下动脉支架置入术后再狭窄的发生率及其影响因素分析 [J]. 中华医学超声杂志（电子版），2019，16（10）：762-767.

[61] 吴祝兰，张宜生，阮中宝. 主动脉夹层动脉瘤患者支架植入术的护理体会 [J]. 求医问药（下半月），2011，9（11）：426-427.

[62] 杨兵. 开腹手术和腔内隔绝术治疗腹主动脉瘤破裂的手术效果分析 [J]. 心电图杂志（电子版），2019，8（4）：177.

[63] 蒋雄京，邹玉宝. 锁骨下 / 颅外椎动脉狭窄的处理：中国专家共识 [J]. 中国循环杂志，2019，34（6）：523-532.

[64] 胡秀兰，王辉，王春荣. 桡、股动脉双入路支架再通锁骨下动脉闭塞的护理 [J]. 解放军预防医学杂志，2016，34（S1）：208-209.

[65] THORLUND MG，WENNEVIK GE，ANDERSEN M，et al. High success rate after arterial renal embolisation [J] .Dan Med J，2015，62（5）：A5061.

[66] 覃爱开，杨琼辉，周瑾 .1 例宫颈妊娠大出血患者动脉化疗栓塞术的护理 [J]. 护理学报，2015，15（32）：54-55.

[67] RAMASWAMY RS，AKINWANDE O，TIWARI T. Renal Embolization：Current Recommendations and Rationale for Clinical Practice [J] .Curr Urol Rep，2018，19（3）：5.

[68] FREY GT，SELLA DM，ATWELL TD. Image-Guided Renal Intervention [J]. Radiol Clin North Am，2015，53（5）：1005-1019.

[69] QIN C，WANG Y，LI P，et al. Super-Selective Artery Embolization before Laparoscopic Partial Nephrectomy in Treating Renal Angiomyolipoma [J] .Urol Int，2017，99（3）：277-282.

[70] 张玉盼，张雅敏. 原发性肝癌肿瘤溶解综合征的病因及治疗进展 [J]. 实用器官移植电子杂志，2015，3（4）：253-256.

[71] PROVENZA G，SPARAGNA A，CUNSOLO GV，et al. Renal artery embolization in a gross kidneyneoplasm.Case report [J] .G Chir，2013，34（9-10）：263-266.

[72] 水会锋，葛莲英. 肝动脉化疗栓塞与静脉化疗治疗结直肠癌肝转移的疗效. 中国癌症防治杂志，2010，2（1）：18-21.

[73] 李毅，卿毅，廖正银 . 肝动脉置管持续灌注化疗和栓塞联合全身静脉化疗治疗结直肠癌肝转移的疗效观察 . 重庆医学，2012，41（29）：3046–3048.

[74] 吴汝江，戴钰辉，刘亮 . 介入栓塞术治疗门脉高压致食管胃底静脉曲张出血的临床观察 . 疑难病杂志，2013，12（10）：796–798.

[75] 徐华，刘安文，谢春英，等 . 伊立替康肝动脉化疗栓塞联合 5–Fu/CF 静脉化疗治疗结直肠癌肝转移的临床观察 . 肿瘤防治研究，2009，36（8）：696–698.

[76] 林晓萍，张武，陈文俊，等 . 化疗联合介入栓塞术治疗结直肠癌肝转移疗效分析 . 中国现代医生，2012，50（34）：142–144.

[77] 吴燕，田彩玲 . 颅内动脉瘤介入栓塞术治疗蛛网膜下腔出血围术期护理方法分析［J］. 临床医学研究与实践，2018，3（5）：181–182.

[78] 卫霄青，刘红梅，曾杰 . 脑动脉瘤介入栓塞术治疗蛛网膜下腔出血的护理研究［J］. 实用临床护理学杂志，2017，2（23）：79，86.

[79] 罗永梅 . 脑动脉瘤介入栓塞术治疗蛛网膜下腔出血的护理分析［J］. 齐齐哈尔医学院学报，2013，34（1）：114.

[80] 郝旭，陈松，李素文 . 颅内动脉瘤介入栓塞术治疗蛛网膜下腔出血的临床护理［J］. 国际护理学杂志，2012，31（5）：832–833.

[81] 张艳 . 针对性护理干预对蛛网膜下腔出血患者颅内动脉瘤介入栓塞术的影响［J］. 医学理论与实践，2018，31（24）：3748–3749.

[82] 卢桂花，余良，赖海燕，等 . 临床护理路径在颅内动脉瘤血管内栓塞治疗中的应用［J］. 护理研究，2014（27）：3406–3407.

[83] 庹必灿 . 分析脑动脉瘤介入栓塞术治疗蛛网膜下腔出血的围手术期护理［J］. 中国社区医师，2017，33（15）：136.

[84] 赵红波 . 介入治疗蛛网膜下腔出血的观察与护理体会［J］. 中国医药指南，2017（15）：264–265.

[85] 刘晓月，王玉芹，郑雯，等 . 颅内动脉瘤介入治疗术后常见并发症的观察及护理［J］. 承德医学院学报，2016，33（3）：230–232.

[86] 张睿，陈灿中 . 开颅夹闭与血管介入栓塞术治疗老年脑动脉瘤患者的临床效果观察［J］. 检验医学与临床，2017，14（Z1）：299–300.

[87] 黄蓓蓓，刘云娟 . 血管内介入栓塞治疗颅内动脉瘤的护理体会［J］. 世界最新医学信息文摘，2017，17（75）：240–241.

[88] 陈志华，邹振亮，毛国华，等 . 介入栓塞和手术夹闭治疗破裂颅内动脉瘤效果比较的 Meta 分析［J］. 重庆医学，2016，45（21）：2962–2965.

[89] 邓强 . 血管内介入栓塞术与开颅夹闭术治疗脑动脉瘤的临床疗效比较［J］. 中

国继续医学教育，2016，8（6）：108-109.

［90］陈丹，李冉，李崇辉，等.58 例肝癌患者术中 CT 辅助腹腔镜行射频消融术的护理配合［J］. 护理学报，2013，20（11A）：49-51.

［91］刘国红，周丽华，高琴，等. 肝癌患者经腹腔镜肝切除联合射频消融、125I 粒子植入［J］. 护理学报，2011，18（6B）：59-60.

［92］赵新华，鲁号锋，庞春华，等.47 例高危部位肝细胞癌患者射频消融术后并发症的护理［J］. 护理学报，2016，23（18）：59-61.

［93］徐雪梅.CT 引导下原发性肝癌射频消融术的护理［J］. 世界最新医学信息文摘，2017，17（88）：243-249.

［94］高晓辉.61 例 CT 引导下射频消融治疗原发性肝癌的护理［J］. 中国继续医学教育，2017，9（01）：257-258.

［95］ZHI XY，ZOU XN，HU M，et al. Increased Lung cancer mortality rates in zhe Chinese population from 1973—1975 to 2004—2005an adverse health effect from exposure to smoking［J］.Cancer，2015，121（Suppl17）：3107-3112.

［96］王栋，黄乃祥. 肺癌射频消融技术的研究进展［J］. 实用医学杂志，2008，24（6）：76-78.

［97］鱼里图孜·吾买尔. 射频消融术治疗非小细胞肺癌并发症的观察及护理［J］. 护理研究，2017，31（17）：184.

［98］张开贤，李苓，邢超.CT 引导下射频消融术治疗非小细胞肺癌 35 例［J］. 中华肿瘤防治杂志，2010，17（18）：59-61.

［99］廖江荣，蒲德利.CT 引导下中晚期非小细胞肺癌射频消融术的治疗效果［J］. 中国老年学杂志，2013，33（24）：6147.

［100］张建国，王艳丽，史秋生，等. 选择性肾动脉化疗栓塞联合多电极射频治疗晚期肾癌［J］. 中国综合临床，2007，23（3）：260-261.

［101］童强，徐丹枫，董伟华，等. 肾动脉化疗栓塞结合免疫治疗巨大肾癌 21 例［J］. 介入放射学杂志，2007，16（7）：493-495.

［102］杨彦芳，滕艳娟，庞小琼，等. 家属阶段性健康教育对肝癌病人术后早期康复的影响［J］. 全科护理，2019，17（3）：364.

［103］符冰，马从凤，罗春华，等. 全程关护护理模式在放射性粒子植入治疗肝癌患者中的应用［J］. 蛇志，2018，30（2）：362.

［104］徐云霞，孟永斌，姚真，等. 晚期肝癌患者行肝脏 ^（125）I 粒子植入术的护理体会［J］. 当代护士（下旬刊），2017（2）：100.

［105］王冬冬，曹秀峰，王学浩，等. 放射性粒子 125I 和 103Pd 植入治疗肝癌的计

量学研究进展［J］. 中华肿瘤防治杂志，2011，18（3）：229-232.

［106］靳志丽 .125I 粒子植入治疗前列腺癌的护理［J］. 全科护理，2010，8（4）：997-998.

［107］王冬冬 .125I 放疗粒子植入治疗中晚期原发性肝癌患者临床护理［J］. 河北医学，2013，19（12）：1906-1907.

［108］王惠萍 .1 例肝移植术后肝癌复发行放射性粒子植入患者的护理体会［J］. 实用器官移植电子杂志，2015，3（1）：45-47.

［109］时代，张雪宁，牛冬梅，等 .CT 引导下单纯 125I 粒子植入治疗中晚期非小细胞肺癌的近期疗效观察［J］. 中国临床医学影像杂志，2013，24（4）：283-285.

［110］王攀峰，雷媛，胡秀茹，等 .CT 引导下肺癌患者放射性 125I 粒子植入发生气胸的分析及护理对策［J］. 中华现代护理杂志，2017，23（8）：1109-1112.

［111］左太阳，张忠涛，张楠，等 .CT 引导下植入 125I 放射粒子治疗纵隔淋巴结转移瘤的临床应用［J］. 中国 CT 和 MRI 杂志，2015，13（9）：68-71.

［112］霍小东，杨景魁，闫卫亮，等 .CT 引导下 125I 粒子植入治疗肺癌术后气胸发生率的相关因素分析［J］. 中华放射医学与防护杂志，2014，34（12）：912-915.

［113］何枫，郎伟思，吴小明，等 .125I 粒子植入联合化疗治疗原发性中晚期非小细胞肺癌的疗效观察［J］. 第三军医大学学报，2017，39（23）：2307-2311.

［114］戴建建，袁冰，张颖，等 .CT 引导下 125I 粒子植入治疗Ⅲ期非小细胞肺癌疗效与并发症的临床观察［J］. 山东大学学报：医学版，2017，55（2）：32-37.

［115］宋彬，肖建宏，林辉，等 .CT 引导下经肋骨行放射性 125I 粒子植入治疗中晚期 NSCLC 临床疗效观察［J］. 山东医药，2017，57（12）：96-98.

［116］潘立群，钱江，李凤棉，等 .125I 粒子联合化疗用于非小细胞肺癌的疗效观察［J］. 临床肺科杂志，2015，20（5）：832-834.

［117］万红燕，高岚 . 放射性（125）I 粒子植入治疗胰腺癌的围手术期护理体会［J］. 中国医药指南，2017，15（28）：196-197.

［118］叶克强，黄明伟，李君利，等 . 125I 放射性粒子在骨介质中剂量分布的蒙特卡罗模拟［J］. 北京大学学报（医学版），2018，50（1）：131-135.

［119］刘利利，马忠金，石国娟 . 通幽汤联合放射性（125）I 粒子植入治疗瘀血内结型食道癌的疗效观察［J］. 中医药导报，2017，23（23）：35-36.

［120］牛帅，丁殿柱，唐雷，等 . 静脉腔内激光消融治疗下肢慢性静脉功能不全患者的临床疗效［J］. 心脑血管病防治，2019，19（3）：240-241.

［121］李琚，赵齐羽，田果，等 . 超声内镜引导下激光消融治疗高危位置肝癌 1 例［J］. 影像研究与医学应用，2019，3（21）：211-212.

［122］汪欣，张晓群，王启闻，等．准分子激光冠状动脉斑块消融术治疗冠状动脉支架内重度狭窄伴消化道出血一例［J］．中华危重症医学杂志（电子版），2018，11（1）：64–66.

［123］韩建农，王云鹏，陈文英，等．靶点射频联合激光叠加消融术治疗腰椎间盘突出症的临床疗效分析［J］．中国医药科学，2018，8（9）：92–95.

［124］陈正贤．激光和电热消融术在治疗气道狭窄中的应用［J］．中华结核和呼吸杂志，2003（7）：10–12.

［125］周会新，吴一中，许剑．全覆膜可取出支架在食管良恶性狭窄中的应用［J］．医学临床研究，2008（2）：248–250.

［126］王兆华．食管癌食道支架植入的观察及护理体会［J］．内蒙古中医药，2013，32（14）：31.

［127］岳志丽．食道支架置入术治疗食管狭窄的护理［J］．职业与健康，2009，25（7）：784–785.

［128］赵旭辉．食管支架置入术治疗恶性食管狭窄 37 例疗效观察［J］．中国医药导报，2011，8（6）：167.

［129］高会清．护理干预在老年食管癌患者手术治疗中的应用［J］．世界最新医学信息文摘，2016，16（94）：411.

［130］马艳，刘淑芬．食道支架置入术 29 例的护理［J］．中国误诊学杂志，2012，12（6）：1488.

［131］李玲敏．优质护理干预用于输尿管结石围术期的临床价值分析［J］．基层医学论坛，2016，20（15）：2133–2134.

［132］王兴波．探讨优质护理干预在冠脉药物洗脱支架置入术围手术期中的应用效果［J］．中西医结合心血管病电子杂志，2015，3（19）：108–109.

［133］程秋泓，田松焕．全身麻醉下经硬质气管镜硅酮支架置入治疗大气道狭窄的护理［J］．护士进修杂志，2017，32（15）：1426–1429.

［134］杨柳．电子支气管镜下覆膜气道支架置入术治疗肿瘤性食管气管瘘的护理［J］．护理实践与研究，2012，9（19）：67–69.

［135］向嵋，刘长峰，张竝．ERCP 联合胆道支架植入治疗良性胆道狭窄的问题综述［J］．肝胆胰外科杂志，2016，28（6）：518–521.

［136］刘丹峰，刘志刚，孙礼侠，等．胆道支架置入联合介入化疗治疗恶性胆道梗阻的临床疗效分析［J］．肝胆外科杂志，2014，22（6）：445–448.

［137］徐旻，范恒伟，刘会春，等．经内镜逆行途径胆道支架置入术治疗 68 例恶性梗阻性黄疸患者的效果分析［J］．中华全科医学，2017，15（1）：24–26.

［138］王成，邵峰，黄强，等．内镜射频消融联合支架置入技术治疗晚期胆道恶性梗阻 8 例临床分析［J］．肝胆外科杂志，2015，23（2）：95-97.

［139］王书智，吴军，王淑萍，等．内镜逆行胰胆管造影下射频消融联合支架置入治疗胆道狭窄患者的护理［J］．解放军护理杂志，2014，31（2）：44-46.

［140］余辉，席玮，武贝，等．胆管内双极射频消融联合支架植入术治疗恶性胆管梗阻的研究［J］．中国肿瘤外科杂志，2017，9（2）：81-86.

［141］张星星，汪妍妍．胆管双极射频消融联合金属支架置入技术治疗胆道恶性梗阻的护理［J］．当代护士（上旬刊），2017（3）：71-72.

［142］邢宏萍．经内镜射频消融和置入内支架治疗恶性胆道梗阻病人的护理［J］．护理研究，2016，30（5）：639-640.

第三部分

安全管理篇

第十一章

对比剂及其分类

第一节　对比剂概述

【概念】

所谓对比剂就是以医学成像为目的，将某种特定物质引入人体内，以改变机体局部组织的影像对比度，这种被引入的物质被称为“对比剂”，俗称造影剂。在医学影像学诊断和介入治疗中起着重要的作用。对比剂被称为影像医学的“视网膜”。

【分类】

1. X 线对比剂

X 线对比剂可分为阴性对比剂和阳性对比剂两大类。

（1）阴性对比剂：即为原子序数低、比重小、密度低、对 X 线吸收少的物质；在 X 线照片上显示为密度低（黑色）的影像。一般都是无害、无菌的气体，常用的有空气、氧气、二氧化碳等。

（2）阳性造影剂：即为原子序数高、比重大、密度高、对 X 线吸收多的物质；在 X 线照片上显示为密度高（白色）的影像。常用的对比剂有钡剂和碘剂。

1）钡类对比剂：硫酸钡干粉、硫酸钡混悬剂。

2）碘类对比剂：按在溶液中是否分解为离子，分为离子型对比剂和非离子型对比剂；按分子结构分为单体型对比剂和二聚体型对比剂，按照渗透压分为高渗对比剂、次高渗对比剂和等渗对比剂；比如离子型单聚体有第一代高

渗对比剂 – 泛影葡胺；非离子型单体对比剂有第二代次高渗对比剂 – 碘海醇、碘帕醇、碘普罗胺、碘佛醇；非离子型二聚体对比剂有第三代等渗对比剂 – 碘克沙醇。

2. MRI 对比剂

（1）静脉内使用钆类对比剂、锰类对比剂、铁类对比剂。

（2）胃肠道内使用铁类对比剂。

3. 超声对比剂

过氧化氢、二氧化碳气体、声振微泡等，用于超声波检查。

第二节　碘对比剂

【概述】

碘对比剂的主要成分是碘，碘原子分子量比较大，其特点是不透 X 线，因此，在 X 检查中可通过动脉或静脉注射或口服应用后，利用碘在体内的分布使血管、软组织、空腔脏器产生清晰的对比，协助医生做出可靠的诊断。

碘对比剂是 CT 检查中的诊断性用药。主要是通过肘静脉留置针使用高压注射器按一定的速率注射，以保证图像质量。血管内应用碘对比剂后进行的 CT 扫描称为 CT 增强检查，可显示普通 CT 检查不能显示的等密度肿瘤，还可对普通 CT 检查的病变做更细致的观察，如显示多发病变，根据增强的时间、程度、形式，判断病变的性质，做出鉴别诊断。

【基本结构】

碘对比剂为三碘苯环衍生物，目前临床应用的含碘对比剂的基本结构是 3- 乙酰 -2，4，6- 三苯甲酸，为含 3 个碘的苯环结构，碘原子量大，吸收 X 线性能较强，碘与苯环键结合，分子结构非常稳定；苯环结构具备多个有效侧链结合点，提供了不断改进整分子结构，提高亲水性能和降低毒性反应的可能性。

【分类、发展和理化特性】

常用碘对比剂的分类、发展和理化特性见表 11-2-1。

表 11-2-1　常用碘对比剂的分类、发展和理化特性

结构、分类和发展		常用商品名	分子质量	碘含量（mg/mL）	渗透压（mOsm/kg・H_2O）
第一代（高渗对比剂）	离子型单体	泛影葡胺	809	306	1530
第二代（次高渗对比剂）	非离子单体	碘海醇	821	300 350	680 830
		碘帕醇	777	300 370	680 800
		碘普罗胺	791	300 370	590 770
		碘佛醇	807	320 350	710 790
		碘美普尔	777	400	726
	离子型二聚体	碘克酸	1270	320	600
第三代（等渗对比剂）	非离子型二聚体	碘克沙醇	1550	320	290

碘对比剂的理化性质与碘对比剂的稳定性、溶解性、渗透压、黏滞度和水溶性等密切相关。

（1）按化学结构分类：

1）离子型对比剂：属于盐剂，在水溶液中形成盐类，能解离成大量带电荷的阴、阳离子，疏水性强。国内常见的为复方泛影葡胺，不良反应较常见，目前临床上已经很少应用。

2）非离子型对比剂：具有较高的亲水性，不属于盐类，在水溶液中不分解成离子，不参与机体的代谢过程，所以具有水溶性高和弥散力强的优点，很少发生严重不良反应。

（2）按分子结构分类：

1）离子型单聚体对比剂。

2）离子型二聚体对比剂。

3）非离子型单聚体对比剂。

4）非离子型二聚体对比剂。

（3）按渗透压分类：按照渗透压的不同可将对比剂分为以下几种。

1）高渗性对比剂：高渗性对比剂的渗透压是血浆渗透压的5 ~ 8倍（离子型泛影葡胺）；不良反应较多，目前临床极少应用。

2）低渗性对比剂（次高渗性对比剂）：是相对高渗性对比剂而言，事实上，低渗性对比剂的渗透压仍高于血浆渗透压的数倍；低渗性对比剂中的碘普罗胺、碘海醇、碘帕醇和碘佛醇等均属于非离子单聚体型，不良反应发生少，安全性明显提高，临床应用广泛。

3）等渗性对比剂：等性对比剂是与血浆渗透压相等。非离子型二聚体对比剂碘克沙醇，其渗透压与血浆渗透压相当，为等渗对比剂，舒适度好，不良反应少，临床应用较广。

【存放】

碘对比剂的存放条件必须符合产品说明书要求，对比剂可以短时间内放置在恒温箱中，比如在注射或输注前将对比剂放置在恒温箱中加热到37 ℃后使用。这样既可以减少不良反应的发生，同时降低了对比剂黏度，更有利于注射。

【应用范围及给药方法】

1. 应用范围

（1）血管内应用，CT增强、静脉造影、动脉造影、数字减影血管造影（DSA）、静脉尿路造影等。

（2）血管外应用，窦道或瘘管造影，其他体腔造影，如关节腔造影、子宫输卵管造影、间接淋巴管造影、胆道T管造影、逆行胰胆管造影、口服消化道造影等。

2. 给药途径

（1）静脉内团注：

1）注射方式：CT增强注射对比剂的常规给药方式是将某一高碘浓度对

比剂加压快速注入静脉，在血管腔内形成对比剂团，对比剂团经血液循环大量进入靶器官的供血动脉时进行扫描或在特定的循环时间扫描而获得相关数据。

2）注射时间：为保证靶器官的最佳强化，需准确掌握对比剂从注射部位到器官的循环时间。目前高端 CT 机都自带有对比剂示踪技术，根据设定的强化阈值自动触发扫描，对靶器官的强化精确。

3）注射对比剂的原则：根据患者的年龄、体重指数、体质、检查要求和血管条件选择最佳的注射剂量和注射流率，进行个性化的扫描。

（2）动脉注射：此方法是 X 线数字减影血管造影时对比剂最常用的给药方法。适用于全身各血管的造影检查，具有给药速度快，显影清晰，在影像质量方面可获得高对比的影像。

（3）体腔造影：口服、经自然或人工或病理通道输入。如腹部检查时可口服 1% ~ 3% 碘对比剂溶液充填胃肠道，其他的还有食管碘水造影、T 管造影等。

【排泄时间】

静脉内注射碘对比剂从体内的排出的时间与患者的肾功能密切相关；对比剂注入人体后，不会在体内代谢或变化，它们将以原型经过泌尿系统排出体外。肾功能正常的患者使用诊断剂量的碘对比剂经肾小球滤过以原形经尿液排出。半衰期为 2 小时；给药后 30 分钟排泄总注射量约 18%，60 分钟排泄 30% ~ 40%，3 小时排泄约 60%，8 小时排泄 80% ~ 90%，24 小时之后排泄达到 98%。

【碘对比剂使用后急性肾损伤】

指在对比剂剂血管内给药后 48 ~ 72 小时内发生肾功能降低，血清肌酐升高≥ 0.3 mg/dL（或者 6.5 mol/L），或者≥基线水平 1.5 倍（44 mol/L，或超基础值 25%），称为对比剂急性肾损伤或对比剂肾病。

经动脉途径给药首次通过肾脏表示对比剂以相对未稀释的形式抵达肾动脉，例如左心、胸、肾水平以上的腹主动脉或肾动脉注射。

经动脉途径给药二次通过肾脏表示对比剂经过肺循环或外周循环被稀释后抵达肾动脉，例如右心、肺动脉、颈动脉、锁骨下动脉、冠状动脉、肠系膜动脉、肾水平以下的动脉注射。

【非离子型碘对比剂使用前不需要做过敏试验】

（1）2005 年 8 月，国家食品药品监督管理局在“碘海醇”说明书批件中明确：鉴于预实验对非离子型对比剂引起的过敏反应预测的准确性极低，以及预实验本身也可能导致严重过敏反应，因此，不建议采用预实验来预测碘过敏。

（2）非离子型碘对比剂药物使用说明书明确指出，“使用非离子型造影剂时，其预实验对过敏反应预测的准确性极低，以及预试验本身也可能导致严重过敏反应，因此不建议采用预试验来预测碘过敏反应”。但有碘过敏史者禁用。

（3）非离子型碘对比剂的碘过敏试验不论在理论上还是在临床实践中都缺少有力证据证明它的价值。碘过敏试验对严重不良反应不能做出预测。

【使用原则及使用方式】

目前 CT 检查使用的均为水溶性的非离子型碘对比剂。

1. 碘对比剂使用原则

（1）按照产品说明书中确定的剂量范围和适应范围使用。

（2）两次注射碘对比剂进行常规检查的时间间隔：重复使用碘对比剂造影，每次给予诊断剂量，是 CIN 发生的危险因素。

2018 年之前，对比剂使用指南认为：两次使用对比剂至少间隔 2 W 以上。

2018 年 3 月以后欧洲泌尿生殖放射学会《对比剂指南》第 10.0 版指出：

1）肾功能正常或中度降低的患者（GFR > 30 $mL \cdot min^{-1} \cdot 1.73\ m^{-2}$）给药后 4 小时，碘对比剂的排泄率达到 75%。两次碘对比剂注射的间隔应达到 4 小时。

2）肾功能重度降低的患者（GFR < 30 $mL \cdot min^{-1} \cdot 1.73\ m^{-2}$），两次碘对比剂注射的间隔应达到 48 小时。

3）接受透析的患者如果有残余肾功能，两次碘对比剂注射的间隔至少应达到 48 小时。

2. 使用方式

给药途径包括静脉和动脉内推注、口服、经自然或人工或病理通道输入。对比剂经血管外各种通道输入，有可能被吸收进入血液循环，产生与血管内用药相同的不良反应或过敏反应。

【糖尿病患者使用碘对比剂注意事项】

口服二甲双胍的患者，2018 年之前对比剂指南认为，在使用对比剂前后各 48 小时应停服二甲双胍；2018 年 3 月，欧洲泌尿生殖放射学会对比剂安全委员会即欧洲泌尿生殖放射学会《对比剂指南》第 10.0 版——关于二甲双胍的描述为：

（1）肾功能正常的患者，即 eGFR $> 30\ mL \cdot min^{-1} \cdot 1.73\ m^{-2}$ 可以继续正常服用二甲双胍。

（2）对肾功能异常的患者，即 eGFR $< 30\ mL \cdot min^{-1} \cdot 1.73\ m^{-2}$，从对比剂给药开始停止服用二甲双胍。在 48 小时内测定 eGFR，如肾功能无显著变化，可重新开始服用二甲双胍。

（3）急诊患者，从给予对比剂开始停用二甲双胍。检查后监测患者是否有乳酸中毒体征。如果血清肌酐 /eGFR 比值与成像前比较无变化，则在对比剂给药后 48 小时重新开始服用二甲双胍。

【水化】

1. 水化的可能机制

增加肾血流量；降低肾素血管紧张素系统的活性；降低对比剂相关的血液黏滞度和渗透性；等渗性生理盐水可扩充血管内容积。用碳酸氢钠可使尿液碱化，减低肾小管的损害。

2. 水化的方法

（1）动脉内用药者：对比剂注射前 6 ~ 12 小时静脉内补充 0.9% 生理盐水，或 5% 葡萄糖加 154 mEq/L 碳酸氢钠溶液，不少于 100 mL/h ；注射对比剂后亦应连续静脉补液，不少于 100 mL/h，持续 24 小时；提倡联合应用静脉补液与口服补液以提高预防对比剂肾病效果。

（2）静脉内用药者：注射对比剂前 4 ～ 6 小时开始，持续到使用对比剂后 24 小时口服水或生理盐水，使用量 100 mL/h；条件允许者，建议采用动脉内用药者水化方法。

（3）肾功能正常患者：建议在患者使用碘对比剂前 4 小时至使用碘对比剂后 24 小时给予水化，补液的方法可采用口服，也可以静脉途径。口服可采用饮用水，或静脉补液可采用 0.9% 的氯化钠溶液或碳酸氢钠溶液；补液量为 100 mL/h。心力衰竭患者，建议咨询相关科室医生。

（4）对于静脉给药或动脉途径给药二次通过肾脏的患者水化方案：

1）静脉输注 1.4%碳酸氢钠（或者 154 mol/L 于 5%葡萄糖溶液），在使用对比剂之前以 3 mL·kg^{-1}·h^{-1} 的速度输注 1 小时。

2）静脉输注 0.9%生理盐水以 1 mL·kg^{-1}·h^{-1}，在使用对比剂之前输注 3 ～ 4 小时，以及使用对比剂后输注 4 ～ 6 小时。

（5）对于动脉给药首次通过肾脏的患者，补液的方法为：①静脉输注 1.4%碳酸氢钠（或 154 mmol/L 于 5%葡萄糖溶液），在对比剂给药前以 3 mL·kg^{-1}·h^{-1} 的速度输注 1 小时，并在对比剂给药后以 1 mL·kg^{-1}·h^{-1} 继续补液 4 ～ 6 小时，或②静脉输注 0.9%生理盐水，以 1 mL·kg^{-1}·h^{-1} 的速度在给药前输注 3 ～ 4 小时，以及给药后输注 4 ～ 6 小时。

（6）对于重度充血性心力衰竭患者（NYHA 3 ～ 4 级）或终末期肾衰竭患者（eGFR < 15 mL·min^{-1}·1.73 m^{-2}），主治医生应根据个体情况进行预防性补液。

【水化注意事项】

天气炎热或气温较高的环境下，根据患者液体额外丢失量的多少，适当增加液体摄入量；关于补液量，在特殊情况下（如心功能不全等），建议咨询相关临床医师。

【碘对比剂绝对禁忌证】

（1）甲状腺功能亢进未治愈患者不能使用含碘对比剂，使用碘对比剂前，一定要明确患者是否有甲状腺功能亢进。

（2）甲状腺功能亢进正在治疗康复的患者，应咨询内分泌科医师是否可以使用含碘对比剂。如果内分科医师确认可以使用含碘对比剂，建议使用能满足诊断需要的最小剂量，并且在使用碘对比剂后仍然需要密切观察患者的情况。

（3）曾经有严重碘过敏史的患者禁止使用碘对比剂。

（4）支气管哮喘正在接受治疗的患者

注意：注射含碘对比剂后 2 个月内应当避免甲状腺核素碘成像的检查。

【应慎用碘对比剂的情况】

（1）肺及心脏疾病：肺动脉高压、支气管哮喘、心力衰竭。对这些患者，最好不用，如果因病情必须检查，必须向临床医生、患者及监护人特别说明存在的风险。再次履行签字手续，必须有临床医生签字和患者及家属再次签字。建议使用等渗碘对比剂，严格控制注射量和速度，避免大剂量或短期内重复使用碘对比剂。

（2）妊娠和哺乳期妇女：孕妇可以使用含碘对比剂，但妊娠期间母亲使用对比剂，胎儿出生后应注意其甲状腺功能。目前资料显示碘对比剂极少分泌到乳汁中，因此使用对比剂不影响哺乳。

（3）骨髓瘤和副球蛋白血症：此类患者使用碘对比剂后容易发生肾功能不全。如果必须使用碘对比剂，在使用碘对比剂前后必须充分补液对患者充分水化。

（4）高胱氨酸尿：碘对比剂可引发高胱氨酸尿，导致患者血栓形成和栓塞，应慎用。

（5）重症肌无力：碘对比剂可能使重症肌无力患者症状加重。

（6）对怀疑为嗜铬细胞瘤的患者，建议在静脉注射碘对比剂前，在临床医师指导下口服降压药，将血压控制在相对安全的范围。

第三节　MRI 对比剂

【概述】

对比剂是指能通过某种途径引入机体后，能使某器官或组织的图像与其周围结构或组织的图像产生差别的物质。虽然常规磁共振成像就对病变较为敏感。但因正常组织与病变组织的弛豫时间有较大的重叠，所以常规 MRI 平扫提供的疾病信息是有限的，而对比剂的应用因能特异或非特异地改变组织的弛豫时间和组织的信号强度，这将有助于病变的早期诊断、小病灶的检出和对疾病的定性诊断。磁共振对比剂在对发现平扫未显示的病变、肿瘤的鉴别、明确病灶范围、术后患者的监测以及血管病变的显示等方面发挥着不可或缺的作用。

【基本结构】

目前应用最广泛的对比剂，即 Gd-DTPA，其主要构成为二乙三胺五乙酸钆。

【成像原理】

磁共振是利用人体内氢质子在外加磁场和射频脉冲共同作用下产生信号，经重建形成图像，人体内广泛存在带正电的氢质子，具有自旋运动并产生磁矩，在均匀磁场中可按磁力线方向排列。磁共振扫描时先用一个特定的射频脉冲激发，氢质子吸收一定的能量，射频脉冲一停止，氢质子释放能量并恢复到激发前的状态。

这一从高能状态到低能状态的恢复过程所需时间称弛豫时间，包括纵向弛豫时间（T_1 值）、横向弛豫时间（T_2 值），人体组织器官以及病理组织具有不同的弛豫时间，这种组织间在弛豫时间上的差异形成了磁共振成像的基础。

MRI 对比剂本身不产生信号，信号来自氢原子核。MRI 对比剂通过缩短周围质子的 T_1、T_2 弛豫时间，间接地改变质子所产生的信号强度，提高人体正常组织结构与病变之间的成像对比度，从而更好地反映病变的内部结构、血供水平、生物学特性及组织器官的功能水平，为临床定性、定量诊断提供客观依据。

【分类】

MRI 对比剂分类标准较多，以下是三种通用的分类方法。

1. 根据细胞内、外分布分类

（1）细胞外对比剂：其应用最早，目前应用最为广泛。它在体内非特异性分布可在血管内或细胞外间隙自由通过。

（2）细胞内对比剂：以一些细胞作为目标靶来分布。如网织内皮系统对比剂和肝细胞对比剂。此类对比剂注入静脉后，立即从血液中廓清并与相关组织结合。

2. 根据磁敏感性的不同分类

物质在磁场中产生磁性的过程称为磁化。不同物质在单位磁场中产生磁化的能力称为磁敏感性（也称磁化率），用磁化强度表示。根据物质磁敏感性的不同，MRI 对比剂可分为抗磁性对比剂、顺磁性对比剂、超顺磁性对比剂和铁磁性对比剂。

3. 根据对比剂对组织特异性的不同分类

（1）肝特异性对比剂：分为由网状内皮系统和肝细胞摄取两种。

（2）血池对比剂：主要用于 MRI 血管造影、心肌缺血时心肌生存率的评价。

（3）淋巴结对比剂：用于观察淋巴结的改变。

（4）其他特异性对比剂：如胰腺、肾上腺对比剂等。

【代谢】

游离的钆离子对肝脏、脾脏和骨髓有毒性作用，钆离子与 DTPA 结合形成螯合物后，其毒性会大为减少，Gd-DTPA 很少与血浆蛋白结合，不经肝脏代谢，主要经肾小球滤过，随尿液排出。在肾功能正常者，Gd-DTPA 的生物半衰期是 1.6 小时，24 小时约 91% 排出体外。肾功能不全的患者应慎用过量钆对比剂，或在应用对比剂后 24 小时之内进行血液透析。

【存放】

MRI 对比剂的存放条件必须符合产品说明书要求，对比剂可以短时间放置在加热柜内，比如在注射或输注前将制剂加热到体温 37 ℃。

【静脉注射钆对比剂前不需要做过敏试验】

GD-DTPA 是钆离子与多羟基酸螯合后形成的大分子物质，易溶于水。临床应用前一般不做过敏试验或皮试。

【应用及给药方法】

（1）静脉内使用：钆类对比剂使用方法是通过手背静脉或肘静脉快速注入 Gd-DTPA，随后以 15 ~ 20 mL 生理盐水跟进，冲洗血管。注射生理盐水可减缓局部高浓度钆剂刺激血管，防止静脉炎发生。Gd-DTPA 进入体内后，随血液循环快速弥散到细胞外间隙，但不进入细胞内，故属于细胞外间隙对比剂。与各种碘对比剂相比，钆对比剂的安全性较高，不良反应很少，且多为一过性且症状较轻。有过敏和哮喘病史患者的不良反应发生率高于普通人 2 ~ 3 倍。尽管其安全性高，但也不是绝对安全，所以在注射钆对比剂前，应征得患者或被委托人同意，并要求其在知情同意书上签字认可。

（2）胃肠道内使用：铁类对比剂。

【排泄时间】

在肾功能正常者，其生物半衰期是 1.6 小时，24 小时约 91% 排出体外。肾功能不全的患者应慎用过量钆对比剂，或在应用对比剂后 24 小时之内进行血液透析。

【两次注射钆对比剂进行常规检查的时间间隔】

（1）肾功能正常或中度降低的患者（GFR $> 30\ \mathrm{mL \cdot min^{-1} \cdot 1.73\ m^{-2}}$）：给药 4 小时后，细胞外钆对比剂的排泄率达到 75%。两次钆对比剂注射的间隔应达到 4 小时。

（2）肾功能重度降低（GFR $< 30\ \mathrm{mL \cdot min^{-1} \cdot 1.73\ m^{-2}}$）或接受透析的患者两次钆对比剂注射的间隔应达到 7 天。

【使用原则及注意事项】

1. 肾功能正常钆对比剂使用

（1）适应证：

1）中枢神经（脑及脊髓）、腹部、胸部、盆腔、四肢等人体脏器和组织增强扫描。

2）增强 MR 血管成像。

3）灌注成像。

（2）禁忌证：对钆对比剂过敏者。

（3）钆对比剂使用剂量：建议按照产品说明书确定使用剂量。

2. 肾功能不全患者使用钆对比剂注意事项

（1）肾功能不全的判断标准：

1）GFR $\leqslant$ 30 mL · min^{-1} · 1.73 m^{-2}（建议按照 C-G 公式或 MDRD 公式估算肾功能），MDRD 公式（适合中国人的改良形式），GFR（mL · min^{-1} · 1.73 m^{-2}）= 175 × Scr（mg/d）−1.54 × 年龄 −0.203 ×（0.79 女性）。

2）需要透析者：

（2）钆对比剂与透析：建议需要血液透析维持的患者，使用钆对比剂 3 小时内行血液透析，在临床安全允许条件下 24 小时内行第 2 次血液透析。

（3）肾功能不全患者使用钆对比剂原则：

1）肾功能不全患者只有权衡利弊后，在确有必要的情况下才能使用钆类对比剂。

2）非必须时，尽量选择其他替代的影像检查方法。

3）如果必须使用钆对比剂进行 MRI 检查，建议使用能达到诊断需求的最低剂量。

4）建议与患者或其监护人签署知情同意书的内容除了常规外，还应包括使用钆对比剂的价值、危险性和可能替代的检查方法，如果出现可能与钆对比剂有关的异常反应，及时与相关的医师联系。GFR 在 15 ～ 30 mL · min^{-1} · 1.73 m^{-2} 之间的患者，可以谨慎地进行血液透析（目前还没有足够的证据支持肾功能不全患者进行透析可以预防或治疗 NSF）。

【钆对比剂和碘对比剂的作用机制有何不同】

钆对比剂：钆喷酸葡胺注射液（Gd-DTPA）是目前应用最广泛的MRI对比剂。钆具有顺磁性，在体内能改变周围组织的磁场环境，缩短局部组织中质子的T_1和T_2弛豫时间，分别使T_1WI信号强度增高、T_2WI信号强度降低。钆剂量低时，缩短T_1效应远大于缩短T_2效应，因此，经静脉注射钆对比剂后一般仅做T_1WI扫描。

碘对比剂：广泛用于各种X线造影和CT增强检查。进入人体组织的碘直接吸收X线，使其衰减，导致能穿透人体且到达胶片（或感光屏）的X线量减少，使局部组织在胶片和CT图像中形成高密度或较亮区域。

【能否在同日安全使用碘对比剂和钆对比剂进行常规检查】

为提高诊断效率，可能会在同日注射碘对比剂和钆对比剂进行增强CT和MR。为降低潜在肾毒性，2018年欧洲泌尿生殖协会对比剂指南推荐遵循以下原则：

（1）肾功能正常或中度降低的患者：（$GFR > 30\ mL \cdot min^{-1} \cdot 1.73\ m^{-2}$）给药后4小时，钆对比剂和碘对比剂的排泄率均达到75%。碘对比剂和钆对比剂注射的间隔应达到4小时。

（2）肾功能重度降低的患者：（$GFR < 30\ mL \cdot min^{-1} \cdot 1.73\ m^{-2}$或接受透析）碘对比剂和钆对比剂注射的间隔应达到7天。

注：钆对比剂的X线衰减效果明显，排泄至泌尿道时可能会导致CT结果被错误解读。进行腹部检查时，应在增强MR检查前进行增强CT检查。进行胸部和脑部检查时，进行增强CT或增强MR的顺序可以不分先后。

第四节　胃肠对比剂

【概述】

是以医学成像为目的，为增强胃肠道影像观察效果而注入（或服用）到人体组织或器官的化学制品。这些化学制品的密度高于或低于周围组织，增加了机体局部组织的影像对比度。使某器官或组织的图像与其周围结构或组织的图像产生差别的物质。使用胃肠对比剂后有利于发现胃肠道病变，有助于病变的早期诊断、小病灶的检出。

【基本结构】

以硫酸钡为代表，硫酸钡分子量 233.43，比重 4.25 ~ 4.5，硫酸钡粒径约为 1.0 ~ 1.5 μm，既不溶于水也不溶于酸或碱，不产生有毒的钡离子，临床上常用硫酸钡粉末作钡餐造影。

【种类及理化特性】

（1）气体：用气体作为对比剂来进行胃肠道 X 线检查时，在应用方面受到一定的限制，且造影的清晰度也欠满意，一般都与硫酸钡配合应用，进行钡 - 气双重对比造影。

（2）硫酸钡：为阳性对比剂，是目前常用胃肠道对比剂，由于钡的原子序数高、密度高、化学性质稳定，不易被 X 线穿透，在胃肠道内与周围器官形成明显对比，显影清楚，且能内服或灌肠，钡在胃肠道内完全不被吸收，几乎没有任何不良反应；因其检查部位和目的不同，可调制成不同的浓度和量。

（3）碘剂：与硫酸相比，碘剂在胃肠道形成的对比不甚明显，但它无钡剂的浓稠，多用于食管手术后吞咽困难或有肠道梗阻的患者内服。

【代谢】

硫酸钡在肠道内不吸收，以原型从粪便排出；碘剂经肾脏以原型排出。

【钡类对比剂使用适应证和禁忌证】

1. 钡类对比剂使用适应证

（1）X 线检查：食管、十二指肠、小肠及结肠的单对比和气钡双对比造影检查。

（2）CT 检查：胃肠道 CT 检查（需要产品说明书标注其适应证）。

2. 钡类对比剂使用禁忌证

（1）有使用钡剂不良反应的既往史。
（2）急性胃肠道穿孔。
（3）食管气管瘘。
（4）疑有先天性食管闭锁。
（5）近期内有食管静脉破裂大出血。
（6）咽麻痹。
（7）有肠道梗阻。
有以上禁忌证的患者，可以考虑使用水溶性碘对比剂。

3. 慎用钡剂胃肠道检查的情况

（1）急性胃、十二指肠出血。
（2）习惯性便秘。
（3）结肠梗阻。
（4）巨结肠。
（5）重症溃疡性结肠炎。
（6）老年患者，如必须检查，建议检查后，将肠道钡剂灌洗清除。
（7）孕妇及哺乳期妇女（用药安全性尚缺乏资料）。
（8）新生儿及儿童应减少用量（根据产品说明书标出的安全剂量）。

4. 使用钡剂的注意事项

钡剂检查前 3 天禁用铋剂及钙剂。

5. 碘水的适应证

（1）食管器官瘘。
（2）胃肠道术后复查。
（3）胃肠排空缓慢。

6. 碘水的禁忌证

同碘对比剂使用禁忌证。

第五节　超声对比剂

【概述】

超声对比剂是一种含有直径为几微米气泡的液体。主要成分是微气泡，一般微气泡直径为 2 ~ 10 μm，可以通过肺循环，是一类能显著增强超声背向散射强度的化学制剂。对比剂微气泡在超声的作用下会发生振动，散射强超声信号。利用含有气泡的液体对超声波有强散射的特性，临床将超声对比剂注射到人体血管中用以增强血流的超声多普勒信号和提高超声图像的清晰度和分辨率。

超声对比剂是一类能够显著增强超声检测信号的诊断用药，在人体微循环和组织灌注检查与成像方面，用超声造影剂进行超声检测，简便、耗时短而且实时无创、无辐射，具有其他检查方法如 CT、MRI 等无法比拟的优点。

【成像原理】

造影剂微气泡在超声的作用下会发生振动，散射强超声信号。这也是超声造影剂的最重要的特性——增强背向散射信号。通过往血管中注入超声造影剂，可以得到很强的 B 超回波，从而在图像上更清晰的显示血管位置和大小。气泡散射还有一个十分有意义的特性——气泡共振。当入射声波的频率与气泡共振频率一致时，入射声波的能量全部被气泡共振吸收，形成共振散射。

【分类及理化特性】

（1）微泡显影剂：气体微泡的压缩率是液体及固体颗粒的几个数量级，因此少量的显影剂就能达到较强的显影效果。这类显影剂有溶解度低、稳定性好、微泡能够产生较好的谐波信号等特点，能实现心肌显影。

（2）液态氟碳纳米乳剂：液态氟碳纳米乳剂粒径小，约 100 ~ 200 nm，具有更高的体内稳定性及组织穿透力，而且它们只有聚集时，才产生较强的超声回声信号，可降低背景噪声，非常有利于超声分子显像。目前在国内应用较多的超声造影剂——声诺维，是国内唯一上市的超声对比剂，为瓶装冻干粉，主要由磷脂包裹六氟化硫微泡组成，无菌生理盐水溶解后使用，进入血液循环，平均直径 2.5 μm，浓度为 8 μL/mL，90% 的微泡 < 8 μm，硬度是空气气泡的 2 ~ 4 倍，渗透压为 290 mOsm/（kg · H_2O），稳定性好，是一种纯血池对比剂。

【代谢】

经肺循环 10 分钟左右可以完全代谢掉。

【存放】

声诺维为瓶装冻干粉。

【超声对比剂使用适应证和禁忌证】

1. 适应证

（1）超声心动检查。

（2）大、小血管多普勒检查。

2. 禁忌证

（1）对六氟化硫或其他组分有过敏史的患者禁用。

（2）伴有右向左分流的心脏病患者、重度肺高压患者（肺动脉压 > 90 mmHg）、未控制的高血压患者和成人呼吸窘迫综合征患者禁用声诺维。

（3）孕妇及哺乳期妇女禁用。

参考文献

[1]李雪，郑淑梅，屈梅香 . 影像科碘对比剂输注安全专家共识[J]. 介入放射学杂志，2018，27（8）：707-712.

[2] 王朝霞，张月英 . 心脏冠状动脉血管成像中造影剂使用的研究进展 [J] . 中国药物与临床，2013，13（11）：1442-1444.

[3] 李彪，齐海海，裕东洁，等 . Cockroft-gault 公式和简化 MDRD 公式估算老年人肾功能准确性的比较研究 [J]，中华老年医学杂志，2007，26：97-100.

[4] 李雪，张伟国，陈金华 . 多发伤螺旋 CT 增强检查中对比剂应用及安全管理 [J]，

创伤外科杂志，2010，12（5）：440-442.

［5］张月英，李天平，王朝霞，等．碘海醇与碘帕醇对宝石 CT 冠状动脉血管成像的影响［J］．中国药物与临床，2014，14（1）：46-48.

［6］李雪，陈金华，张伟国，等．非离子型对比剂毒反应相关因素分析［J］．重庆医学，2010，39（13）：1735-1737.

［7］田美云，张珊，张月英．品管圈在增强 CT 检查口服水化中的效果研究［J］．临床医药实践，2016，25（5）：382-384.

［8］PANNU N，WIEBE N，TONELLI M. Prophylaxis strategies for contrast-induced nephropathy. JAMA，2006，295：2765-2779.

［9］张珊，华莉，张月英．两种护理方式治疗碘对比剂外渗损伤的效果比较［J］．中国现代医生，2018，56（4）：149-151.

［10］李雪，曾登芬．医学影像学护理工作手册［M］．北京：人民军医出版社，2014.

［11］中华医学会放射学分会，对比剂安全使用工作组．碘对比剂指南［M］．2 版．中华放射学杂志，2013，47（10）：869-878.

［12］TOPRAK O. Conflicting and new risk factors for contrast induced nephropathy（Review）. J Urol，2007，178：2277-2283.

［13］白人驹，徐克．医学影像学第 7 版［M］．北京：人民卫生出版社，2016.

［14］李萌，樊先茂．医学影像学检查技术［M］．3 版．北京：人民卫生出版社，2014.

［15］白人驹，张雪林，医学影像诊断学［M］．3 版．北京：人民卫生出版社，2011.

［16］HIGH WA，AYERS RA，CHANDLER J，et al. Gadolinium is detectable within the tissue of patients with nephrogenic systemic fibrosis. J AmAcad Dermatol，2007，56：21-26.

［17］刘平，汪茜，王琳，等．实用影像护理手册［M］．北京：科学技术文献出版社，2019.

［18］SIEBER MA，PIETSCH H，WALTER J，et al. A preclinical study to investigate the development of nephrogenic systemic fibrosis：a possible role for gadolinium-based contrast media［J］. Invest Radiol，2008，43：65-75.

［19］李坤成．CT 对比剂临床应用及进展［M］．北京：清华同方光盘电子出版社，2014.

［20］中华医学会放射学分会，中国医师协会放射医师分会．对比剂使用指南［J］．中华放射学杂志，2008，42（3）：320-325.

［21］张春晖，牛春雨，赵自刚．多器官功能障碍综合征的治疗进展［J］．中国现代药物应用，2008，2（2）：93-95.

［22］李雪，陈蓉，刘霞，等．注重细节，有效预防碘对比剂毒副反应的发生［J］．现代生物医学进展，2009，9（23）：4510-4511，4509.

第十二章

对比剂不良反应的预防和处理

第一节　对比剂过敏反应的预防和处理

【碘对比剂过敏反应的预防及处理】

1. 碘对比剂过敏反应的发生机制

碘对比剂引起过敏反应的发生机制尚不明确，主要可能与机体特异质反应和药物所致的物理 - 化学反应有关。

（1）机体特异质反应：特异质反应为类过敏反应及免疫反应，与个体的特异性有关，与剂量多少无相关性。可能会发生严重的低血压、支气管痉挛、荨麻疹、喉部水肿和突然死亡等；多数学者认为与以下因素有关。细胞释放介质、抗原 - 抗体反应、激活补体系统、精神因素 - 患者焦虑和恐惧心理可引起血管迷走神经反应。

（2）药物所致的物理 - 化学反应：物理 - 化学反应明确与剂量有关。不良反应的发生主要由药物本身的内在因素即①对比剂的高渗性；②对比剂所致的低钙血症；③对比剂分子的化学毒性。

非离子型对比剂具有较高的亲水性，这些对比剂注入血液中时与水吸附在一起，人体会将它们作为“友好”的分子对待。因此，其安全性较好。

总之，对比剂的过敏反应，不是单一因素所致，而是免疫系统、循环 - 呼吸系统和神经系统等紊乱综合作用的结果。

2. 碘对比剂过敏反应分类

（1）速发型过敏反应：一般在注射对比剂后 1 小时内发生的过敏反应，多数反应发生在注射后 5 ~ 10 分钟内。70% 表现为瘙痒和轻度荨麻疹，大部分致命的重度反应也为速发型。

（2）迟发型过敏反应：多指发生在检查后1小时到7天内发生的过敏反应。对比剂引起的迟发过敏反应多数情况下为皮肤相关不良反应，一般以女性比较多见，多为轻中度反应，症状多为头痛、头晕、恶心、呕吐以及皮疹，皮肤瘙痒等，一般多在6小时内出现。

迟发反应的判断标准是：

1）检查前无任何不适症状。

2）检查后30分钟到2天出现症状。

3）排除药物食物等其他因素。

3. 碘对比剂过敏反应的临床表现

（1）轻度反应：恶心、轻度呕吐、头痛头晕、皮肤瘙痒、轻度荨麻疹等。

（2）中度反应：胸闷、气短、剧烈呕吐、大片皮疹、颜面部水肿、呼吸困难、声音嘶哑等。

（3）重度反应：循环衰竭——血压下降、脉搏细速、意识模糊、知觉丧失、心脏骤停。呼吸衰竭——喉与支气管痉挛，呼吸困难，并发肺水肿则吐大量泡沫样或粉红色痰。过敏性休克——面色苍白、四肢青紫、发冷、呼吸困难、肌肉痉挛、血压下降、心跳停止、意识丧失、惊厥等。

（4）迟发性过敏反应：迟发性过敏反应主要表现为颜面部肿胀，全身皮疹样改变。

4. 碘对比剂过敏反应发生相关因素

（1）对比剂因素：

1）对比剂的种类、碘浓度、渗透压、黏滞度等。

2）用药剂量与途径：对比剂的用药方式和使用剂量对过敏反应发生率的影响目前尚不明确。非离子型对比剂使用说明书中指出，过敏试验不能预测和降低重度过敏样反应的发生率，有可能增加这些反应的发生率。

（2）患者的因素：

1）年龄因素：小儿发生对比剂过敏反应的概率极低，年龄≤20岁对比剂过敏反应的发生率最低，中年人对比剂过敏反应的发生率较高；在老年时过敏反应的发生率再次下降。

2）心理因素：患者焦虑、紧张，注射对比剂时可能出现一过性的心慌、心悸、气短、低血压等血管迷走神经反应症状。

3）既往碘对比剂过敏反应史：既往有对比剂类过敏样反应病史与患者出现过敏反应相关，发生率甚至高达 5 倍。

4）过敏体质患者：对多种药物食物过敏的患者、过敏性哮喘患者、过敏性鼻炎的患者，对比剂过敏反应发生率高于无过敏史患者的 2 ～ 3 倍。

（3）环境因素：常规情况下检查室为了保护设备温度一般设置在 18 ～ 22 ℃，而患者经常穿着单薄衣服检查，保暖不好，易导致患者受凉，特别是久病、体质虚弱、小儿等患者易出现全身发冷寒战，诱导对比剂不良反应的发生。

（4）其他因素：

1）口服二甲双呱患者，若患者肾功能异常，使用碘对比剂后，易引起二甲双呱在体内蓄积过多，出现一些不良反应。

2）冠状动脉 CTA 检查前使用 β 受体阻滞药，引起的药物不良反应与对比剂不良反应不易鉴别。

5. 碘对比剂不良反应的预防

（1）建议使用非离子型碘对比剂。

（2）使用对比剂前，放置在恒温箱中保持至 37℃左右使用。

（3）预防用药：不推荐预防性用药（目前尚无确切的证据表明，预防性用药可以降低过敏反应或不良反应的发生概率，故不推荐预防性用药）。

（4）检查前心理疏导，减轻患者焦虑，需家属陪同检查。

（5）评估患者：认真阅读申请单，询问了解患者的现病史、既往史，评估对比剂使用的风险。

（6）患者检查前胃部的状态：检查前空腹，可饮水，但避免过度饥饿和饱餐。

（7）环境准备：环境温度要适宜，对于穿衣少的患者要加盖薄毯子。

（8）备好急救设施和药品。

（9）患者注射对比剂后需留观 30 分钟才能离开检查室。

（10）高危病例患者应由医生护士陪同检查，检查结束后，如无特殊不适尽快回病房观察。

6. 碘对比剂不良反应的处理

（1）轻度反应：一般不需用药，如患者有恶心，嘱咐其深呼吸，症状可自行缓解。如出现皮疹、荨麻疹等，遵医嘱可静脉推注地塞米松 10 mg 或苯海拉明 25 mg 肌内注射，或服抗组织胺药。安静休息，吸新鲜空气，大量饮水。严密观察 30 分钟后方可让患者离去。

（2）中度反应：遵医嘱立即给予地塞米松 10 mg 静脉推注，同时给予生理盐水或 5% 葡萄糖注射液静脉滴注，密切监测呼吸、脉搏、血压，给予吸氧；如病情需要，立即皮下注射肾上腺素 1 mg，待病情稳定后，由医生和护士护送急诊科住院继续观察。

（3）重度反应：与医生配合进行心肺复苏，必要时协助医生行气管插管。严密监测呼吸、脉搏、血压，并立刻通知急诊科医师马上到场；建立第 2 条静脉通路，遵医嘱给予地塞米松 10 mg 静脉推注，肾上腺素 1 mg、多巴胺 100 mg 静脉推注并协助医生行气管插管，护送患者去急诊科继续抢救治疗。

【MRI 对比剂不良反应的预防和处理】

1. MRI 对比剂不良反应的发生机制

MRI 对比剂 GD-DTPA 不良反应的发生机制，与水溶性碘对比剂的不良反应的发生机制一样。MRI 对比剂物理作用与高渗透造成血管和肾脏损害相关；化学作用与钆剂本身的化学毒性有关；不良反应还可能与对比剂的纯度有关。发生时间大半患者出现不良反应的时间为静脉注射 Gd-DTPA 后 1 小时或更晚，与水溶性碘对比剂的不良反应大多出现在注射后 5 ～ 10 分钟有差异。

2. MRI 对比剂不良反应的临床表现

MRI 对比剂不良反应很小，以轻度为主，远较水溶性碘对比剂安全。

较为少见的不良反应有：

（1）非变态反应（头昏、头痛、恶心呕吐、味觉改变、静脉炎等可自行缓解）。

（2）轻度变态反应（皮肤潮红、皮疹等）。

（3）中度变态反应（胸闷、呼吸急促等）。

（4）重度变态反应（严重不良反应罕见，但也有个别出现呼吸抑制、血压下降、喉头水肿、休克等死亡的报道）。

3. MRI 对比剂不良反应的预防

（1）检查前心理疏导，减轻患者焦虑，家属陪同，有利于减少不良反应的发生。

（2）评估患者：认真阅读申请单，询问了解患者的现病史、既往史，评估对比剂使用的风险。

（3）肾功能评估：通过实验室检查指标估算肾小球滤过率；严重肾功能不全患者应慎用钆对比剂，如果不用增强，MRI 就可以提供足够的诊断信息，应避免增强。

（4）使用剂量不能超过对比剂产品说明书推荐的剂量。

（5）避免短期内重复使用。

（6）诊断或临床怀疑肾源性系统性纤维化患者，不主张使用任何钆类对比剂。

（7）用药结束后嘱患者在候诊室观察 30 分钟方可离开。

（8）高危病例应由医生护士陪同检查，检查结束后，如无特殊不适尽快回病房观察。

4. MRI 对比剂不良反应的处理

（1）轻度反应：一般不需用药，如患者有恶心，嘱咐其深呼吸，症状可自行缓解。如出现皮疹、荨麻疹等，遵医嘱可静脉推注地塞米松 10 mg 或苯海拉明 25 mg 肌内注射，或服抗组织胺药。安静休息，吸新鲜空气，或低流量给氧；大量饮水。严密观察 30 分钟后方可让患者离去。

（2）中度反应：遵医嘱立即给予地塞米松 10 mg 静脉推注，同时给予生理盐水或 5% 葡萄糖注射液静脉滴注；或 5% ~ 10% 葡萄糖盐水 100 mL + 氢化可的松 100 mg 静脉滴注；密切监测呼吸、脉搏、血压，给予吸氧；如病情需要，立即皮下注射肾上腺素 1 mg；疑有轻度喉头水肿者，加用地塞米松 5 mg、肾上腺素 1 mg 做喉头喷雾。待病情稳定后，由医生和护士护送急诊科住院继续观察。

（3）重度反应：首选 0.1% 肾上腺素 0.5 ~ 1 mg 立即肌内或皮下注射；心脏骤停者立即心脏按压与医生配合进行心肺复苏；建立第 2 条静脉通路，遵医嘱给予地塞米松 10 mg 静脉推注，肾上腺素 1 mg、多巴胺 100 mg 静脉推注；

严密监测呼吸、脉搏、血压，并立刻同时通知急诊科医师马上到场；必要时协助医生行气管插管、气管切开术，或辅助人工呼吸；待病情稳定后，护送患者去急诊科继续抢救治疗。

【钡剂检查不良反应发生机制和临床表现】

医用纯净的硫酸钡不溶于水，化学性能稳定，本身不被胃肠吸收，不会产生不良反应。极少数因钡剂造影发生的过敏反应很可能是因钡制剂（特别是双对比钡剂）内添加剂中的某种成分所致。

1. 过敏反应

（1）发生机制：与对羟基丙甲酸酯（防护剂）密切相关。

（2）主要临床表现：痒、风疹、荨麻疹、口唇和眼睑水肿、腹部不适。

2. 穿孔

（1）发生机制：胃肠腔壁由于病变或药物变薄弱，或钡检时推压过重所致。

（2）临床表现：钡剂溢入腹腔、溢入腹膜外或腹膜后、溢入结肠壁内引起感染，还可进入静脉引起严重后果，甚至死亡。

3. 梗阻或堵塞

（1）发生机制：不少患者胃肠造影后钡剂在结肠内形成干燥硬结的固体块，难以排出，即为堵塞；若肠道内某处已发生狭窄，则可能在此处形成梗阻。

（2）临床表现：腹胀、腹痛、排气排便减少等。

4. 钡剂吸入气道

（1）发生机制：老年人吞咽功能紊乱、吞咽时体位不当（仰卧位或侧卧位）、咳嗽或哭闹、气管食管瘘等。

（2）临床表现：呼吸困难、咳嗽等，严重阻塞导致死亡。

5. 硫酸钡进入静脉系统

（1）发生机制：肠黏膜破损、灌肠压力过高、导管插入不当。

（2）临床表现：严重者钡微粒可经门脉系统进入心、肺等处，危及患者生命。

【钡剂检查不良反应预防和处理】

1. 过敏反应

（1）预防：有过敏史，尤其哮喘史者，检查前给抗组胺药物。

（2）处理：一般自行消退，也可对症处理。

2. 穿孔

（1）预防：对胃肠壁因病变薄弱者，不要因内压过高而使胃肠腔扩张。

（2）处理：抗休克、抗感染、手术或需外科紧急救治。

3. 梗阻或堵塞

（1）预防：有明确肠道梗阻患者禁止吞钡或行钡灌肠检查。

（2）处理：清洁灌肠或轻泻剂。

4. 钡剂吸入气道

（1）预防：

1）吞咽功能紊乱者应避免卧位吞钡；

2）气管食管瘘者禁用钡餐，改用水溶性碘剂。

（2）处理：鼓励患者咳嗽，必要时协助患者将误吸的钡剂取出，严重时需积极进行抢救。

5. 硫酸钡进入静脉系统

（1）预防：使用对比剂前认真评估，严格掌握适应证。

（2）处理：一旦发现立即取右侧卧位、头高脚低位，以减少钡剂微粒进入心肺。

因此，在使用钡剂造影前应认真评估，严格掌握适应证。对于吞咽困难、老年患者特别注意防止误吸。对于食管气管瘘、近期内有食管静脉破裂大出血、有肠穿孔风险、有明确肠道梗阻等患者禁止吞钡或行钡灌肠、排粪造影检查。对于排泄功能障碍、长期便秘的患者，检查后鼓励患者多饮水，必要时遵医嘱给予缓泻药或灌肠，以促进钡剂的排泄。

【超声对比剂不良反应发生的预防和处理】

1. 超声对比剂不良反应发生的临床表现

以声诺维为例，声诺维的不良反应轻微，主要有过敏反应和类过敏反应，不良反应发生时间多在 30 分钟之内，短暂且多数可以自行恢复并无遗留效应。

临床表现主要为：

（1）神经系统：烦躁不安、头晕、头痛、感觉异样、失眠、味觉异常等。

（2）消化系统：恶心、呕吐、腹痛等。

（4）呼吸系统：胸闷、气促、呼吸困难。

（5）其他过敏反应：瘙痒、皮疹红斑。

（6）循环系统：血压下降、面色苍白、冷汗、脉搏细弱等。

2. 超声对比剂不良反应的预防

（1）检查前详细询问病史，严格掌握禁忌证和适应证。

（2）签署超声对比剂使用知情书。

（3）检查室备好急救器械及物品。做好人员培训，随时做好急救准备。

（4）造影过程中除超声检查医师外，还应配有一名医师或护士对患者进行观察。

（5）检查完成后不宜急于拔出静脉留置针，需观察 30 分钟后拔针，让患者离开。

3. 超声对比剂不良反应的处理

（1）轻度不良反应可自行缓解。

（2）严重不良反应的处理原则。

1）立即停药，通知相关科室，如麻醉科、急诊科等。

2）将患者平卧，监测生命体征。

3）静脉或皮下注射肾上腺素。

4）保持呼吸道通畅，面罩吸氧 5 ~ 8 L/min。

5）快速静脉滴注生理盐水。

6）抗过敏治疗。

第二节　对比剂外渗的预防和处理

【碘对比剂外渗的预防和处理】

1. 碘对比剂外渗的预防

（1）穿刺血管的选择：评估患者血管，一般选用粗、直、有弹性的表浅静脉，且穿刺部位易于固定，尽量避开关节、静脉血管分叉处，一般常用手背静脉、前臂浅静脉和肘正中静脉等部位。另外，在穿刺时力争“一针见血”，避免在同一部位反复穿刺。

（2）当针头刺进血管有回血后，再将留置针全部送入血管，避免因高压注射器开始注药时产生的后坐力使针头滑出，从而保证了穿刺的成功率。

（3）穿刺部位的固定：用宽 2.5 cm 的医用透明胶带以针板为中心粘贴，然后再固定软管，最后固定针翼，以防止加压注射时针翼摆动。

（4）静脉预注射：在穿刺成功后，连接留置针与高压注射器管路系统，快速推注生理盐水约 20 mL，如果患者注射部位无疼痛，表明血管无损伤，如果患者注射局部疼痛或肿胀，就应立即更换注射部位。

2. 碘对比剂外渗的处理

（1）注药过程中一旦发现造影剂外渗，立即停止注射。等扫描停止后观察患者外渗处情况，结合扫描图像评估对比剂外渗量。

（2）拔除留置针，用敷贴按压穿刺部位，避免血液外渗加重局部肿胀。

（3）测量外渗面积，观察皮肤颜色、肿胀情况、询问患者感觉。

（4）轻度外渗者：多数无需处理，嘱咐患者注意观察，个别患者可给予冷敷。

（5）中重度外渗者：患者局部明显肿胀、疼痛。立即给予冰块冷敷（可用薄布包裹冰块），不仅可以止痛，还可以防止外渗部位进一步肿胀和防止水泡形成。同时抬高患肢，高于心脏水平，有利于血液回流。方法：外渗 24 小时内采用冰块冷敷 2 小时间隔 20 分钟，再冰块冷敷 2 小时循环 24 小时的办法，一般 24 小时便可消退。冰块冷敷越早效果越好，恢复越快。切记不可热敷。

24 小时后如果尚未完全恢复，可适当热敷。

（6）其他处理办法：早期使用 50% 硫酸镁湿敷；或者用黏多糖软膏等外敷；或者用 0.05% 的地塞米松局部湿敷；外渗严重者口服地塞米松 5 mg/ 次，3 次 / 天，连用 3 天。必要时，咨询临床医师用药。如局部出现水疱，给予消毒后用 1 mL 无菌注射器抽吸，并用无菌纱布包扎。

（7）如为住院患者，联系责任护士进一步密切观察。

（8）门诊患者定时做好电话随访工作，并做好记录。

【MRI 对比剂外渗的预防和处理】

1. MRI 对比剂外渗的预防

同碘对比剂外渗预防内容。

2. MRI 对比剂外渗的处理

（1）同碘对比剂外渗处理内容。

（2）测量外渗面积，观察皮肤颜色、肿胀情况、询问患者感觉。

（3）MRI 对比剂因注射量较少，用量一般 15 ~ 20 mL（碘对比剂注射量在 80 ~ 100 mL，注射速度 5 mL/s）。加之注射速度较慢（2 ~ 2.5 mL/s），因此发生外渗的概率少。一般为轻度外渗者，多数无需处理，嘱咐患者注意观察，个别患者可给予冷敷或给予 30% ~ 50% 的硫酸镁局部湿敷，或者用黏多糖软膏等外敷。

第三节　对比剂肾毒性的预防和处理

【碘对比剂肾病的预防和处理】

1. 碘对比剂肾病的概述

对比剂肾病是指对注射比对比剂后引起的急性肾损伤，碘对比剂肾病是指排除其他引起血清肌酐升高原因，血管内途径应用碘对比剂后 2 ~ 3 天内血清肌酐升高至少 44 μmol/L 或超过基础值 25%，或以血清肌酐比造影前升高

0.5 mg/dL 以上为诊断标准。

2. 碘对比剂肾病的发生机制

目前尚未十分清楚。一般认为碘对比剂肾毒性包括化学毒性、渗透毒性及黏滞度相关毒性。对比剂肾病可能是对比剂的直接毒性作用、继发肾血流动力学改变和肾小管阻塞及患者自身因素等相关。对比剂肾病的发生主要是离子型造影剂所致；大剂量的非离子型对比剂也可能对肾脏有一过性损伤，但这种损伤一般在短期内可以恢复。

3. 碘对比剂肾病的临床表现

对于较轻的对比剂肾病，往往表现的是尿检出现血尿和蛋白尿。对于严重的对比剂肾病往往在注射对比剂 24 ~ 48 小时以后，患者会出现少尿或者无尿，肾功能进行性的减退，出现血肌酐、血尿素氮明显升高，甚至患者会出现水肿、恶心、呕吐的症状。

4. 碘对比剂肾病易发的危险因素

（1）对比剂因素：使用高渗对比剂或短时间内多次血管内注射大剂量的碘对比剂。

（2）患者因素：主要有肾功能不全，血清肌酐水平高，有慢性肾病史，糖尿病、充血性心力衰竭、有效血容量不足等；而高血压、高龄（ > 65 岁）、蛋白尿（ > 2 g/d）被视为次要危险因素，其中原有肾功能不全合并糖尿病是最主要的危险因素。

（3）与其他药物相关的因素：患者服用二甲双胍或其他肾毒性药物。

5. 碘对比剂肾病的预防

（1）碘对比剂的合适选择：

1）使用非离子型低渗或等渗碘对比剂。

2）进行碘对比剂预处理：用碘对比剂前，建议将对比剂加热至 37 ℃，并放置在恒温箱中，以降低碘对比剂的黏度，减少对肾脏的影响，同时提高患者的局部耐受性。

3）正确计算碘对比剂用量，避免短时间内重复使用。减少碘对比剂的用量可在一定程度上避免对比剂肾病的发生。

（2）评估患者：

1）在检查前临床医生根据患者病情充分评估患者肾功能。在注射对比剂前，放射医生、护士、技师需与患者交流，充分了解患者病情，结合临床医生的评估情况，评估对比剂应用与患者个人的风险和受益。签署患者知情同意书。

2）高危患者考虑是否能用其他检查方法替代（如超声、磁共振等）。对于必须要造影的高危患者，应在造影前积极纠正诱因。

（3）水化治疗：充分水化是目前被广泛接受和可有效预防对比剂肾病发生的重要措施。建议在使用碘对比剂前 6 ~ 12 小时至使用后 24 小时内，对患者给予水化。具体方法：

1）口服水化方案：为在检查前 2 小时以 100 mL/h 的速度饮用温开水或矿泉水，检查后前 3 小时内每小时饮水以 500 mL，后每小时饮水 100 mL，直到检查后 6 小时。

2）静脉水化方案：动脉内用药者补液方法推荐对比剂注射前 6 ~ 12 小时静脉内补充生理盐水，或 5% 葡萄糖加 154 mmol/L 碳酸氢钠溶液，滴注液流率≥ 100 mL/h；注射对比剂后连续静脉补液≥ 100 mL/h，持续 24 小时；静脉内用药者推荐口服服补液方式，注射对比剂前 4 ~ 6 小时开始，持续到使用对比剂后 24 小时，口服清水或生理盐水，使用量 100 mL/h；条件允许者，建议采用与动脉内用药相同的水化方法。

3）提倡联合应用：静脉补液与口服补液以提高预防对比剂肾病效果。

6. 碘对比剂肾病的处理与预后

（1）一旦出现造影剂肾病引起的急性肾功能衰竭，应当进行透析治疗。

（2）碘对比剂肾病预后：

1）通常为一过性，血清肌酐在给药后 3 天达峰值，10 天左右回到基线水平。

2）如果给药后 24 小时内血清肌酐水平增加不超过 0.5 mg/dL，发生可觉察的碘对比剂肾病倾向不大；

3）转归与原有肾功能减退程度及患者的状况有关，肾功能严重障碍者可造成不可逆性肾功能损害。

【MRI 对比剂肾毒性的预防和处理】

1. 含钆对比剂肾源性系统纤维化的概述

肾源性系统纤维化是肾功能不全患者钆暴露后诱发的罕见、严重并发症，是一种系统性疾病，主要表现为皮肤纤维化，可伴其他器官纤维化如肺、食管、心脏和骨骼肌。目前尚无标准治疗方法，主要在于预防。

2. 含钆对比剂肾源性系统纤维化的发生机制

钆离子（Gd3+）诱发 NSF 机制并未完全明了，可能机制是：①钆离子（Gd3+）从螯合物复合体中游离出来，并在组织中沉积，比如在皮肤、肌肉、肺、肝和心脏等组织器官内沉积，导致其损伤。②诱发循环纤维细胞聚集，引起组织损伤。③在转化生长因子 β 等因子的作用下，CF 转化为成纤维细胞，产生大量胶原纤维和弹性纤维，导致组织纤维化。

3. 含钆对比剂肾源性系统纤维化的临床特点

（1）仅发生在肾功能损害的患者身上。

（2）没有种族和性别差异，世界各地均有报道。

（3）的病程为几天至几周，大约有 5% 的患者呈现出快速进展的严重发病过程。

（4）引起的身体器官纤维化，可能会导致死亡、呼吸抑制或行动障碍。

4. 含钆对比剂肾源性系统纤维化的临床表现

（1）皮肤损害：

1）部位：踝关节至大腿之间，对称分布，疾病后期扩展到上肢和躯干，面部较少受累。

2）体征：皮肤发红伴丘疹，皮肤增厚、僵硬以及孤立性结节形成，皮肤增厚可妨碍关节运动，最终导致关节挛缩、变形。

3）症状：皮肤瘙痒、刺痛或麻木感。

（2）体内器官（心脏、肺等）纤维化，可表现为呼吸困难，严重时威胁生命。

5. 含钆对比剂肾源性系统纤维化易发的危险因素

（1）患者因素：患者原有急慢性肾功能不全，NSF 仅发生在肾功能原有损害的患者身上。

（2）对比剂因素：①超量或重复使用钆对比剂。②钆对比剂稳定性较差。

6. 含钆对比剂肾源性系统纤维化预防

（1）评估含钆对比剂肾源性系统纤维化的高危因素：

1）急慢性肾功能不全（GFR $< 30\ \mathrm{mL \cdot min^{-1} \cdot 1.73\ m^{-2}}$）。

2）肝肾综合征及肝移植围手术期导致的急性肾功能不全。

（2）禁用及慎用情况：

1）严重肾功能损害患者和肝移植患者禁用欧乃影。

2）临床诊断或怀疑肾源性系统纤维化患者，不主张使用任何钆对比剂。

3）孕妇慎用钆对比剂。

（3）严格掌握使用时剂量要求：

1）肾功能不全患者在确有必要时才能使用钆对比剂。

2）建议使用达到诊断需求的最低剂量。

3）不能超过对比剂产品说明书推荐的剂量。

4）避免短期内重复使用。

（4）选择稳定性高的含钆对比剂。

（5）充分水化：扫描结束后指导患者多饮水以促进造影剂的排泄。

（6）签署知情同意书：

1）向患者或其监护人详细告知对比剂使用的适应证、禁忌证、可能发生的不良反应和注意事项。

2）使用钆对比剂的价值、危险性和可能的替代检查方法。

3）如果出现异常反应，及时与相关医师联系。

（7）建议需要血液透析维持的患者，使用钆对比剂 3 小时内行血透，在临床安全允许条件下 24 小时内行第 2 次血透。

7. 肾源性系统纤维化的治疗原则和手段

（1）改善肾功能：肾源性系统纤维化尚无有效的治疗方法，改善肾功能可以减缓、阻止、逆转肾源性系统纤维化。

（2）对症处理：

1）疼痛明显时应适量使用止痛剂。

2）局部治疗包括隔离霜、润肤剂、抗炎霜等。

3）按摩和水疗法。

（3）其他治疗：

1）类同醇。

2）激素及免疫抑制剂。

3）血浆置换。

4）体外光敏。

5）静脉注射硫代硫酸盐和镇静药对某些患者的症状可能有所改善。

参考文献

[1] 李雪，陈会华，张作国 . 情景演练在对比剂不良反应急救培训中的应用 [J] . 中国实用护理杂志，2009，25（8）：60-61.

[2] 赵丽，李雪 .CT 增强检查中碘对比剂渗漏的原因及对策 [J] . 中华现代护理杂志，2010，16（16）：1929-1930.

[3] 李坤成 .CT 对比剂临床应用及进展 [M] . 北京：清华同方光盘电子出版社，2014.

[4] 毛燕君，叶文琴，田梅梅，等 . 含碘对比剂静脉外渗之护理管理规范探索 [J] . 中国护理管理，2010，10（4）：63-65.

[5] SIEBER MA，PIETSCH H，WALTER J，et al. A preclinical study to investigate the development of nephrogenic systemic fibrosis：a possible role for gadolinium-based contrast media [J] . Invest Radiol，2008，43：65-75.

[6] 中华医学会放射学分会，中国医师协会放射医师分会 . 对比剂使用指南 [J] . 中华放射学杂志，2008，42（3）：320-325.

[7] HIGH WA，AYERS RA，CHANDLER J，et al. Gadolinium is detectable within the tissue of patients with nephrogenic systemic fibrosis [J] . J AmAcad Dermatol，2007，56：21-26.

[8] 张春晖，牛春雨，赵自刚 . 多器官功能障碍综合征的治疗进展 [J] . 中国现代药物应用，2008，2（2）：93-95.

[9] 李雪，陈蓉，刘霞，等 . 注重细节，有效预防碘对比剂毒副反应的发生 [J] . 现代生物医学进展，2009，9（23）：4510-4511，4509.

[10] TOPRAK O. Conflicting and new risk factors for contrast induced nephropathy（Review）

[J] . J Urol，2007，178：2277-2283.

[11] 中华医学会放射学分会，对比剂安全使用工作组 . 碘对比剂指南（第 2 版）[J] . 中华放射学杂志，2013，47（10）：869-878.

[12] PANNU N，WIEBE N，TONELLI M. Prophylaxis strategies for contrast-induced nephropathy [J] . JAMA，2006，295：2765-2779.

[13] 张珊，华莉，张月英 . 两种护理方式治疗碘对比剂外渗损伤的效果比较 [J] . 中国现代医生，2018，56（4）：149-151.

[14] 李雪，陈金华，张伟国，等 . 非离子型对比剂毒反应相关因素分析 [J] . 重庆医学，2010，39（13）：1735-1737.

[15] Contrast Media Safety Committee. ESUR Guidelines on Contrast Agents Version 10.0 [ER/OL] . 2018，http:www.esur_cm.org/index.php/en.

[16]王建玲 . 腹部 CT 检查前的准备与对比剂的合理使用[J]. 苏州大学学报（医学版），2005，25（4）：725.

[17] 李雪，张伟国，刘霞，等 . 颈外静脉高压注射碘对比剂安全性的评价 [J] . 中华现代护理杂志，2012，18（19）：2268-2271.

[18] 李雪，张伟国，陈金华，等 . 多发伤螺旋 CT 增强检查中对比剂应用及安全管理 [J] . 创伤外科杂志，2010，12（5）：440-442.

第十三章

安全管理

第一节　医学影像检查中风险的预防措施

【医学影像检查中跌倒、坠床风险的预防措施】

（1）影像检查中，对所有拟进行影像检查的患者应规范进行跌倒、坠床风险评估，以规避风险，安全完成检查。

（2）老年、小儿及行动不便的患者，应使用推车，在检查等候区等候期间应有家属陪同。

（3）烦躁谵妄不能配合检查的患者，在临床医生指导下由所在科室镇静后，与影像检查科室取得联系，由临床护士陪同尽快安排检查。

（4）影像检查等候区及检查室地面应保持平整、整洁干净、干燥，无湿滑。

（5）检查前后，需将检查床降低至合适位置，让患者易于上下检查床。检查前协助患者平卧于检查床上；对于行动不便者，需由家属搀扶协助。

（6）老年、小儿及行动不便的患者、烦躁谵妄及神志不清不能配合者，需由家属在检查室陪同，有利于取得患者配合。

（7）住院患者，责任护士应提醒患者及家属穿合适的鞋子；行动不便者使用行走辅助工具。

（8）使用平车的患者，调整检查床与平车同一水平，将平车靠拢检查床，四人平行移动患者于检查床上。

（9）检查科室应配备完善的急救设施和急救药物，并定期检查，时刻处于良好运行状态。

【医学影像检查中低血糖风险的预防措施】

（1）陪同检查：许多影像检查要求患者在前 1 天晚饭后禁饮食，保持空腹状态，因此检查时要有家属陪同，在约定时间到达检查地点，不要过早在检查地点等候，并注意患者的病情变化。

（2）患有糖尿病的患者，外出检查前要根据病情及时调整药物剂量；外出时应随身携带糖果、饼干之类的食物，另外随身备好急救卡片，注明姓名、电话及用药等信息。

（3）空腹影像检查前，注意不能做过于激烈的运动。不然在影像检查中很可能会发生低血糖反应。

（4）评估：影像检查前，充分了解患者病情，评估患者有无发生低血糖风险。

（5）对要求空腹检查的患者，尽可能在约定时间内完成检查，避免患者等候时间过长。

（6）患者空腹检查完成后，要求及时进食。

（7）避免一天内安排多项空腹检查项目。

（8）检查科室应配备完善的急救设施和急救药物，并定期检查，时刻处于良好运行状态。

【医学影像检查中对比剂过敏性休克风险的预防措施】

（1）信息核对：核对患者姓名、性别、检查项目和要求。

（2）评估：充分了解患者病情、既往史、现病史、过敏史，评估对比剂使用的风险和禁忌证。

（3）知情同意书签署：与患者和家属谈话，告知对比强化检查的优点及检查时的风险，无异议后确认签字。

（4）严格掌握对比剂使用的适应证和禁忌证。

（5）检查科室应有对比剂使用的应急预案。

（6）定期组织科室医生、护士和技师进行急救技术演练，熟悉各种急救设施的使用方法。

（7）做对比增强检查必须有家属陪同；重病患者、幼儿和高龄老人同时需有医生陪同。

（8）检查科室应配备完善的急救设施和急救药物，并定期检查，时刻处于良好运行状态。

【医学影像检查中窒息风险的预防措施】

（1）患者自身因素：对有消化道症状，比如处于恶心呕吐频繁状态的患者，在影像检查前，主管医生应根据患者病情，适当使用改善消化道症状的止吐药物，防止检查中呕吐引起窒息，确保患者能顺利完成检查；并在检查中要有家属及医生陪同。

（2）部分影像检查，需要使用对比剂进行检查，对比剂有引起恶心呕吐的风险，为防止检查中恶心呕吐引起窒息，故检查要求空腹。因此检查前要询问患者是否处于空腹状态。

（3）需要使用对比剂进行的影像检查，要求家属陪同，应用对比剂前签署知情同意书。

（4）评估：影像检查前，充分了解患者病情，评估患者检查中有无发生窒息风险。

（5）避免1天内安排多项使用对比剂的检查项目。

（6）检查科室应配备完善的急救设施和急救药物，并定期检查，时刻处于良好运行状态。

【磁共振检查磁场异物安全防护】

（1）MRI室护士必须经过1个月的岗前培训才能上岗。

（2）制订安全检查操作流程，严格按照检查流程进行操作。

（3）MRI操作间和设备间的钥匙由专职护士或指定专职人员负责保管。

（4）护士应具备高度责任心和慎独精神，认真做好检查前健康教育，组织观看健康教育视频，严格执行检查前筛查工作。

（5）被检查者需签署磁共振检查知情同意书，在无法确定被检查者是否可以安全进行MRI扫描的情况下，严禁进行检查。

（6）进入MRI扫描室的患者或家属，必须去除身上的手机、磁卡、手表、硬币、钥匙、打火机、皮带、项链、耳环、纽扣等金属物品。有条件的医院可使用金属探测仪检查，确保金属物品不能带入检查室。

（7）严禁将各类大型金属物体放入磁体间，如铁制的平车、担架、轮椅，以及氧气瓶、消毒灯、非抗磁性高压注射器等。以防吸入磁体造成严重的设备损害，甚至危及人身安全。

（8）体内有任何电子装置（如安装有心脏起搏器）的患者及家属，禁止进入 MRI 检查室。

（9）体内有植入物或金属异物的患者需向 MRI 护士说明，同意后方可进行 MRI 检查。

【影像科增强检查工作流程】

影像科增强检查工作流程见图 13-1-1。

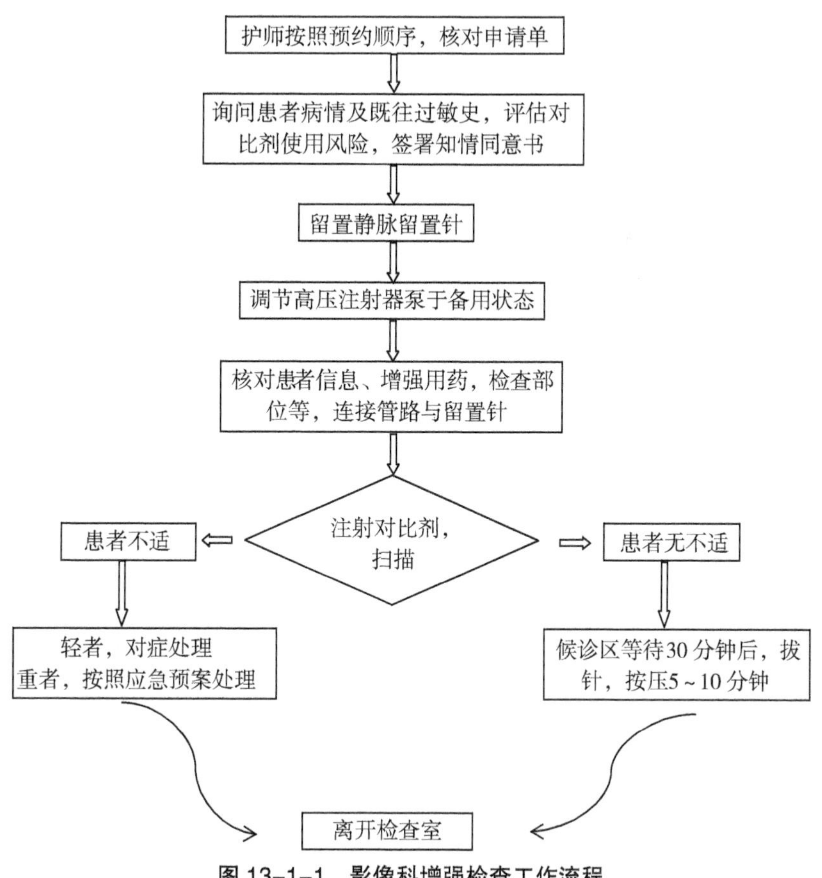

图 13-1-1　影像科增强检查工作流程

【对比剂外渗处理流程】

对比剂外渗处理流程见图 13-1-2。

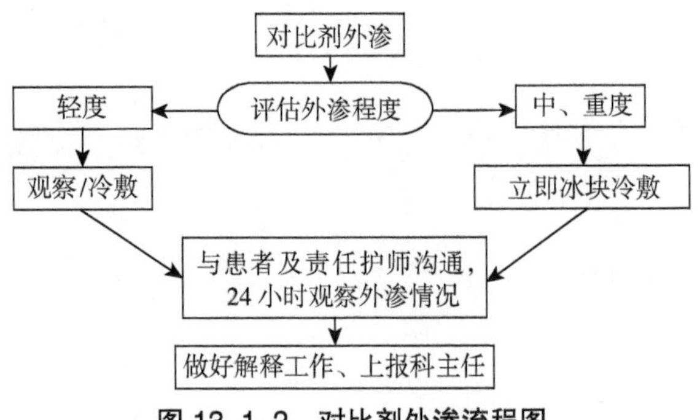

图 13-1-2　对比剂外渗流程图

【医务人员针刺伤处理流程】

对比剂外渗处理流程见图 13-1-2。

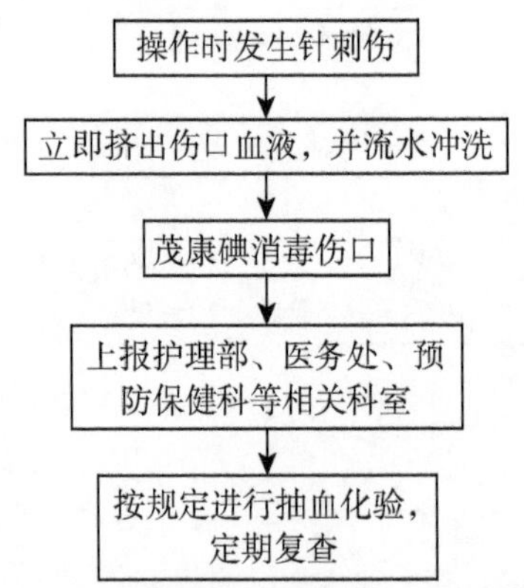

图 13-1-3　医务人员针刺伤处理流程

第二节　医学影像检查中辐射安全防护

【患者检查中的辐射防护】

（1）信息核对：在确认患者需要影像学检查和治疗时，必须根据临床需要，考虑准备使用的影像学诊疗技术想要达到的诊疗目的，同该医疗照射可能带来的潜在危险相比较，避免重复检查和操作失误等不必要的辐射危害。

（2）剂量准确：对必须进行影像学检查的临床患者，照射量不要超过该影像诊断信息或达到治疗目的所需的辐射剂量。

（3）对育龄妇女申请 CT、X 线及核医学检查时应考虑其是否怀孕，并严格掌握适应证，在提请检查时如果月经已经过期或停止，需请患者进一步进行尿试纸或绒毛膜促性腺激素水平检测，确定是否怀孕，如妊娠情况下必须施用该检查或放射性治疗时，应当考虑终止妊娠，并在检查前签署知情同意书。

（4）CT、X 线检查时，检查前工作人员应对患者未进行检查的部位进行防护后，方可进行扫描。

【工作人员工作中的辐射防护】

（1）减少照射剂量：照射量与照射源的放射性强度成正比。在不影响工作的情况下，应尽量减少操作人员的受量，使其在国家制定的允许标准之内。

（2）缩短受照时间：照射量随接触时间而增加。在保证医疗质量条件下，工作宜迅速，减少在其周围的停留时间。

（3）增加辐射距离：照射量与距离的平方成反比。可利用长柄工具或机械手远距离操作，减少放射量，从而起到保护工作人员的作用。

（4）增加防护屏障：利用防护屏障可有效地减低照射量。

（5）CT、X 线检查时，检查前工作人员应确认检查时患者进出的门和工作人员进出的门已经关闭后，方可进行扫描。

（6）CT、X 线检查结束后，如果患者病情平稳，工作人员应先了解检查图像，再开门进入患者检查间，避开散射线的损害。

（7）CT、X 线检查间，应尽量减少金属物品的放置，减少散射线折返，促进散射线快速消散。

【放射性同位素的辐射防护】

（1）放射性同位素应当单独存放、不得与易燃、易爆、腐蚀性物品等一起存放，并指定专人负责保管、贮存、领取、使用；归还放射性同位素时，应当进行登记、检查；对放射性同位素贮存场所应当采取防火、防水、防盗、防丢失、防破坏、防射线泄露的安全措施。

（2）对放射源还应当根据其潜在危害大小，建立相应的多层防护安全措施，并对可移动的放射源定期进行查存，确保其处于指定位置，具有可靠的安全保障。

（3）任何放射工作单位都应根据其从事实践的具体情况，负责安排职业照射监测和评价，职业照射的评价主要应以外照射个人监测为基础：

1）对于任何在控制区工作，或有时进入控制区工作且可能受到显著职业外照射的工作人员，或其职业外照射年有效剂量可能超过 5 mSv/a 的工作人员，均应进行外照射个人监测。

2）对于在监督区工作或偶尔进入控制区工作、预计其职业外照射剂量年有效剂量在 1 ~ 5 mSv/a 范围内的工作人员，应尽可能进行外照射个人监测。

3）对于职业外照射年剂量水平可能始终低于法规或标准相应规定值的工作人员，可不进行外照射个人检测。

（4）辐射防护是遵守“三原则”：放射实践正当化、放射防护最优化和个人剂量当量的限值：

1）外照射的防护应充分利用时间、距离、屏蔽三项措施。

2）内照射的防护操作前先通风换气 30 分钟后再进行作业，通风进行至操作完毕；

3）个人防护用品穿戴齐备方允许工作，操作期间严禁进食、饮水、吸烟、会客等，以防放射性核素通过食、吸、渗三途径进入人体。

4）强化个人防护措施采取如培训、监督、建档等措施来加强个人防护。

（5）泄漏事故的应急处理：

1）液体核素洒落：用吸水纸、干的棉纱布自外向内螺旋吸水。再用温水仔细清洗污染处。

2）粉末性核素洒落：用潮湿的棉纱布自外向内螺旋擦拭，至少重复两遍。

3）手部皮肤污染：立即用肥皂水反复清洗，清洗不宜少于三次。

【放射性同位素检查患者辐射防护的管理】

（1）临床科室责任护士，在为患者预约同位素检查时，应将同位素检查放在所有其他检查之后进行。

（2）同位素检查科室应对使用同位素检查的患者进行统一管理。

（3）由于注射同位素后的患者，并非立即进行检查，因此应由同位素科室统一安排在本科室独立的房间等候检查，不能任由患者到处转悠。

（4）同位素检查科室应设置有注射同位素后检查患者的卫生间，并有对患者的大小便、呕吐物特殊处理的措施。

第三节 医学影像专业护理质量标准

随着影像设备、技术的快速发展以及患者检查需求量的增大，医学影像检查过程中的护理工作量不断增加、工作范围不断扩大，患者对影像检查的要求也越来越高，使得医学影像形成了影像诊断、影像技术和影像护理三位一体的格局，影像科护理队伍也不断壮大，影像护士承担了患者检查全过程中的评估、准备、健康教育、配合、观察与急救，以及影像科的质量、安全、环境、物资、成本、感染控制等的管理工作。

影像护理工作贯穿于影像技术、影像诊断的多个领域，发挥着重要作用，不断跟随日益更新的影像专业知识和影像技术的步伐。医学影像科每日患者检查量大、来源复杂（有门诊、住院和急诊）病种多、病情复杂、承担风险大，影像护理工作者每天面对的各种各样的患者，这就要求护理人员不仅要有高水准的护理专业操作技术和丰富的临床理论知识，还要有足够的耐心和良好的沟通技巧。所以做好影像专业护理质量管理尤为重要。

【护理质量】

护理质量是指护理工作为患者提供护理技术和护理服务的效果和程度，是在护理过程中形成的客观表现。影像科护理质量是指护士对患者实施检查前准备、检查中配合、检查后观察以及全过程的服务与安全管理的效果和程度。

【护理质量管理】

护理质量管理是指按照护理质量形成的过程和规律，对构成护理质量的各种要素进行计划，组织、协调和控制，以保证护理服务达到规定的标准和满足服务对象需要的或活动过程。护理质量持续改进是为了不断优化工作流程、提高工作效率、减少和杜绝不良事件的发生，保证患者安全，为患者提供更全面、更优质的护理服务。

【护理质量标准】

护理质量标准是依据护理工作内容、特点、流程、管理要求、护理人员及服务对象特点、需求而制订的护理人员应遵守的准则、规定、程序和方法。一般由一系列具体标准组成。

【影像专业护理质量管理标准】

（1）专科护理制度标准：核查制度，不良事件管理制度，危重患者检查制度，CT 增强检查流程，对比剂不良反应预防与控制，对比剂不良反应抢救制度，磁共振检查安全管理制度，对比剂渗漏处理流程，金属异物吸入磁体处理流程等。

（2）专科护理技术操作质量标准：高压注射器操作标准，CT 高压注射静脉留置针操作标准。

【影像专业护理质量指标】

（1）评估：检查风险评估，跌倒、低血糖等，100%。

（2）查对：患者、部位，100%。

（3）准备：检查前准备完好，≥ 97%。

（4）签署知情同意书：对增强检查患者风险评估，100%。

（5）外渗：对比剂渗漏率控制，0.1% ~ 0.4%。

（6）放射防护管理：工作人员、患者及家属放射防护管理，100%。

（7）穿刺成功率：静脉留置针穿刺成功率，≥ 98%。

（8）高压耗材管理：一人一针一管（无重复使用），100%。

（9）胃肠道准备：腹部检查饮水率（排除饮水禁忌），100%。

（10）金属异物吸入磁体，0。

（11）患者满意度，≥ 95%。

（12）跌倒、坠床事件发生，0。

（13）健康教育率，≥ 90%。

（14）管道脱落（高压管路、各种引流管），0。

（15）急救药品、物品、设备管理合格率，100%。

【影像专业护理质量指标内容及评分标准】

影像专业护理质量指标内容及评分标准表　　科　室

项目	评估		查对	准备	胃肠道准备	签署知情同意书	放射防护管理	高压耗材管理	健康教育率	穿刺成功率	外渗	金属异物吸入磁体	跌倒、坠床事件发生	管道脱落	患者满意度	急救药品	物品设备	总得分	合格率
质量要求	患者一般情况及检查风险	低血糖、过敏反应、跌倒	患者姓名、性别、年龄、检查部位	检查前空腹，自备饮用水 500 mL	腹部检查患者，检查前饮水，保证胃部充盈良好	每位增强患者均需进行对比剂使用风险评估	对未检查部位进行防护，尤其小孩性腺	一人一针一管（无重复使用）	对增强检查患者检查前要进行健康宣教，教育率 ≥ 90%	静脉留置针穿刺成功率 ≥ 98%	对比剂渗漏率控制 0.1% ~ 0.4%	未发生金属异物吸入磁体事件	未发生跌倒坠床事件	管道连接良好，未发生脱落事件	患者满意度 ≥ 95%	齐备，均在有效期	物品齐全，状态良好		
分数	10		10	5	5	10	5	10	5	5	5	5	5	5	5	5	5		

【影像专业护理安全检查内容及评分标准】

影像专业护理安全检查内容及评分标准表 **影像科**

项目		患者评估				安全用药								安全注射对比剂						
科室	质量要求	检查前评估记录按时完整准确	风险评估记录按时完整准确	潜在风险的患者有安全措施	潜在风险的患者有警示标识	标签清楚，无破损、变质、过期	常用药物分类放置，按失效日期摆放	高危药品标识醒目、定点放置	看似、听似、近效期、一品多规药品标识清楚	备用药品定点放置、账物相符、交接、及时补充	冰箱按时监测温度并记录	毒麻药品专人管理、固定基数，有交接清点、使用记录	必须用外购药应有申请单	严格按照无菌操作要求和流程执行操作	使用专用恒温箱使对比剂保持37℃	对比剂使用前签署知情同意书（含告知事项）	对比剂在规定时间内输注完毕，开启后在非密闭情况下不得放置过久	严格落实对比剂输注的三查八对，各种对比剂输注护理记录单记录齐全规范	对比剂输注外管一人一更换	严重对比剂不良反应保留药瓶及原始资料，并按不良事件上报
	分值	2	3	5	3	6	2	2	2	2	2	2	2	2	2	5	4	2	2	2

续表

危急值			不良事件追溯				职业防护				安全知识			
危急值报告处理流程	通知处理处置及时	危急值登记本记录完整	护士知晓护理不良事件上报流程	按规定时间上报	全科一周内讨论分析	改进措施落实到位	扫描时为患者提供扫描部位以外的防护措施到位	锐器使用锐器盒，正确处理	用过的针头不回套护帽	了解发生职业暴露的应急程序、护理风险点	有跌倒、低血糖、窒息等预防措施及预案	有对比剂过敏反应、发生火灾、意外停电等应急预案	了解意外应急上报流程	总得分
4	4	2	5	5	5	5	2	2	2	2	3	3	4	100

注：合格分 90 分，合格率 100%。过期药品每次加扣 10 分。

年　　月　　日

第四节　医技科室管理制度

【影像科室医院感染控制管理】

1. 医院感染的基础知识

（1）概念：医院感染又称医院获得性感染，是指住院患者在医院内获得的感染，包括在住院期间发生的感染和在医院内获得出院后发生的感染，但不包括入院前已开始或入院时已存在的感染。医院工作人员在医院内获得的感染也属医院感染。

（2）分类：医院感染按病原体的来源可分为外源性和内源性。

1）外源性感染：是指病原体来自患者体外，如其他患者、病原携带者，包括医院工作人员及探视者，以及污染的医疗器械、血液制品、病房用物及环境等医院感染。

2）内源性感染：是指这类引起感染的微生物来自患者体内或体表的正常菌群或条件致病菌，包括虽从其他患者或周围环境中来的，但已定植的微生物。

（3）感染条件和传播途径：发生医院感染必须具备三个条件即感染源、传播途径和易感宿主。传播途径包括接触传播、飞沫传播、空气传播、共同媒介传播、医源性传播和生物性传播。

（4）预防与控制方法：隔离传染源，切断传播途径、保护易感人群，主要涉及内容包括清洁、消毒、隔离、手卫生、个人防护等。

2. 医院感染的控制与管理

（1）环境：室内布局合理，清洁区、污染区分区明确，保持各室环境整洁，地面、物面、清洗池等每日湿式擦拭，污染时用 500 mg/L 含氯消毒剂消毒。穿刺室定时开窗通风，紫外线灯时消毒，检查室使用、紫外线空气净化消毒机，每次 2 小时，每天 1 ～ 2 次。

（2）基本防护：工作人员穿工作服，执行无菌操作时必须洗手、戴口罩，接触患者时戴手套。

（3）手卫生：操作间、检查室都备有免洗手消毒液。严格掌握六步洗手法、洗手和卫生手消毒的“两前三后原则”，即接触患者前、无菌操作前、接触患者后、接触患者血液体液后、接触周围环境后，手部没有肉眼可见污染时，可用手消毒剂进行卫生消毒代替洗手，但是有血液或其他体液等肉眼可见污染时必须洗手，戴手套不能取代手卫生。

（4）强化室要求：治疗盘上层为清洁区，下层为污染区。严格执行无菌技术操作规程，所有无菌物品必须一人一用一灭菌，打开的生理盐水必须注明时间，超过 2 小时后不得使用，操作中使用的针头放入利器处理盒。

（5）一次性耗材使用：

1）双筒高压注射器针筒及连接管，一人一更换。

2）欧力奇高压注射泵内管 24 小时更换，外管一人一更换。

（6）医疗废物处理：科室工作人员对医疗废物进行分类放置，将医疗废物放置于专用容器内。隔离的传染患者或疑似传染患者产生的医疗废物应当使用双层包装容器及时密封。

【高压注射泵的使用与管理】

1. 高压注射器（泵）的概述

医用高压注射器是用于造影的自动注射器，已广泛应用于 DSA 血管造影、CT 增强扫描、CTA 造影和 MRI 增强扫描等检查中。高压注射器基本功能是，在一定时间内，通过经皮穿刺（留置针或导管）进入血管，将足够量的高浓度对比剂快速、准确地注射到检查部位，可以对病变部位进行诊断性造影与治疗。

2. 高压注射器的分类及特点

医用高压注射器按临床应用分为 DSA 检查、CT 检查和 MRI 检查三种类型。

（1）DSA 检查：

对于头颈四肢动脉、肝肾动脉、支气管动脉、髂动脉及静脉系统等血管的造影检查时，高压注射器可以在短时间内注入高于血流稀释速度的多量造影剂，以达到显影所要求的浓度。最高压力可达到 1200 Psi，高压注射器是心血管造影中必不可少的设备之一。

（2）CT 检查：

高压注射器具有操作简单，血管强化程度高，对比剂用量少等优势；它可根据检查部位不同，一次或分次设定对比剂的量和流速，更加精准地显示目标血管，为明确诊断提供可靠的影像依据。高压注射器还带有自动加温装置，可有效预防对比剂副反应的发生，但由于高压注射对比剂流速快，注射压力最高可 325 Psi，对严重的高血压、心脏病等受检者要特别注意，应适当降低压力和流速。

（3）MRI 检查：

磁共振高压注射器系专为磁共振设备所设计，能够在强磁场环境下工作，由于磁共振造影剂的渗透压较碘造影剂低，所需造影剂注射总量也较少，注射压力通常选择 100 Psi 以下（MRI 高压注射器的压力最高也可达到 325 Psi），因此用高压注射器进行增强扫描通常是安全的。磁共振高压注射器可准确地预设注射速度、造影剂总量和延迟时间，有利于 MRI 的快速精准扫描。

3. 高压注射器（泵）的日常维护与管理

（1）维护计划：

1）维护目的：确保注射系统连续工作性能，降低设备出现故障的可能性。

2）具体内容：每天每次使用后或每天使用后应彻底清洁所有活塞杆；每月应对整个系统进行彻底检查和清洁并进行操作检查；每年厂家应进行维护计划（系统校准和性能检测）的检查，还应执行“漏电”和“接地连续性”的检查。

（2）维护方法：

1）清洁前切断系统线路电源。

2）避免液体进入系统组件，切勿将任何组件浸入水或清洗液中。

3）切勿卸下任何盖板或拆卸注射器。

4）切勿使系统组件接触过多的水或清洗液。请使用浸润过清洗液的软布或纸巾擦拭组件。

5）切勿使用烈性清洗剂或溶剂，只需使用温水或中性消毒剂，切勿使用烈性工业清洗剂（如丙酮）。如造影剂渗漏到系统的任何组件内，应由厂家专业维修人员拆开受影响的部件清洁。

6）定期检查是否有松动或磨损的电缆、松动的盖板、裂口、凹痕或松动的硬件。

7）清洁注射头装置，使用不引起磨损的软布、温水和中性消毒剂。

8）清洁显示控制装置，使用浸润清洗剂且不引起磨损的软布或纸擦拭触摸屏。

【高压注射器（泵）维护管理制度】

（1）在科主任领导下工作人员对设备进行校正和日常维护。

（2）设备定期校正维护，每年一次：

1）设备机械性能维护：各机械限位装置有效性检查，各种运动运转检查，操作完整性检查。

2）设备电气性能维护：机器与显示器开关有效性检查，网络线缆检查。

（3）日常维护与管理：

1）每日工作前，用消毒湿巾或不引起磨损的罗布对机器进行一次清洁工作。

2）要经常注意控制台面的各调节器位置是否松动、移位。

3）注射时应密切注意机器运转情况，注意有无异常响声。

4）保持机器清洁干燥，每天撤掉管路后温水清洁。

5）经常检查机器各部件间固定螺丝、螺母、销钉有无松动现象，发现问题要及时处理。

6）发现机器故障要及时向科主任汇报。

【一体化自助式胶片打印机的维护与运行管理制度】

1. 自助打印机的基本概述

自助打印机是通过网络交换机与医院信息系统 HS 服务器、图片存储及通信系统 PACS 服务器连接，实现信息传输和交换通信，实现影像科各类设备的诊断影像的输出，是在 PACS 系统基础上开发的自助打印终端设备，集条形码扫描、胶片打印、诊断报告打印于一体。主要用于患者在完成 X 光、CT、MR、DR、CR 等检测后，自助式完成获取相应影像胶片及检查报告的自助式设备系统。

2. 优点

流程简单、易操作，患者完成医学影像科检查后，凭条形码在胶片自助打印机上轻轻一刷，便会有语音提示及文字显示，可以清晰地看到自己有几张胶片和几份报告，耐心等待片刻后，胶片自助打印机便会很快“吐出”对应的胶片和报告，实现轻松自助取片。此系统 24 小时开机运行，患者可随时取片。该机的使用将为患者提供更安全、更高效、更优质的医疗服务。使医院影像科工作流程更加合理。

3. 自助取片机使用流程

自助取片机使用流程见图 13-4-1。

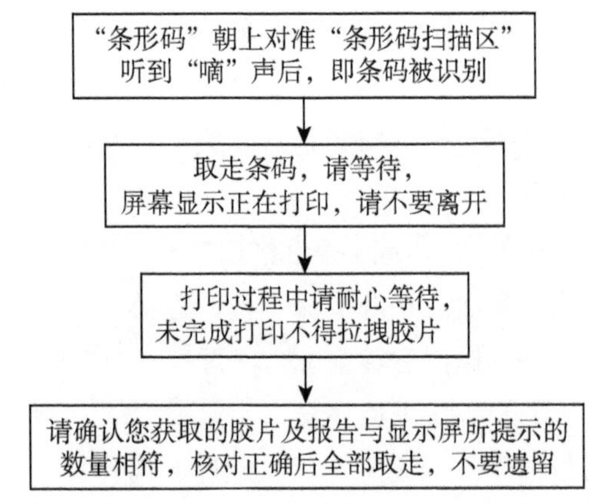

图 13-4-1　自助取片机使用流程

4. 自助打印机的维护与管理制度

（1）维护与保养的目的：为提高设备仪器使用率和完好率，延长使用寿命，有效降低医疗风险，对设备仪器实行定期维护与保养。

（2）设备的预防性维护保养（由厂商工程师完成）：

1）检查设备的电源、网线是否符合正常。

2）保养周期遵照设备风险管理周期执行。

3）对设备主体部件进行检查调整，清理机内灰尘，更换易损部件等。

4）必要时利用质控工具对设备的关键参数进行校对。

（3）日常维护保养管理制度：

1）在科主任领导下由相关人员对设备进行校正和日常维护。

2）设备定期校正维护：每年一次（由厂商工程师完成）。

3）日常维护与管理。

①由相关人员每日用消毒毛巾擦拭设备，保证表面清洁。

②由相关人员检查设备的运行是否正常，更换胶片和 A4 纸张。

③发现机器故障要及时向科主任汇报，并立即报修。

【影像科室急救管理】

1. 影像科室急救用品的配备（可根据各个科室实际情况配备）

（1）急救物品：听诊器、血压计、体温表、压舌板、开口器、氧气面罩、吸氧管、吸痰管、简易呼吸器、手电筒、止血带、各种型号的注射器、输液器、连接管、留置针、肝素帽、茂康碘、棉签、胶布、手套、电极片、应急灯等、插线板、气管插管包等。

（2）急救设备：急救车、氧气筒、便携式氧气瓶、吸引器、心电监护仪、除颤仪、呼吸机等。

2. 影像科室急救药品配备（可根据各个科室实际情况配备）

各种急救药品根据需要备 3 ~ 5 支，常用的备 10 支，并在盒外有醒目的标志，包括药名、剂量、数量、有效期，按照一定顺序排列，一目了然，随手可取。

（1）呼吸兴奋药：尼可刹米、洛贝林。

（2）拟肾上腺素药：肾上腺素、去甲肾上腺素、异丙肾上腺素。

（3）升压药：多巴胺、间羟胺。

（4）强心药：去乙酰毛花苷注射液。

（5）抗心律失常药：利多卡因、普罗帕酮。

（6）H1 受体阻药：盐酸异丙嗪注射液、盐酸苯海拉明注射液。

（7）血管扩张药：硝酸甘油。

（8）利尿药：呋塞米。

（9）激素类药：地塞米松、甲泼尼龙、氢化可的松。

（10）抗用碱药：阿托品、山莨菪碱。

（11）抗惊厥药：地西泮等。

（12）止血药：酚磺乙胺、氨甲苯酸。

（13）其他药品：50%葡萄糖注射液、20%甘露醇注射液、5%碳酸氢钠注射液、10%葡萄糖酸钙注射液、0.9%氯化钠注射液等。

3. 影像科室急救管理制度

（1）检查科室配备完善的抢救物品及药品，做到定位、定数、定人管理，定期消毒。

（2）急救车有检查登记及补充记录，并签名。

（3）影像科室医技护人员均应熟悉抢救药品器材种类、作用和使用方法，急救药品及器材随时处于完好备用状态，合格率100%。

（4）急救车内的各种无菌包，必须定期检查其有效期，一经使用后要及时灭菌。

（5）急救药品标签清楚、正确，有效期明显，无过期、失效、变质。

（6）急救物品不得任意挪用和外借，以保证抢救工作顺利进行。

（7）定期检查急救设备仪器，确保急救设备功能完好。

（8）危重患者检查实行“绿色通道”，保证急危重患者得到及时、准确、有效检查。

（9）科室应定期对医技护人员进行心肺复苏、除颤仪、呼吸器、呼吸机操作培训，定期进行对比剂不良反应急救演练。

（10）危重患者经影像科初步抢救处理后及时转运至病房或急诊室进一步治疗。

【护理查对制度】

执行各项检查操作要严格执行“影像科检查查对”制度，防止检查错患者、检查错部位等。

（1）登记时：核对姓名、性别、ID号（住院号）、年龄、检查部位、检查设备。

（2）分诊时：核对姓名、性别、ID号（CT号）、年龄、检查部位。

（3）体位摆放时：技师与护士共同出声核对姓名、性别、年龄、检查部位。

（4）注射时：核对姓名、性别、ID号（CT号）、年龄、检查部位、检查设备、确定是否增强、增强用药。

（5）检查完毕时：再次查对患者信息。

（6）人工发放胶片报告时：报告发放人认真核对姓名、ID 号、检查部位、胶片数、报告有无错别字等。

【影像检查危急值报告制度】

1. 危急值概念

“危急值”是指某项或某类检验异常结果，而当这种检验异常结果出现时，表明患者可能正处于有生命危险的边缘状态，临床医生需要及时得到检验信息，迅速给予患者有效的干预措施或治疗，就可能挽救患者生命，否则就有可能出现严重后果，失去最佳抢救机会。

2. 危急值报告程序

（1）住院患者“危急值”报告程序：

医技人员发现“危急值”情况时，检查（验）者首先要确认检查仪器、设备和检验过程是否正常，核查标本是否有错，操作是否正确，仪器传输是否有误，在确认临床及检查（验）过程各环节无异常的情况下，才可以将检查（验）结果发出，立即电话通知病区医护人员“危急值”结果，同时报告本科室负责人或相关人员，并做好“危急值”详细登记。

（2）门、急诊患者“危急值”报告程序：

医技科室工作人员发现门、急诊患者检查（验）出现“危急值情况，应及时通知门、急诊医生，由门、急诊医生及时通知患者或家属取报告并及时就诊；一时无法通知患者时，应及时向门诊部、医务科报告，值班期间应向总值班报告。同时报告本科室负责人或相关人员，并做好“危急值”详细登记。

3. 医学影像检查“危急值”报告范围

（1）中枢神经系统：

1）严重的颅内血肿、挫裂伤、蛛网膜下腔出血的急性期。

2）硬膜下 / 外血肿急性期。

3）脑疝、急性脑积水。

4）颅脑 CT 或 MRI 扫描诊断为颅内急性大面积脑梗死（范围达到一个脑

叶或全脑干范围或以上）。

5）脑出血或脑梗死复查 CT 或 MRI，出血或梗死程度加重。

（2）脊柱、脊髓疾病：X 线检查诊断为脊柱骨折，脊柱长轴成角畸形、锥体粉碎性骨折压迫硬膜囊。

（3）呼吸系统：

1）气管、支气管异物。

2）液气胸，尤其是张力性气胸。

3）肺栓塞、肺梗死。

（4）循环系统：

1）心包填塞、纵隔摆动。

2）急性主动脉夹层动脉瘤。

（5）消化系统：

1）食道异物。

2）消化道穿孔、急性肠梗阻。

3）急性胆道梗阻。

4）急性出血坏死性胰腺炎。

5）肝脾胰肾等腹腔脏器出血。

（6）颌面五官急症：

1）眼眶内异物。

2）眼眶及内容物破裂、骨折。

3）颌面部、颅底骨折。

（7）超声发现：

1）急诊外伤见腹腔积液，疑似肝脏、脾脏或肾脏等内脏器官破裂出血的危重患者。

2）急性胆囊炎考虑胆囊化脓并急性穿孔的患者。

3）考虑急性坏死性胰腺炎。

4）怀疑宫外孕破裂并腹腔内出血。

5）晚期妊娠出现羊水过少并胎儿呼吸、心率停止。

【医院危机值报告管理制度】

（1）诊断人员发现“危机值”时，第一时间将“危机值”通知相关临床科室及本科负责人，发出临时诊断报告，必要时重新进行检查，以确保结果的可靠性和准确性。

（2）送检临床科室在接到“危机值”报告时，应立即通知管床医师或值班医师，并报告上级医师或科主任，在确定患者及心电图识别无误后立即对患者进行处置，必要时应复查心电图确认。

（3）如“危机值”与患者病情不相符，诊断人员须积极主动及时与临床沟通，或进一步检查，以确保诊断结果的真实性。

（4）建立临床危急值结果登记本，对报告情况做详细记录。

（5）临床医师如对诊断结果有疑义，应及时与相关部门沟通。

【影像检查患者知情同意制度】

1. 患者知情同意包含下列两方面的内容

（1）知情：患者对检查措施、风险、益处、费用开支、用药安全及风险等真实情况的了解、被告知的权利。

（2）同意：患者在知情的情况下有选择接受检查或拒绝检查的权利。

2. 以下情况必须履行书面知情同意、签字手续

（1）对比剂知情同意书。

（2）儿童、孕妇检查知情同意书。

3. 医务人员须以简明易懂的方式和语言告知患者，一般应告知患者如下信息

（1）增强检查的目的、意义、可能出现的不良反应，准备要求、药物的排泄、拒绝增强的可能后果等。

（2）要支付的费用。

4. 对患者履行知情同意人员的要求

（1）由患者本人或其监护人、委托代理人行使患者知情权。

（2）患者具有完全民事行为能力的，在不违反保护性医疗制度的前提下，应将告知内容直接告知其本人，必须履行书面签字手续的由其本人或其监护人签字。

（3）对于不能完全行使民事行为能力的昏迷、痴呆、未成年人、残疾、精神异常等患者，由符合相关法律规定的人员代为行使知情同意权。

（4）在下列情况下，可由患者的委托代理人代为行使知情同意权：

1）患者具有完全民事行为能力，但如实告知病情、医疗措施、医疗风险后可能造成患者不安，进而影响医务人员开展诊疗工作的，由委托代理人代为行使知情同意权。

2）患者虽具有完全民事行为能力，但不能理解或不愿了解各项诊疗措施，由委托代理人代为行使知情同意权。

5. 对急诊、危重患者的要求

在患者本人无法行知情同意手续又无法与家属取得联系或其家属短时间内不能来院履行相关手续，且病情又不允许等待时，应由专科主管医师或急诊医生签署相关知情同意。

6. 履行书面知情同意手续的要求

实施检查注射对比剂前，操作者亲自与患者及其家属详细交代检查的目的、可能发生的不良反应等情况，经患者本人或其家属知情同意，医患双方签署同意书后，方可实施注射操作。

【影像检查危重患者安全管理制度】

（1）建立危重患者检查的“绿色通道”。确保急、危、重患者得到及时、准确、有效检查。“绿色通道”患者应在15分钟内检查完毕并安全离科。

（2）危重患者检查前护士应评估病情，查看患者神志、皮肤、黏膜、口腔、肢体等情况。

（3）开放人工气道者检查前护士应及时有效清除患者呼吸道分泌物，保持气道通畅，充分吸氧。

（4）带有机械通气者，护士应密切监测患者血压、呼吸、血氧饱和度、意识、面色、皮肤、末梢循环等。并妥善固定好通气管道。

（5）扫描时应妥善固定好尿管、胃管及其他引流管。带有胸腔闭式引流、脑室引流的患者应暂时夹闭管道并放置安全后方可进行扫描，扫描完毕后及时打开。

（6）对于昏迷、躁动患者应适当使用约束带，保证患者安全，防止坠床。

（7）危重患者需做增强扫描时，应重点交代此项检查对疾病诊断治疗的重要性和必要性，并说明其可能引起的不良反应，使患者和家属充分知情，并在碘或钆对比剂使用知情同意书上签字后方可实施增强检查。

（8）增强扫描过程中及结束后，注意密切观察患者的病情变化，如有异常及时报告和处理，保证患者安全。

【影像检查健康教育制度】

（1）科室向患者及家属提供健康管理相关信息的教育，以帮助他们积极配合检查。

（2）护士、技师在给患者及家属进行健康教育时要密切配合。

（3）对患者及家属的学习能力和学习愿望进行评估。评估内容包括：

1）患者及家属的信仰和价值观。

2）文化、受教育程度及语言。

3）情绪障碍和动机。

4）身体和认知局限。

5）患者是否愿意接受信息。

（4）健康教育内容：包括适用于患者检查所需要的知识，如检查流程，检查的目的、适应证、禁忌证、配合要领、检查前准备、检查中配合及注意事项、对比剂使用的安全性、胶片报告发放时间等。

（5）健康教育的方法：

1）个别指导：针对患者特点进行检查前的常规宣教。

2）集体讲解：利用候诊时间采取分时段健康教育，每30分钟1次，并做好记录，或采用视频循环播放。

3）文字宣传：宣传栏、宣传手册。

（6）各科室应当有支持特定患者教育的体系：

1）提供获取知识信息的途径。

2）与检查项目有关的资源。包括教育地点、教育人员，可供护士或患者/家属学习的书面或影视宣教材料。

（7）负责健康教育的护士或技师应对教育项目进行评价并记录，以作为质量改进工作的一部分。

【医务人员针刺的防护与管理】

1. 概念

医务人员针刺伤是指由医疗利器如注射针头、R 缝合针、各种穿刺针、手术刀、剪刀等造成的意外伤害，造成皮肤深部的、足以使受伤者出血的皮肤损伤。针刺伤是一种医务人员常见的职业伤害，是医务人员职业暴露感染血源性疾病的主要途径。

2. 医务人员针刺伤预防与处理目的

（1）维护医务人员的职业安全，预防医务人员在工作中发生针刺伤。

（2）建立规范的处理流程，降低医务人员发生针刺伤后的危害程度。

（3）完善医务人员针刺伤防护上报流程，实现质量持续改进。

3. 针刺伤的原因

（1）护理人员防范意识薄弱。

（2）操作行为不规范。

（3）护理人员短缺工作繁忙，抢救应急状态。

（4）医疗操作环境的影响。

（5）护士针刺伤的管理制度不健全。

【医务人员针刺伤预防与处理制度】

（1）制定针刺伤报告制度与针刺伤处理流程，指导和帮助医务人员及时处理针刺伤，将针刺伤的危害降至最低。

（2）建立健全医务人员针刺伤的报告制度，一旦发生针刺伤，必须以最快的速度向医院感染管理科及护理部报告，不得漏报、瞒报。

（3）医院感染科应该定期组织医务人员进行职业防护培训，提高医务人员进行职业防护的依从性。

（4）医院管理者应定期督查，及时发现实际工作中职业防护方面存在的问题并进行纠正。

【医务人员针刺伤预防与处理规则】

（1）建立医务人员针刺伤预防与处理流程的相关制度。

（2）规范操作流程，加强锐器物品的管理。

（3）医院感染科应该定期组医务人员进行职业防护培训，加强安全教育，强化医务人员的自我防护意识。

（4）医务人员在进行侵袭性诊疗、护理、实验操作过程中，要确保充足的光线，并特别注意小心被针头等锐器划伤。

（5）使用后的锐器应当直接放在固定的锐器盒内。或者尽可能使用具有安全性能的注射器、输液器等。

（6）禁止使用后针头套回针帽。

（7）发生针刺伤的处理方法（挤→冲→消毒）

1）一旦针头刺伤皮肤，立即挤出伤口血液。应从近心端向远心端轻轻加压将患侧受伤部位周围血液挤出，尽可能多挤出针刺处的血液，在反复挤压的同时，用流动水冲或生理盐水洗伤口 3 ～ 5 分钟，禁止局部挤压伤口。

2）冲洗后，应当用消毒液，如 75% 的酒精或 0.5% 的碘伏进行消毒，并包扎伤口，必要时进行外科处理。

3）报告科室负责人如科主任，填写职业暴露登记表，并及时到院感科进行风险评估，确定是否需要预防用药。

4）定期对针刺伤事件进行原因分析，制定改进措施，进行质量改进，预防针刺伤的发生。

【CT 室工作管理制度】

1. CT 室工作规章制度

（1）CT 检查科在科主任直接领导下进行工作，上岗人员必须按医院要求进行着装，非本岗人员不得在本室逗留。

（2）CT 室工作人员要严格执行操作规程，密切注意机器运转情况，如发现异常现象和故障立即停止操作，上报科主任，经检查维修正常后方可进行工作。

（3）CT 机扫描前要进行管球预热，工作时操作人员不得离开机器，工作完毕后关好机器。

（4）操作人员和诊断医生及护士共同做好机房内及办公室的整洁工作，如有需要及时通知保洁人员进行清洁处理。

（5）工作人员要热情接待每一位患者，说话要和气，回答问题要耐心。

（6）认真做好“四防安全”工作，下班前要检查电源，关好门、窗等。

（7）发现疑难病例科室医生共同会诊或请有关科室医生研讨后方可出诊断报告。

（8）机器房内温度应在 17 ~ 21 ℃。

2. CT 登记室岗位职责

（1）在科主任领导下负责门诊、住院患者各项常规检查及各种特殊检查的登记、预约、划价、编号和记账工作。

（2）负责向患者简单说明检查前的准备要求和注意事项。

（3）负责各种报告的登记、报送、归档工作。

（4）负责全科医疗工作的统计并按月报送工作。

（5）负责 CT 室电话的咨询工作。

3. CT 室岗位职责

（1）在科主任领导下，CT 机房内所有设备和各项设施由专人负责，在工程技术人员的指导下共同做好维护、保养和检修工作，定期校正各种参数，保证 CT 机器正常、准确运转。

（2）CT 工作人员应相对固定，在保证稳定使用和具有上岗证的人员中定期轮转。

（3）严格掌握 CT 检查的适应证和禁忌证，进入扫描室前尽可能除去扫描部位一切金属物品，向患者解释检查过程、消除恐惧心理，争取良好合作。

（4）增强扫描 CT 护士责任感，对于进行碘对比剂增强的患者，要反复核对患者姓名、性别、年龄、检查部位，询问患者现病史、既往史及食物药物过敏史等，严格掌握碘对比剂使用的适应证和禁忌证；指导患者签署知情同意书。

（5）诊断医生：负责当日 CT 扫描诊断报告书写及诊断工作室工作环境的整洁。

（6）操作人员负责当日 CT 扫描工作，认真掌握和使用 CT 扫描条件，严格按操作规程操作机器，同时要密切观察机器运行状态，定期校正。

（7）机房温度保持在 16 ~ 22 ℃。

4. CT 室大型医疗设备保养维护制度

为了进一步加强 CT 大型医用设备的使用管理，提高和确保机器设备正常运转，延长其寿命，杜绝人为因素所造成机器故障损坏，特制定下列规章制度。

（1）工作人员必须严格按操作规程开、关机器和操作使用机器，在使用过程中如发现机器有异常现象，应立即停止操作，及时上报科主任，待故障排出后方可使用。

（2）扫描室及操作室内要保持卫生清洁，每周六、周日彻底清扫一次，保证扫描架、扫描床无灰尘、污渍。

（3）在扫描外伤患者时，如有流血、呕吐物、尿液等要及时清理，防止其进入机器内部，如发现进入机器内部，应立即关闭机器电源，防止机器短路。

（4）机房内严格执行非本室人员禁止入内的原则，禁止在工作期间在机房内会客、吸烟，要保持工作台清洁卫生，严禁用油笔、螺丝刀等尖锐物品摩擦、触摸、敲打屏幕表面。切勿将水或其他液体溅入键盘内。

（5）保持机房内的恒定温度、防止机器管球过热，严禁扫描室大门敞开。

（6）操作人员工作时，要仔细审阅医生申请单，防止做错患者部位，避免造成不必要的损失和浪费。

（7）机房内严禁堆放与机器无关的物品，严防火灾发生。

【射线防护规章制度】

（1）认真贯彻执行我国《放射卫生防护基本标准》《医用诊断 X 线卫生防护标准》《医用 X 射线诊断放射卫生防护及影响质量保证管理规定》等有关标准和规定。

（2）自觉遵守放射实践的正当化和放射防护的最优化原则，避免一切不必要的照射，确实具有正当理由需要进行的照射，必须保持在可以合理达到的最低水平。即必须合理、正确地使用 X 线诊断。

（3）X 线工作者必须在有屏蔽防护的情况下进行工作，并充分利用防护设施，以保证尽可能地减少受照剂量。工作时，必须佩戴个人剂量笔。

（4）除了临床必需的透视诊断外，应尽量采用摄影诊断，以减少受检查者和工作人员的受照剂量。摄影时，必需根据使用的不同管电压，更换附加过滤板。

（5）透视前，X线工作者必须做好充分的暗适应。在不影响诊断的情况下，尽可能采用“高电压、低电流、厚过滤”和小照野进行工作。

（6）摄影时，X线工作者必需严格按所需的投照部位调节照射野，使有用射线束限制在临床实际需要的范围内。应注意合理选择胶片，以保证摄影质量，避免重复照射。

（7）X线工作者必须注意采取适当的措施。减少受检者受照剂量。对受检者的非照射野部位必须进行屏蔽防护。

（8）必须做好医用X线诊断的影像质量保证工作。

（9）除正在接受检查的受检查者外，其他人员不得在机房内候诊或停留。当受检者需要扶持时，对扶持者必须采取相应有效的防护措施。

（10）在进行X线检查时，应充分利用防护设施，如防护门、工作指示灯、辐射标志牌等，对机房外邻近人员进行有效的防护，以减少和杜绝不必要的照射。

（11）对婴、幼、儿童、青少年的体检，不应将X线胸部检查列入常规检查项目。从业人员就业前或定期体验，X线胸部检查的间隔时间一般不少于两年。

（12）对育岭妇女的腹部及婴幼儿的X线检查，应严格掌握适应证。对孕妇，特别是受孕8 ~ 10周，非特殊需要，不得进行下腹部X线检查。

（13）必须建立健全X线检查资料的登记、保存、提取和借阅制度，不得因资料管理及病人转诊等原因使受检者接受不必要的照射。

（14）机房内需经常通风，以保持机房内的空气清洁。

【磁共振检查科的工作程序及管理制度】

1. 登记室岗位职责

（1）在科主任领导下负责门诊、住院患者各项常规检查及各种特殊检查的登记、预约、划价、编号和记账工作。

（2）负责向患者说明检查前的准备要求和注意事项及检查前的准备。

（3）负责各种报告的登记、报送、归档工作。

（4）负责全科医疗工作的统计并按月制成报表。

（5）负责影像片的归档保管工作，严格执行影像片借阅制度规定。（在影像检查信息化之前）

2. MRI 室岗位职责

（1）在科主任领导下，MRI 机房内所有设备和各项设施由专人负责，在工程技术人员的指导下共同做好维护、保养和检修工作，定期校正各种参数，保证 MRI 机器正常、准确运转。

（2）MRI 工作人员应相对固定，在保证稳定使用和具有上岗证的人员中定期轮转。

（3）MRI 医师扫描前应审阅申请单，了解病情提出扫描计划。MRI 扫描人员按既定常规程序操作，在常规以外的各种检查序列应和诊断医师共同探讨，扫描结束后准确填写各种规定记录参数并签名。诊断医师必须及时阅片、打印，按时发送检查结果。

（4）严格掌握 MRI 的适应证和禁忌证，进入扫描室前应除去一切金属物品，向患者解释检查过程、消除恐惧心理，争取良好合作。

（5）对于进行钆对比剂增强的患者，MRI 护士要核对患者姓名、性别、年龄、检查部位，询问患者现病史、既往史及食物药物过敏史等，严格掌握钆对比剂使用的适应证和禁忌证；评估患者肾功能。

（6）机房温度保持在 16 ~ 22 ℃，相对湿度在 40% ~ 60%，对超导 MRI 机每天检查液氦储存量，低于 75%应立即停止使用，每天检查冷水机水压运行状况，并做详细记录。每天工作日志和机器运转情况，定期书面交班并向科主任汇报。

【磁共振室质量与安全管理】

（1）全科室人员必须把质量与安全工作放在工作首位，强化质量与安全意识，自觉接受安全检查监督。

（2）认真落实和严格执行科室制定的制度和操作规程。

（3）坚持实行集体读片制度和疑难病例讨论制度；规范操作人员的技术

操作，诊断医生诊断报告的书写。

（4）加强安全管理力度，严肃制度和落实情况检查。定期对磁共振检查室、阅片室自身及周边安全情况进行检查。

（5）对检查发现的安全隐患，科室人员要及时整改，无法由科室整改的，报请医院整改。

（6）明确各级人员的岗位职责，严格“三基”培训，定期进行考核。

（7）加强影像资料的管理，所有患者检查资料均应上传至 PACS 系统存档。

【磁共振工作人员安全管理制度】

（1）磁共振室的所有工作人员均必须熟知和遵守本室各种安全事项。

（2）所有需要进入磁体间的各类人员应去除一切金属及磁性物品。

（3）操作人员给患者摆位时，应面向大门站立，以防无关人员进入。

【磁共振设备安全管理制度】

（1）严禁各类大型金属物体进入磁体间，如平推车、床、担架，氧气瓶，非磁共振用高压注射器等，以防造成严重的设备损害，甚至危及人身安全。

（2）各种线圈导线，心电门控导线不能打折，亦不要直接接触患者皮肤及磁体内壁。

（3）各种抢救设备不要带入磁体间。

【磁共振检查患者安全管理制度】

1. 禁忌证

（1）身体内装有心脏起搏器及神经刺激器者严禁扫描。

（2）体内存有动脉瘤夹、眼球内金属异物者应禁止扫描。

（3）高烧患者应禁止扫描。

（4）生命体征不平稳患者严禁扫描。

2. 相对禁忌证

（1）如体内的金属异物（假牙、避孕环、金属植入物、术后金属夹等）

位于扫描范围内时，应慎重扫描，以防止金属物运动或产热造成患者损伤，金属物亦可产生伪影而妨碍诊断。如扫描其他部位，亦应注意患者有无不适感。

（2）昏迷、躁动、神志不清、精神异常、易发癫痫或心脏骤停者、严重外伤、幽闭症患者、幼儿及不配合的患者应慎重扫描，要在医生或家属监护下进行。

（3）孕妇和婴儿应征得医生同意再行扫描。

3. 扫描注意事项

（1）患者必须去除一切金属物品，最好更衣，以免金属物被吸入磁体而影响磁场均匀度，或伤及患者。

（2）扫描过程中患者身体（皮肤）不要直接触碰磁体内壁及各种导线，防止患者灼伤。

（3）文身（文眉）、化妆品、染发等应事先去掉，因其可能会引起灼伤。

（4）患者应带耳塞，以防听力损伤。

（5）准确输入患者体重。

（6）使用平面回波成像 EPI 扫描时，要注意患者有无外周神经刺激症状，如患者有肢端的刺麻感、肌肉的抽搐等症状，应立即停止 EPI 扫描，而改用其他脉冲序列扫描。

（7）用 EPI 扫描时，患者两手不能交叉放在一起，双手亦不要与身体其他部位的皮肤直接接触，这样可减少外周神经刺激症状的出现。

【磁共振科坠床跌倒防范措施及报告制度】

（1）患者在上或下检查床时，操作人员将检查床移动到适当高度，患者家属站在患者旁，协助患者上下检查床。

（2）当患者在检查床上，尽量让患者躺在检查床中间位置，叮嘱患者在检查过程中要注意安全，以防患者坠床。

（3）对有意识不清楚并躁动不安的患者检查时，应有家属陪同保护，以防止坠床事件发生。

（4）一旦患者发生坠床或跌倒时，操作人员要立即采取应急补救措施，并通知在班医生及患者所在科室的医生，迅速查看患者全身状况和局部受伤情况，初步判断有无危及生命的症状，随后将患者转入所在科室病房。

（5）坠床或跌倒发生后，要及时认真记录患者坠床或跌倒的过程及整个应急处理过程，要妥善保管好相关记录，不得擅自涂改、销毁，以备鉴定所需。

（6）发生坠床或跌倒后，根据其性质与情节逐级上报，并分别组织科室人员进行讨论，寻找发生坠床或跌倒的原因，提出改进措施。

【磁共振科钆对比剂过敏抢救管理制度】

有钆剂过敏史及肾功能异常者严禁做钆剂造影增强检查。

（1）轻度副反应的处理：使患者安静休息，吸入新鲜空气或低流量给氧；观察病情进展；大量饮水，口服抗组胺药物：氯苯那敏或苯海拉明；静脉注射地塞米松 10 mg。

（2）中度副反应的处理：无高血压、心脏病、甲亢者，肾上腺素 0.3 ～ 0.5 mg，皮下注射；静注地塞米松 10 ～ 20 mg 或氢化可的松 50 mg；5% ～ 10% 葡萄糖盐水 100 mL+ 氢化可的松 100 mg 静脉滴注；给氧；喉头水肿者加用地塞米松 5 mg、肾上腺素 1 mg 做喉头喷雾。

（3）重度毒副反应的处理：

1）一般处理：即刻平卧位，松解裤带、领带等；呼吸困难者，适当抬高上半身；意识丧失者头侧位，抬起下颌，以防舌根后坠堵塞气道；吸氧；清除口、鼻、咽、气管分泌物。

2）药物治疗：首选 0.1% 肾上腺素 0.5 ～ 1 mg 立即肌肉或皮下注射；严重者可用 0.5 mL+50% GS40 mL 静脉注射；如以上处理无效，可 3 ～ 5 分钟后重复注射肾上腺素；糖皮质激素：地塞米松 5 ～ 10 mg 或氢化可的松 200 ～ 300 mg+5% ～ 10% 葡萄糖 500 mL 静脉滴注。钙制剂：10% 葡萄糖酸钙 10 ～ 20 mL 缓慢静脉注射；升压药：间羟胺 20 ～ 60 mg+5% ～ 10% 葡萄糖 500 mL 静脉滴注；中分子或低分子右旋糖酐或平衡盐水；补充血容量：先补充 500 ～ 1000 mL，以后酌情补充，注意并发肺水肿可能。

（4）其他紧急处理：

1）心脏骤停：立即心脏按压。

2）严重喉头水肿：气管切开术；无法缓解的气管痉挛，气管插管或辅助人工呼吸。

3）防治并发症：防治并发的肺水肿、脑水肿、心脏骤停、代谢性酸中毒等。

一旦发生造影剂过敏反应，立即停止扫描、停止注射，通知本科室医生和主任。同时通知患者所在科室、急诊室、手术麻醉科配合抢救。积极配合护士给予患者吸氧，测量生命体征、建立静脉通路，在岗工作人员积极配合，对心脏骤停的患者给予胸外心脏按压。

【超声检查科室工作管理制度】

实行院长领导下的科主任负责制，健全科室管理，加强医德教育，牢记全心全意为人民服务的根本宗旨，一切以患者为中心。

（1）检查的患者须持本院医生所开申请单，交费－登记－预约，按预约的时间顺序进行检查。住院患者请提前预约，预约后持申请单方可进行检查，急诊患者特殊情况例外。

（2）申请单须详细填写，不得缺项。申请单应写清患者姓名、年龄、病因、病史、症状、体征及临床诊断意见和检查目的等。对危重病员和外地病员，尽早予以安排检查。危重患者受检应由医护人员和家属陪同。

（3）申请医师或责任护士应嘱受检患者按要求做好检查前的准备工作，如检查腹腔消化系脏器的患者，必须于检查前禁食、禁水 8 ~ 12 小时，泌尿系及妇产科检查必须适当充盈膀胱后方可进行检查。（检查前 1 小时饮水 1000 ~ 1500 mL。）

（4）被检查者请自觉在过道等候，不经允许不得擅自进入机房和在门前围观、大声喧哗，请保持安静，不随便乱扔垃圾及随地吐痰。

（5）危重病员检查时应有医师、护士护送，或由 B 超检查人员到床边进行检查。

（6）急诊病例，临床医师在申请单上注明“急”字后，办理交费登记手续后尽快安排检查，重急患者应有临床医师陪同，70 岁以上患者应尽量照顾，在条件允许情况下提前安排检查。

（7）需预约时间进行的检查应详细交代注意事项，发现有传染病患者，应排于最后检查，检查完毕应对仪器和用具进行严格消毒，避免交叉感染。

（8）进入 B 超检查后，室内禁止大声喧哗、走动。请关闭手机，以保持室内安静，受检者和非本室人员未经允许不得擅自入内。

（9）机器工作时注意保持并调节最佳温度，以延长使用寿命和提高诊断率。

（10）检查完毕要及时准确地写出报告，一般不超过 24 小时，如遇疑难病例，应与申请医师联系，共同研究解决，或主动随诊复查。必要时与上级医院联系会诊。

（11）操作认真、细致，努力钻研辅助检查诊断业务，不断提高 B 超检查的技术水平。及时报告检查结果，遇疑难问题应与临床医师取得联系，共同研究解决。

（12）爱护设备，保持 B 检查科室的整洁；严格遵守操作规程，离开机器时应切断电源；认真执行医疗设备、器械管理制度，注意安全。

（13）各种仪器设备应做到定人管理，定期检修、保养、清洁。按时检测，保证运转灵敏正常。

（14）认真做好登记工作，各种检查记录应完整、准确妥善保管。

（15）非本科室工作人员，不得擅自启动机器，以确保机器使用安全。未经医院和科室同意，一律不得随意将设备转借他处或他人使用。

（16）工作室内保持清洁、整齐和安静，严禁在诊室内吸烟、谈笑会客，各级人员爱护仪器，工作时应穿整齐的工作服，并佩戴工作牌。

（17）注意安全，下班前应关闭仪器开关，门窗加锁，切断电源和水源。有夜班的检查室，要严格进行交接班。

【超声科室孕妇检查工作规章制度】

（1）应对妊娠妇女做好孕情保健工作，并做好优生优育和计划生育政策法规的咨询、指导工作。

（2）严格禁止非医学需要的胎儿性别鉴定。对非医学需要要求进行胎儿性别鉴定的孕妇，应严词拒绝。

（3）对孕妇进行超声检查，一律实行登记备案制度。对怀孕 14 周以上孕妇进行超声检查，必须凭医生申请检查单，凡是诊断胎儿有死胎、残疾、发育不良等需终止妊娠的情形，对检查结果应详细记载，出具诊断报告。

（4）B 超室设置禁止非医学需要胎儿性别鉴定，并设立醒目警示牌。

（5）违反制度为他人进行非医学需要的胎儿性别鉴定的，由县级以上卫生或者人口与计划生育行政部门依据职权责令改正、给予警告，情节严重的，由原发证部门吊销执业证书。构成犯罪的，依法追究刑事责任。

【超声检查报告单发放管理制度】

（1）对需要做超声检查的患者，由接诊或经管医生填写申请单、超声医生检查前应详细阅读申请单，了解患者是否按要求做好准备，危重患者检查时应有医护人员护送或到床边检查。

（2）需预约时间的检查应详细交代注意事项，发现有患传染病的患者，应安排最后检查，检查完毕后严密消毒仪器和用具及时准确报告检查结果，遇到疑难问题应与临床医生联系，共同研究解决。

（3）报告要认真查对姓名、性别、年龄等一般项目，严格查看报告内容，是否有差错，是否有遗漏，然后签上全名。

（4）报告要亲手交到患者及家属手中。

（5）各种检查记录应妥善保管，做好记录。

【超声检查科感染控制制度】

（1）室内环境卫生要达到整齐、干净等要求，定期进行室内通风换气。

（2）各检查室每周至少用紫外线灯照射消毒 2 ～ 3 次，消毒时间≥ 30 分钟。

（3）传染患者相对固定诊断室，传染患者使用一次性床单，检查完后及时更换。

（4）普通患者每周定期更换床单 1 ～ 2 次，特殊情况随时更换。

（5）严格按照感染控制要求实行医用与生活废弃物分装，封闭运送，感染性垃圾装入黄色专用塑料袋内，进行专门处置。

（6）发现有医院感染危险因素或环境有严重病原污染时要及时上报医院感染管理科。

【超声科设备管理制度】

（1）实行机器使用管理责任制度，每次使用时查看仪器情况及使用登记本，仪器使用登记本必须如实登记，如发现弄虚作假，后果自负。

（2）非科室人员严禁开机操作，出现故障时要承担一切责任。

（3）上机操作人员未经允许不能开启其他非检查操作开关等，不得随意拆开设备。

（4）所有设备未经科主任同意一律禁止外借，特殊情况报医院批准后，送还前后要检查仪器使用情况，登记清楚，分清责任。

（5）使用人员要了解各仪器设备的构造、性能、使用方法，检查项目后方可单独使用，未熟悉机器者不得擅自操作。

（6）使用人员要严格按照配套说明书操作，使用前判明其运行状态，使用完毕后切实切断电源并清洁探头，放回原位后方可离开。

（7）不准随意挪动机器，通电运行过程中，操作人员不得擅自离开，发现异常后，切断电源并报科主任和维修科室，严禁带故障超负荷运行。

（8）仪器设备主机及附件探头、说明书等保管完备，不得丢失。

（9）相关特殊检查的贵重设备的使用，要遵守超声科行为道德准则。

【放射科工作制度】

（1）凡适合医用放射线的各项检查，必须由临床各科医师按规定认真填写申请单，经放射科工作人员审核、登记后按临床医师申请单要求进行相应检查。各种特殊检查或治疗须事先预约、登记，按预约的日期来科检查或治疗。

（2）特殊的检查或治疗，应由负责医师、技师详细了解病史和临床资料，并对患者进行体格检查，确定是否为适应证，选择最佳方案，并向患者和其家属交代有关事宜，待患者或其家属签字确认后进行检查。

（3）危重患者或具有危险性检查技术，须临床医师在场监护患者，以便随时进行抢救，防止意外。

（4）执行严格的查对制度：护理人员接到检查申请单，认真查对姓名、性别、年龄、检查部位、检查费用是否与检查部位相符合等，然后再进行登记、编号。技术组人员，在投照前须“三查三对”：查X光片编号、日期和左右号，对姓名及申请检查部位、申请单编号。医师组人员在书写报告时“三对”：对姓名、对申请单和对X线照片。

（5）各种检查原始资料均在PACS系统中保存。

（6）执行集体阅读片制度，由科主任安排各级医师轮流主持阅片，提出问题，共同讨论，解决疑难病例诊断。

（7）照片检查平诊2小时发报告，急诊半小时发报告。特殊情况次日发报告。

（8）严格遵守操作规程，做好防护，严防差错事故。工作人员定期进行健康检查并妥善安排休假。

（9）定期召开科室骨干和全科会议，总结和布置科室工作。

（10）加强安全保卫，注意四防（防火、防盗、防爆、防电等）。

【放射科设备管理制度】

（1）放射科的机器设备由经操作培训后考核合格的工作人员使用。

（2）科室每月定期填报医疗设备使用报表，填写工作时数。

（3）放射科的机器设备由厂家指定工程师专人保养，每季保养一次，并做好记录；每年度检修一次，把机器故障降到最低。

（4）机器出现故障，当班人员应立即向科主任报告，由设备科组织维修并做好维修记录。

【放射科防护管理制度】

（1）严格按照国家颁布《放射工作卫生防护管理办法》开展放射诊断和治疗，经有关部门对安全防护设施鉴定合格后开诊。

（2）定期检查防护设施的防护性能，确保安全有效。

【放射登记岗位职责】

（1）负责分诊、登记、预约工作，负责向患者说明检查的注意事项及准备。

（2）急诊（包括床边照片）优先安排，并及时通知医技人员。

（3）准确统计每日工作量，按时上报。

（4）清点整理当月的胶片，严格执行借片制度，防止胶片丢失。

【核医学检查和治疗服务程序与管理制度】

（1）目的：保证核医学诊断治疗工作按规定方法和程序在受控状态下进行，确保操作规范、结果可靠。

（2）范围：本程序适用于核医学专业诊断和治疗各环节工作的控制。

（3）各类人员职责：

1）临床科室医师和核医学门诊医生负责核医学检查和治疗的申请。

2）核医学医师负责核医学检查和治疗的认定和接诊。

3）核医学工作人员依据各自职责并按照有关规程进行相应诊疗技术操作。

4）核医学医师负责核医学检查的结果回报及咨询，根据适应证确定治疗方案，并随时接受咨询。

5）核医学工作人员的一切工作均应严格执行核医学科工作制度。

6）核医学工作护理人员，负责核医学申请单的预约、核对、相关咨询工作及患者的宣教和指导等。

【工作程序】

（1）核医学检查和治疗的认定和预约。

（2）核医学检查治疗的准备工作。

（3）核医学的各项检查必须由医师认真核对核医学检查和治疗项目，确定所用同位素种类及剂量。

（4）向患者讲清楚可能的治疗效果，中间可能出现的反应和注意事项。

（5）核医学实行正常工作时间 8 小时开诊，检查完毕后即发放诊断报告。

【核医学检查和治疗的操作】

（1）依据《开放性放射源安全操作规程》进行同位素的抽取，给患者服用或注射。

（2）依据核医学科（室）常规技术操作规程进行检查和治疗。

（3）检查注意事项：

1）工作人员每次操作，必须集中精力，严格执行各项相关操作规程。

2）工作人员对老幼、重症、残疾患者应给予特殊照顾，检查过程中动作要轻柔、迅速，尽量减少患者的不适，帮助患者上下检查台，主动告之患者何时就诊看结果和定期复诊。

3）工作人员在检查治疗完成后应当注重嘱咐患者相关放射防护和排泄物的处理方法，避免亲属不必要的辐射或放射性的污染。

4）若出现放射性药品不良反应，严格执行《放射性药品不良反应的紧急处理措施和登记报告制度》。

5）注射放射性同位素时要严格执行无菌操作规程，执行《医院感染管理程序》。

（4）核医学检查完成后结果回报工作和治疗患者的定期随访工作。

（5）核医学检查结束后，应由核医学医师即刻填写或在计算机上打印核医学检查报告，完成后即刻交于被检患者或其家属。

（6）核医学治疗项目结束后，核医学医生应详细嘱咐患者定期复查，对于在疗程期间定期来核医学科进行治疗的患者，核医学医生要随时进行对病情的观察并记录。

（7）核医学工作人员检查过程中获得的资料，要认真保存，这样，有利于患者随访、复查、会诊，按照有关规定执行。

【核医学科（室）的主要规章制度】

（1）实行科主任负责制。健全科室管理系统，加强思想教育，改善服务态度，提高诊疗质量，密切与临床科室联系，积极开展医疗、教学、科研和培训工作。

（2）根据医院年度工作要求，结合科室具体情况，制定科室年度工作计划，组织实施，定期检查。年终总结，肯定成绩，找出差距，以便改进与提高。

（3）贯彻执行各类各级人员岗位责任制，明确分工。人员相对固定，适当轮换，以扩大知识面，适应科室工作需要，保证诊疗质量。

（4）健全科室会议制度。每周召开科室会议1次，传达院周会内容与要求，小结本周科室工作，研究和安排下周科室工作。

（5）自觉遵守医院各项规则制度，坚守工作岗位，严格考勤考核。

（6）根据工作需要和技术条件，可设核医学专科门诊和专家门诊，安排高级职称医师或有一定经验的医师担任门诊诊治工作。对患者检查要认真，病历书写简明扼要，符合规范。关心患者，态度和蔼、耐心。

（7）建立和执行医师接诊制度，其工作任务包括：掌握适应证，填写或补充患者的病史、体检及其他有关特殊检查结果，确定检查项目、部位、方法、放射性药物的品种、剂量；及时处理在检查中出现的问题，显像检查完成后，决定患者可否离去或复查；及时发报告，并安排必要的进一步检查，有不能解决的问题应及时请示上级医师或科主任等。

（8）根据工作需要，可设核素治疗病房。病房应保持整齐清洁，非住院患者不得进入病房。患者服用放射性核素后，须在专用厕所大小便，不得随意走出病房。病历应完整，记载内容准确。住院医师对所管患者每日至少查房2

次。出院时，应向患者详细交代有关事宜。

（9）加强质量管理，保证检查质量。检查结果与临床表现不符，应研究其原因，必要时应复查。

（10）建立集体阅片制度，必要时与放射、超声科组织联合阅片，研究诊断和检查技术，解决疑难问题，不断提高工作质量。报告书写填写完整，叙述准确、客观、结论合理。

（11）加强与其他临床科室联系，不断开展新项目、新技术，及时总结工作经验。

（12）物品管理应指定专人负责，合理使用。

（13）建立差错事故登记制度。

（14）建立病例随访制度。

（15）建立医疗安全和医疗质量管理活动小组，医疗安全小组每季度或不定期活动 1 次，医疗质量管理小组每月活动 1 次。

（16）核医学科执行夜间值班制度，进行急诊检验工作，做好安全保卫和交接班工作。

【仪器管理、操作、保养和维修制度】

（1）科室仪器设备应建立账册，专人负责，做到账物相符。

（2）每台仪器均应有操作规程，使用时严格按照规定步骤操作。新来或进修人员在未掌握使用方法前，不能独立操作仪器。贵重仪器应由专人使用，指定专人负责仪器的保养工作。

（3）建立仪器技术档案（使用说明书、线路图、故障及维修记录）。

（4）仪器发生故障，应及时报告维修人员尽快修理。

（5）做好“五防”（防寒、防热、防潮、防尘和防火）工作。

（6）每日清洁仪器外壳，保持仪器清洁。

（7）每 3 个月清除机内积尘 1 次，做到定期保养。

（8）在非空调室内，高温季节开机时间不得过长，如工作需要，应采取散热措施，必要时可停机散热后再继续使用。

（9）SPECT 室应保持恒温（温度范围可定在 18 ～ 25 ℃），温度梯度不超过 3 ℃ /h，相对湿度范围为 20% ～ 80%。

（10）检查结束后，必须认真搞好室内整洁工作。

（11）未经科室批准，仪器设备不得外借。

（12）有计划地做好仪器设备更新工作。

【放射性核素的订购、领取、保管、使用制度】

（1）国家规定订购与使用放射性核素实行许可证制度。应根据工作实际需要，在规定允许使用量范围内，制定年度订购计划。

（2）放射性核素及放射免疫分析试剂盒应有专人领取和保管，到货后迅速取回，及时登记，妥善保存，防止丢失或变性。

（3）使用时将放射性核素移入专用铅罐内，盖上铅盖，贴妥标签，注明放射性核素种类、放射性浓度及日期，出厂说明书妥加保存，以备查对。

（4）9 mTc 和 13 mn 发生器按规定步骤与要求安装，质量检测符合要求后方可使用。

（5）标记及注射放射性药物时应严格核对，防止发生差错。应定期质控检查，如需要可随时检测。

（6）放射免疫分析试剂盒不符合质控指标者不得使用，以保证检测结果准确可靠。

（7）放射性核素到货后，应及时通知患者检查或治疗，以减少浪费。

（8）放射性核素空容器应固定地点集中存放和按规定退回生产厂家。

【查对制度】

（1）申请单接受检查时，做到三查（查清申请单填写是否符合规范、查临床诊断及检查项目是否清楚、查是否已交费）。

（2）收集检测标本时，除做到上述三查外，还应检查样品是否符合检测要求。

（3）放射免疫分析时，检查试剂盒种类是否相符，有无超过有效期。

（4）标记放射性药物时，要查药物种类是否与检查目的相符，查注射放射性药物的剂量是否符合检查要求，查注射方法是否符合检查目的。

（5）放射性核素治疗剂量必须经两人计算及核对。

【安全管理制度】

（1）工作人员妥善保管科室大门及房门钥匙，防止丢失，一旦不慎遗失，应及时报告，并做应急处理。

（2）科室设有病房者，在大量放射性核素治疗的患者住院治疗期间，每日应有专人值班，病房内不得接待非住院患者，不得会客。

（3）工作人员下班前必须检查仪器、水、电、煤气及关窗锁门。全科（室）人员应熟知总电源开关位置，灭火器置于醒目地点，工作人员应熟练掌握灭火器的使用方法。

（4）非工作需要，在科室内不得使用电炉。

（5）室内无人时，工作人员应随手关门，高活性区（室）闲人不得入内。

（6）放射性核素及放射免疫试剂应有专人负责妥善保管，不得遗失。

【医院内感染制度管理】

（1）操作人员在检验操作时，要注意自身防护，戴帽子、口罩、手套等防护用品。

（2）出现污染，要及时清理，注意防护。

（3）报告单远程打印，申请单要消毒处理。

（4）每日操作台面进行消毒处理。

（5）每日房间进行紫外线空气消毒。

【介入手术室工作制度】

（1）进入手术室的人员，必须更换手术室专用衣、裤、鞋、帽、口罩等。戴帽须遮住头发，戴口罩口鼻不外露；工作结束后应将用过的衣、裤、鞋、帽、口罩、手套等放到指定地点。

（2）所有手术需经过手术室工作人员审核后方可进行。

（3）严格控制进入手术室人员，与手术无关的人员一律不许入内；患严重上呼吸道感染，面、颈、手部感染者，不可进入手术室。

（4）手术人员应在预定时间提前 30 分钟到手术室做好准备，无特殊原因不得更换、停止手术。

（5）接台手术应先行无菌手术，再行感染手术。

（6）清点物品由手术第一助手、巡回护士共同清点。遇物品清点不对数，应在登记本上注明原因，术者、手术护士共同签名，并由术者报告医务处。

（7）手术人员必须爱护器械和设备，手术室内一切物品用后归回原位，不得乱扔或破坏手术器械。未经允许，任何人不得随意挪动手术室物品和设备的位置。一切器械要严格按照操作规程使用，避免损坏。

（8）手术人员应保持严谨的工作作风，举止端庄。手术间应保持肃静，搬动各种用具应尽量避免声响；不得喧哗、闲谈；不随意议论不利于患者身心的问题；避免接打与手术无关的电话，除有特殊情况一律不转达私人电话，限制区内禁止使用手机。

（9）皮肤消毒时，尽可能避免消毒纱球或消毒液体掉落地面造成污染。

（10）手术室工作人员应熟悉手术室内各种物品的放置及使用方法，急救药品和器材要定位、定数、定人管理，做到急救药品齐全、器材性能良好。

（11）加强岗前培训，所有新调入本院的医生和进修、实习医生必须完成岗前培训方可进入手术室参加手术。

（12）所有手术必须有本院医生参加，进修、实习医生不能单独手术，否则，手术室有权不予安排手术。

（13）每天手术结束后，巡回护士须严格检查手术间电源开关及各种气源是否关好。

（14）手术通知单在术前 1 天 15 点前报送至介入手术大群中。急诊手术及时发送手术通知单。

【介入手术室仪器管理与维修维护制度】

（1）使用人员必须熟悉机器的基本结构、设备规格、各项性能、操作程序及如何紧急处理等。

（2）使用前做好清洁工作并了解电源情况，保证室内达到机器所需温度、湿度。

（3）在使用过程中，应随时注意机器的运转状态，发现异常情况立即停止扫描。

（4）机器出现故障，通知医院相关分管工程师，必要时通知机器所售公司派相关分管工程师，对机器进行故障排除维修。

（5）工程师根据使用科室人员所说故障及维修申请，及时对机器进行处理，对设备的疑难故障，报科分管领导组织院内外相关维修专家进行会诊。

（6）对机器所需急诊、抢救等急需情况时，应立即报告相关分管领导，及时组织对机器进行抢修。

（7）对检修后确诊外购零配件者，按规定程序申请购置。对会诊后仍无法修复，按规定程序申请请修或送修。

（8）对因等候配件、请修或送修等一时无法修复的仪器，由分管工程师及时通报使用科室负责人，以便采取应急。

（9）为使机器有更好的使用效率与质量，以及更长的使用寿命，使用科室可在所需的适当期内通知分管工程师或机器所售公司的相关工程师对机器进行维护。

【抢救车管理制度】

（1）抢救车设专人管理，按时检查抢救车内的物品、药品存放数量及性能，保证品种、数量、性能符合要求。（内容与卡片相符）

（2）各类药物、物品应分类放置，固定基数、定时清点，及时补充。

（3）抢救车使用后，当班人员需立即进行清洁、整理，及时按要求补齐各种抢救药及急救物品登记。

（4）定时检查药品的有效期，如有混浊、变质、过期应及时更换（提前半年到药房更换）。

（5）消毒物品不超过 1 周，一次性用物符合要求，并保证在有效期内。

（6）不常使用的抢救车，可用封条进行管理，但必须标出药品和药物最近失效期，以便查对更换。

（7）非抢救患者不得使用抢救车内物品。

【介入手术室查对制度】

1. 手术查对制度

严格执行《手术患者安全核查制度》及腕带信息制度。

（1）接患者时，要查对科别、患者床号、姓名、年龄、性别、诊断、手术名称、手术部位（左、右）、医患同意书、检验检查报告及术前准备是否完成，如术前用药、治疗处置、禁食。

（2）麻醉时、手术前必须查对姓名、性别、年龄、诊断、手术部位、配血报告，术前用药，药物过敏试验结果，麻醉方式及麻醉用药。

（3）查对无菌包内灭菌日期及指示胶带是否过期。

（4）凡进行体腔或深部组织手术，要在术前与缝合前清点所有的敷料和器械数。

（5）手术取下的标本，应由护士与手术者核对后，再填写病理检验单送检。

2. 患者确认

在诊疗活动中，严格执行“查对制度”至少同时使用姓名、年龄两项等项目核对患者身份，确保对患者实施正确的操作。

（1）查对患者时，必须有 2 个以上查对点。

（2）熟悉的患者，可呼叫患者姓名，答应后查对，不熟悉的患者，要求患者自己说出姓名，进行查对。

（3）无床头卡的流动患者、意识和沟通障碍、不合作的患者、手术患者，实行腕带管理和查对，必须查对 2 个查对点。

（4）注意使用床头卡进行患者查对和确认，尤其注意患者诊断的查对，帮助护士了解病情和治疗目的。

（5）多管路或有特殊管路的患者须认真查对标识，准确观察，准确处理。

3. 医嘱查对制度

执行医嘱查对制度，能遵照医嘱正确提供治疗、给药等护理服务，及时观察、了解患者用药及质量反应。

（1）及时处理医嘱，并记录处理时间、签名。医嘱必须经两人查对后，方可执行。

（2）了解治疗意图和医嘱执行规范，严格执行医嘱，特殊医嘱必须按照医生要求的时间和方式执行。不清楚、不明白、有疑问的医嘱必须问清后方可执行。

（3）抢救患者时，口头医嘱必须重复一遍后方可执行，暂保留用过的药瓶、安瓿，并及时做好记录。随后及时（6 小时内）补医嘱，并查对。

（4）处理医嘱时应查对患者的姓名、性别、年龄、床号、住院号、内容、时间。

4. 服药、注射、输液、静脉采血、输血查对制度

（1）进行各项操作前必须严格三查七对制度。

1）三查：给药及各项处置前、中、后查。

2）七对：床号、姓名、药名、剂量、浓度、时间、用法。

3）静脉采血时查对床号、姓名、化验单项目、标本。

（2）清点药品和使用药品前，要检查质量、标签、失效期、批号、裂缝，如不符合要求不得使用。

（3）需做过敏试验的药物，注意询问三史：用药史、过敏史、家族史。皮试、填写结果、给药必须一人独立完成，不得中途转交他人。使用毒麻药时，需经过反复核对。给多种药物时，注意配伍禁忌。

（4）遵照医嘱为患者提供符合医疗规范的输血治疗服务。

（5）必须在配血时、输血前后认真查对患者姓名、床号、血型（原始配血单）、住院号、血袋号、血量及供血人姓名、血型、采血日期、血液质量、交叉配血有无凝集，检查血袋有无破损，有无溶血现象，无误后方可输入。禁止为两人以上同时配血或输血，防止查对失误。

（6）输血完毕应冷藏保留血袋 24 小时，以备必要时送检。

【介入手术室安全管理制度】

（1）严格执行各种电热、电动等设备的安全管理和使用流程，用毕及时切断电源。

（2）各类物品定期进行清点、登记、账物相符。

（3）易燃易爆物品专人管理及使用，保障安全。

（4）保持消防通道通畅，不得堆放任何物品。

（5）贵重物品、麻醉药品等危险品，双锁双人保管，严格执行登记、领取制度，发现短缺及时上报查找。

（6）进行安全宣教，保管好各自的贵重物品。

（7）加强电器、仪器、设备管理，未经允许不得擅自动用。

（8）节假日前对水、电、机器设备进行全面检查。

（9）节假日期间由当天值班人员负责检查水电安全。

【介入手术室消毒隔离制度】

（1）凡进入手术室的工作人员，必须更换手术室的衣、裤、鞋、帽，进限制区须戴口罩，出手术室须更换外出衣、鞋，并按固定通道出入。

（2）严格划分限制区、半限制区和非限制区。

（3）所有参加手术人员，必须严格遵守无菌技术操作规程。

（4）明确区分无菌物品和非无菌物品的放置，并有明显的标记，包内、外化学指示卡变色不达标，禁止使用。高压灭菌包须在有效期范围内使用，严禁使用过期物品。一次性物品必须一次性使用。

（5）保证手术器械、敷料、物品的无菌性，首先高压灭菌，不耐高温者可选用低温灭菌方法（如：环氧乙烷、过氧化氢低温等离子体等）。

（6）无菌手术与污染手术应如需在同 1 日进行时，应严格执行先做无菌手术、后做污染手术的原则，两台手术之间，参加手术人员应严格执行更换无菌手术衣、手套、外科手消毒的原则，做好环境空气净化及地面湿拭清扫。

（7）每日术前 1 小时启动空气净化机和空调使手术间温度达到标准的温度（22 ~ 25℃）、湿度（35% ~ 60%）及洁净度。术中保持手术间密闭。

（8）手术区每 24 小时清洁消毒一次：连台手术之间、当天手术全部结束后，应当对手术间及时进行清洁消毒处理。

（9）所有垃圾分类置于专用塑料袋内（感染性垃圾置于黄色塑料袋内，细胞毒性药物封闭包装于黄色垃圾袋中，生活垃圾置于黑色垃圾袋中），封闭运送，严禁将医疗垃圾与生活垃圾混放。

（10）定期清洁卫生：

1）每日晨清水擦拭手术间内物体表面，术毕用有效氯含量为 500 mg/L 的消毒液擦拭手术间物体表面，抹布清洁消毒。

2）地面湿拭清扫，保持清洁。当有血迹、体液及排泄物等污染时，应及时用吸湿材料去除污迹，用含有效氯 500 mg/L 的消毒液擦拭，作用 30 分钟。（不同的区域设置专用拖把、标记明显，分开清洗，悬挂晾干，定期消毒。）

3）每周末进行一次全面卫生清洁。

4）拖鞋一用一消毒。

参考文献

［1］李雪，陈金华，卢容，等．放射科护理管理模式探讨［J］．重庆医学，2010，39（3）：374-375.

［2］李如先，王芳．护理质量管理体系在医院护理管理中的作用［J］．医院管理论坛，2010，27（11）：30-32.

［3］石羊．放射诊疗管理规定与放射诊疗技术标准规范实用手册（三）［M］．宁夏：

大地音像出版社，2006：959-992.

［4］程敬亮，张勇 . 磁共振检查安全性与危险防范［M］. 郑州：郑州大学出版社，2011：10-12，31-33，61-66.

［5］王鸣鹏 . 医学影像设备与检查技术学［M］. 北京：科学技术文献出版社，2006.

［6］中华医学会放射学分会质量管理与安全管理学组 . CT 辐射剂量诊断参考水平专家共识［J］. 中华放射学杂志，2017，51（11）：817.

［7］高建华 . 冠状动脉 CT 成像的剂量控制策略及进展［J］. 中华老年心脑血管病杂志，2013，15（12）：1233-1235.

［8］MOSER J B，SHEARD S L，EDYVEAN S，et al. Radiation dose-reduction strategies in thoracic CT［J］. Clinical Radiology，2017，72（5）：407-420.

［9］张俭 . 风险管理对提高介入护理管理质量的作用［J］. 国际护理学杂志，2017，36（12）：1687-1688.

［10］HEDGIRE S，GHOSHHAJRA B，KALRA M . Dose optimization in cardiac CT［J］. Physica Medica，2017，32（3）：173-173.

［11］刘士远，于红 . CT 低剂量扫描的研究和应用现状［J］. 中华放射学杂志，2013，47（4）：295-300.

［12］李雪，张伟国，王教，等 . 多发伤 MSCT 检查质量控制“一体化”模式的建立与应用［J］. 重庆医学，2012，41（23）：2438-2440.

［13］徐巧兰，杨旭锋，严超贵，等 . 浅谈放射科的护理管理［J］. 影像诊断与介入放射学，2007，16（2）：94.

［14］李雪，张伟国，陈金华 . 大型综合医院放射诊断专科护理模式的建立与应用［J］. 中国实用护理杂志，2012，28（33）：71-73.

［15］李雪，张伟国，陈金华 . JCI 标准下 CT 检查流程改造及其效果［J］. 解放军护理杂志，2012，29（7A）：60-63.

［16］田美云，张珊，张月英 . 品管圈在增强 CT 检查口服水化中的效果研究［J］. 临床医药实践，2016，25（05）：382-384.

［17］石明国，王鸣鹏，余建明 . 放射科临床工作指南［M］. 北京：北京人民卫生出版社，2013.

［18］陈霖，察海涛，王健 . 放射科护士急救素质与能力培养［J］. 重庆医学，2008，37（11）：1257.

［19］余建明 . 医学影像技术学［M］. 北京：人民军医出版社，2006，143-149.

［20］何菊芳，徐玲芬 . 流程管理在护理工作中的实施和效果评价［J］. 医院管理论坛，2012，29（6）：40-44.

第十四章

各种突发事件应急预案

第一节　对比剂过敏

【概述】

对比剂是以医学成像为目的，将某种特定物质引入人体内，用来改变机体局部组织的影像对比度，从而达到提高影像诊断准确性为目的的物质。在医学影像学诊断和介入治疗中起着重要的作用。被称为影像医学的“视网膜”。

对比剂在影像诊断和影像技术的广泛应用的同时，对比剂过敏反应时有发生。国外的数据显示非离子型碘对比剂出现速发不良反应的发生率在3%左右，严重不良反应的发生率是0.04%。对于严重不良反应的患者，需要进行紧急抢救。

【对比剂不良反应预防与控制】

（1）完善科室准备。

（2）落实患者的准备。

（3）完成高危患者的筛选：考虑不使用含碘对比剂的其他检查或使用低限剂量的对比剂，并适当降低注射速度。

（4）造影前预防用药：如抗组织胺药、糖皮质激素等。

（5）合理水化：建议在注射对比剂前4小时到注射对比剂后24小时内给予水化，平均口服水化液体量建议100 mL/h。

（6）注射前对比剂预热。

（7）注射对比剂后的注意事项：对高危患者保留静脉通路，告知患者需留置观察至少15分钟，无异常后方可离开。或在医生护士陪同下及时回病房，进一步观察。

【对比剂过敏反应应急处理流程】

对比剂过敏反应应急处理流程见图 14-1-1。

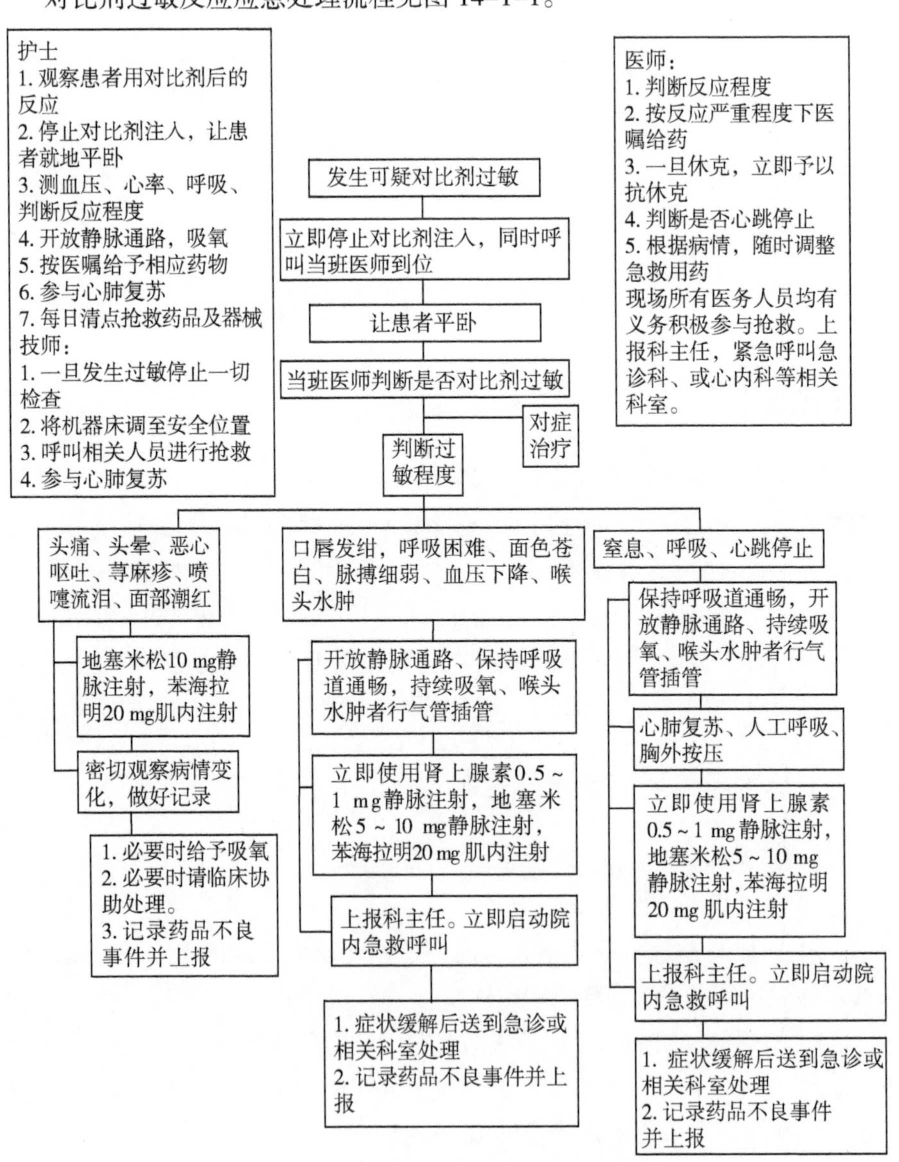

图 14-1-1　对比剂过敏反应应急处理流程

第二节　低血糖

【概述】

低血糖是指成年人空腹血糖浓度低于 2.8 mmol/L。糖尿病患者血糖值 ≤ 3.9 mmol/L 即可诊断低血糖。低血糖症是一组多种病因引起的以静脉血浆葡萄糖（简称血糖）浓度过低，临床上以交感神经兴奋和脑细胞缺氧为主要特点的综合征。低血糖的症状通常表现为出汗、饥饿、心慌、颤抖、面色苍白等，严重者还可出现精神不集中、躁动、易怒甚至昏迷等。

【低血糖反应应急处理流程】

低血糖反应应急处理流程见图 14-2-1。

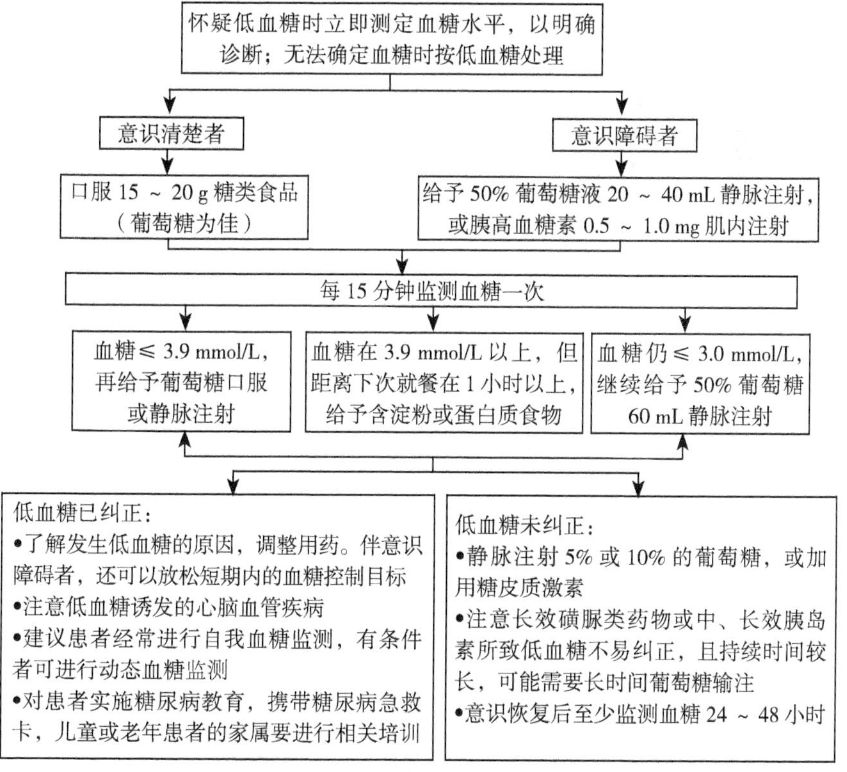

图 14-2-1　低血糖反应应急处理流程

第三节 血压异常

【概述】

（1）血压：血液在血管内流动时，对血管壁的侧压力称为血压，血压通常指动脉血压或体循环血压，是重要的生命体征。人体血压正常值：收缩压 90 ~ 140 mmHg，舒张压 60 ~ 90 mmHg，脉压差 30 ~ 40 mmHg。

（2）血压异常：血压异常包括低血压、高血压和脉压异常。

1）低血压：指动脉血压低于正常值的异常降低，凡血压低于 90/60 mmHg 时称低血压。持续的低血压状态多见于严重病症，如休克、心肌梗死、急性心脏压塞等。

2）高血压：若在安静、清醒的条件下采用标准测量方法，至少 3 次非同日血压值达到或超过正常值的异常升高。收缩压 140 mmHg/ 舒张压 90 mmHg，即可认为有高血压。

3）脉压异常：

①脉压减小：脉压差低于 30 mmHg 称脉压减小。见于心包积液、主动脉瓣狭窄等。

②脉压增大：脉压差超过 40 mmHg 称脉压增大。见于动脉硬化、主动脉瓣关闭不全、甲状腺功能亢进症等。

（3）降压的原则：

1）不要盲目降压，需找出病因，对症治疗。

2）坚持长期合理服药，勤测血压，及时调整剂量，巩固疗效。

3）降压不可过快过猛，宜逐渐降压。过度降压可使脑、心、肾供血不足导致进一步缺血，轻者头晕，重者导致缺血性脑中风和心肌梗死。

4）合理服用降压药，不宜骤然停药，以免引起血压升高。

【血压异常处理流程】

血压异常处理流程见图 14-3-1。

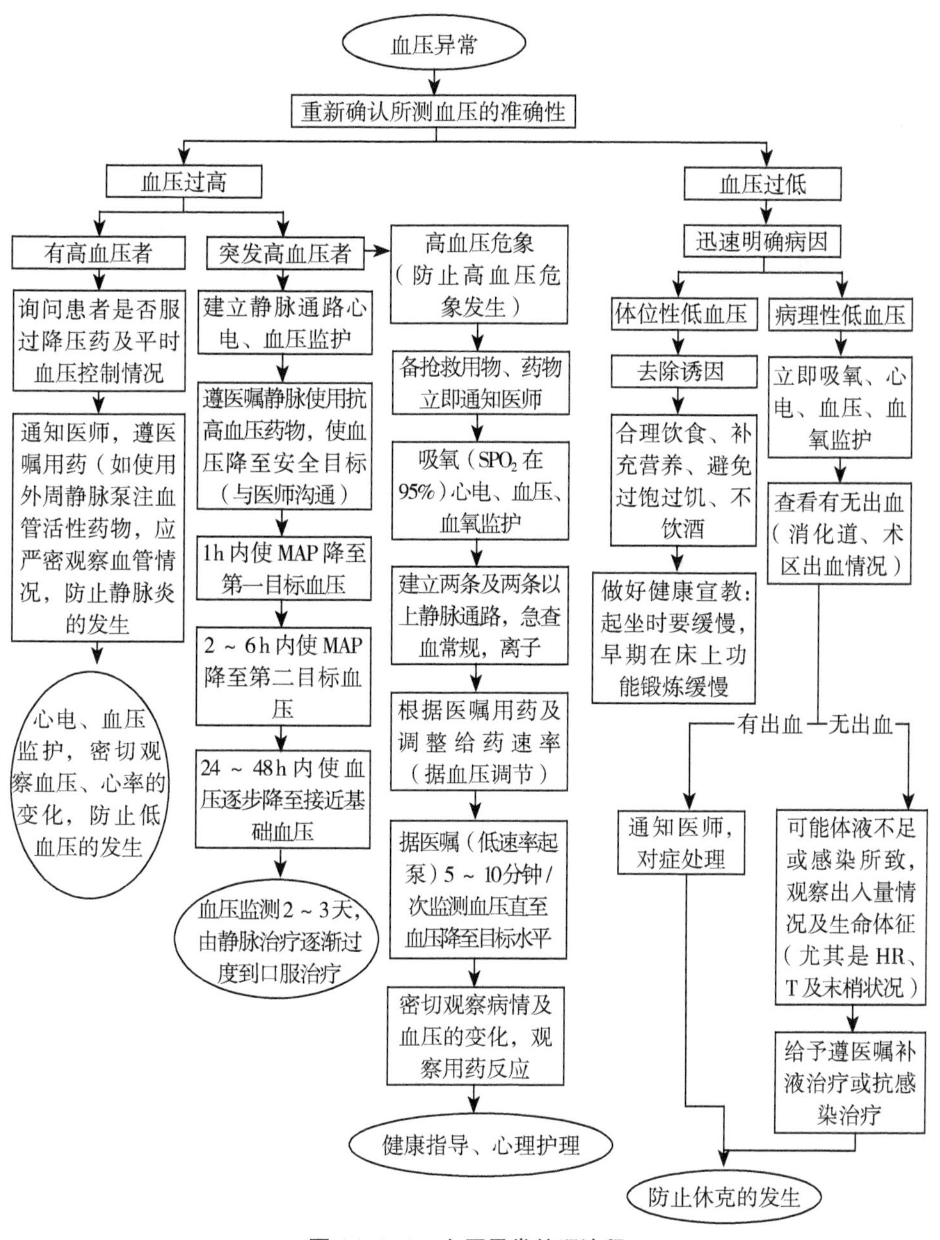

图 14-3-1　血压异常处理流程

第四节　呼吸困难

【概述】

呼吸困难是主观感觉和客观征象的综合表现，患者主观上感觉吸气不足、呼吸费力，客观上表现为呼吸频率、节律和深度的改变。严重时可出现张口呼吸、鼻翼扇动、端坐呼吸，甚至发绀。呼吸困难是呼吸衰竭的主要临床症状之一，如不及时急救，产生严重呼吸窘迫的疾病可致缺氧性心脏骤停。

对呼吸困难患者，第一步是通过检查患者一般状态、心率、呼吸频率，以及评估其严重程度。重点检查皮肤颜色、温度，口咽、颈部、肺、心脏、胸廓及四肢。对所有严重呼吸窘迫的患者，在检查期间均应给氧。在评估的同时迅速开放气道，清理分泌物，保持呼吸道通畅，必要时呼吸机辅助通气。

【呼吸困难应急处理流程】

呼吸困难应急处理流程见图 14-4-1。

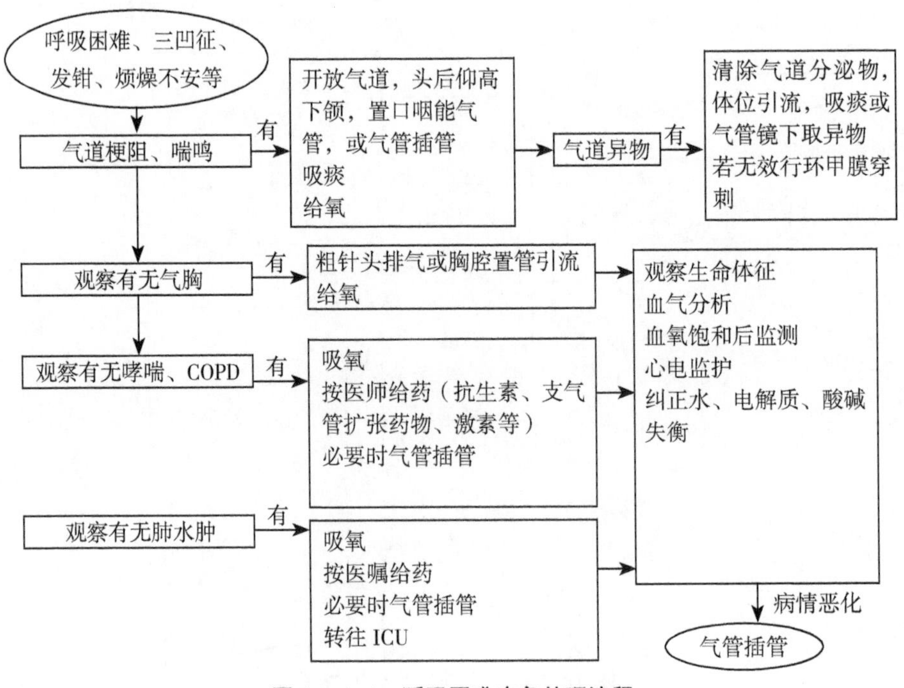

图 14-4-1　呼吸困难应急处理流程

第五节 心脏骤停

【心脏骤停概述】

心脏骤停，是指心脏射血功能的突然终止，大动脉搏动与心音消失，重要器官（如脑）严重缺血、缺氧，导致生命终止。这种出乎意料的突然死亡，医学上又称猝死。引起心搏骤停最常见的原因是心室纤维颤动。如果呼唤患者无回应，压迫眶上、眶下无反应，即可确定患者已处于昏迷状态，再注意观察患者胸腹部有无起伏呼吸运动。如果心脏骤停患者发生此类情况应该及时进行心肺复苏和复律治疗，同时呼叫救援。如果等待救援很可能会错过最佳的治疗时间。

【心脏骤停应急处理流程】

心脏骤停应急处理流程见图 14-5-1。

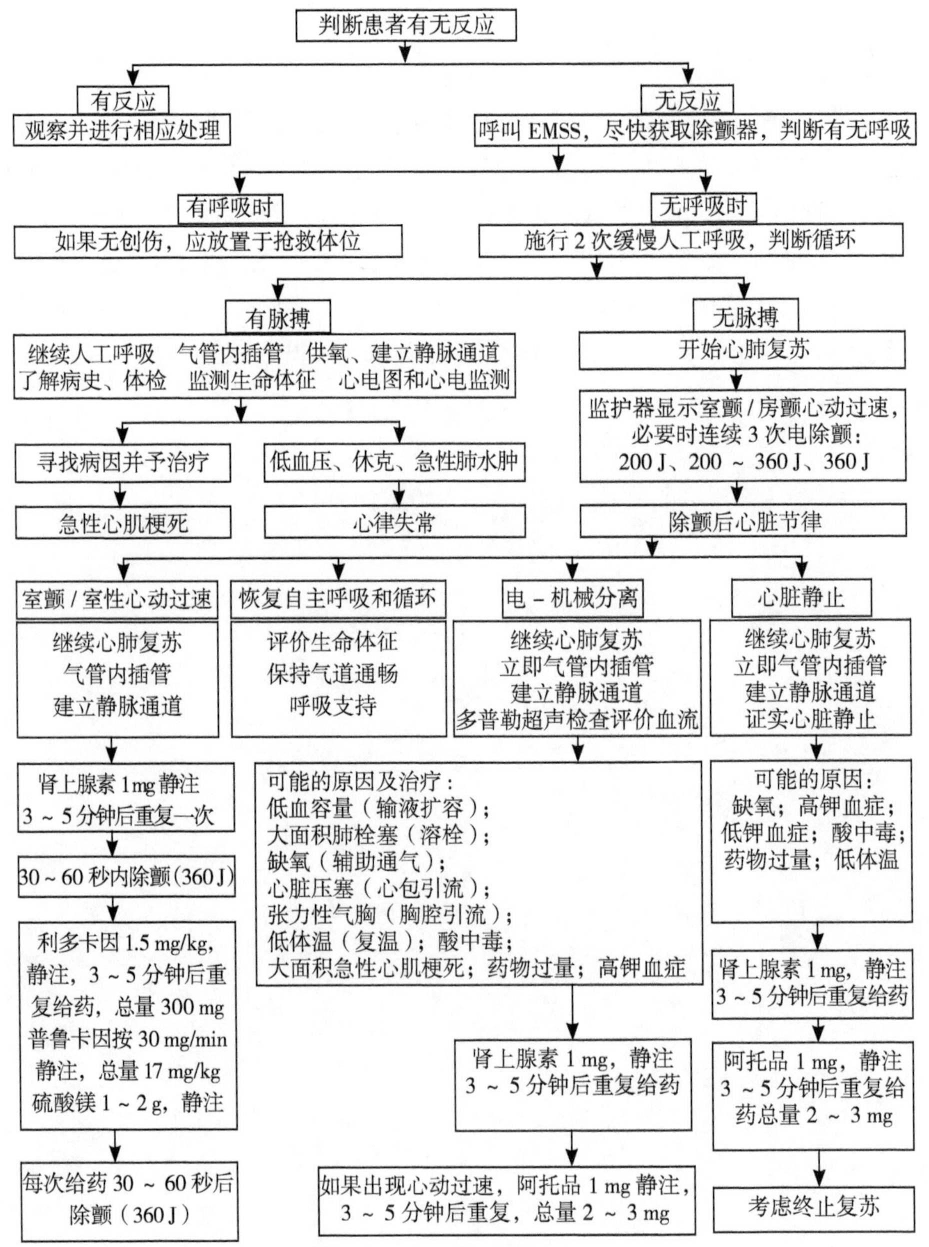

图 14-5-1　心脏骤停应急处理流程

第六节　抽　搐

【概述】

抽搐是属于神经肌肉的病理性疾病，表现为肌肉痉挛、随意运动障碍。发作时四肢抽搐、口吐白沫，甚至人事不省，呼之不应。常见的病因有高热、癫痫、破伤风、高钙血症、低钙血症，以及某些药物因素。需针对性治疗。如高热惊厥对症退热，癫痫患者抗癫痫治疗等。患者发生抽搐时，应及时处理，避免舌咬伤、窒息、损伤的发生。

【抽搐应急处理流程】

抽搐应急处理流程见图 14-6-1。

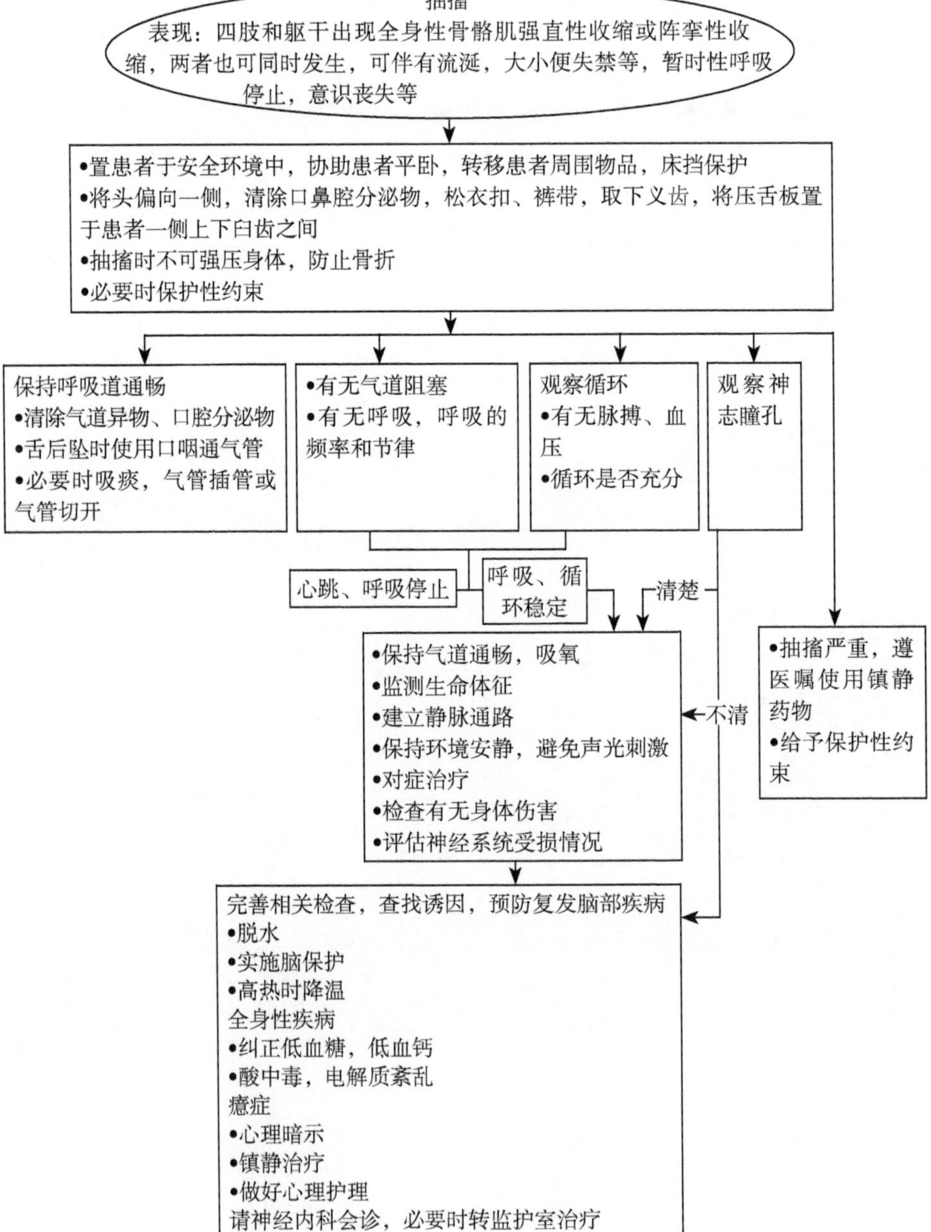

图 14-6-1　抽搐应急处理流程

第七节　跌倒、坠床

【概述】

跌倒和坠床是患者影像检查中严重的意外事件，多发生于老年、小儿、烦躁谵妄、行动不便及病情变化的患者。跌倒、坠床往往导致进一步的身体损伤、骨折、功能障碍，甚至死亡。影像检查中，对所有拟进行影像检查的患者应规范进行风险评估（表 14-7-1），以规避风险，安全完成检查。

【跌倒风险评估】

表 14-7-1　Morse 跌倒评估量表

项目	分值	
跌倒史	无	0 分
	有	25 分
超过 1 个医学诊断	无	0 分
	有	15 分
行走辅助	卧床休息、由护士照顾活动或不需要使用	0 分
	使用拐杖、手杖、助行器	15 分
	扶靠家具行走	30 分
静脉输液治疗	无	0 分
	有	20 分
步态	正常或卧床休息不能活动	0 分
	双下肢虚弱乏力	10 分
	残疾或功能障碍	20 分;
认知状态	正常或能量力而行	0 分
	认知障碍	15 分

说明：总分 125 分，评分 > 45 分确定为跌倒高风险，25 ~ 45 分为中度风险，< 25 分为低风险。得分越高，表示跌倒风险越大。

【跌倒和坠床应急处理流程】

跌倒和坠床应急处理流程见图 14–7–1。

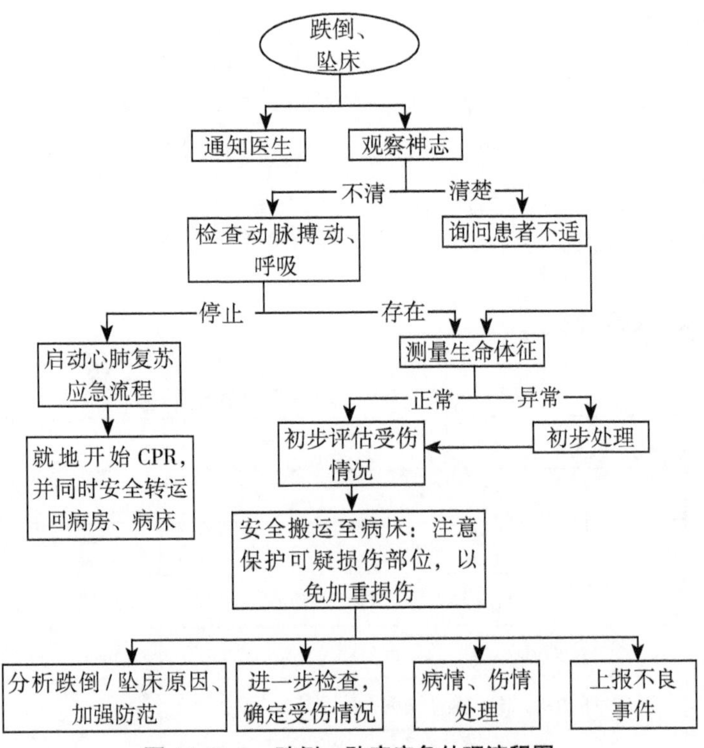

图 14–7–1　跌倒、坠床应急处理流程图

第八节　窒　息

【概述】

窒息是指人体呼吸过程由于某种原因受阻或异常所产生的全身各组织器官缺氧、二氧化碳潴留而引起的组织细胞代谢障碍功能紊乱和形态结构损伤的病理状态。引起窒息的原因很多，例如喉头水肿、喉梗阻，喉、气管异物，气管、支气管痉挛，颈部外伤，大咯血，声带麻痹，溺水，自缢等。主要表现为缺氧，是急诊和危重患者突然及早期死亡的主要原因之一。

【窒息应急处理流程】

窒息应急处理流程见图 14-8-1。

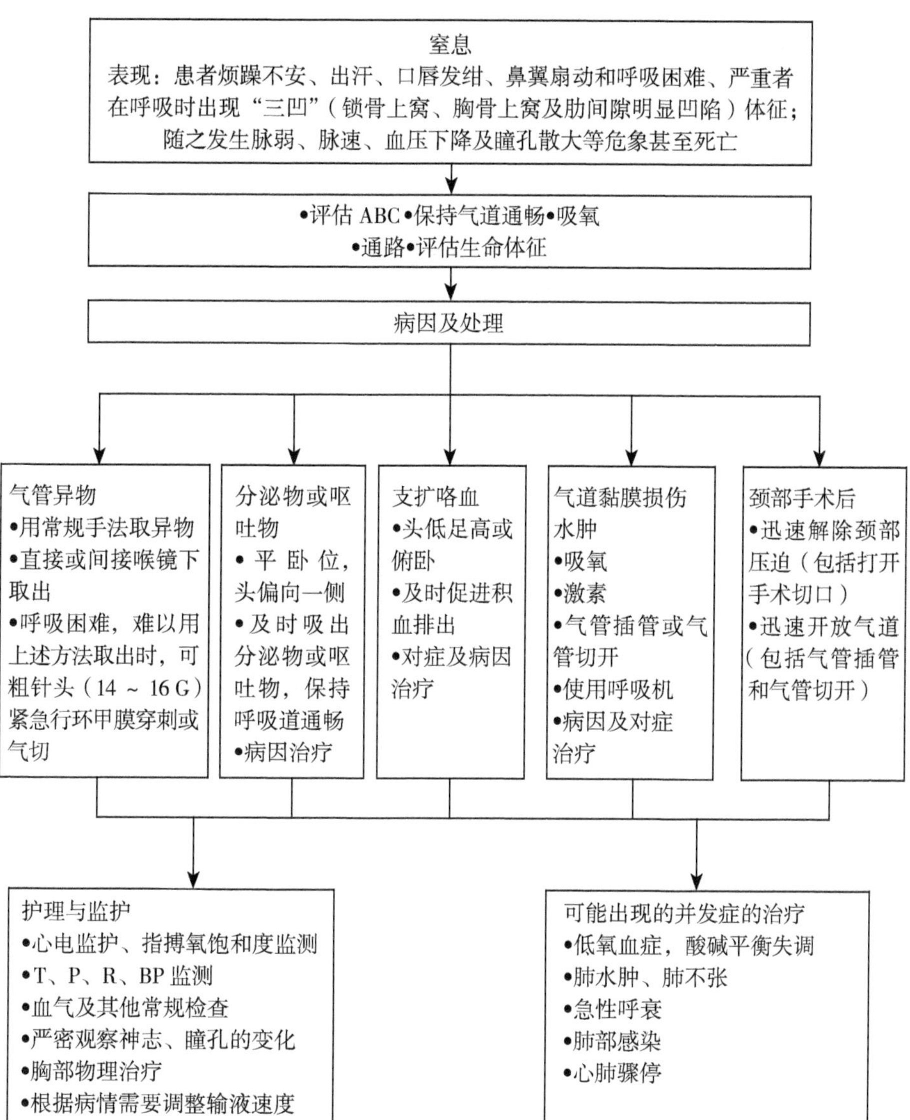

图 14-8-1 窒息应急处理流程图

第九节　心肺复苏急救配合

【概述】

心肺复苏（cardiopulmonary resuscitation，CRP）是对心脏停搏所致的全身血循环中断、呼吸停止、意识丧失等所采取的一系列及时、规范、有效的急救措施的总称。心肺复苏急救配合技术涵盖胸外按压、电除颤、简易呼吸器使用、人工气道建立配合及建立静脉通路、液体复苏管理和后期监护支持治疗等技术，旨在恢复生命活动。实施快速、正确、有效的急救护理措施是提高 CPR 成功率的重要保证，是每个护理人员必备的技能。

【注意事项】

（1）发现患者需要抢救立即呼救，启动急救程序。

（2）立即清理陪侍人，避免干扰抢救，营造宽敞、安全、有序的抢救环境。

（3）心肺复苏操作标准参照《2015 版心肺复苏指南》进行。

抢救药品均为高危腐蚀性药品，要严密观察外周静脉留置针穿刺部位情况，避免液体外渗、静脉炎等不良事件发生。

（4）严密观察除颤部位有无皮肤灼伤，电极片粘贴部位有无医用黏胶性皮肤损伤。

（5）所有抢救用物用完后及时检查、维修、补充，保持性能良好、处于备用状态，以备下次使用。抢救物品须定数量品种、定点放置，定专人管理、定期检查维修、定期消毒灭菌。

【成人心肺复苏抢救流程】(图 14-9-1)

成人心肺复苏抢救流程见图 14-9-1。

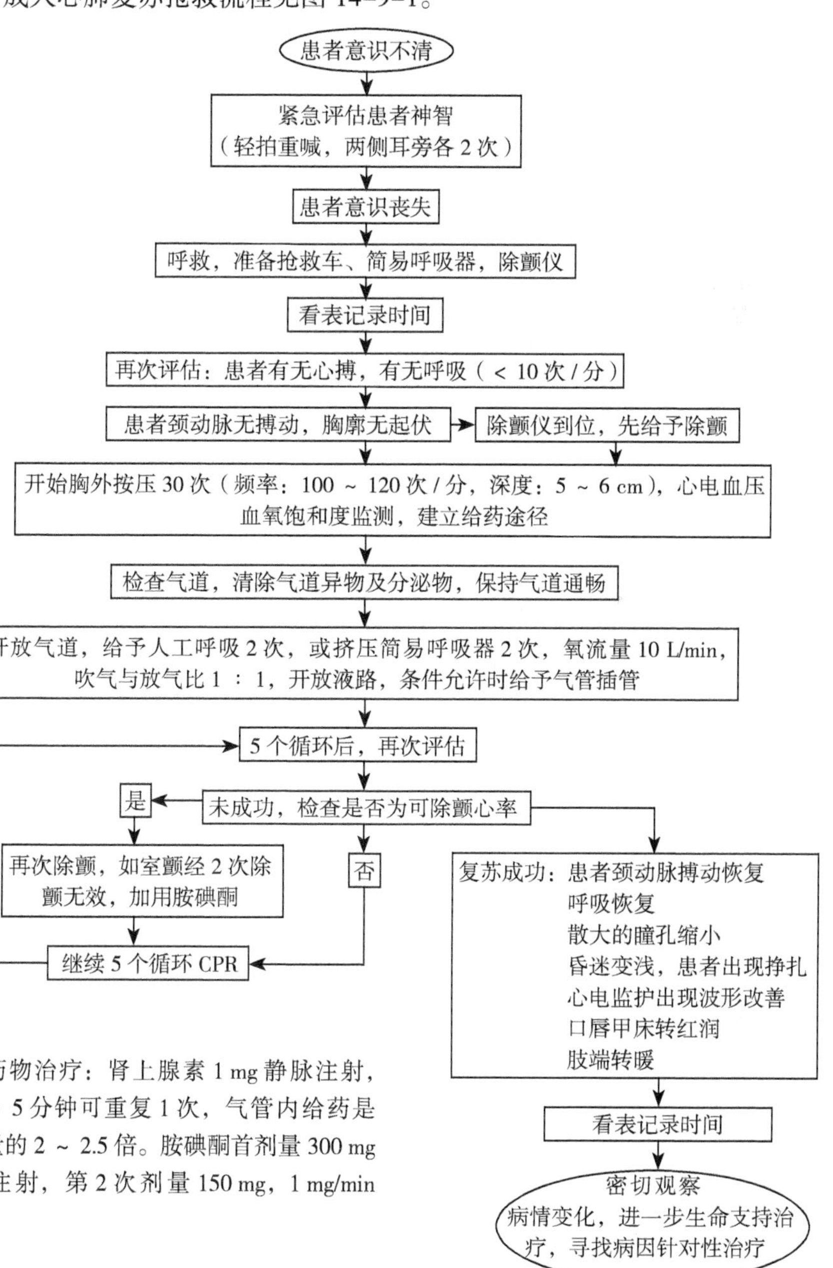

药物治疗：肾上腺素 1 mg 静脉注射，每 3 ~ 5 分钟可重复 1 次，气管内给药是静脉量的 2 ~ 2.5 倍。胺碘酮首剂量 300 mg 静脉注射，第 2 次剂量 150 mg，1 mg/min 泵入。

图 14-9-1　成人心肺复苏抢救流程

参考文献

[1] 葛均波 . 内科学 [M] . 8 版 . 北京：人民卫生出版社，2013.

[2] 徐丽华 . 重症护理学 [M] . 北京：人民卫生出版社，2015.

[3] 冷玉鑫，聂春艳，姚智渊，等 . 急性重度外伤性颈脊髓损伤患者早期死亡的危险因素分析 [J] . 中华危重病急救医学，2013，25（5）：294-297.

[4] 沈洪，刘中民 . 急诊与灾难医学 [M] . 2 版 . 北京：人民卫生出版社，2013：207-223.

[5] 中华医学会心血管病学分会肺血管病学组 . 急性肺栓塞诊断与治疗中国专家共识（2015）[J] . 中华心血管病杂志，2016，44（3）：197-211.

[6] 刘淑媛 . 危重症护理专业规范化培训 [M] . 北京：人民军医出版社，2006.

[7] 孟庆义 . 急诊护理学 [M] . 北京：人民卫生出版社，2009.

[8] 吴欣娟，孙红 . 北京协和医院重症医学科护理工作指南 [M] . 北京：人民卫生出版社，2016：256.

[9] 成守珍，高明榕 . ICU 临床护理思维与实践 [M] . 北京：人民卫生出版社，2012.

[10] 王惠珍 . 急危重症护理学 [M] . 3 版 . 北京：人民卫生出版社，2014.

[11] 汪小华，惠杰 . 心血管护理学 [M] . 北京：科技出版社，2004.

[12] 黄人健，李秀华 . 内科护理学 [M] . 北京：人民军医出版社，2014.

[13] 郭锦丽，程红，高朝娜 . 骨科专科护士实操手册 [M] . 吉林：吉林大学出版社，2018.

第十五章

护理技术操作程序及评价标准

第一节　静脉留置针操作程序及评价标准

【CT 增强高压注射静脉留置针操作评价标准】

CT 增强高压注射静脉留置针操作评价标准见表 15-1-1。

表 15-1-1　CT 高压注射静脉留置针操作评价标准

项目	考核评价要点	评分细则	分值	扣分	得分
操作用物准备	1. 用物准备 （1）治疗盘、弯盘、一次性治疗巾、止血带 （2）茂康碘、棉签 （3）留置针、预冲式导管冲洗器（5 mL） （4）敷贴、胶布、剪刀 （5）手消、手套	差 1 项扣 2 分	10		
	2. 护士准备：衣帽整洁、洗手	1 项不规范扣 1 分	4		
操作要点	1. 评估环境、光线好	未评估扣 2 分	2		
	2. 自我介绍	未介绍扣 5 分	5		
	3. 查对：患者信息、出声查对	未评估扣 2 分，少 1 项扣 2 分	6		
	4. 健康教育、评估、交代注意事项 （1）评估患者病情、筛查对比剂使用高危因素，签署知情同意书。 （2）嘱咐患者去除检查部位金属异物	每项不规范扣 2 分 每项未交代扣 4 分	20		

续表

项目	考核评价要点	评分细则	分值	扣分	得分
操作要点	（3）嘱咐患者检查前后合理水化 （4）讲解 CT 增强检查的目的及注意事项 （5）告知患者对比剂注射后有热感和尿意是正常现象，不必紧张	每项不规范扣 2 分 每项未交代扣 4 分	20		
	5. 洗手、戴手套	1 项未做扣 1 分	2		
	6. 查对（操作前）	未查对扣 4 分	4		
	7. 选择血管、铺治疗巾、放止血带	血管选择不当扣 2 分，每一项不规范扣 1 分	4		
	8. 戴口罩	未戴口罩扣 2 分	4		
	9. 检查留置针	留置针检查不规范、排气不规范各扣 1 分			
	10. 扎止血带、嘱咐握拳、碘伏消毒	扎止血带部位不正确、未握拳、消毒不规范各扣 2 分	6		
	11. 再次查对（操作中）、与患者沟通	未查对、沟通扣 2 分	4		
	12. 穿刺：排气，旋转外套管、调整针尖斜面，进针，见回血后，退出稍许针芯，将留置针套管全部送入血管内，松止血带、松拳	未排气、未松动套管、未调整针尖斜面、未松止血带松拳、针芯放置不规范各扣 3 分	15		
	13. 敷贴固定留置针、固定肝素帽	未塑形、未固定肝素帽各扣 2 分	4		
	14 标注穿刺时间	未记录扣 2	2		
	15. 帮助患者整理衣物	未帮患者整理衣物扣 2 分	2		
	16. 脱手套、规范洗手	不规范各扣 1 分			
	17. 再次查对（操作后）	未查对扣 2 分	2		
	18 向患者交代注意事项	不全面扣 2 分	2		
	19. 整理用物及终末处理	不规范扣 2 分	2		

第二节　CT 增强高压注射泵操作程序及评价标准

【CT 增强高压注射泵操作程序及评价标准】

CT 增强高压注射泵操作程序及评价标准见表 15-2-1。

表 15-2-1　CT 高压注射泵操作程序及评价标准

项目	考核评价要点	评分细则	分值	扣分	得分
操作标准	1. 用物准备 （1）热水，毛巾 （2）系统内管 1 根，外管 1 根 （3）500 mL 0.9% 氯化钠 1 瓶 （3）碘对比剂 （4）棉签、碘伏、手消、剪刀	差 1 项扣 2 分	10		
	2. 护士准备：衣帽整洁、洗手、戴口罩	1 项不规范扣 1 分	2		
操作要点	1. 评估环境	未评估扣 2 分	2		
	2. 关闭高压注射泵电源，打开高压注射泵门和挡板，清洁高压注射泵	操作不规范每项扣 3 分，对比剂未清洁干净扣 10 分	20		
	3. 检查系统管道及患者管道有无过期，包装是否完整	未评估扣 2 分，少 1 项扣 2 分	6		
	4. 装入系统管道，关上门和挡板，打开电源	为正确装入管道扣 10 分	10		
	5. 检查 0.9% 氯化钠有无过期，瓶盖有无松动，有无絮状物	每项不规范扣 2 分	6		
	6. 检查碘对比剂有效期，瓶盖有无松动，有无絮状物	每项不规范扣 2 分	6		
	7. 检查棉签有效期及是否漏气，开启棉签，注明开包时间	未检查扣 2 分	6		
	8. 消毒 0.9% 氯化钠溶液瓶塞，装好氯化钠溶液	消毒不规范，每项扣 2 分	4		
	9. 消毒对比剂瓶塞，装好对比剂				

续表

项目	考核评价要点	评分细则	分值	扣分	得分
操作要点	10. 排气：排出高压注射泵管道系统内空气	未正确排气扣 10 分	10		
	11. 连接患者管道（外管），排出患者管道内空气，备用	未排气扣 10 分	10		
	12. 整理用物	未正确实施医疗垃圾分类各扣 2 分	4		
	13. 整体评价：操作规范、流畅	每一项不规范扣 2 分	4		

第三节　双筒高压注射器使用流程及标准

【操作步骤】

（1）开机前准备：检查各种用物是否齐备。

（2）开机：首先打开仪器电源，稳定半小时，使仪器能量达到最佳状态。

（3）顺序安装高压注射器两针筒，机器进入自检状态。

（4）顺序填充造影剂和盐水针筒。

（5）两针筒与 Y 型管连接，排尽针筒和 Y 型连接管内的所有空气。

（6）再次排尽空气，与留置针导管相连。

（7）推注一定量的生理盐水，检查静脉通路的通畅度。

（8）设置参数，包括注射速度和量等参数。

（9）按手动或者自动注射按钮完成工作。

（10）从患者身上取下与注射器系统相连的部件。

（11）拆卸针筒和卸下连接管。

（12）退出针筒。

（13）关机，放在指定位置。

【注意事项】

（1）在操作过程中严格执行无菌操作原则。

（2）注射针筒及螺纹管遵循“一人一管一抛弃”的原则。

（3）务必排尽装置内的空气，防止空气栓塞。

【CT 增强双筒高压注射器操作流程及评价标准】

CT 增强双筒高压注射器操作流程及评价标准见表 15-3-1。

表 15-3-1　CT 增强双筒高压注射操作程序及评价标准

科室		姓名	日期	
项目	内容		参考值	得分
仪表	仪表端庄、着装整洁、符合职业要求		1	
核对	双人核对申请单		2	
操作前准备	患者：病情、年龄、意识、生命体征、心肺肾功能、用药史、过敏史、用药效果及不良反应		2	
	操作部位：皮肤有无破损、炎症等，有无心脏起搏器，静脉通路血管及皮肤穿刺点情况		2	
	仪器：性能是否完好		1	
	心理状态：情绪反应、心理需求		1	
	合作程度：患者对此项操作的配合程度		1	
	环境：安静、整洁、光线充足		1	
	护士：洗手、戴口罩		2	
	用物： 治疗盘层：治疗单、复合碘消毒液、棉签、泵入的造影剂、500 mL 生理盐水、心电监护仪、电极片 5 ~ 7 个、75% 乙醇或生理盐水、CT 快速装载针筒 2 个、螺纹管、酒精棉片、输液瓶贴、快速手消毒剂。另备高压注射泵。 治疗盘下层：利器盒，医疗废物收集盒、生活废物收集盒		3	
	患者：协助患者平卧于扫描床		2	
	双人核对申请单与泵入药物		2	

续表

科室		姓名	日期	
项目	内容		参考值	得分
操作中	携用物至扫描床旁，查对患者及腕带信息（2个以上查对点），告知患者，取得合作		2	
	高压注射泵、心电监护仪置于扫描床旁		1	
	嘱咐患者上举双臂，保持伸直		1	
	妥善固定监护仪导线，连接电源，按开机键开机（心脏检查用）		1	
	在电极片空白处标注“放置时间”		2	
	解开患者衣扣，暴露胸部		1	
	口述：胸部多毛者给予备皮		1	
	操作部位：用磨砂片（或用75%乙醇或生理盐水纱布）擦拭贴电极片部位皮肤		1	
	口述：电极片位置应避开除颤部位（心脏检查）		1	
	导联连接（四导联＋患者手背处）（心脏检查）		5	
	嘱咐患者上举双臂，保持伸直并再次确认静脉留置针有无异常		3	
	连接注射泵电源，打开显示屏（终端）电源		1	
	旋转注射器至垂直向上的位置		1	
	打开右侧造影剂针筒的闸门		1	
	插入一个新的CT快速装载针筒，完全关闭造影剂针筒闸门		2	
	转动右侧手动旋钮，至屏幕上显示为0 mL		2	
	戴无菌手套，打开1瓶预热的造影剂		1	
	连接J型管的短端和造影剂针筒接口的一端，另一端插入造影剂瓶内		2	
	转动右侧手动旋钮，针筒内充入一定量的造影剂		2	

续表

科室		姓名	日期	
项目	内容		参考值	得分
操作中	移去与造影剂针筒和造影剂瓶相连的 J 型管		1	
	打开左侧生理盐水针筒的闸门		1	
	插入另一个新的 CT 快速装载针筒，完全关闭造影剂针筒闸门		2	
	转动左侧手动旋钮，至屏幕上显示为 0 mL		2	
	戴无菌手套，打开 1 瓶生理盐水		1	
	连接所提供的 J 型管的短端到盐水针筒的开口端；另一端插入盐水瓶中		2	
	转动左侧手动旋钮，在针筒内充入一定量的生理盐水		2	
	移去与造影剂针筒和造影剂瓶相连的 J 型管		2	
	连接螺纹管		2	
	转动右侧手动旋钮，将造影剂排至螺纹管 Y 形口处		2	
	转左侧手动旋钮，将生理盐水排至螺纹管的末端		1	
	旋转注射器至向下的位置		2	
	连接螺纹管与静脉输液通路		1	
	转动生理盐水侧旋钮，检查是否有回血		2	
	再次核对治疗单、患者及腕带（2 个以上查对点）		2	
	设置输入总量、速度，告知技师开始扫描		1	
	停止泵入		1	
操作后	确认扫描完毕		1	
	核对治疗单、患者及腕带信息（2 个以上查对点）		2	
	拔出留置针，按压穿刺点至无出血为止		2	
	拆卸针筒及螺纹管		1	
	关闭监护仪，用生理盐水纱布擦电极片处皮肤		1	

续表

科室		姓名	日期	
项目	内容		参考值	得分
操作后	协助患者下扫描床，嘱患者多喝水		1	
	关注射器电源，退出操作软件，关闭显示屏（终端）电源		1	
	口述：清洁擦拭监护仪，注射泵		2	
	用物：依据《消毒技术规范》和《医疗废物管理条例》做相应处理		1	
	护士：洗手，记录		2	
效果评价	正确查对无误，无菌观念强		3	
	泵入药物剂量准确、操作规范熟练		2	
	沟通良好，体现人文关怀		2	
	建议时间 15 分钟		1	
评分者			总分	

第四节　欧力奇高压注射泵（器）使用流程及标准

【操作步骤及注意事项】

（1）第一步：开显示屏（终端）电源。

（2）第二步：安装泵管路（此步骤每天只做一次）。

1）打开注射器前面的两个门和生理盐水传感器上的黑色的锁定盖以及里面的一个弹簧锁定盖。

2）把微粒过滤器固定在其传感器槽内。

3）固定泵管道的十字架。

4）固定三个穿刺针且把管道按照相应的位置固定（软管放入黑色凹槽，注意管道不能折）。

5）把泵轮上的三个轮子中的任意一个设定在时钟六点钟的位置并用管道围绕泵轮。

6）固定压力传感器，传感器下方管道内塞入黑色凹槽内。

7）关闭弹簧锁定盖及注射器上的两个门。

（3）第三步：打开注射器电源开关。

（4）第四步：插上 Nacl 瓶后，同时按“释放”+“输送”键（可使 NACL 充盈泵管路）。

（5）第五步：待 Nacl 的指示灯规律闪烁后，插入 CA 瓶，并按左 CA 键排气，插入右 CA 瓶，并按右 CA 键排气。注意：当更换 Nacl 瓶或 CA 瓶时，须重复此步动作。

（6）第六步：同时按“释放”+“输送”键（使 CA 充盈泵管道）。

（7）第七步：将患者软管（外管道）与泵软管（内管道）连接并固定。

（8）第八步：按“释放”+“更换”键（使 Nacl 充盈患者管道外管道）。

（9）第九步：按住“释放”+“输送”不放，可以推 2 ~ 3 mL 盐水跟病做血管测试。

【注意事项】

（1）患者软管（外管道）要“一人一管一抛弃”，不可重复使用。

（2）更换患者软管时，注重无菌原则，重复第七、八步即可。

（3）24 小时以内无需更换泵软管（内管道）。

（4）插上新的造影剂瓶后，最好对该瓶排两遍空气。

（5）超声传感器最好每天更换泵管道时，用沾过热水的纱布用力清洗一次。

【关机步骤】

（1）第一步：关注射器电源。

（2）第二步：拔掉 Nacl 瓶及造影剂瓶。

（3）第三步：撤管路。

（4）第四步：清洁擦洗干净注射器。

（5）第五步：退出操作软件，关闭显示屏（终端）电源。

【CT 增强欧力奇高压注射操作程序流程及评价标准】

CT 增强欧力奇高压注射操作程序流程及评价标准见表 15-4-1。

表 15-4-1　CT 增强欧力奇高压注射操作程序流程及评价标准

科室		姓名	日期
项目	内容	参考值	得分
仪表	仪表端庄、着装整洁、符合职业要求	1	
核对	双人核对申请单	2	
操作前准备	患者：病情、年龄、意识、生命体征、心肺肾功能、用药史、过敏史、用药效果及不良反应	2	
	操作部位：皮肤有无破损、炎症等，有无心脏起搏器，静脉通路血管及皮肤穿刺点情况	2	
	仪器：性能是否完好	1	
	心理状态：情绪反应、心理需求	1	
	合作程度：患者对此项操作的配合程度	1	
	环境：安静、整洁、光线充足	1	
	护士：洗手、戴口罩	2	
	用物： 治疗盘层：检查申请单、复合碘消毒液、棉签、泵入的造影剂、500 mL 生理盐水、心电监护仪、电极片 5 ~ 7 个、75% 乙醇或生理盐水、CT 快速装载针筒 2 个、螺纹管、酒精棉片、输液瓶贴、快速手消毒剂。另备高压注射泵 治疗盘下层：利器盒，医疗废物收集盒、生活废物收集盒	3	
	患者：协助患者平卧于扫描床	2	
	双人核对申请单与泵入药物	2	
操作中	携用物至扫描床旁，查对患者及腕带信息（2 个以上查对点），告知患者，取得合作	2	
	高压注射泵、心电监护仪置于扫描床旁（心脏检查需要）	1	
	嘱咐患者上举双臂，保持伸直	1	
	妥善固定监护仪导线，连接电源，按开机键开机（心脏检查需要）	1	

续表

科室		姓名	日期	
项目	内容		参考值	得分
操作中	在电极片空白处标注“放置时间”（心脏检查需要）		2	
	解开患者衣扣，暴露胸部（心脏检查需要）		1	
	口述：胸部多毛者给予备皮（心脏检查需要）		1	
	操作部位：用磨砂片（或用 75% 乙醇或生理盐水纱布）擦拭贴电极片部位皮肤（心脏检查需要）		1	
	口述：电极片位置应避开除颤部位（心脏检查用）		1	
	导联连接（四导联 + 患者手背处）（心脏检查用）		5	
	嘱咐患者上举双臂，保持伸直并再次确认静脉输液通路通畅		3	
	确认注射泵电源关闭，更换高压注射泵内管，安装内管完毕		1	
	戴无菌手套，打开 2 瓶预热的造影剂，分别安装在内管造影剂接口；打开 0.9% 生理盐水 500 mL，安装在内管生理盐水接口；安装完毕		1	
	打开注射泵电源，启动高压注射泵排气程序，排气完毕		1	
	更换高压注射泵外管，与内管末端连接；启动外管排气程序，排气完毕备用		2	
	连接高压注射泵外管与患者静脉留置针通路		1	
	再次核对检查申请单、患者及腕带（2 个以上查对点）		2	
	设置输入总量、速度，告知技师开始预注射生理盐水 20 mL，观察有无渗漏		1	
	无渗漏，扫描程序设置完成后，开始注射同时扫描，注射完毕		1	
	确认扫描完毕		1	
	核对检查申请单、患者及腕带信息（2 个以上查对点）		2	
	关闭留置针开关，分离留置针与高压注射泵外管，拔出留置针，按压穿刺点至无出血为止		2	

续表

科室		姓名	日期	
项目	内容		参考值	得分
操作中	关闭监护仪，用生理盐水纱布擦电极片处皮肤（心脏检查需要）		1	
	协助患者下扫描床，嘱患者多喝水		1	
	关注射泵电源，退出操作软件，关闭显示屏（终端）电源		1	
	口述：清洁擦拭监护仪（心脏检查需要）；清洁擦拭注射泵		2	
操作后	用物：依据《消毒技术规范》和《医疗废物管理条例》做相应处理		1	
	护士：洗手，记录		2	
效果评价	正确查对无误，无菌观念强		3	
	泵入药物剂量准确、操作规范熟练		2	
	沟通良好，体现人文关怀		2	
	建议时间 15 分钟		1	
评分者	总分		100	

第五节　心肺复苏术操作评分标准

心肺复苏术操作评分标准见表 15-5-1。

表 15-5-1　心肺复苏术操作评分标准

科室		姓名	日期	
项目	内容		参考分	得分
操作准备	着装整洁，动作迅速		3	
环境评估 判断意识 和呼吸	环境评估：保障环境安全 动作：首先轻拍其肩膀呼叫“你怎么啦”。判断：有无运动和反应、有无呼吸。		2 2 4	

续表

科室		姓名	日期	
项目	内容		参考分	得分
呼救，启动急救系统	“来人啦”或“救人呀”。呼叫人去取急救物品、仪器等 记录时间		2 2	
复苏体位	硬地板或床板，去枕，摆正体位、躯体成一直线，松解上衣		3	
判断脉搏	一手食指和中指并拢，以喉结为标志，沿甲状软骨向靠近急救人员一侧滑行到胸锁乳突肌凹陷处，用力不能太大、时间 < 10 秒		4	
胸外按压	定位： （1）在胸骨下 1/2 处，即乳头连线与胸骨交界处 （2）以一手掌根部放在病者胸骨下 1/3 与上 2/3 交界处 （3）沿肋弓下缘摸至剑突，上二横指旁 方法：两手手指交锁，手指离开胸壁，保持肘关节伸直，按压时双臂垂直向下 深度：成人≥ 5 cm，对儿童及婴儿则至少胸部前后径的 1/3 频率：≥ 100 次 / 分，按压 30 次 比例：按压和放松时间 1：1，胸廓完全回弹，按压呼吸比 30：2		8 8 8 8 8	
清除气道	头偏一侧，用手指（婴儿用小指）清除口咽部异物，注意速度要快。取下义齿		3	
开放气道	用一只手轻抬其下颌，另一手将头后仰（下颌角与耳垂连线应与床面垂直）		4	
人工呼吸	保持气道开放 在患者口鼻覆盖纱布捏紧患者鼻翼，深吸一口气，屏气，双唇包住患者口唇，吹气，时间大于一秒，松手，观察胸廓起伏情况，频率 10 ~ 12 次 / 分 如用简易呼吸气囊，将简易呼吸器连接氧气，氧流量 8 ~ 10 升 / 分（有氧源的情况下）一手以“EC”法固定面罩，一手挤压球囊 1/3，潮气量 400 ~ 600 mL/次，频率：8 ~ 10 次 / 分		4 4	

续表

科室		姓名	日期	
项目	内容		参考分	得分
操作要点	按压与人工比例为 30∶2，持续进行 5 周期 2 分钟 CPR（心脏按压开始、送气结束），再次判断，时间不超过 10 秒		10	
有效指征判断	可扪及颈动脉搏动 （口述）收缩压 60 mmHg 以上，瞳孔由大缩小，对光反射恢复，口唇指甲由发绀变红润，自主呼吸恢复。如未恢复继续 5 个循环后再判断，直至高级生命支持		2 2	
复苏后体位，观察	患者侧卧位或平卧头偏一侧		1	
	口述：进行进一步生命支持，注意观察患者意识状态、生命体征及尿量变化		1	
操作后	整理用物 标准七步洗手法洗手、记录、签字		2 3	
整体评估	操作规范，熟练，反应敏捷，呼叫内容清楚流畅。关心体贴患者，注意保暖		2	
评分人			总分	

第六节　心脏电除颤操作评价标准

心脏电除颤操作评价标准见表 15–6–1。

表 15–6–1　心脏电除颤操作评价标准

科室	姓名	日期	
项目	考核内容	参考值	得分
准备 15 分	1. 衣帽整齐，佩戴胸卡 2. 备齐用物：除颤器、导电胶、除颤电极片 3. 患者取仰卧位，暴露胸部	5 5 5	
操作流程质量标准 60 分	1. 开启除颤器，打开电源 2. 连接导联，确认心电活动 3. 电极涂以专用导电胶 4. 导联选择开关置于“除颤”位置，选择非同步除颤 5. 选择能量，充电 100 ~ 200 焦耳（双相波）或 360 焦耳（单相波）	5 5 5 5 5	

续表

科室	姓名	日期	
项目	考核内容	参考值	得分
操作流程质量标准60分	6. 正确安放电极，两电极分开，前电极位于胸骨上部右锁骨下方，侧电极左下胸乳头左侧（心尖部） 7. 去除患者身上金属物品及电子产品，确定无人员接触患者 8. 双手紧压电极手柄，两拇指同时按压手柄放电按钮进行除颤 9. 观察患者反应，注意心跳和脉搏变化，选择导联观察心电活动，如转为窦性心律，表明除颤成功 10. 心律无恢复时可（进行5个循环CPR后），再次进行电除颤，可加大能量，不超过3次 11. 除颤成功后，将患者身上及电极板上的导电胶擦拭干净整理后，放回原处；进行心电监护，观察生命体征及肢体活动情况 （举手示意操作结束，停止计时）	10 5 10 5 3 2	
终末质量标准25分	1. 操作熟练，手法正确 2. 注意事项（操作完毕后口述）： 如为细颤，除颤前可给予肾上腺素，使之转为粗颤再行电除颤 电击时，任何人不得接触患者及病床，以免触电 洋地黄过量所致室颤，应从最低能量开始 3. 除颤并发症：心肌损伤、心律失常、急性肺水肿、循环栓塞 4. 除颤仪的保养： 清洁前必需关掉电源 及时充电，以备急用 用干净的软布擦拭机器，禁用腐蚀性物质 每次用完需擦净电极板上的导电胶 规定时间3分钟完成 （提前完成不加分）	5 10 5 5	
评分人		总分	

附　表

附表 1　碘对比剂使用知情同意书

患者姓名　　　　　　性别　　　　　　年龄　　　　　　ID 号

增强 CT 检查需要经静脉注射碘对比剂，目的是为了提高诊断准确性。本科室使用的是非离子型碘对比剂，通常情况下是安全的，但极少数患者由于特异体质或各种事先不能预知的原因，可能导致不良反应。请认真阅读以下内容。

一、使用碘对比剂禁忌证及需要慎用的情况

（一）禁忌证：

1. 既往应用碘对比剂出现中重度不良反应。

2. 明显甲状腺功能亢进。

3. 其他不适于进行增强检查的情况。

（二）需要慎重使用碘对比剂的情况：

1. 既往应用碘对比剂出现轻度不良反应。

2. 需要医学治疗的过敏性疾病，尤其是对一种或多种过敏原产生重大过敏反应。

3. 不稳定性哮喘。

4. 肾功能不全。

5. 严重心血管疾病（心功能不全等）。

（三）服用二甲双治疗的患者，需要使用碘对比剂前 48 小时（急诊患者从给予对比剂开始）停用二甲双胍，碘对比剂使用后至少 48 小时且肾功能与注射对比剂前无变化才能重新开始服用二甲双胍（请在临床医生指导下进行）。2018 年欧放标准对服用二甲双胍的要求有所不同。

如您存在上述情况，请务必告知 CT 室医务人员。

二、使用碘对比剂可能出现的不良反应，包括（但不限于）：

（一）急性不良反应：注射对比剂 1 小时内出现的不良反应。

包括：

1. 轻度不良反应：轻度荨麻疹，瘙痒、红斑、恶心 / 轻度呕吐、全身发热、寒战、可自行缓解的血管迷走神经反应（低血压和心动过缓）等。这些不良反应通常可自行恢复，一般不需治疗。

2. 中度不良反应：明显荨麻疹、轻度支气管痉挛、面部喉头水肿、严重呕吐、血管迷走神经反应（低血压和心动过缓）等。

轻、中度不良反应的发生率为每 100 人中约 3 人。

3. 重度不良反应：低血压性休克、呼吸停止、心搏骤停、心律失常、惊厥等。此类不良反应必须进行急救处理。此类不良反应的发生率为每 2500 ~ 2.5 万人中有 1 人。根据病情体质不同，出现死亡的比例为每 17 万人中有 1 人。

（二）迟发型不良反应：注射对比剂 1 小时至 1 周内出现的不良反应。如皮疹、恶心、呕吐、头痛、肌肉疼痛、发热等。

（三）肾功能害：多为一过性，极少数患者，特别是肾功能不全者，可能会造成永久性肾功能损害。

（四）现代医疗手段难预知以及产品说明书中列出的其他发生率极低的不良反应。如您有需要，向医务人员索取产品说明书。

三、使用碘对比剂时应用高压注射器进行注射可能出现：

（一）注射部位可能出现碘对比剂漏出，造成皮下组织肿胀、疼痛、麻木感，甚至溃烂、坏死等。

（二）注射器针头脱落、局部血管破裂

严重不良反应多发生在注射对比剂后 20 分钟内，请您在注射对比剂后在 CT 室候诊区观察 30 分钟后再离开，期间出现上述不良反应，请及时告知医护人员，医护人员将采取相应措施进行治疗。如果您在院外出现不良反应，请迅速前往附近医院诊治。

四、该检查前 4 小时和检查后 24 小时要多喝水，以促进对比剂排泄，减少对肾功能的影响。

五、增强检查准备：早晨空腹，但可以喝水，盆腔检查患者要憋好尿。

工作人员现就检查风险向患者（患者委托代理人、患者家属）做详细说明和解释。

经谈工作人员签名___________　　日期___________

患者及家属已详细阅读和听取工作人员所做详细说明和解释，并充分理解以上内容，对此项检查存在的风险充分知晓，经慎重考虑：同意做此项检查，并承担相应不良后果。

患者签名____________________　　日期____________________

家属签名（关系）_____________　　日期____________________

附表 2　儿童、育龄期妇女及孕妇射线检查知情同意书

患者姓名___________　性别_____年龄_____门诊 / 住院号

检查项目___________

受检者_______，妊娠_______周，临床拟诊为_______病。为求进一步确诊，须进行射线检查，因目前医学科学技术条件的限制，此项检查可能对儿童、育龄期妇女（15 ~ 49 岁）及孕妇的受检器官或组织产生一定的辐射损伤（辐射损伤程度与受检部位及射线剂量相关；胚胎、性腺、乳腺、甲状腺等对射线高度敏感；射线可能导致孕妇流产率增高，畸胎发生率升高），射线检查时医师会对其他非受照射的敏感组织及器官进行屏蔽防护以减少辐射造成的伤害。现就该检查风险向患者（患者委托代理人、患者家属）做详细说明和解释。

医师签名_______　日期_______

患者（患者委托代理人、患者家属）在听取医师所做详细说明和解释并询问有关事项后，经慎重考虑，同意该项检查且愿意承担检查可能带来的风险，在接受检查时主动穿戴防护用品配合医护人员共同完成检查。

患者（患者委托代理人、患者家属）签名____________________

与患者关系____________________ 电话____________________

日期__________________________

附表 3 钆对比剂使用知情同意书

患者姓名　　　　　　性别：　　　　　　年龄：

增强 MR 检查需要经静脉注射钆对比剂，目的是提高诊断准确性，通常情况下是安全的，但极少数患者由于特异体质或各种事先不能预知的原因，可能导致不良反应。请认真阅读以下内容。

（一）禁忌证：

1. 既往应用钆对比剂出现中重度不良反应。

2. 急性功能不全、终末期功能不全。

3. 对比剂说明书中规定禁用的其他情况。

（二）需要慎重使用钆对比剂的情况：

1. 既往应用钆对比剂出现轻度不良反应。

2. 需要医学治疗的过敏性疾病，尤其是对一种或多种过敏原产生重大过敏反应。

3. 不稳定性哮喘。

如您存在上述情况，请务必告知 MR 室医务人员。

使用钆对比剂可能出现的不良反应，包括（但不限于）：

（一）急性不良反应

注射对比剂 1 小内出现的不良反应。

包括：

1. 轻度不良反应：轻度荨麻疹、瘙痒红斑、恶心 / 轻度呕吐、全身发热、寒战、可自行缓解的血管迷走神经反应低血压和心动过缓等。这些不良反应通常可自行恢复，一般不需治疗。

2. 中度不良反应：明显麻疹、轻度支气管痉挛、面部 / 喉头水肿、严重呕吐血管迷走神经反应等。

3. 重度不良反应：低血压性休克、呼吸停止、心搏骤停、心律失常、惊厥等。

此类不良反应须进行急救处理。

（三）源性系统性纤维化：从注射钆对比剂当天起至数年后可能出现。极少数功能不全的患者注射钆对比剂后可能会引起四肢皮肤的增厚和硬化，最后可造成关节固定和挛缩，甚至可导致死亡。

（四）以批准剂量（0.1 ~ 0.3 mmol/kg 体质量）使用钆对比剂，造成的肾功能损害风险非常低。

（五）现代医疗手段尚难预知以及产品说明书中列出的其他发生率极低的不良反应。如您有需要，可向医务人员索取产品说明书。

三、使用钆对比剂时，注射部位可能出现：

（一）注射部位钆对比剂漏出，造成皮下组织肿胀、痛、麻木感，甚至溃破。

（二）注射部位其他反应，如静脉炎、炎症等

（三）注射针头脱落、局部血管破裂

严重不良反应多发生在注射对比剂后 20 分钟内，请您在注射对比剂后在 MR 室候诊区观察 30 分钟后再离开，期间出现上述不良反应，请及时告知医护人员，医护人员将采取相应措施进行治疗。如果您在院外出现不良反应，请迅速前往附近医院诊治。

四、不使用对比剂

根据疾病种类不同，替代检查方法的优缺点多种多样，不详尽之处请与临床医生详谈。

经谈工作人员：现就检查风险向患者（患者委托代理人、患者家属）做详细说明和解释。

经谈工作人员签名____________　　日期____________

患者及家属已详细阅读并充分理解以上内容，对此项检查存在的风险充分知晓，经慎重考虑，同意做此项检查，并承担相应不良后果。

患者签名____________________　日期__________________________

家属签名（关系）_____________　日期__________________________

附表 4　超声造影（CEUS）知情同意书

口　门诊　口　住院　　　　科室：　　　　　　住院号：

<table>
<tr><td>姓名</td><td></td><td>性别</td><td></td><td>年龄</td><td></td><td>住址</td><td></td></tr>
<tr><td>处理建议</td><td colspan="7">超声造影简要步骤：皮肤消毒→外周静脉建立静脉通道或体内引流管内或体腔内口服及注入→注入超声造影剂 Sonovue →超声造影检查全过程→结束。

医师签名：</td></tr>
<tr><td>可能发生的不良反应</td><td colspan="7">超声造影是对组织及脏器病变诊断的方法之一，有助于病变的发现、定位、定性及治疗疗效的判断。所使用的 Sonovue（声诺维）是一种含六氟化硫微泡的超声造影剂，但由于医学科学的特殊性和个体差异性，在造影剂使用过程中及后期，有可能出现：1. 头痛（2.3%）；2. 注射部位疼痛（1.49%）；3. 注射部位青肿、灼热和感觉异常（1.7%）；4. 其他少见不良反应（0.1% ~ 1%）：恶心、腹痛、发热、咳嗽、感觉异常、高血糖、视觉异常、味觉异常、胸背痛、鼻窦痛、咽炎、皮疹、感觉运动麻痹等；5. 发生过敏性休克、心脑血管意外及其他难以预料的、危及患者生命、可致残的意外情况。</td></tr>
<tr><td>患者本人或亲属意见</td><td colspan="7">自愿选择 Sonovue（声诺维）超声造影检查，并对上述可能发生的后果明知。本人自愿对＿＿＿＿＿＿进行 Sonovue（声诺维）超声造影检查，如果发生了上述情况，表示理解。

患者：＿＿＿＿＿＿　电话：＿＿＿＿＿＿　日期：＿＿＿＿＿＿
亲属：＿＿＿＿＿＿　电话：＿＿＿＿＿＿　日期：＿＿＿＿＿＿</td></tr>
<tr><td>备注</td><td colspan="7"></td></tr>
</table>

附表 5 CT 导引下臭氧综合治疗知情同意书

口 门诊 口 住院_______科_______室_______床号 住院号：

<table>
<tr><td>姓名</td><td></td><td>性别</td><td></td><td>年龄</td><td></td><td>职业</td><td></td></tr>
<tr><td rowspan="2">病情
摘要</td><td colspan="2">籍贯及家庭住址</td><td colspan="5"></td></tr>
<tr><td colspan="7"></td></tr>
<tr><td>初步
诊断</td><td colspan="7"></td></tr>
<tr><td>处理
建议</td><td colspan="7">基于以上情况，建议行 CT 导引下臭氧综合注射治疗

经治医师签名：__________</td></tr>
<tr><td>本治疗手段
风险告知</td><td colspan="7">CT 导引下臭氧综合微创注射治疗是最先进的微创治疗方法之一，有助于缓解症状，甚至根治疾患，但由于医学科学的特殊性和个体差异性，在治疗过程中及术后可能出现：
1. 感染；2. 神经根刺激和损伤；3. 大血管或脏器损伤；4. 穿刺经过区域血肿；5. 症状反弹或复发；6. 麻醉意外；7. 心搏、呼吸的过激反应；8. 其他一些无法预知的情况。</td></tr>
<tr><td>术后
注意事项</td><td colspan="7">1. 术后观察半小时（胶原酶注射者俯卧 / 患侧卧 4 ~ 6 小时）。
2. 回去后根据治疗方式不同，卧床休息 1 ~ 3 天或 1 ~ 3 周。
3. 术后症状波动明显者需及时对症治疗。
4. 卧床结束后逐步开始局部的功能锻炼。
5. 短期内避免负重。</td></tr>
<tr><td>患者本人 /
亲属签字</td><td colspan="7">经治医师已将上述情况告之，患者同意选择本术进行检查 / 治疗并对上述可能发生的后果明知，自愿接受该方法进行检查 / 治疗。如果发者生了上述任何可能的情况，均表示理解、承担后果且配合治疗。

被告知人签字__________ 与患者的关系__________
便于联系及沟通的手机电话（或宅电）______________</td></tr>
</table>

附表 6 CT 导引下穿刺活检或治疗知情同意书

口 门诊 口 住院_______科_______室_______床号 住院号：

<table>
<tr><td>姓名</td><td></td><td>性别</td><td></td><td>年龄</td><td></td><td>职业</td><td></td></tr>
<tr><td rowspan="2">病情
摘要</td><td colspan="2">籍贯及家庭住址</td><td colspan="5"></td></tr>
<tr><td colspan="7"></td></tr>
<tr><td>初步
诊断</td><td colspan="7"></td></tr>
<tr><td>处理
建议</td><td colspan="7">基于以上情况，建议行 CT 导引下穿刺（活检、引流、囊肿抽吸）

经治医师签名：__________</td></tr>
<tr><td>本治疗手段
风险告知</td><td colspan="7">本术是对_______检查 / 治疗方法之一，有助于明确诊断所患疾病的治疗。但由于医学科学的特殊性和个体差异性，在检查治疗过程中及后期有可能出现：1. 各种感染（细菌、真菌、病毒等）；2. 麻醉意外；3. 穿刺部位大出血，或损伤邻近脏器；4. 严重心律失常；5. 胸部穿刺引起气胸或液气胸；6. 术后局部功能障碍；7. 发生其他难以预料的、危及患者生命或致残的意外情况；8. 麻醉药或造影剂过敏，严重危及生命；9. 穿刺针、引流管打结、折断、需外科手术取出；10. 术中病情加重、恶化、经抢救无效死亡；11. 肝脏穿刺造成气胸、液气胸、胸腔出血、腹膜炎、胆道出血或感染性胆汁入血；12. 肾脏穿刺损伤肾动静脉引起肾脏出血或肾周血肿；13. 其他意想不到的意外。</td></tr>
<tr><td>患者本人 /
亲属签字</td><td colspan="7">经治医师已将上述情况告之，患者同意选择本术进行检查 / 治疗并对上述可能发生的后果明知，自愿接受该方法进行检查 / 治疗。如果发者生了上述任何可能的情况，均表示理解、承担后果且配合治疗。

被告知人签字__________ 与患者的关系__________
便于联系及沟通的手机电话（或宅电）______________</td></tr>
</table>

附表 7　心脏运动负荷心肌显像试验知情同意书

尊敬的________患者：

根据您的病情需要及临床申请，我们将运用心脏运动负荷心肌显像试验对您进行检查诊断，为了充分尊重您的知情权和选择权，更好地配合医务人员的治疗，对您做以下告知。

心脏运动负荷心肌显像试验是诊断心脏疾病最常用无创性检查方法。该检查是在心电监护下用踏车功量仪使您运动，从而使您的心跳逐渐加快，心脏需要血液与氧气增加。达到一定标准后静脉注射显像剂，然后进行心肌显像，与静息心肌显像对比，从而为您确定是否患有心脏疾病，同时也可以间接了解您的心功能贮备与劳动能力。一般情况下该运动试验是安全的，但是极个别人在运动时可能会出现下列情况：

a. 收缩血压突然升高至 210 mmHg 以上或降低至 90 mmHg 以下，极个别严重者可致脑血管意外或昏厥。

b. 休克或心力衰竭需进行抢救。

c. 严重心律失常或诱发急性严重心肌缺血和 / 或梗死，需进行抢救。

为了患者安全，我们会严密观察您在运动中的血压、心率变化，随时询问您的感受，发现有异常苗头及时停止试验，一旦出现意外，我们会尽最大努力予以抢救，特此告知。

您可随时了解与本项检查有关的信息资料，如果您有与本项检查有关的问题，您可以同医生联系。

医师签名

年　　月　　日

患者（家属）同意签名

我已经阅读了上述有关检查的介绍，而且有机会就此项检查与医生讨论并提出问题。我提出的所有问题都得到了满意的答复。我知道参加此项检查可能产生的风险和受益。我知晓参加此项检查是自愿的。最后，我决定同意接受此项检查。

患者（家属）签名

年　　月　　日

附表 8 ^{131}I 治疗分化型甲状腺癌知情同意书

患者基本信息
姓名　　　　性别　　　　年龄　　　　门诊/住院号　　　　治疗病历编码
联系方式（电话及 E-mail）
临床诊断

尊敬的患者：
您已确诊为分化型甲状腺癌，已行外科手术，现来我科拟行碘-131（^{131}I）治疗，其目的包括两个方面：一是彻底清除术后残存的甲状腺组织及残留组织内的微小癌灶（清甲），有利于预防肿瘤复发和更有效治疗转移灶；二是治疗具有摄碘功能的复发、转移病灶（清灶）。清甲治疗后患者处甲减状态，需服用甲状腺素治疗。
疗效：
^{131}I 清甲成功后，有利于定期监测血清甲状腺球蛋白（简称 Tg）和全身显像，如果其他影像学检查（颈部超声、胸部 CT 及 PET/CT 等）均未发现异常，治疗后的患者大部分保持长期无瘤生存状态（临床治愈）。
^{131}I 清灶治疗往往需要多次，部分患者可以达到缓解，大部分病情稳定，生活质量得到改善，生存时间延长。
可能的反应或并发症：
1. 服 ^{131}I 后可能出现疲乏无力、嗜睡、胃部不适、纳差、恶心、呕吐等，可对症治疗。
2. 极少部分患者可能会出现颈部肿胀、压迫感，严重者可能发生呼吸困难或窒息。
3. 个别患者出现咽痛、口干、味觉减退、唾液腺肿痛，多次治疗者可能出现唾液腺功能永久性受损，导致持续口干。
4. ^{131}I 治疗后可能导致一过性骨髓抑制，造成外周血白细胞或血小板降低。
5. 弥漫性肺转移者经多次 ^{131}I 治疗后可能引起放射性肺炎和肺纤维化。
6. 个别报道 ^{131}I 治疗后可能增加其他部位继发恶性肿瘤的发生概率。
7. 其他可能出现的难以预料或防范的不良反应。
治疗注意事项：
1. ^{131}I 治疗后需住院隔离观察，不宜在公共场所活动，尽量减少与他人密切接触。治疗后 4 周内避免与孕妇及婴幼儿近距离接触。
2. 服 ^{131}I 后应适量多饮水，及时排空小便，保持大便通畅，以减少射线对膀胱和直肠的照射。每次大、小便后及时、彻底冲洗厕所。
3. 服 ^{131}I 后 24 小时可含服酸性食物，以促进唾液分泌，预防或减轻辐射对唾液腺的损伤。
4. 服 131 前 2 周忌碘饮食，服 ^{131}I 后 1 周可恢复正常饮食。
5. 女性患者 1 年内、男性患者半年内均须避孕。

患者知情选择

医生已经详细告知上述内容，我已认真阅读并理解，对医生告知的可能获益、承担风险和注意事项完全知情，经慎重考虑后意见如下：

我________（同意 / 不同意）接受 ^{131}I 治疗。

患者（或委托人，注明与患者关系）签字　　　　　　　　　　　　日期

主管医师签字　　　　　　　　　　　　日期

附表 9　^{131}I 治疗知情同意书

^{131}I 治疗知情同意书

^{131}I 治疗编号__________

患者姓名　　　　性别　　　　年龄　　　　治疗日期　　　　年　　月　　日

患者诊断为甲状腺功能亢进症（简称“甲亢”），经医生研究后提出做放射性 ^{131}I 治疗并向我们说明了有关各种问题。^{131}I 治疗是目前成人甲亢的首选治疗方法，有治愈率高、副作用少、复发率低的优点。绝大多数患者经 ^{131}I 治疗后甲亢症状可迅速控制和治愈，如甲状腺恢复正常、甲亢症状减轻并逐渐消失，半数以上减轻和治愈。但由于患者个体差异、疾病发展的复杂性和不可预测性，少数后可能发生甲状腺功能减退（近期或远期）；极少数患者可能发生突然电解质紊乱、心功能衰竭、甲亢危象等严重病症而危及生命，特别是在某些诱因，如劳累、感染性疾病、精神刺激情绪波动、合并其他严重疾病等时；少数有突眼加重（约 2% ~ 4%）或黏液性水肿。我们考虑以后，表示愿意承担风险，已对 ^{131}I 治疗可能发生的问题知晓并能够理解和谅解，同意接受 ^{131}I 治疗。

患者或家属签字　　　　　　　　与患者关系

家庭住址

工作单位　　　　　　　　　　　联系电话

年　　月　　日

附表 10 常用疼痛评估工具

1. 视觉模拟疼痛评分（VAS）

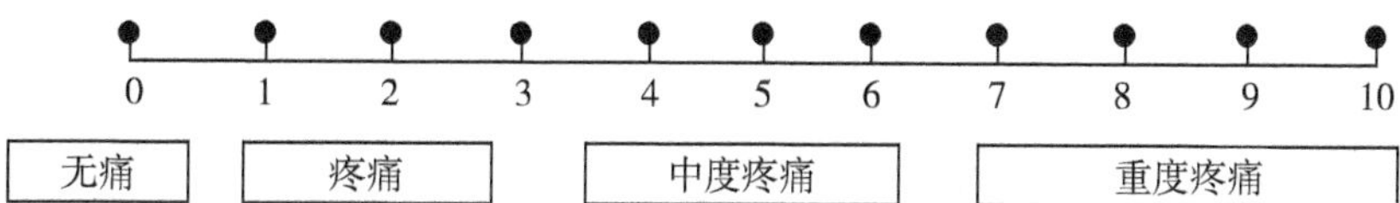

说明：VAS 适于普通成人患者的疼痛评分。将疼痛程度用 0 ~ 10 个数字依次表示，0 表示无疼痛，10 表示最剧烈的疼痛，中间部分表示不同程度的疼痛。让患者根据自我感觉在横线上选择一个最能代表自身疼痛的数字，或由医务人员询问患者：你的疼痛有多严重？由医务人员根据患者对疼痛的描述选择相应的数字。

2. 面部表情疼痛量表（FPS）

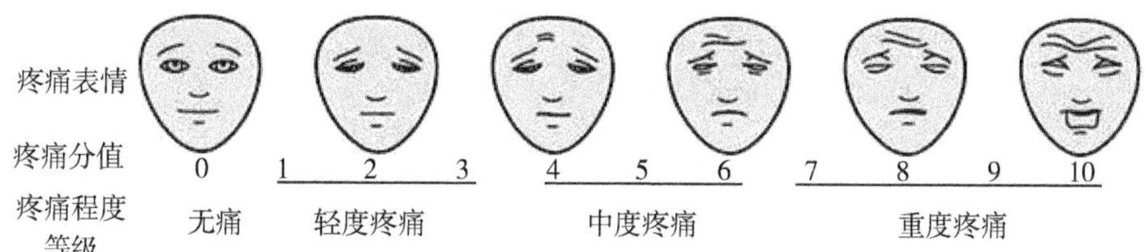

说明：由医务人员根据患者疼痛时的面部表情状态，对照此量表进行疼痛评估，适用于表达困难的患者，如儿童、老年人，以及存在语言或文化差异或其他交流障碍的患者。

3. 行为疼痛量表（BPS）

项目	描述	分值
面部表情	放松	1
	轻度紧张（如皱眉）	2
	高度紧张（如闭眼）	3
	面部扭曲	4

续表

项目	描述	分值
上肢体位状态	放松无动作	1
	轻度屈曲	2
	屈曲并手指攥紧	3
	完全屈曲并回缩	4
机械通气状态	可耐受呼吸机通气	1
	可耐受但有呛咳	2
	呼吸机对抗	3
	不可耐受	4

说明：BPS 适用于重症机械通气的疼痛评分。评分 < 4 分为轻度疼痛，5 ~ 8 分为中度疼痛，评分 > 9 分为重度疼痛。该评分从面部表情、上肢体位状态和对呼吸机顺应程度进行疼痛评估，其中，表情放松为 1 分，轻度紧绷为 2 分，完全紧绷为 3 分，表情扭曲为 4 分；上肢放松为 1 分，轻度屈曲紧张为 2 分，屈曲并手指紧攥为 3 分，完全屈曲并回缩为 4 分；可耐受呼吸机为 1 分，患者有呛咳但大部分时间可耐受呼吸机为 2 分，呼吸机对抗为 3 分，无法耐受呼吸机机械通气为 4 分。